全彩图解 专业指导

确保生育优质宝宝的17堂功课

17 Lessons for Rearing Excellent Baby

郭德鸿◎编著

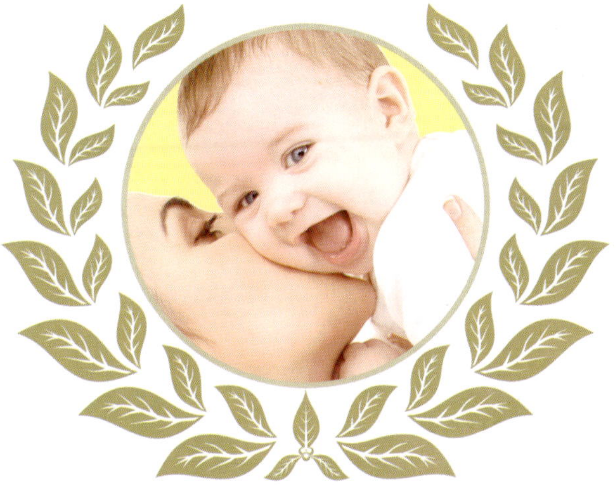

廣東省出版集團
广东科技出版社
——广州——

图书在版编目(CIP)数据

确保生育优质宝宝的 17 堂功课 / 郭德鸿编著.—广州:广东科技出版社,2009.10

ISBN 978-7-5359-5086-4

Ⅰ. 确… Ⅱ. 郭… Ⅲ. 优质优育—基本知识 Ⅳ. R169.1

中国版本图书馆 CIP 数据核字(2009)第 055154 号

责任编辑:古玉
特邀编辑:钟无云
责任校对:C.X
责任印制:LHZH
出版发行:广东科技出版社
(广州市环市东路水荫路 11 号 邮码:510075)
E-mail:gdkjzbb@21cn.com
http://www.gdstp.com.cn
经 销:广东新华发行集团股份有限公司
印 刷:广州市番禺友联彩印厂
(广州市番禺区沙湾陈涌村兴业大道西九横路南边 邮码:511400)
规 格:1 092mm×787mm 1/16 印张 18.5 字数 450 千
版 次:2009 年 10 月第 1 版
2009 年 10 月第 1 次印刷
印 数:1~6 080 册
定 价:63.00 元

前 言

我真的不知道为什么突然想到要编写一套健康教育的系列丛书，可能是因为我作为一名专业职业医师经历太多的缘故吧！其实，在我心里，早就想写关于如何关爱生命的一些东西，但是都是一直自我开脱说："太忙了，没有时间！"然而，最近发生在我周围的太多太多原本可以预防，而因为不懂得医学知识导致生命结束的事件，太让我震撼和难过了！我深深地感受到，作为一名医师的神圣职责，不光只是治病救人那么简单，更重要的是让那些不懂得医学专业知识的朋友，也能够在茶余饭后的休闲中，从趣味故事、医学图片和艺术图画中，学会自我保健知识和让未出生的宝宝永远健康的方法。也许这是社会责任感，也许这是爱心所在，我才不由自主地伏案在电脑前，敲起了键盘。《确保生育优质宝宝的 17 堂功课》这本书很明确地告诉您：您宝宝的健康，从您自己开始！

生命是美好的，生命也是美妙的。然而，上帝造物的同时，也会将其他一些不尽如人意的东西，在人们不经意时悄悄地留了下来。比如，疾病——这一扼杀美丽和健康的幽灵，他总是在您过度的享乐中，在您的恶劣的工作环境中；在您偏激的个性中；在您的美酒和烟雾霭霭的梦幻中，悄悄来到您的身边，并将它的幽灵注入您的体内，注入您的遗传（精、卵）细胞中，传承给您的子孙后代……

是的，很多疾病的发生，都是由于遗传和环境的因素，造成遗传物质信息的改变，遗传物质随着精子和卵子的结合注入新生命的个体。因此远离疾病、珍惜生命，应该从产生生命的精卵细胞开始，于是才有了我的第一本书《确保生育优质宝宝的17堂功课》的问世。行动起来吧！让我们的下一代远离疾病的幽灵，让我们的下一代拥有健康的身躯，让我们的下一代具有优质的生命！

如果在这17堂课中，您学到了相关的方方面面的知识，您不要首先感谢我，您要感谢以下对本书的编写过程中有帮助的尊者。

首先要感谢的是解放军第421医院健康管理中心主任薛松副主任医师，他在本书的编写过程中提供了许多宝贵的意见，也是他的引荐得以让我和该院的妇产科主任周荣向副主任医师成为好友。感谢周荣向主任，万霞护士长和他们领导的团队，是他们辛苦的付出，才补充了本书精美的插图。同时要感谢张金玲护师，是她就新生儿抚触进行了系统的讲解和示范。

还要感谢的是广州市健康教育所宣传科的黄辉主任，他鼓励我说："郭医生，你做了一件非常有意义的事。"他同时也为本书的插图提供了大量的帮助。

另外要感谢的是我的同事，复大医院中西医结合妇科孔小锋硕士，以及她的导师、同济医科大学中西医结合妇产科的陈琢副主任医师和全国著名妇产科专家、同济医科大学陈素华教授；还有复大医院妇科主任毕显珍医生以及她领导的团队；以及我的好友东莞市品宇电子科技有限公司的副总杨桦女士。她们在本书的编写过程中都给予了大力帮助和支持。

最后，是我要感恩于您——亲爱的读者，如果这本书能使您拥有一个聪明、健康、优质的宝宝，就请您把这份爱带给您认识的每一个想要优质宝宝的家庭。

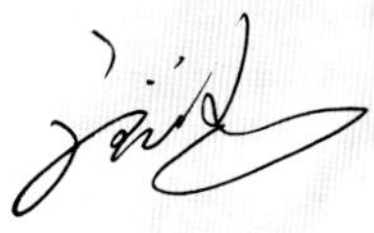

序　优生优育创奇迹

你想知道怎样才能生出一个既健康，又聪明的宝宝吗？

你想知道怀孕前需要做哪些准备吗？

你想知道怀孕期间，你和腹中的宝宝每天在发生着哪些变化吗？应该做哪些必要的检查？怎么补充营养才算合理？生活中要注意哪些细节？

⋮

还有许多你不知道的、想知道的、应该知道的有关怀孕、分娩，以及新生儿养育的问题，将由积累了多年优生优育知识和经验的妇产科专家，在本书中一一为你解答!

一个小小的、健康的、新的生命的到来，既承载着准爸爸妈妈们的无限期待，也带给他们许许多多的新问题。虽然，老一辈会向他们传授一些有益的经验，但并非代代相传的所有经验都是科学的。医学专家拥有许多优生优育知识，但他们又不可能随时随地得到专家的当面指导。因此，关于孕育知识的书籍自然就成了准爸爸妈妈们的枕边必备之物。然而，如果这些“指导书”专业性太强、专业术语太多、语言太刻板，不仅让准爸爸妈妈们阅读起来很累、很难懂，还有可能增加不必要的焦虑。

如果每一个正在规划新生命的家庭，都能得到《确保生育优质宝宝的17堂功课》这样一本书，一定会很开心。这是一本很贴心、很科学的书，虽然具有非常系统、非常专业的优生优育知识，但由于知识被巧妙地融入讲述中，因此读起来却像是图文并茂的故事书。而每一个故事就如同发生在你身边的事，亲切、真实，不失实用，使你不得不钦佩作者构思精巧、用心良苦。这本书几乎可以解答准爸爸妈妈们从怀孕前到分娩后可能遇到的各种问题。如：怀孕前的准备、怀孕的全过程、怀孕期间妈妈身体和心理的变化、肚子里宝宝的生长过程、衣食住行等保健知识、分娩过程、产前产后应关注的问题以及新生儿的基本护理、疾病预防等等。

如果说精子和卵子相遇是创造生命奇迹的开始，那么呵护这个生命就从阅读这本书开始吧。这本语言轻松简洁、内容实用、形式创新的科普书，是每一个规划新生命的家庭手边必备的“故事书”。

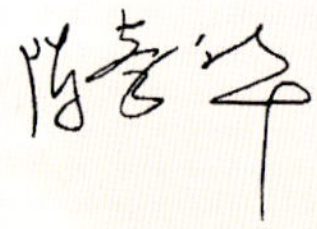

目 录

第一编

规划编

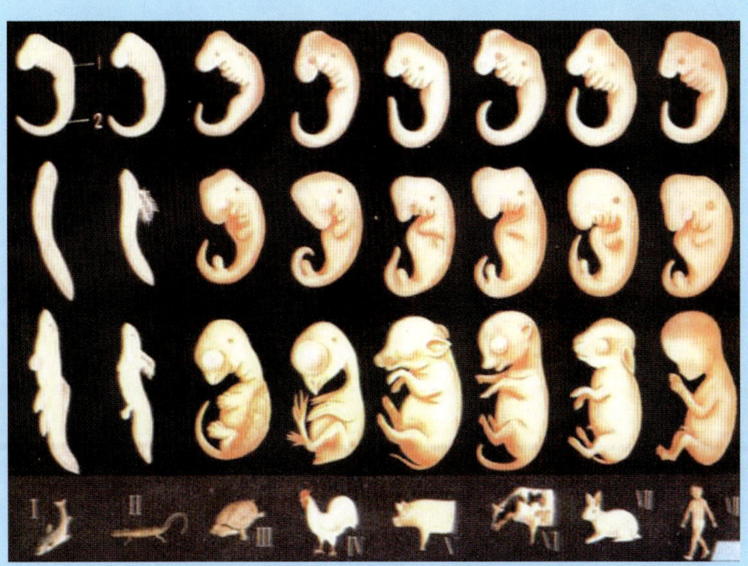

种瓜得瓜，种豆得豆

——优质的生命源自优良的种子

编前话语

天下万物，人间情事，瞥一眼，细细想，无不在规划当中；天地间，冥冥中，无不烙下理性的印记。春天的花，繁花似锦、花香四溢；夏天的树，繁荣茂盛、枝繁叶茂；秋天的果，硕果累累、果香万里；冬天的雪花，漫天纷飞、万木凋零，却有腊梅傲立雪中，这是四季的规划；山上的树多为灌木、郁郁葱葱的，山下的树，多为乔木，也郁郁葱葱的，这是地势的规划；人降世，父母教，上学校，这是人生的规划，为的是获得生活的技能；城市里，楼林立、桥横空，这是城市的规划，为的是有一个美好的生活环境。然而，人们却往往忽视了生命的规划，想想看，早恋生子，乱性染病，奉子成婚，那是图一时的快乐，缺乏理性的印记，于是，才会有"苍天呀，为什么？"的遗憾。

人生从来都不是一个轻松的过程，而盲目的、散漫的、毫无规划的生活，不仅是个人人生的败笔，也会殃及子孙后代。现代科学认为，人类的一切正常性状或疾病，除意外事故外，都是遗传，环境或两者相互作用的结果。而影响精、卵质量的原因，仍然离不开遗传和环境的因素。据美国遗传学家魏尔啸统计，新生婴儿生理缺陷的原因，遗传因素占 25%、环境因素占 10%，两种因素相互作用及不明原因占 65%。

俗话说："种瓜得瓜，种豆得豆"。父母通过精子或卵子把致病的遗传物质传给后代，会导致疾病的发生。而通过精心规划，您就会让您的宝宝远离疾病。因此当您手捧《确保生育优质宝宝的 17 堂功课》这本书并细细品读时，不仅仅是您和我的一种缘分，更是您的一种幸运，相信这种幸运会辉映您的子孙后代……

第一课　概述优质生命的条件

第一节　第一个环节——优良育种

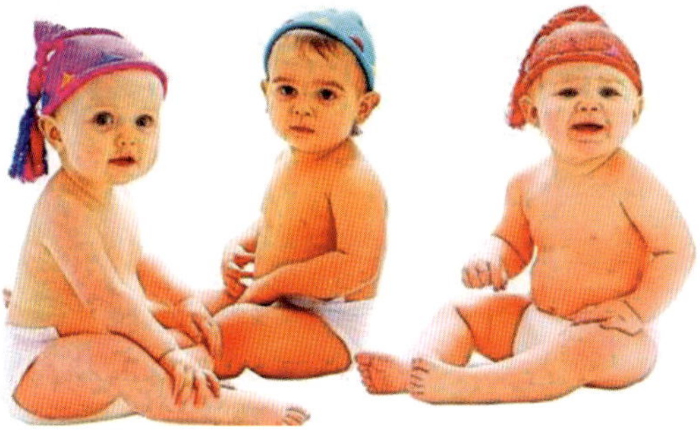

优质生命一开始就会赢！

健康小卫士箴言：

想要一个健康的宝宝应从什么时候开始规划呢？应从母亲卵子和父亲精子生成之前就开始规划了。生命规划链有 4 个重要环节。

培育优质生命需关注：

- ◆ 优质的精子、优质的卵子。
- ◆ 优质的受精条件。
- ◆ 优质的孕育环境。
- ◆ 优质的出生监护。

在这众多因素中，精、卵质量被认为是优生的根本。

现代科学认为，人类的一切正常性状或疾病，除意外事故外，都是遗传、环境或两者相互作用的结果。而影响精、卵质量的原因，也仍然离不开遗传和环境因素。

据美国遗传学家魏尔啸统计，新生儿生理缺陷的原因，遗传因素占 25%、环境因素占 10%，两种因素相互作用及原因不明占 65%。研究表明，父母会把自己的肤色、体态、音容笑貌中的明显特点或隐或显地传递给后代；父母还会通过精子或卵子把致病的遗传物质传递给后代，导致各种遗传疾病。因此，在选择配偶时要考虑优生关系。

人们习惯将优生的责任归于妻子，这种观点是错误的，因为优良的婴儿必然来自优良的受精卵，而优良的受精卵又必然来自优良的精子和优良卵子的结合。因此，欲得优良的后代，首先夫妻双方身心都应健康，避开遗传隐患，受孕前要避开一切会损害生殖细胞的不良因素。

1986 年 10 月至 1987 年 9 月，我国卫生部组织由华西医科大学负责遍及 29 个省市自治区 945 所医院和妇幼保健院参加，对全国 1243284 例围产儿进行了监测，结果显示：畸形儿的发生率为 1.3%，其中以神经管畸形和唇腭裂畸形的出现率最高。

目前，各种遗传疾病已经超过 5 000 多种，配偶一方有某种遗传疾病，虽然表面上看似正常，但体内却携带着不正常的染色体或遗传基因。这类人结婚后，有可能发生流产、死胎、死产，或染色体异常的后代。另外，像先天性心脏病、精神疾病、癌症等，也都与遗传因素密切相关。一旦发生这些事情，不仅给社会带来巨大的压力，也给家庭和本人带来很多痛苦。因此选择配偶（选种）时，最好将此类因素考虑进去，建议带有同型致病基因者，勿选为配偶。如男女双方的母亲均为肺癌患者，如果结合其子女罹患肺癌的机会将明显增加。

点评：

俗话说，种瓜得瓜，种豆得豆。选择配偶时，您关注他（她）的祖宗三代了吗？绝对不是老朽思想，这叫优良选种。

点评：

优生是夫妻双方共同的责任，优质的生命来自优质的受精卵。缺陷儿的发生往往是由于遗传和（或）环境因素造成的。（P50 将有详细的介绍。）

点评：

一般的自然流产，很可能是染色体异常造成的，因此大可不必过分伤心，如果反复流产，应该引起足够的注意。

点评：

另外，选择配偶时，应避开同类遗传病。如双方家族中都有先天性聋哑病，子代患该病的几率就较高。

第二节　第二个环节——优质的受精环境

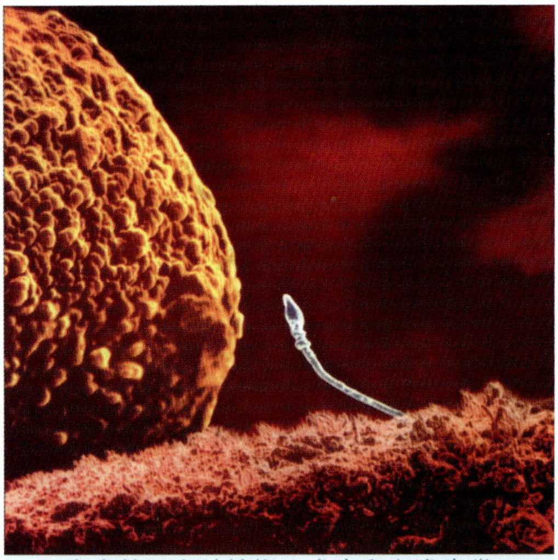
高高的树上结槟榔，谁先爬上谁先尝！

健康小卫士箴言：

优质的受精环境是优生链上非常重要的一个环节。并且可以通过人为的努力而改善。

培育优质生命需关注：

◆ 优良的种子——健康的精子和健康的卵子。

◆ 道路通畅——畅通无阻和健康的生殖管腔。

◆ 良机莫失——性交时机的选择，如果在排卵当天进行性交，就会得到活力很强的受精卵。

◆ “土壤”肥沃——受精卵必须生长在适宜的子宫内膜里，而不是宫腔外。

牢记公式：创造优质的受精环境＝优化的环境＋优化的心境。

所谓优化的环境是指男女双方的健康状况处于最优状态，周围不存在有伤害精、卵的不利因素，还包括有利于受精卵生长发育的季节；优化的心境则要求在性结合时，双方的心情和性欲都必须处于最高水平中。

女性排卵期怀孕的妇女自然流产率最低；女性卵子排出后6小时内，男性精子排出进入女性体内48小时内，其活性最高。选择最佳受孕时机时同房受孕，使新鲜的、活性最高的卵子和精子相结合。

女性处于性高潮时，体内激素分泌旺盛，卵子生命力强，宫颈由于性的兴奋而分泌多量的碱性分泌液，这些碱性液体可中和阴道的酸性浓度，以便降低对精子的杀伤力。同时也使精子在通过子宫颈时，得到碱性液的“保驾护航”。而且女性高潮时出现阴道及子宫的收缩和宫腔内的负压现象，有帮助精液向前推进的作用，使精子爬行的时间及路程大大缩短。而男性极度性高潮，其前列腺液分泌的量明显增多，更有利于中和女性阴道的酸性，有利于精子的游动。

科学研究表明，每个人从出生起一直到生命终止，也许应该说是精卵结合后，生命体内就一直存在着体力、情绪及智力三方面的周期性变化，这种周期性的变化为人体生理节律。人体处于生理节律低潮期或低潮与高潮期临界日时，身体易疲倦，并情绪不稳、做事效率低、注意力难以集中或健忘、判断力下降。同时，身体抵抗力下降，易被病菌侵扰，感染疾病的几率增大。受孕时，如果夫妻双方均处于人体生理周期的高潮期，易生出健康和智力超高的孩子。因此，应选择夫妇双方人体生理节律都在高峰时受孕。

点评：

创造优质的受精环境不仅可以优生，还可以选择生男生女。这一点您是不是有怀疑（P79有详述）？

点评：

你高潮了吗？性高潮是男女婚后的渴求，但它的出现是需要在环境和心境的优化及协调情况下才能达到的。性高潮是提高婚姻生活质量必不可少的重要条件，夫妻双方在情欲极度高峰时受孕，是实现优生的良好条件。

点评：

如果夫妻双方都处于低潮期或低潮与高潮期临界时，易生出体弱、智力有问题的孩子。应注意调整受孕时间。

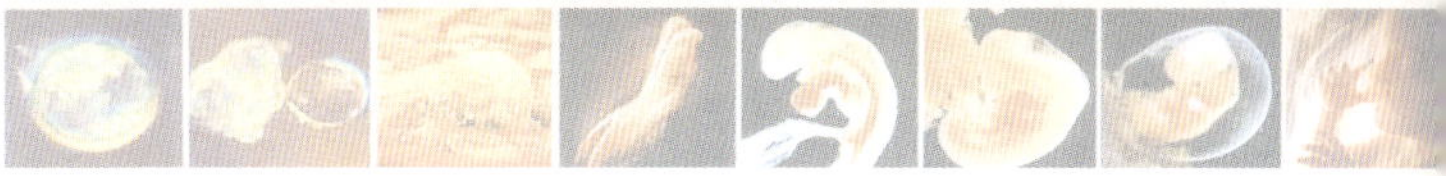

第三节　第三个环节——优孕策略

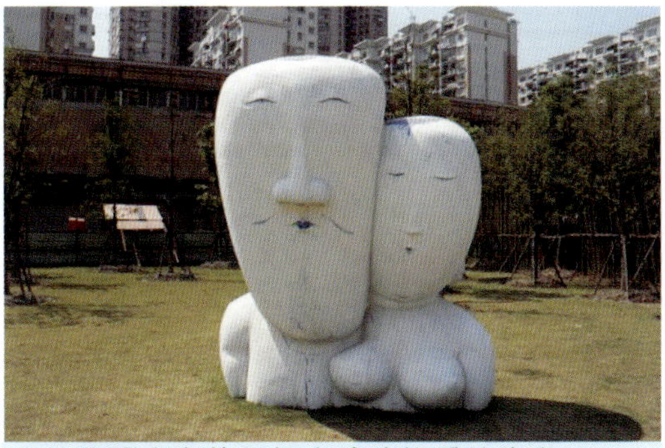

恩爱夫妻共同努力缔造优质的生命

健康小卫士箴言：

孕前保健是指夫妻双方在受孕以前，得到一定的健康保护。这不仅有利于优生，还有利于母婴健康。

培育优质生命需关注：

◆ 完整的孕前保健应该包括 3 个方面：体格检查、孕前遗传咨询与婚后计划受孕安排（P42 有详述）。

◆ 如果你想有健康可爱的小宝宝，那么就请重视孕前保健的各个环节吧。

1. 选择适宜的受孕年龄

女性的最佳生育年龄是 25 ~ 34 岁，这期间女性的卵子质量较佳，所生育的孩子更健康，另外这一年龄的生殖系统更成熟，肌肉韧带等更富有弹性，孕后期骨盆韧带链接伸缩性最好，因此自然分娩时会顺产，而且身体恢复较快。至于男性的最佳生育年龄，目前的研究资料还很少，但年龄过大生育，后代的畸形发生率还是较高的，因此也不宜过晚结婚。目前，社会上流行的所谓“老夫少妻”所生孩子更聪明的说法，是没有任何科学根据的。要避免高龄妊娠，高龄妊娠所致的流产、死胎、胎儿畸形明显上升，不然，出生婴儿的质量会受影响。

点评：

高龄妊娠是指年龄＞35 岁的孕龄女性怀孕。美国研究机构认为女性的最佳生育年龄应小于 34 岁。

2. 选择最佳受孕的时机

要知道，受孕时机对优生是至关重要的，身体健康、心情愉快、排卵期间是最佳受孕时机的 3 个必要条件。但同时还应该注意，在婚后生活步入正轨时再选择受孕；注意酒后不应受孕；身体带病时不应受孕，要等疾病治愈后再怀孕；另外服用避孕药避孕的女性，应停服避孕药后半年再受孕；宫内节育环者应取环后 3 个月再怀孕；最好采用安全套避免精液进入女性阴道 3 个月后再怀孕，这样可减轻女性对男性精子产生的抗体，受孕时可获得更多的有活力的精子；另外，应避开病毒容易感染的季节。

点评：

最佳受孕时机的选择是优生链上受人为因素控制最好的环节，因此要较好把握。

3. 计划受孕有利于优生

新婚夫妻在婚后 3 ~ 6 个月后有计划受孕为宜，要选择在双方体质和心理都健康的状态下受孕，杜绝受孕前的一切不利因素。在季节上，要选择夏末秋初的季节受孕较为理想，主要原因是这一季节蔬菜水果较丰富，但这仅是相对而言。计划受孕最好选择排卵期。据精子和卵子存活的时间推算，在排卵前 3 天到排卵后 1 天为易感期，有利于受孕。

点评：

排卵期是下次月经向前数的第 14 天。

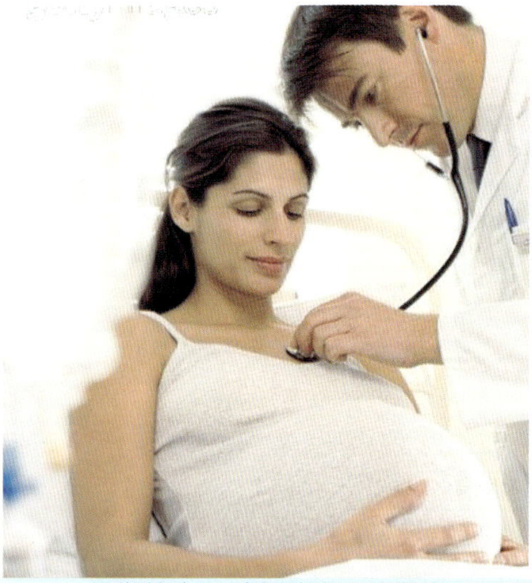
孕期检查可避免缺陷儿的发生

健康小卫士箴言：

是否重视孕期检查，对能否生出健康、聪明的宝宝至关重要。请你重视产前检查，以避免缺陷儿的出生，避免不幸降临你的家庭。

培育优质生命需关注：

◆ 一般来说，进入孕期第三个月应该做一次B超和内科检查。

◆ 进入16周每月应进行一次产前检查。

◆ 专家提醒您：孕期B超检查是很有必要的，不必拘泥于检查的次数。

4. 加强孕期保健和孕期检查

● 恰当服用药物

不是所有的药物都对胎儿有影响，要合理用药。但在妊娠早期3个月内应用药物时要特别注意，绝不是妊娠期不可用药。如果有某种疾病影响到孕妇的健康，还是应该选用药物进行治疗的。如链球菌感染造成的肺炎，青霉素治疗是非常有效的，且青霉素对孕妇和胎儿均无不良影响。而靠自身免疫自愈后，在人体会产生一种抗体，当再次感染后，抗原刺激这种抗体即产生抗体抗原反应，易造成风湿性疾病如风湿性关节炎、风湿性心脏病。

● 孕期接受X线检查的问题

应该说，避免一切不必要的X线检查。如果必须进行时应该考虑到对胚胎、胎儿的影响，看使用的量是否在安全范围内。一般一次X线照射量大多在0.005Gy～0.01Gy之间，不属于致畸范围，因此需要行X线检查，或您不清楚怀孕而做了X线检查请不必过多担心。

● 孕期谨防感染

一般感染如伤风感冒，由于胎盘屏障的防御能力胎儿不会受到影响，但严重的感染性疾病可以引起胎儿感染。目前医学界认为，风疹病毒是影响胎儿最严重的一种感染。此外，带状病毒、单纯疱疹病毒、巨细胞病毒等感染均可侵犯胎儿，尤其是妊娠早期的感染更应该警惕，得病时应及时就医，以保母婴平安。

● 关于超声波对胎儿的影响

孕妇在产前接受超声波的检查是必需的，可有效的发现胎儿畸形。传言超声波可能会影响胎儿的正常生长是没有科学依据的。瑞典的研究发现反复的超声波检查和儿童白血病并没有关联。

● 注意孕期锻炼

孕期锻炼不仅使您的身材不至于因为妊娠变得过于肥胖，更可以锻炼盆底肌等有利于自然分娩，同时可防止因妊娠、分娩带来的相关并发症，具有深远意义的是可防止老年性尿失禁。

点评：

从受精卵到胎儿降生的“漫长”期间是关系到孩子一生的关键阶段，要倍加呵护小生命。在P73以后的章节里将有详细讲述有关孕妇自我保健和如何养护小生命的内容。

点评：

妊娠早期的3个月是胚胎和胎儿发育的关键。

点评：

几个大型的研究显示：孕期内多次的超声波检查的胎儿中，并没有发现严重的发育异常。

高龄妊娠是指年龄＞35岁的孕龄女性怀孕。美国研究机构认为，女性的最佳生育年龄应＜34岁。

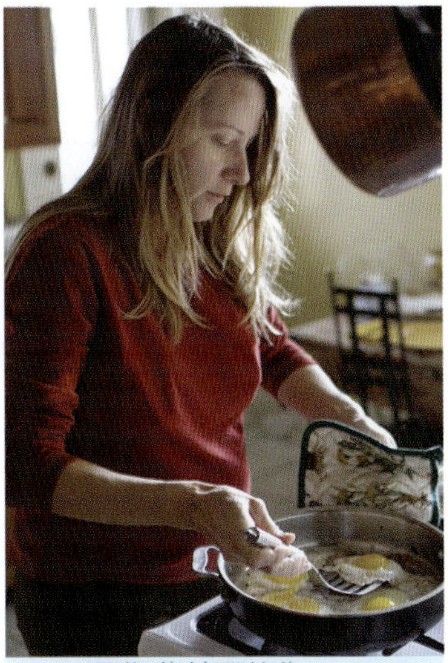
孕期营养要均衡

健康小卫士箴言：

孕期营养和孕期诊断一样重要。孕 14~28 周的产前筛查，可有效检出国际脸、蛤蟆胎、肢体发育不良、脑积水等胎儿畸形。建议在此期间进行一次产前检查。

培育优质生命需关注：

◆ 在孕 14～18 周可进行 21—三体综合征（国际脸）和神经管畸形（蛤蟆胎）的筛查。

◆ 孕 20～24 周可从 B 超检查中看出胎儿是否存在肢体残缺等明显的畸形。

◆ 孕 28 周后脑积水等畸形是可以通过 B 超发现的。

5. 孕期营养与胎儿的生长发育

在妊娠期间，如果由于种种原因造成孕期营养不良、贫血等，是造成足月低体重儿的重要原因之一。营养与小儿的智力发育密切相关。研究表明，孕期尤其是孕后半期，营养不足、贫血会造成新生儿出生时脑细胞不足。而现代社会又由于营养的过剩，不仅造成孕妇肥胖，而且还会造成足月巨大儿的发生，增加了难产和剖宫产的几率。因此孕期营养一定要均衡。

6. 必要时进行产前诊断

产前诊断不同于产前检查，产前检查是指孕妇的定期检查，以了解妊娠期母体和胎儿的情况。而产前诊断只是对胎儿而言，也就是说，当胎儿在子宫时对其进行检测，以了解有无先天性或遗传性疾病。迄今为止，世界各国的产前诊断的机构和中心，所能进行的产前诊断的疾病总和，只是其中的一小部分。为了能有效地进行产前诊断，应该掌握适宜的指征。目前应用比较多的产前检查是 B 超。如有高危妊娠时应采用染色体的检查，如有反复流产史和唐氏儿发生史，应行唐氏筛查。

7. 正视自然流产时的保胎问题

研究显示，妊娠 3 个月以内的流产，约有一半以上是由于胚胎染色体异常所引起。即使有个别存活的也是不健康的染色体异常儿。因此，从优生和遗传学角度看，如果被确认是染色体异常而发生的流产，不需要进行保胎，这是一种自然淘汰。临床上经常会遇到同样悲剧的发生。如有的盲目保胎出生后的胎儿，出生后患有严重的先天不足和遗传性疾病，给社会家庭和患儿本身带来不必要的经济和心理负担。因此关于保胎的问题应根据情况慎重对待。

点评：

营养与小儿的智力发育密切相关。因此孕期应加强均衡的营养。

点评：

产前诊断是对胎儿进行检测，以了解有无先天性或遗传性疾病。看来这一点还是很重要的。

点评：

不能单纯为了知道胎儿的性别而做产前诊断。应有针对性地选择孕期诊断的项目。

点评：

正确对待自然流产，盲目保胎应值得注意。“流产知识知多少”，不但让你全面了解有关流产的知识，还教你如何进行自我保健。

第四节　第四个环节——优娩策略

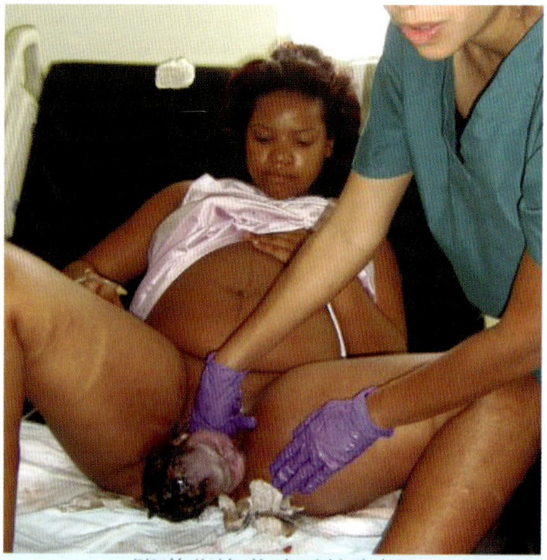
阴道分娩成功时的喜悦

健康小卫士箴言：

你知道吗？影响胎儿顺产的主要因素有哪些？目前最好的分娩方法是什么？本篇有详细介绍，请你详细阅读。

培育优质生命需关注：

◆ 胎儿能否顺利通过产道，主要取决于产力、胎儿胎位，以及产道有无异常等三个方面的因素。

◆ 胎位中的“臀位”对胎儿危害较大；产前可矫正。

◆ 横位亦很少能自然顺产。

◆ 胎儿体重达到或超过 4 000 克时，亦会给分娩带来困难。

1. 避免高龄生育孩子

目前，很多女性由于各种原因推迟生孩子的年龄，这实际上是不利于优生的。研究表明，女性在 35 岁以后，不仅胎儿发生畸形的几率较高，骨盆组织和肌肉韧带的弹性也随之下降。因此高龄生育孩子容易造成难产，如头盆不称等，不可避免地要进行剖宫产，而剖宫产的并发症的发生率明显高于自然分娩。因此，最好选择在适宜的年龄怀孕生子，避免高龄生育。

点评：

一个正常的足月胎儿，如果在母亲的分娩过程中发生异常，也会导致婴儿伤残、智力障碍甚至死亡。分娩期的保健也是优生链上的重要一环。

2. 孕期避免形成巨大儿

近年来，新生儿的体重逐渐增加“巨大儿”。巨大儿很容易引发分娩困难。其中很多是由于孕妇缺乏营养知识，在孕期过度或不合理地摄取营养，使胎儿长到 3.5 千克以上，以致无法顺利分娩所致。因此，孕期要科学合理地摄取营养，以免胎儿长得过大过胖。另外，过期妊娠也会导致巨大儿的发生，因此过期妊娠时应及时到医院检查，必要时人工干预终止妊娠。

点评：

据有关资料分析，近年来新生儿难产率增高与两个新的因素有关，即产妇高龄化及巨大儿增多，从而导致剖宫产手术上升。

3. 正确对待剖宫产

很多人认为剖宫产会使孩子聪明，这是没有任何科学根据的。剖宫产只是不能顺利自然分娩而采取的一种补救措施。最新资料显示，足月而无特殊指征采用剖宫产者，新生儿的病死率要比阴道自然分娩者多 2～14 倍。随着近代产科技术的迅速发展，分娩时的各种监护措施越来越严密，使阴道分娩的安全性大大提高。因此，只要有可能，切不可盲目选择剖宫产。另外，剖宫产也不利于母体的恢复。自然分娩不仅安全，而且也有利于母体和孩子的健康。应该强调的是，如果证实有不利母婴健康的危险因素如：头盆不称、臀位、横位及母体方面的狭小骨盆等，剖宫产不失为一种安全有效的补救方法。

点评：

无痛的自然分娩是目前崇尚的分娩方法。

第二课　精、卵的神秘诞生

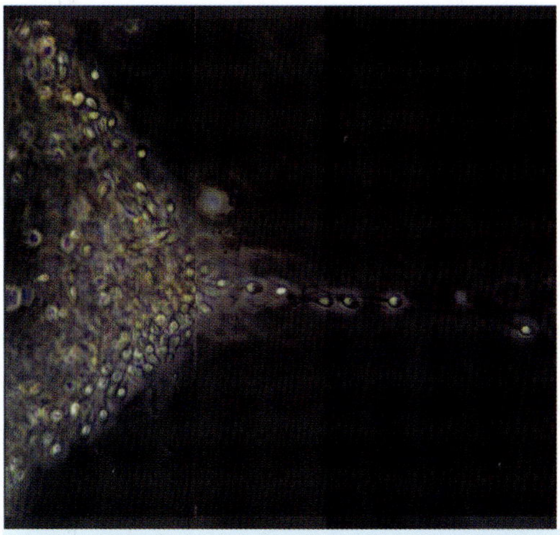

成千上万的精子沿着弯弯曲曲的输精管逐渐走向成熟

健康小卫士箴言：

你知道吗？卵子发生在第 6 周胎龄时期，而精子的发生则是从青春期开始。精、卵的产生都带有我们好的和坏的信息，包括遗传信息，健康保健信息，甚至包括不良生活信息，比如烟酒的伤害等。

培育优质生命需关注：

◆ 精哥哥保健应从青春期开始。生育规划应从戒烟酒开始。从精子的发生时间，我们已经可以推算出射精的精子是什么时间产生的，大约是：16×4+12～21＝76～85（天）。那么，要想生育一个健康的宝宝就请你提前 100 天进行规划吧。

◆ 卵妹妹的保健恐怕是从母亲孕期开始，尤其是青春期发育后更为重要。

现代医学研究表明：卵子发生在第 6 周胎龄时期，到出世时已经完成，所有卵子均处于第一次成熟分裂的前期，从青春期起，在促性腺激素的激发下，每 4 周从卵巢上的卵泡排放出来，并在输卵管内等待精哥哥的到来。从以上卵子的发生，我们可以看出，女性的保健恐怕应从小开始，尤其是青春期发育后更为重要，现代家庭为了让女儿漂亮，往往在小女孩出生百天后就给擦脂涂粉，看来是不可取的。

精子的发生则是从青春期开始，在睾丸内精原细胞开始到精子的生成，要经过 4 个生精上皮周期，每个生精上皮周期大约要 16 天，这样共计 64 天。圆形的精子细胞变成有鞭毛的精子要经过一系列的复杂过程，精子从睾丸到附睾，在此储藏 12～21 天后才开始进入输精管，通过射精把精子释放到女性阴道里，第一个到达输卵管和卵妹妹相遇的才是最后的胜利者。从以上精子的发生，我们可以看出，男性的精子是青春期发育后才产生的，因此，青春期的保健更为重要。

青春期正是身体生长发育的关键时期，物资和精神的营养都是必需的营养物质，要做到均衡营养，蛋白质、碳水化合物、各种维生素、矿物质等都应摄取，避免偏食，更不能为了保持苗条身材，经常处于半饥饿状态，这样容易造成身体的负氮平衡，造成体内内环境的紊乱，不仅影响身体的成长发育，还会影响精子和卵子的成熟和发育。

用文明的精神物质武装自己的头脑，不要为了一时的感情冲动，做出一些危害身体的事情，甚至造成严重的并发症，如细菌性生殖器炎症，慢性长期炎性刺激往往是宫颈癌、阴茎癌的罪魁祸首。另外，吸烟、饮酒不仅麻醉自己的头脑，还会影响精卵细胞的生长和发育，如果长期吸烟、饮酒，还会作为一个不良因子长期刺激，造成机体正常细胞的癌变，值得注意。

点评：

据美国的一项调查表明，每天浓妆艳抹的女性其胎儿畸形的发生率是不浓妆艳抹的 1.25 倍。化妆品中含的砷、铅、汞等有毒物质，被孕妇的皮肤和黏膜吸收后，可进入胎血循环，影响胎儿的正常发育。其次是化妆品中的一些成分经阳光中的紫外线照射后，产生有致畸作用的芳香胺类化合物质。

点评：

笔者曾遇多例因保持“苗条”身材，造成月经不调、不孕症的年轻女性，经“增肥”后怀孕。

点评：

然而现代文明的垃圾，烟酒从青春期一开始就困扰人类的健康。医学研究表明，吸烟与肺癌、食管癌密切相关；酒精与食管癌、肝癌、胃癌密切相关。

第一节　卵子的产生

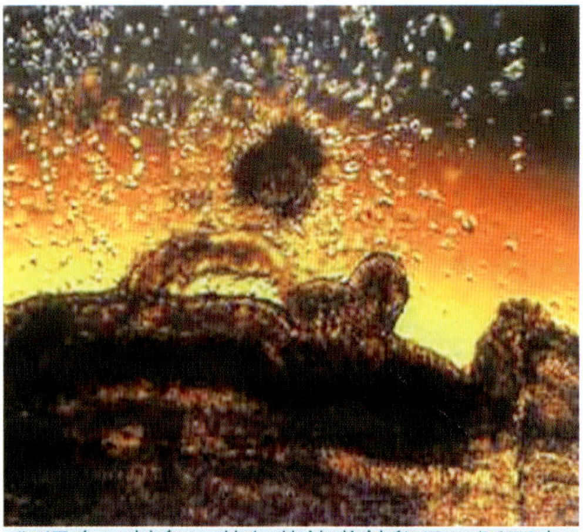

沉浸在“粉色”荷尔蒙的成熟卵子一跃而出

健康小卫士箴言：

用手指从阴道口取黏液检查：外阴部有湿润感及黏稠的黏液有变稀的趋势，黏液能拉丝达数厘米时，应认为处于受孕期(排卵期)。

培育优质生命需关注：

◆ 宫颈黏液受卵巢分泌的激素控制。月经干净后白带量由少渐多，当排卵时白带越来越稀薄、透亮。

◆ 由于排卵时雌激素分泌达到了高峰，宫颈黏液(白带)量最多，常有细带状的白带流出，有时可拉长达十几厘米(即拉丝度)，像鸡蛋清似的,此时女性阴部最潮湿，这种状况可持续约 2～3 天。

◆ 有的女性在排卵期还伴有一过性(瞬间)小腹痛、腰酸、白带中带血丝等，这种现象称为排卵痛。

女性的骨盆腔内共有两个卵巢，左右各有一个，位于子宫两侧，通过阔韧带、输卵管和子宫相连。卵巢内有大量的未成熟的卵细胞，同时分泌维持女性特征的各种激素。如雌激素、孕酮和少量的雄激素。

令人惊奇的是，卵巢在胎儿期就已经存在了，胎儿发育到第 5 个月时，卵巢中含有 200 万个卵原细胞和 500 万个初级卵母细胞。这个数量，在以后的岁月里会慢慢减少，出生的时候减少到 70 万～200 万，到了青春期就只有 50 万。在卵细胞中有卵子，和包围着卵子的其他细胞。几十万的卵细胞中，最终每个月只有一个卵细胞能发育成熟，这个月被命运选中的她，沐浴在卵细胞荷尔蒙中渐渐长大，成熟，脱颖而出。

等到她完全成熟的时候，就会大量生成黄体酮荷尔蒙。这样，一直包围、守护着新娘的卵细胞破裂了，她势如破竹般地从卵巢中飞跃出来，走上了和精子哥哥相会的旅程，这就是“排卵”。

成熟的卵子从卵巢中飞跃而出后，像喇叭一样大开着口的输卵管入口（伞部）就向她发出引诱：“到这里来吧,我给您撑一把伞，我的壶腹部是一座爱的小屋，这里是精哥哥常来的地方”。卵子很自然地流动着，被输卵管伞部的微足抚慰着进入了输卵管中。

她在输卵管膨大的小屋等待着命运的降临，等待着精哥哥的到来。她盼呀盼呀，时间在一刻一刻地过去，她心急如焚，要知道上帝给她等待的时间只有短暂的 24 小时。一般来说，精子在射精后 2～4 天，具有一定的活动性，而具有受精能力也仅仅是 24 小时，卵子在排卵后具有精卵结合的时间限制也同样是 24 小时。过了这段时间，卵妹妹只好独自等待伤感到死亡。

点评：

卵子的直径大约为 0.1 毫米，在人类的细胞中属于很大的了，凭肉眼就能看到一个白点。

点评：

注意卵子在排卵后的寿命。如果想受孕不要坐失良机。

点评：

月经规律的你可以在下次月经前 14 天左右（即排卵日）同房最容易受孕；若避孕应避开这段时间，一般在排卵前 5 天和排卵后 5 天为易受孕期。

卵子的发生

胚胎时期，卵原细胞经过有丝分裂，就变成了初级卵母细胞。

青春期后，初级卵母细胞分批发育，在排卵前完成第一次成熟分裂，生成一个体积较大的次级卵细胞，和一个体积较小无功能的极体。

在受精时精子穿入的激发下，次级卵母细胞完成第二次成熟分裂，形成一个成熟的卵子。

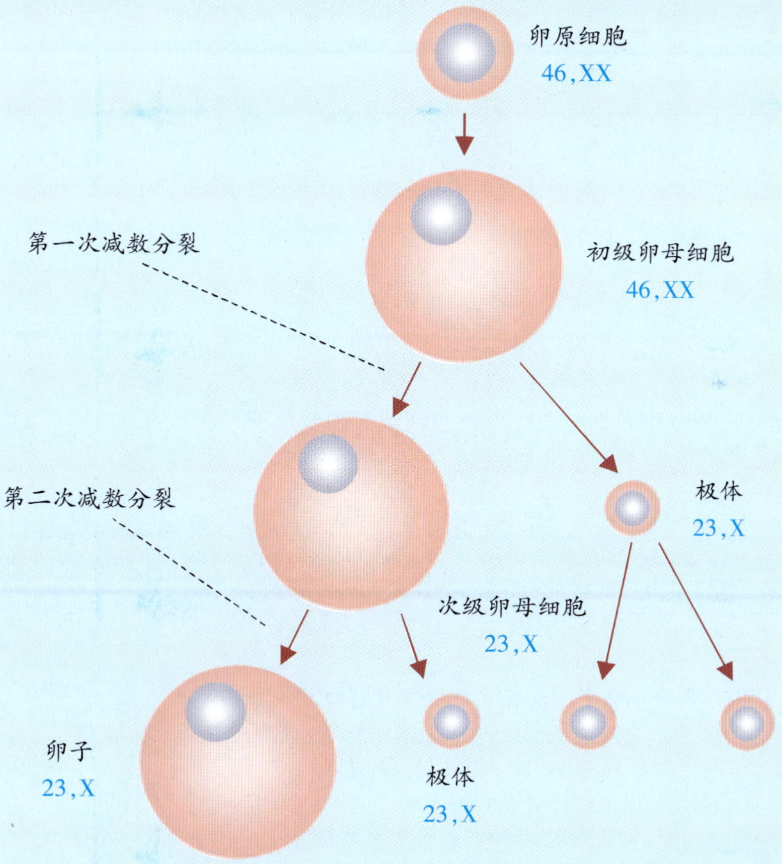

第二节 精子的产生

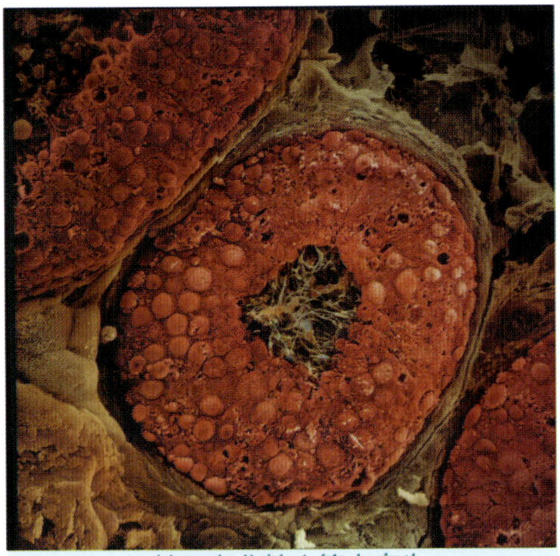

精子在曲精小管中产生

健康小卫士箴言：

精子是代表男性生育能力的主要细胞；是父辈遗传信息向后代传递的载体。关注精子的诞生和呵护是保证缔造优质生命的根本。

培育优质生命需关注：

◆ 观察精子的运动方式，是衡量精子是否成熟的一个指标。

◆ 当精子射入雌性生殖道时，要经过一定时间的滋润，才具有受精能力。

◆ 最后仅一个精子与卵细胞膜靠近，精子顶体内膜与卵细胞膜相互融合。

◆ 最终雄性原核和雌性原核合二为一，完成了受精过程。

睾丸是产生精子及分泌男性激素的器官，生殖通道及附睾主要有促进精子成熟、储存、运输的作用。精囊腺、前列腺、尿道球腺分泌黏液，增强精子的活力。

现代生殖医学研究表明：精子是从睾丸的曲细精管中产生的。它由精原细胞开始，不断地分裂、分化，经过初级精母细胞、次级精母细胞、精子细胞，精子细胞经过变态成熟过程即发育为精子。

精子在睾丸的曲细精管生成后，从形态上来看，已形成蝌蚪状精子，但睾丸内的精子并不具备受精能力。睾丸精子还需在附睾内经历精子成熟过程，以及在女性生殖道内经历获能过程。

精子在成熟过程中，体积略变小，含水量减少。最明显的改变是未成熟精子体部的胞浆小滴被最终脱下。睾丸的精子进入附睾头段后，即失去活动能力。精子在附睾内运行的过程中，又逐步获得了活动能力。先出现原地摆动，然后有转圈式运动，最后才有成熟精子特有的摆动式向前运动。

一次射精约有2亿~6亿个精子，射精后的精子表面附着有附睾和精囊腺分泌的一种去能因子。这种因子将使精子膜的结构与机能发生剧烈的改变使精子获能。

精子获能后，才开始发生顶体反应，即精子顶体外膜与其相贴的细胞膜发生多点融合而破裂，继而出现小孔。精子与卵子透明带结合后发生顶体反应，释放顶体蛋白酶，分解透明带，逐步穿入。其中一个精子与卵细胞膜靠近，精子顶体内膜与卵细胞膜相互融合，最终雄性原核和雌性原核合二为一，完成了受精过程。

受精标志着新生命的开始，一旦受精，合子将获得巨大的生命力，从一个新陈代谢缓慢的卵细胞，变成一个充满活力的新个体。

点评：

从正面看精子头为卵圆形，侧面看为扁平形，头部参与受精过程，精子分为头、体、尾3部分。

点评：

在一些不育男性的精液中，可看见大量未脱下胞浆小滴的未成熟精子。

点评：

在输卵管内许多精子经历顶体反应后释放大量水解酶，使一些尚未发生顶体反应的精子得以与透明带接近，相互识别。

精子的发生

人类精子在睾丸的生精小管中发生。精原细胞经过增殖、生长、成熟和变形，发育成精子。

精子的生成经历了两次减数分裂，经过了精原细胞、初级精母细胞、次级精母细胞、精子细胞、精子 5 个阶段。

从精原细胞到精子形成往往要经历 4 个生精上皮周期，每一个生精上皮周期约 16 天，因此人类的精子产生共约 64 天才能完成。

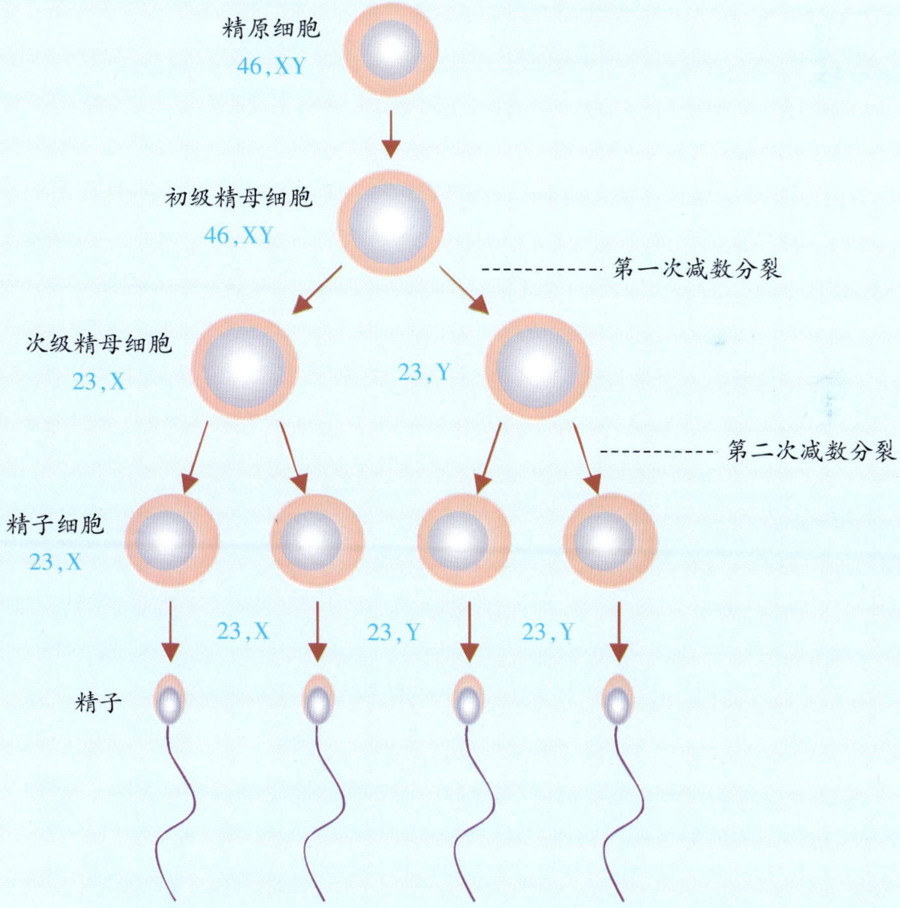

第三节　谁的精子与谁的卵子不应该相遇

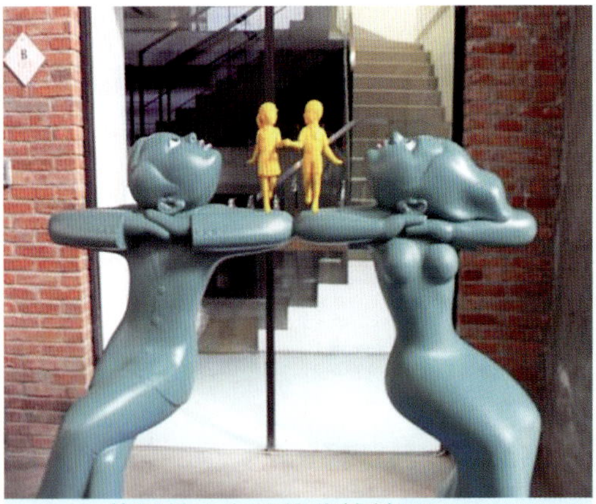

共同关注自己的遗传基因

健康小卫士箴言：

为什么不是所有健康的精子和健康卵子相遇都能够生育出健康的宝宝？这也许是婚前检查的必要性的原因所在。

培育优质生命需关注：

◆ 对于上述的问题，在以后的《案例医评》中您将从中寻找到答案。

◆ 血缘相近或带有同型致病基因的男女，各自的精卵都是健康的，但如果二者结合，就会将一些隐性患病基因暴露，从而出生的新生命一开始就患有某些遗传病。

医学研究表明：人群中有两类人群的精子与卵子是不应该结合的，这两种人群的个体如果结合，将造成子代疾病的发生。因此选择配偶时应充分注意。

第一类人群——近亲血缘的男女。从生物学的角度考虑，血缘的关系越远越好。近亲结婚后代的遗传病发病率，远较非近亲结婚者高得多。有人统计，在数千种遗传病中，有36%是由亲、表、堂婚姻造成的。为何各自的祖宗以及夫妻双方都没什么缺陷，却会有畸形儿的出现呢？原来，在每个正常人所有的10万对遗传基因中，总会有几个是异常的，但它们只是单一(而不是成对)地存在着，因此不发病，只不过成为致病基因携带者而已。而近亲的男、女，由于各自的精子或卵子可能承接着同一祖宗所遗传下来的同一个单一存在着的致病基因，当彼此的精卵结合后，两个本来单独存在但不会因此发病的致病基因便可能在受精卵中配成一对，当两个致病基因配成一对时，就形成了遗传病。这就是为何要禁止近亲结婚的道理。

第二类人群——带有同型致病基因的异性精卵。这些是指在这些群体中带有同一致病基因，但自己不发病的男女携带者。原理与近亲婚配者类同，即两个携带者的结合便有机会生一个患有遗传病的患儿，给家庭和社会带来不必要的负担。如地中海贫血及g6pd缺乏症遗传病，父母都是地中海贫血轻型患者(无严重症状)，将生下重型地中海贫血的患儿(有重症或不能成活)。

点评：

我国婚姻法规定直系血亲和三代以内的旁系血亲禁止结婚，主要是考虑到这一点。

点评：

近亲结婚遗传病发病率高，并不是精、卵有毛病，而是他们的基因相同的位点带有相同的致病基因。

点评：

婚前检查是很有必要的，如果携带相同的致病基因，建议不要结婚或不要生育。

【案例医评】：血型不让我做母亲

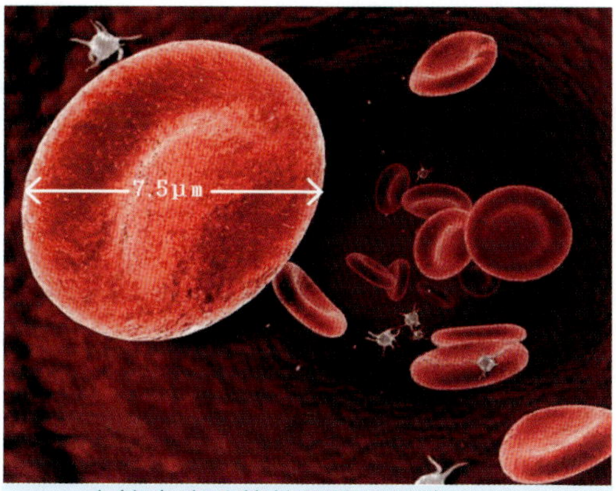

血管内流动着美丽的红细胞

健康小卫士箴言：

流产或分娩，将导致 O 型母体产生抗丈夫 A 型血的抗体。它可在女方再次怀孕后通过胎盘进入胎儿体内，从而对胎儿的红细胞起到凝集和溶解的作用，这样，不仅可导致流产、早产，而且还可导致胎儿患病致残或死亡。

培育优质生命需关注：

- 避免 ABO 母婴溶血最有效的方法是：
- 注意婚前性行为，避免流产、引产。
- 婚后，力保第一胎，避免第二次怀孕。

曾经认为我是世界上最最幸福的女人，丈夫是白领。恋爱时丈夫就对我无微不至地关爱，他专为我挑选了一个温馨舒适的爱巢，我们常常在爱巢中享受无比的乐趣……婚后我再一次怀孕后，丈夫更是大度和细腻。

怀胎十月，分娩在即，丈夫不仅买了各种漂亮的宝宝装，还把孩子的名字都起好了。我们还经常讨论孩子的五官像谁比较好看……一次，我突然感到肚子不舒服，即到医院检查，医生皱着眉头轻声地说：听不到胎心！

听不到胎心是不是表示孩子死了？我不断地问医生，不断地摇着丈夫的手臂让他告诉我这不是真的。丈夫一声不吭地带我做了彩超，结果确凿：胎儿已死！辛苦孕育了 9 个多月的孩子悄悄地死在了自己的肚子里。我觉得世界都要倒塌了，这个孩子带着我和丈夫多少期待啊。我伤心极了，冷静下来后，一个疑团也随之产生：我和丈夫两家均无不良病史，到底是什么原因造成宝宝突然死亡的呢？

在数家市级医院检查后，医生均给不出肯定答案，只有一个医生说：可能是 ABO 母婴溶血，并建议我跟丈夫到省城去全面检查。最后我们到省血液中心做检查。

结果终于出来了！医生告诉我，我成了千分之三的不幸者。我是 O 型血，丈夫是 A 型血，而我的血型恰好抗 A 型血，也就是我对所有 A 型血都产生抗体，而且我的抗 A 指数特别高。医生推断：夭折的孩子也是 A 型血，跟我的血型发生了溶血反应，结果胎死腹中。医生说：新生儿溶血症一般发生在母体先前曾输过血，或在曾经妊娠过不配合的血型，导致母体产生该血型的抗体，并问我是否输过血，或者是否做过人流。医生建议我们暂时不要考虑要孩子。

怎么办？难道从此就不能要孩子了吗？别人可以做母亲，为什么我不能？我绝望地哭了，后悔婚前曾经拥有的缠绵和那不该做的人流……

点评：

ABO 血型系统包括 A、B、O、AB 4 种血型，新生儿溶血症是由于胎儿由父亲染色体遗传所得的血型抗原，恰好为母亲所缺。

点评：

ABO 母婴溶血，得这种病的可能性只有千分之三。90%以上的是由于母亲为 O 型，胎儿为 A 型或 B 型，这是胎儿红细胞通过胎盘出血进入母体循环，母体就被致敏而产生免疫性抗体，此种免疫性抗体可通过胎盘进入胎儿血液导致新生儿溶血症。

点评：

造成 ABO 母婴溶血的实质是，母亲第一次怀孕后由于流产或生育的原因，第一个“胎儿”的血进入到母体内，从而让母体内产生抗体，当再次怀孕后这些抗体就会对“第二胎的胎儿”体内的血液造成伤害（即抗体抗原反应），从而造成第二胎胎儿溶血引起胎儿死亡。

第三课 培育优质生命从青春期开始

第一节 女性青春期的保健

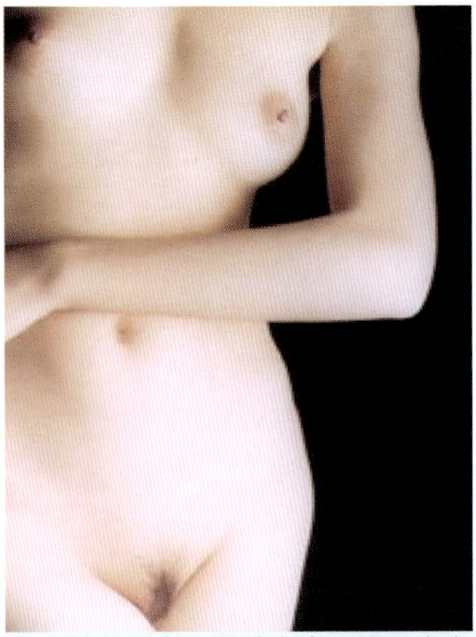
第二性征形成：乳腺发育，阴毛出现

健康小卫士箴言：

保持女性健康的器官是什么？

卵巢主宰着女人的多种生理功能。步入青春期，第二性征的显露，漂亮肤色的维持，无不与卵巢发育健康有关……

培育优质生命需关注：

◆ 女孩子一进入青春发动期后，内分泌系统的变化就把性的发育提到日程上来。先是脑垂体分泌的促性腺激素（黄体生成激素和卵泡刺激素）揭开了性发育的序幕，它促使卵巢发育长大，卵泡成熟，产生女性激素，一月一次地排卵，产生一个又一个月经周期。

1. 什么是青春期

在我国，一般把12～18岁这一年龄段看做是青春期。青春期是人体生长发育的第二个高峰。一般情况下，女孩青春期要早男孩一年左右，从乳房开始发育到月经初潮，大约需2～3年，继而腋毛、阴毛长出，骨盆变大，全身皮下脂肪增多（尤其胸部、臀部等），形成女性丰满的体态。男孩胡须长出、喉结突出、声音低沉、肌肉骨骼发育坚实，形成男性的魁伟体格。青春期是青少年生理发育和心理发展急剧变化的时期，是向成年过渡的时期，也是培育健康生命的关键时期。

当女孩13岁左右时，卵巢逐渐长大，月经开始来潮。与之相应，子宫、阴道和外生殖器也逐渐长大、延长及成熟。上述这些变化，一般“不露声色”，往往不易引起人们的注意。但是，作为女性外在变化的第二性征却比较引人注目：9～10岁时，乳房开始发育，这是少女第一次显示的第二性征，是青春期萌动的标志；11岁时，阴毛出现；12～13岁时，乳头乳晕继续增大，但仍与整个乳房轮廓浑然一体；阴毛继续增多，并向阴阜及腹壁中部发展，由细变粗，色素渐渐沉着。在头一二年内，卵巢功能尚未完善或成熟到足以排卵的程度；与初潮同时或稍后，腋毛长出，阴毛呈现女性特有的倒三角形分布，底边与耻骨联合水平相平行；乳晕区腺体发育，在已丰满增大的乳房上形成第二次隆起；14～15岁时，可以呈现规律的排卵性月经；乳房发育成熟，乳头突出在轮廓鲜明的乳房上；16～17岁时，发育接近成熟，长骨骨垢愈合，身高增长基本停顿。

从青春期起，卵巢每月有一些卵泡发育，但通常只有一个卵泡成熟并排出。排卵后的卵泡发育为黄体，分泌黄体激素，黄体退化萎缩成为白体，黄体激素下降，这样就引起子宫内膜的增厚和脱落，即每月一次的月经变化。

点评：

性征发育有着较明显的时间性和次序。如果出现时间性违背，如8岁前乳房发育，则为性早熟，有一种叫生殖细胞瘤的疾病其表现就是性早熟；16岁以后开始发育，谓之青春发育延迟。

点评：

18岁以后依然幼稚如故可能为性发育不全，必须及时到医院检查治疗。

点评：

对性发育次序的紊乱更应予以关注，如在乳房发育和阴毛长出之前月经抢先来潮；或乳房尚未发育，过早地长出腋毛、阴毛，那肯定是不正常表现，应赶紧治疗。

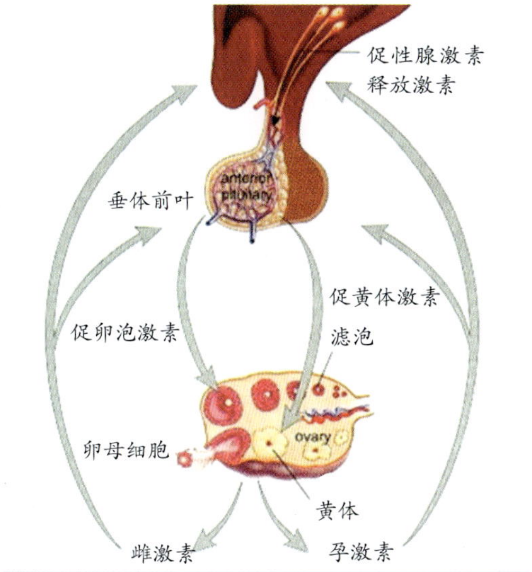

脑垂体分泌激素图

健康小卫士箴言：

青春期请注意你的体型，优美丰润的体型可以让你受益终生，以下两种体型值得关注：

培育优质生命需关注：

◆ 豆芽菜型　青春期是第二次生长高峰，身高急剧增长。这一时期如缺乏体育锻炼，导致各器官和体型得不到很好的发展，长成又瘦又高的“豆芽菜”。

◆ 肥胖型　女性进入青春发育期，如皮下脂肪过度增厚，身体常会发胖，稍一活动就心慌气短，还会影响形体美，失去女性特有的轻盈、柔和的体态。

2. 优美身材的形成

进入青春期后，脑垂体分泌的各种激素都在增加。其中生长激素的分泌增加早于促性腺激素的增加，因此身高增长的开始时间早于乳房发育，并且大多数在乳腺组织扩大到乳晕周围时，达到高峰速度。此时身高平均每年增长 8 厘米，甚者达 10～13 厘米；同时体重也相应增加 5～6 千克，多者达 10 千克。此后，生长速度开始下降，月经初潮后继续长高的潜能有限，一般每年只有 3～5 厘米。从骤长开始到生长停止，女孩平均身高增长约 25 厘米。因此，仅仅是几年的光景，原本纤弱稚气的黄毛丫头就已出落成一个窈窕水灵的大姑娘了。

女孩子进入青春发动期后，脑垂体分泌的促性腺激素（黄体生成激素和卵泡刺激素）揭开了性发育的序幕，它促使卵巢发育长大，卵泡成熟，产生女性激素，一月一次地排卵，产生一个又一个月经周期。脑垂体分泌的生长激素、肾上腺与卵巢分泌的性激素、甲状腺分泌的甲状腺激素等，都对骨骼的发育成熟和身高的增长，具有独特而又相互配合的作用。这些内分泌激素综合协调的结果，赋予了少女一副匀称的身材。女性体内也有少量的男性激素，主要来自肾上腺，少部分由卵巢分泌，它促进着腋毛、阴毛生长，阴部发育。

高级神经活动影响着内分泌功能，对内分泌起着重要的调节作用。如改变环境、焦虑可引起闭经，感觉器官（嗅觉、视觉等）刺激可促进性腺活动等。还有遗传因素、气候环境、文化教育、经济状况、青春期保健、健美体育锻炼等，也影响内分泌进而影响青春期身材的发育。对女性而言，风韵性身材是健康的表现，值得一提的是个别肥胖是病理性的，比如发生女性的多囊卵巢综合征，该病常合并月经后期、多毛、痤疮和不孕等，西医多对症治疗。可选用药方：苍附导痰汤：苍术 10 克，香附 9 克，半夏 12 克，南星 9 克，枳实 10 克，茯苓 12 克，赤芍 12 克，橘红 10 克；桃红四物汤：熟地 15 克，白芍 9 克，当归 9 克，川芎 6 克，桃仁 9 克，红花 6 克。

点评：

性器官是人体诸器官中发育最晚者。一旦性器官发育成熟，就标志着体内各器官系统均已经成熟。

点评：

了解女孩子青春期发育的“秘密”，就有可能更有效、更有针对性地使女孩青春发育期内“女大十八变”，越变越漂亮。

点评：

注意文化修养和体育锻炼，不但会让您受益终生，还会影响和遗传给您的下一代。

点评：

中医的千年实践证明，苍附导痰汤、桃红四物汤对女性内分泌失调、女性卵巢功能衰退等均有较好的治疗作用。

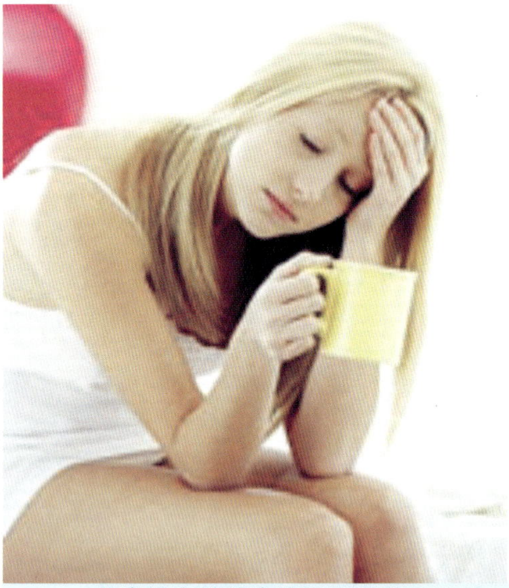
节食是女性健康的一大杀手

健康小卫士箴言：

科学研究证实，女孩的第 1 次月经（称为月经初潮）与体重或体内的脂肪含量有关，而与身高无关。

培育优质生命需关注：

20 世纪 80 年代初，美国妇女崇尚苗条，部分体重低的妇女发生了闭经和不能生育的现象。增加体重后，月经恢复并恢复了生育能力。

◆ 当身体内的脂肪组织达到体重的 17%时，才出现月经。

◆ 脂肪组织增加到体重的 22%时，才能维持规律的月经。

◆ 而当体重低于标准重的 5%～10%时，月经周期即可发生变化并影响生育。

◆ 低于标准体重的 15%时，可发生闭经和全身代谢变化。

3. 青春期节食危害大

青春期女孩体重过低的原因，主要是过度控制体重和发生了神经性厌食症，控制体重又常常是引起神经性厌食症的原因。一旦发生了神经性厌食症，体重下降很快，全身代谢变慢而低下，再想恢复体重和月经，将是十分困难的。因为这时已经丧失了食欲，对一切食物不感兴趣，即使勉强增加食量，又因胃部排空变慢而感到胃部发胀难受等等。因此，青春期不能把追求“苗条身材”当作思想压力，而应把积极锻炼和补充必需的营养结合起来，使体重保持在标准范围之内。这不仅对青春期的健康很重要，而且对人一生的工作、生活、甚至家庭幸福都有很大关系。

◆ 节食会导致人体所需的热量不足，影响人体的正常发育。再者青春期人体代谢旺盛、活动量大，机体对营养的需要相对增多，既要满足生长发育的需要，又要支付每日学习、活动的需要。

◆ 节食必然导致蛋白质、脂肪、能量的摄入不足。造成负氮平衡，使生长发育迟缓、消瘦、抵抗力下降，智力发育亦会受到影响，严重者会发生营养不良性水肿，甚至发展成神经性厌食，造成各器官功能不全危及生命。

◆ 节食会导致各种维生素的摄入不足。叶酸的缺乏将会导致畸形儿的发生，目前已有足够的证据证明叶酸缺乏将会造成脊柱裂的发生率增高。

◆ 节食可造成各种无机盐类及微量元素缺乏。钙、磷摄入不足或比例不当会直接影响骨骼发育；缺铁可导致贫血；缺锌可影响人体生长和性腺发育。

◆ 节食的最终结果是机体缺乏各种营养要素，造成机体各种生理机能的改变，如月经不调甚至闭经，影响生育等。

点评：

青春期的热量应高于成年的 25%～50%。

点评：

女孩的青春期发育较男孩早，同时伴有明显的内分泌变化，蛋白质摄入不足所引起的不良后果将更为严重。

点评：

谷类中含有丰富的 B 族维生素，缺乏时会发生口角炎、舌炎；蔬菜中含有大量维生素 C，缺乏时可导致坏血病；维生素 D 缺乏可引起骨代谢异常，身材长不高或骨骼变形；维生素 A 缺乏可出现夜盲症。

点评：

神经性厌食最后将导致不能正常进食或吃什么呕什么。

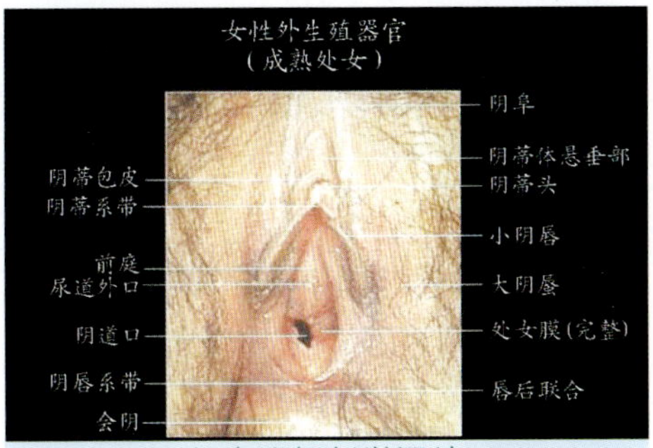

处女膜解剖学图片

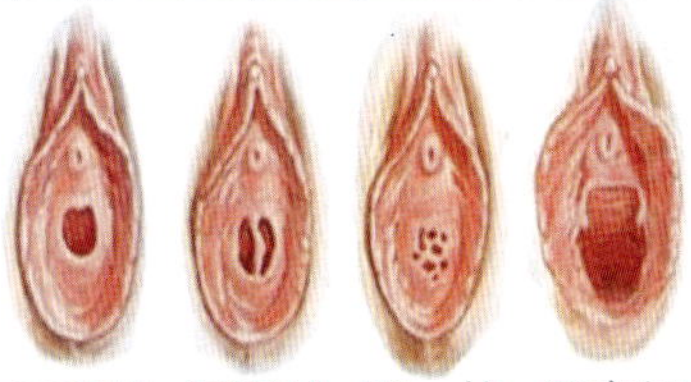
环形状处女膜　间隔状处女膜　筛状处女膜　经产妇阴道口

健康小卫士箴言：

女子的外生殖器构造较为复杂，皮肤、黏膜皱褶较多，既有汗腺、皮脂腺，又有前庭大腺和宫颈、阴道之分泌物，还有月经来潮，且前有尿道口，后有肛门。青春期外阴部卫生显得尤为重要。

培育优质生命需关注：

- 阴部护理是保持女性生殖健康的前提。
- 过度的“清洁”也会造成生殖道的炎症。

4. 呵护好你的阴道

女子的外生殖器构造较为复杂，再加上少女的会阴部屏障作用尚不完善，从解剖结构上讲，女性外阴经阴道、子宫、输卵管和腹腔相通，容易罹患阴道炎、盆腔炎。因此，应注意以下保健方法：

其一，注意阴部卫生。少女进入青春期后，随着月经的来潮和白带的分泌，应注意经期卫生。正常阴道的外 1/3 内有大量的乳酸杆菌，这些乳酸杆菌像一道道天然的哨兵，营造了一个酸性环境，阻止其他细菌的入侵。如果这些乳酸杆菌遭到破坏，或人为的改变这个酸性环境，将导致其他细菌乘虚而入，造成霉菌性阴道炎、白色念珠菌性阴道炎、滴虫性阴道炎等。

其二，防止“时装性阴道炎”。青春少女随着“审美观念”的增强，爱穿低腰裤、牛仔裤，这就使得前有尿道口、后有肛门的阴道备受窘迫，阴道的分泌物不得排泄，会阴部处于温热、潮湿的状态，各种致病菌易生长、繁殖，罹患时装性阴道炎。

其三，防止性生活以外的间接感染。少女在公共浴所洗浴时，应自带浴盆、浴巾，尽量淋浴而不要盆池浴，防止阴道滴虫、淋病菌或其他性病等间接感染，同时亦应掌握相应的性病知识，防止性病的间接接触感染。

其四，洁身自爱，守身如玉。青春期少女由于外生殖器还比较稚嫩，过早地发生了性行为，易患性病性阴道炎，不洁的性行为甚至罹患梅毒、尖锐湿疣、艾滋病等危害终生的传染性性病，祸及家庭和后代。

其五，如果女孩 16 ~ 18 岁后迟迟不来月经，要及时就医，排除处女膜闭锁、原发性闭经、先天性无子宫等疾病。

点评：

正确使用消毒后的卫生纸巾，内裤要在日光下暴晒，借以紫外线消毒；经常洗澡；睡前用温水清洗外阴，洗盆专用，不要用洗浴液清洗阴道内口，以免破坏正常的乳酸杆菌；大便后，手纸应由前向后擦，小便后用卫生纸擦干净。

点评：

要少穿或不穿体形裤，合理着装，尽量合体、棉质、弹性好、透气的时装，以防后患无穷。

点评：

应自强、自尊、自爱，正确认识人生价值观，洁身自爱、守身如玉，杜绝性乱。

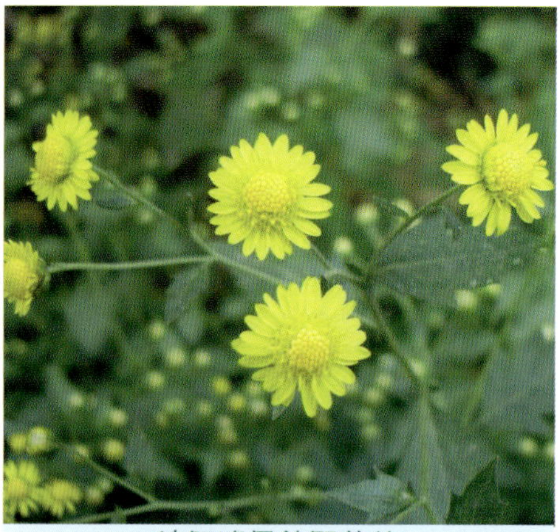
清肝明目的野菊花

健康小卫士箴言：

治疗妇科炎症，中西医结合始终是中国女性的选择，几乎每一个女性一生当中都会受到妇科炎症的困扰。

培育优质生命需关注：

◆ 这里给您提供常见的妇科炎症的临床表现和中药调理的方法。

◆ 如果严重感染，如出现发热等表现，应在医生的指导下口服或输注抗生素。

5. 妇科炎症如何选中药

阴道炎	感染湿毒证	带下量多，色白如乳块状或豆渣样，或色黄如脓，质稠味臭，有时白带中有血丝，阴部红肿、溃烂、灼热、瘙痒或疼痛，尿少、尿频、尿急、尿痛，大便不爽，舌红苔黄	妇科千金片4片；二妙丸6克，每日2次 保妇康栓1粒 入阴
	湿热下注证	带下量多，色白或黄，质黏稠，或有臭味，阴部瘙痒或疼痛，尿黄、尿频或伴尿涩痛。胸闷，口中纳差，舌红苔黄	四妙丸6克，每日3次 保妇康栓1粒 入阴
	肝经湿热证	带下量多，色黄或赤，质黏稠，或有臭味，阴部胀痛、灼热，瘙痒，口苦，胸闷，烦躁易怒，舌红，苔黄腻	龙胆泻肝丸6克，每日2次 保妇康栓1粒 入阴
	肝肾阴虚	带下色黄或赤，质稀薄或黏稠，阴部瘙痒、干涩、灼热、疼痛，头晕耳鸣，腰膝酸软，口干，舌红少苔	知柏地黄丸6克、千金止带丸6克，每日2次
宫颈炎	湿毒证	带多量多，色黄，质稠，或如脓，或如米泔，或见赤带，有臭味，或伴阴部瘙痒、肿痛、灼热感，或见小便灼热，或有发热，舌红，苔黄腻	龙胆泻肝丸9克，每日2次 抗宫炎片4片，每日2次 治糜灵栓1粒 入阴
	湿热蕴结证	带下量多，色黄或赤白相兼，有臭味，脘闷少食，大便溏而不爽，小便短黄，舌红，苔黄腻	抗宫炎片4片，每日3次 保妇康栓1粒 入阴
	脾肾虚弱证	带多色白稀便溏，腰膝酸软，月经不调或不孕，舌淡苔白	金匮肾气丸6克，每日3次
盆腔炎	热毒壅盛证	高热寒战，体温可达39℃以上，少腹疼痛拒按。带下量多，色黄如脓质稠臭秽，口干渴苦，经量多或淋漓不尽，小便黄赤短、频急，大便秘结，腹胀满。舌红苔黄厚	金刚藤糖浆10毫升 妇乐冲剂12克，每日3次 金鸡冲剂6克，每日2次
	湿热瘀结证	低热起伏，或无发热，下腹疼痛，拒按，伴腰痛，或腰腹坠痛牵及阴部，带下量多，色黄质稠，臭秽，小便黄赤，大便溏，舌质暗红，苔黄腻	妇乐冲剂12克，每日2次 金鸡冲剂6克，每日2次 花红片4片，每日3次
	气滞血瘀证	下腹胀痛，腰骶酸痛，情志抑郁，善叹息，易烦躁，两胁胀痛，经前乳房胀痛，舌质黯红，或有淤点，苔薄白	血府逐瘀口服液1支 七制香附丸6克，每日2次
	寒凝血滞证	小腹冷痛，痛处固定不移，喜温热，得温痛减，伴腰骶酸痛，带下量多色白质稀薄，面青白形寒肢冷，舌黯苔白	桂枝茯苓胶囊3粒，每日3次
	痰湿瘀结证	下腹隐痛，坠胀，腰骶酸痛，带下色白，质稀，无臭味，神疲倦怠，全身乏力，纳少便溏，或痰多，或体胖，婚后不孕。舌黯淡，苔白腻	千金止带丸3～6克；妇科千金片4粒，每日3次

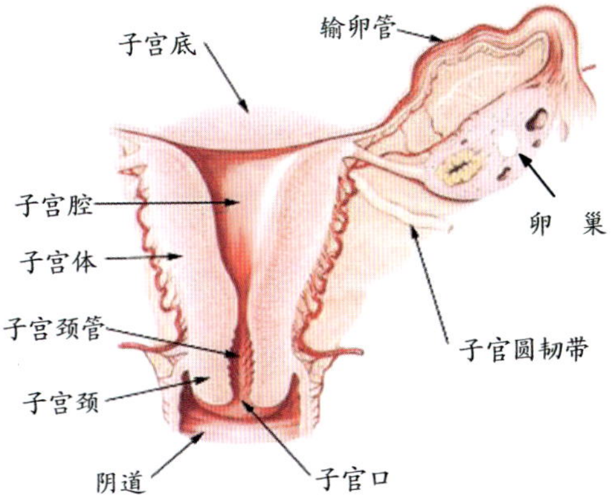

子宫冠状切面解剖学图谱

健康小卫士箴言：

子宫是孕育胎儿的摇篮，输卵管壶腹部是精和卵结合的地方，要备受呵护，这样才能让你体内的新生命健康生长。

培育优质生命需关注：

◆ 如果过早性生活、性乱、经期或不洁性交等，均将导致输卵管粘连造成不孕不育症，甚至宫外孕威胁生命。

◆ 还可引起：阴道炎、宫颈炎、宫颈糜烂、输卵管炎症；感染是外阴癌、阴道癌、宫颈癌及输卵管癌的重要发病因素。

◆ 清洁、节制的性爱是关爱子宫的首要任务。

◆ 性爱前男女双方用流动水清洗生殖器是防止妇科疾病最基本的一步。

6. 呵护好你的子宫

子宫身居下腹正中，位于盆腔内、在膀胱和直肠之间，外有体壁屏障保护，内有阴道门户缓冲，按理不应该遭受伤害。然而，近年来，已婚妇女的不孕症、胎盘植入、子宫黏膜异位、宫外孕等日趋增多，凡此种种，有相当一部分是少女婚前性行为，不洁性交史、性混乱，甚至怀孕后随意人流而埋下的祸根。

少女子宫虽已发育，但其壁尚不厚，子宫黏膜也薄，人流手术，尤其是反复人流，势必使子宫内膜受到伤害造成宫壁更薄。因此，不但在人流中易发生子宫穿孔，术后造成子宫粘连，亦会在婚后发生流产、分娩时子宫收缩无力而致难产、产后大出血；反复人流将造成子宫内膜生长供血不良，孕后胎盘为保证胎儿营养需要，就后过度增生，导致胎盘植入，分娩时胎盘剥离不全造成大出血危及生命，为挽救生命被迫切除子宫，留下不能再生育的遗憾。在人流手术中，一旦感染还容易引起宫颈粘连、附件炎，进而造成不孕；另外，在人流术中，由于负压的作用，子宫黏膜会逆流入腹腔而引起子宫黏膜异位症等。

患宫颈癌危险性增加：近年来，发现子宫颈癌的发病年龄有所提前，科学调查的结果显示，宫颈某些病毒感染如人类乳头状病毒（HPV 病毒）可诱发子宫颈癌，宫颈癌的危险因素包括过早性生活和早育、多个性伴侣、性生活过度活跃和性生活不洁。

青少年由于存在害怕心理、性卫生知识缺乏等原因，在染上性病以后得不到及时治疗或治疗不彻底，变成慢性感染或留下后遗症，影响以后的性功能和生育能力。还有一些意外受孕者，害怕被人知道，到一些不正规诊所堕胎，术后出现感染等并发症，也会导致日后不孕症的发生。

点评：

二十世纪六七十年代，美国曾风靡了一场所谓的性解放运动。其中心思想就是“反叛传统”突破自身的“性保护屏障”。结果造成难以收拾的健康与社会问题：性病、艾滋病，未婚先育或婚外怀孕，性乱、滥交及少女妈妈等等。

点评：

任何人一旦与另一个人有过性关系，就好像与此人背后所有的有性接触的人有性连锁，形成一个“性链锁网”，一旦一人有性病或艾滋病，其他人将在劫难逃。其危害是显而易见的。

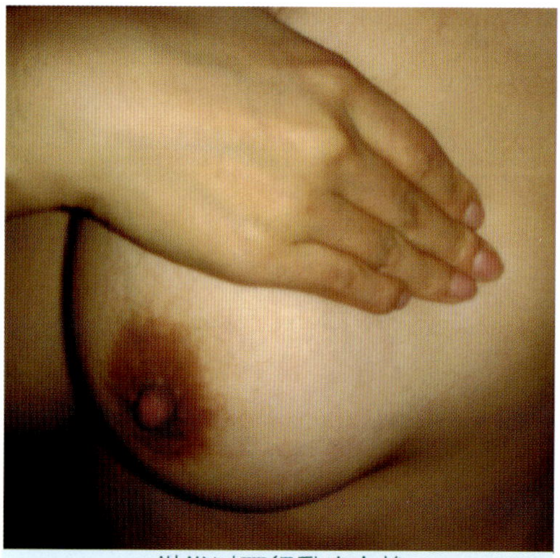

淋浴时可行乳房自检

健康小卫士箴言：

我们可以以乳头为中心画一个十字，把乳房分为四个象限，分别是外上、外下象限，内下、内上象限和乳晕区五个部分。

培育优质生命需关注：

◆ 可以在淋浴或在浴缸里洗澡时做乳房触诊检查。

◆ 按四个象限逐个部分逐一检查。

◆ 用指腹轻轻按压，看是否有肿块和硬结。

◆ 记住正确的检查像图片上的动作是轻轻地按压，而不是用手抓挤乳房。

7. 呵护好你的乳房

乳房发育是少女的重要第二性征。乳房主要由乳腺叶、脂肪、结缔组织构成。乳腺叶系由乳管、乳腺小叶和腺泡所组成。从生理和审美角度上说，少女挺拔而高耸的乳房不仅是少女成熟的表现，也是少女的天资身材优美的资本，平添了少女的固有诱人魅力，而且又是哺育后代之本源。

有的少女却视美为丑，产生羞涩心理，限制其发育而紧身束胸，使乳房的发育受到影响，这是少女乳房保健的一大误区。因为少女长期穿过紧内衣或乳罩，势必会造成乳房的压迫，影响其血液循环和新陈代谢，使乳腺管堵塞、闭锁，各种乳患症状便应运而生。为此，少女对乳房应注意以下保健：

◆ 为保护乳房而防受外伤、挤压，以及使其保持形态美，应佩戴可体柔软的胸罩；

◆ 经常清洗乳房，勤换内衣、乳罩，不要过度挤压搔刮乳头，防止其感染而引起乳腺炎；

◆ 少女不要盲目减肥，乳房发育不良者，应注意加强营养和乳房按摩，以利于其发育。若少女过度肥胖，应加强体育锻炼，低脂饮食，以防诱发乳腺癌；

◆ 自青春期起，少女应养成自我检查乳腺的习惯，一旦发现乳房结节、硬块，应及早看医生。

由于乳腺纤维瘤和乳腺增生均较常见，给很多女性造成恐慌，因此应注意区别。乳腺纤维瘤是单发或多发的质地较硬，表面光滑，活动度好的良性瘤；而后者常见于35岁以后女性，由于乳腺小叶增生的生理性改变。前者是病理性的，多可手术治愈；后者是生理性的，多在月经来潮前胀痛，来潮后消失，症状轻可不予处理，影响生活时可用中药如“乳癖消”等进行调理。

点评：

乳房既是您优美线条的标志，又是未来小宝宝的健康食物来源。风韵的身材、优美的线条，才能显示出健康的美。

点评：

临床上发现，乳房瘪小、乳房扁平、乳头下陷、产后无乳，常将此归咎于乳房发育不良，其实，这往往与少女紧身束胸有密切关系。

点评：

注意选用大小适宜、质地柔软、弹性好、吸汗强的布质或针织品乳罩。

点评：

造成恐慌的主要原因是担心乳腺癌。而乳腺癌触诊特点是：质硬如石，边缘不清，活动度差，好发于外上象限；有时伴有乳头溢液，多为血性液等。

8. 乳腺自检方法教案

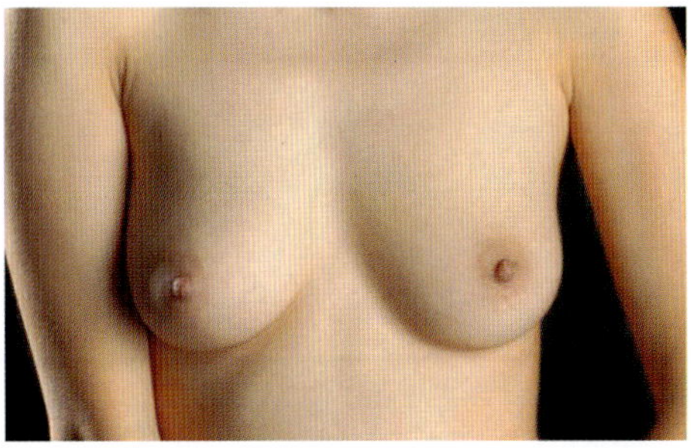

①视诊：检查乳房时应在光线明亮处，两臂下垂，观察双乳的大小、位置和外形是否对称，如不对称如乳头凹陷，皮肤有橘皮样变，提示有癌症的可能。

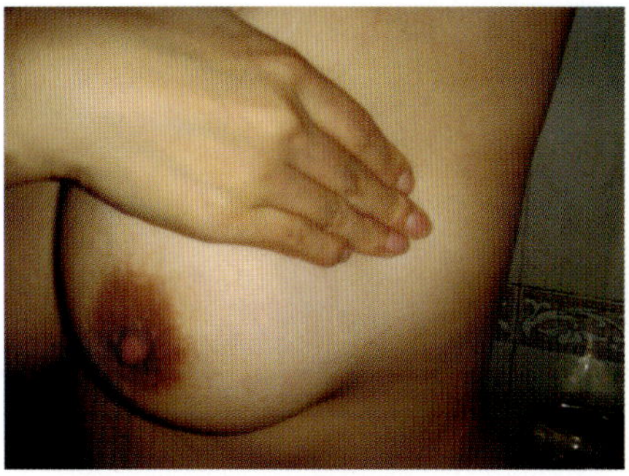

②触诊：先检查乳腺的外上象限。外上象限是乳腺癌的好发部位，约占 45%～50%。动作要领是：自腋部向乳头方向做放射状按压，注意有无肿块和肿块的硬度、活动度等。

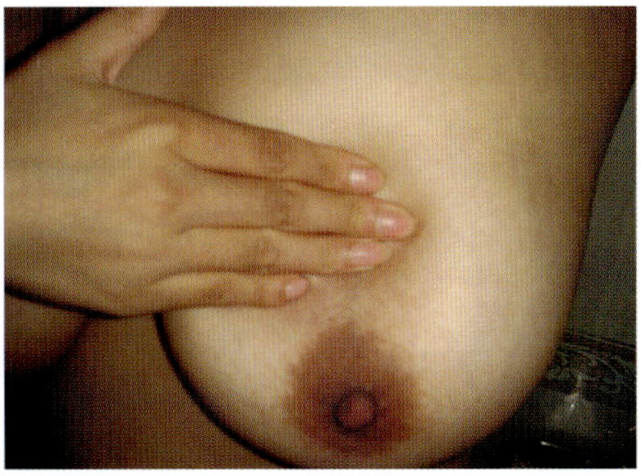

③按压内上象限。内上象限乳腺癌的发生率为 12%～15%。动作要领是：沿逆时针的方向，平滑移动按压，自上向下按压，自外向中央乳头的方向按压。

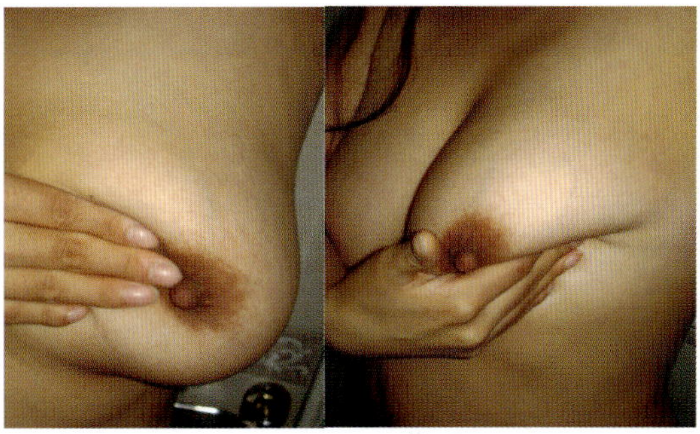

④依次按压内下象限、外下象限，也是自外向乳头的方向按压，动作要领如前所述。

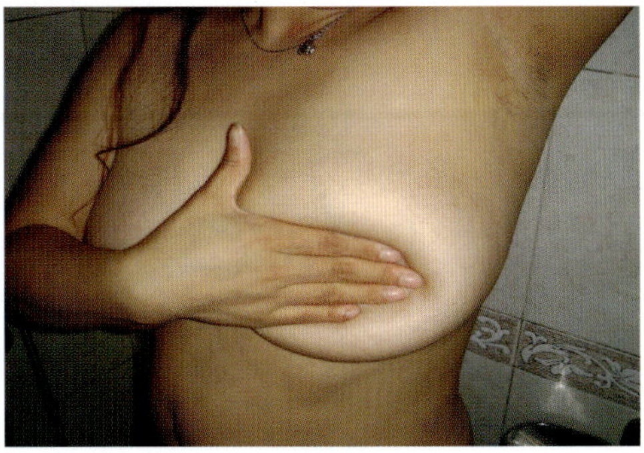

⑤乳晕区即中央区触诊。此区是乳腺癌的第二个高发区，约占 15%～20%。除按压乳腺注意有无肿块外，还应该用另一只手托起乳腺，自乳晕向乳头轻轻挤捏乳头，看有无乳头溢液。如为血性溢液应及时看医生。

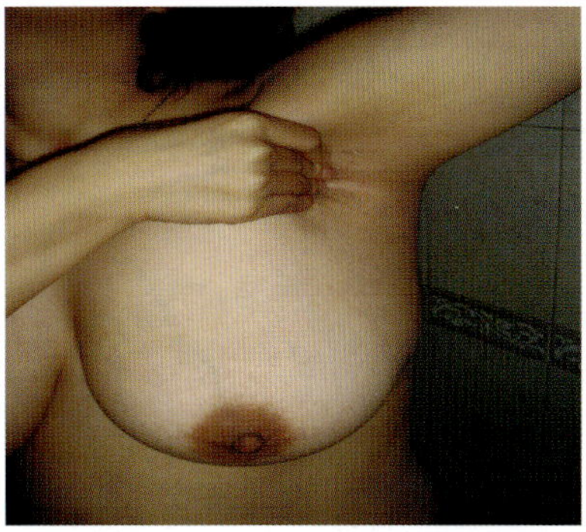

⑥检查腋窝部位，应为极个别的乳腺癌在肿瘤很小不宜发觉时已经向腋窝淋巴结转移。动作要领是用三指的指腹按压腋窝体会有无肿大的淋巴结，以及有无疼痛和活动度。

【案例医评】：她为何遁入空门

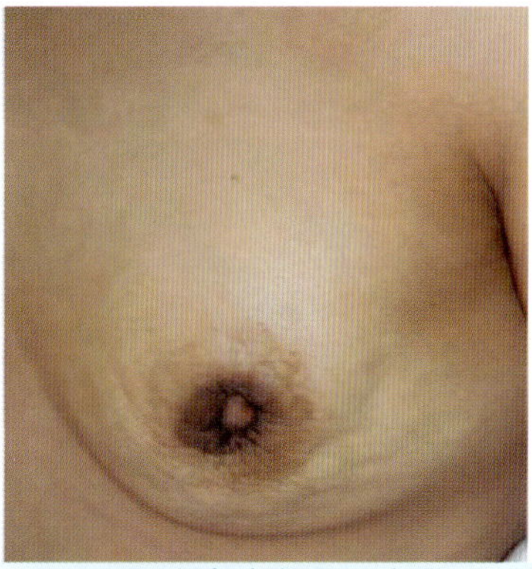
乳腺癌造成乳头内陷

健康小卫士箴言：

乳腺癌是威胁女性健康的大敌，克敌制胜的主要手段是自我触诊早期发现。

培育优质生命需关注：

乳癌三大因素：

- ◆ 遗传因素。
- ◆ 性激素。
- ◆ 高脂饮食。

星光点点，
佛光七环，
缘是生命的驿站，
感谢有你，
我的生命才得以延续。
……

读着这首诗，我的思绪不由得回到了10年以前。

覃是我的好友，一个多愁善感的女孩。她是那种对情极具缠绵，对性也极具幻想的女孩，琼瑶、秦凯伦的小说常常是她消遣人生的佐料，情到浓时她常常情不自禁的失声痛哭或喃喃失语。

后来，覃恋爱了。男友是那种油头小生，常常带着覃沉迷于性幻影片中。

再后来她失恋了，到了情感崩溃的边缘，那时恰好我有一个度假计划，就带着覃几个人一起到峨眉山旅游。

到了佛地，不用说多多少少也粘了些佛性。那天峨眉山头乌云密布，不一会雷电齐鸣下起了雨，我们不得不躲到寺庙里小坐，普度堂里有位佛医正在讲如何预防乳腺癌的专题讲座。她说每次洗浴完毕后女性都应该进行乳腺自我触诊，这样可早期发现乳腺癌，并强调了乳腺癌的特点：乳腺内无痛性肿块，表面不光滑，边缘不清，质硬如石……

那时我们都是20多岁的阳光女孩，谁也没有对佛医的讲座有过多关注。

云飘了，风走了，我们踏着一路的叮咚欣赏雨后的峨眉。忽然，同道的覃指着远处的山头说："快看，佛光，观世音再现了。"我们顺着她的手指方向看到了七彩的佛光，果然以远处山头为圆心，天空中绽放出美丽的七彩光环。

晚上，我们回到了宾馆，已是星光点点时间，我们先后洗浴。覃好久都没有出来，我等急了就敲洗浴间的门，覃打开门，眼里含着泪花示意让我进来，她一副焦躁不安的样子……

峨眉山回来后，她被确诊为乳腺癌，不过是极早期，做了手术，术后她进了佛门，远离了情缘，过着恬淡清逸的生活。

点评：

性幻想和性刺激会增加女性荷尔蒙激素的分泌，体内过多的女性荷尔蒙是乳腺癌的好发因素。医学家发现，牧羊女的乳腺癌发病率明显高出其他人群，究其原因是牧羊女经常受到羊群交配的性刺激，造成体内的荷尔蒙激素增加。失恋等不良事件的刺激，也是诱发癌症的因素。

点评：

乳腺自我触诊是早期发现乳腺癌的有效方法，但要注意动作要领，上页以图文并茂的形式，教会您这一有效的早期发现乳腺癌的法宝。

点评：

乳腺癌年轻化，已经引起社会医学家的广泛关注，主要原因是过多的性刺激和高脂肪饮食造成的。另外，其遗传因素也不容忽视。

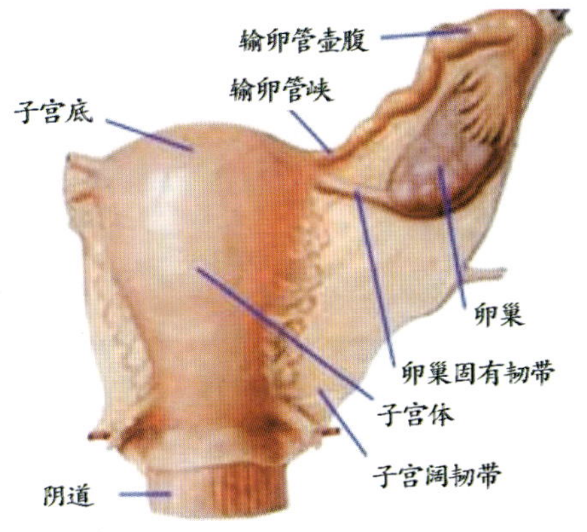

子宫后面观

健康小卫士箴言：

主宰女性生理功能和生殖功能健康的主要器官是卵巢。因此呵护卵巢不仅是缔造优质生命的关键，而且也是防止女性衰老的措施。

培育优质生命需关注：

◆ 青春期是女性一生中重要的发育阶段，以月经初潮为标志，伴随乳房发育。女孩的皮肤细腻，曲线玲珑等，都是卵巢在通体指挥的结果。

◆ 如果卵巢功能正常，则女性性激素水平、月经和排卵就正常。

◆ 女性保健应从呵护卵巢开始。

9. 呵护好你的卵巢

卵巢对于女人，素有第二生命中枢之称，这是由它主宰着女人的多种生理功能所决定的。女人步入青春期，无论第一性征的出现或第二性征的显露，无不与卵巢发育成熟有关。卵巢又称性腺，由它分泌的性激素，如：雌激素素、孕激素等，女人谈情说爱、生儿育女，还有某些坎坎坷坷往往都与其相关，如少女的月经姗姗来迟、乳房萎缩不丰、子宫小如桃核、阴道干涩不润、皮肤粗糙不润，以及婚后不孕或性功能低下等，均与卵巢发育不良或功能紊乱有关。对于卵巢，少女应注意以下保健：

◆ 禁烟忌酒。研究证实，烟草可产生 400 多种毒物，如尼古丁、焦油、一氧化碳、砷、镉等，这些物质对卵巢有明显的毒害作用。

◆ 注意阴部卫生，避免阴道炎的发生，以防炎性病变累及卵巢。注意观察月经的量和质。

◆ 稳定情绪。情绪不佳，体内酚胺类物质分泌增加，会使卵巢血流量减少，影响其发育、成熟。

◆ 健康饮食。合理膳食、均衡营养，确保卵巢等生殖器官正常发育。不吃或少吃洋快餐及高热量食物，避免肥胖症发生。黄豆中还有大量的异黄酮，对卵巢的发育有较好的营养作用。

◆ 青春期：①经期不吃冷饮、不下冷水、不淋雨。② 进行适当的生理卫生和性教育，防止早恋和偷吃“禁果”。

◆ 卵巢肿瘤：特别是生殖细胞瘤，好发于青春少女，值得重视。

另外，注意区分卵巢囊肿和囊腺瘤，前者是由于排卵后由于炎症粘连造成局部的积液，小于 3 厘米多可自行吸收；后者是卵巢较常见的肿瘤，由于有恶变的可能，因此一旦确诊应积极手术切除。

点评：

长期大量饮酒，会使卵巢中毒，影响其生长发育。

点评：

过早性生活，经期性生活是卵巢衰老的罪魁祸首，值得注意。

点评：

如果少女初潮后，月经周期量和色常不正常，也要及时就医，以避免功能性子宫出血等疾病，影响生殖系统发育。

点评：

少女一旦出现腹痛、腹部包块、水样白带，应警惕卵巢瘤，及早诊治。卵巢肿瘤最直接和简单的筛查方法是憋尿后进行 B 超检查，并可将囊肿和囊腺瘤区分开来。手术治疗时，若为良性瘤，尽量保留卵巢。

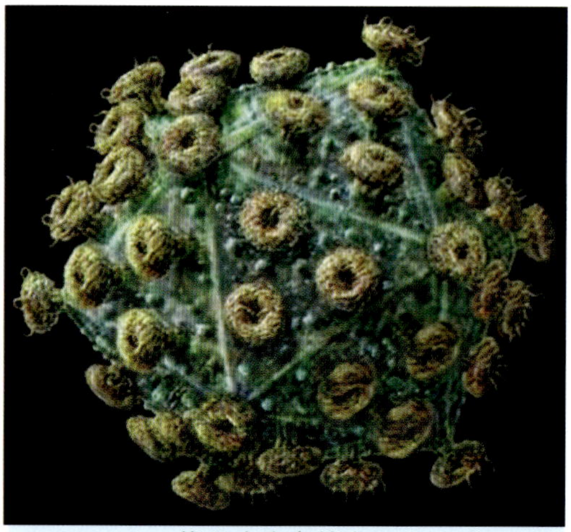
艾滋病病毒外观图

健康小卫士箴言：

艾滋病又名获得性免疫缺陷综合征，性乱、吸毒、多个性伴侣是艾滋病的主要传播途径，值得全社会的关注。

培育优质生命需关注：

◆ 性接触传播：包括同性及异性之间的性接触。

◆ 血液传播：包括：①输入污染了HIV的血液或血液制品；②静脉药瘾者共用受HIV污染的、未消毒的针头及注射器；③共用其他医疗器械或生活用具（如与感染者共用牙刷、剃刀）也可能经破损处传染，但罕见。

◆ 母婴传播：称围产期传播，即感染了HIV的母亲在孕期、分娩中，或产后将HIV传染给了胎儿或婴儿。

10. 如何远离 HIV

20世纪80年代初，人们认识了一种传染病，当时美国发现很多同性恋者，出现不明原因的特殊感染，发热，肿瘤。后来，发现这些患者存在着严重的免疫缺陷，最后证实他们感染了一种能破坏人体免疫功能的病毒。发病原因是由于机体细胞免疫功能缺陷，特别是辅助性T细胞（T4）数量上的显著减少。病原体HIV。在非洲这个富饶美丽的大陆，已有7个国家的成人感染率超过了20%，造成大片土地荒芜，人烟稀少。

艾滋病表现的症状：在艾滋病早期会表现出疲乏、抑郁、嗜睡等症状，其后伴随发热、消瘦、疲乏、无力、淋巴结肿大 、皮肤改变等。

艾滋病的高危人群包括：性乱者和有多个性伙伴者、同性恋者、静脉药瘾者、接受输血，以及血液制品者、血友病患者、父母是艾滋病病人的儿童均是高危人群。最近认为性病患者，特别是有生殖器溃疡者（如梅毒、软下疳、生殖器疱疹）也应列为艾滋病的高危人群。

艾滋病传播有3个途径：血液、体液传播，约占95%，第三种途径是母婴传播，其几率只有25%，就是母亲如果HIV阳性，她生的孩子只有1/4是阳性。需要特别强调的是一般的接触并不能传染艾滋病，所以艾滋病患者在生活当中不应受到歧视，如共同进餐、握手等都不会传染艾滋病。

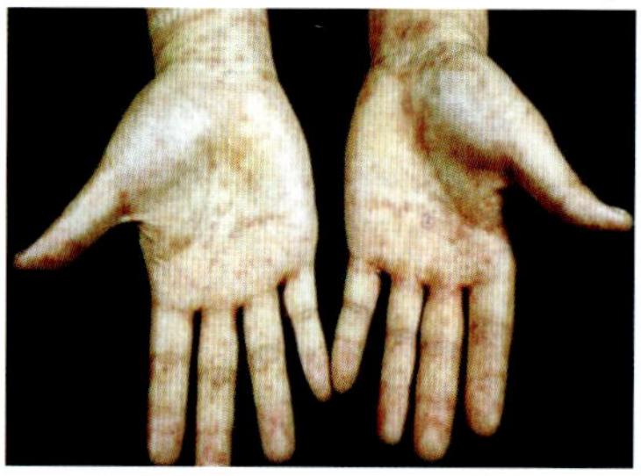

艾滋病是目前尚无有效治疗办法，故应以预防为主。

（1） 不进行不安全的性行为，如卖淫嫖娼；

（2） 不共用针具静脉吸毒；

（3） 不接受有可能被污染的血液或血制品；

（4） 不使用未经严格消毒的针具或其他可能引起出血的器械如剃须刀、穿耳针及文身器具。

目前艾滋病病毒抗体检测，已成为各地血站或血液中心的常规检测项目。甚至有人存在着捐血检验的错误观念，这样不仅是对艾滋病知识的无知，实际是造成艾滋病大力传播的重要因素。

点评：

从来没有一种疾病像艾滋病一样，在如此大范围中，如此短时间内，如此凶猛地影响人类的生活秩序。

点评：

联合国第一次召开了联合国大会，秘书长安南指出：目前我们正面对两个新的挑战：恐怖主义和艾滋病。

点评：

我国省、市级卫生防疫站、皮肤病防治所、各大医院都可以进行HIV的检测。关于对检测结果的保密问题，国家有明文规定：“任何单位和个人不得歧视艾滋病病人、病毒感染者和其家属。不得将病人和感染者的姓名、住址等有关情况公布或传播。”

点评：

目前，时钟每转动24小时，全球就有15 000例新的艾滋病病毒感染者，同时有8 000人因艾滋病而死亡。

中国艾滋病病毒感染者在亚洲位居第2位。

【案例医评】：患艾滋病的女孩

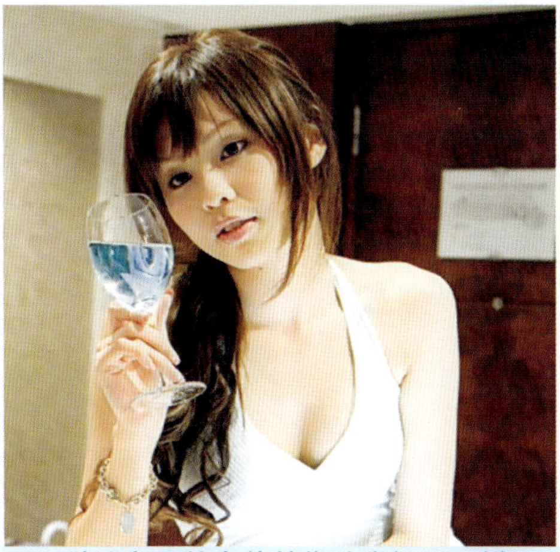

关注自己的身体就像欣赏杯酒一样

健康小卫士箴言：

危害人类健康的头号传染病是什么？是艾滋病！安全套是阻断艾滋病等性病性传播的主要工具。

培育优质生命需关注：

引子：我曾遇到一名16岁的女生，患有淋病性尿道炎、宫颈炎。我问她的性经历和平时的卫生习惯，这个长着天使面孔的女孩竟回答说，多个男朋友，有过两次流产，月经期性行为，做爱时偶尔清洗外阴，无避孕手段！

让我心痛的不光是她的身体，更是她满不在乎的口气……

她是一个坚强的女孩，我一直这样认为。那一段时日，正是她年轻岁月中最顿挫无奈的日子，想尽一切方法都不能挽回她要离去的命运。她整个人像一座被海浪冲刷的沙堡，松垮下去，再也不能复原。女孩开始失眠，感冒，并感到发热、全身乏力，下身有一点轻微的不对劲，像被东西填塞似的胀痛，有时像有蚁虫游走的难受，历久不退。同时，她又发现心情莫名其妙的郁闷，她感到世界失去了原有的光彩，变得暗淡无光了。她去医院求诊，两天后，诊断结果出来了。医生说不能确定，但可以确定的是患有霉菌和滴虫性阴道炎、宫颈炎，还有慢性盆腔炎。说出这四个字的时候，医生的脸上突然掠过一丝怜悯和惊痛，像重锤一样击中她。他掉过脸去，不肯接受女孩惊骇疑问的眼光。

后来血液标本送到省CDC检查，女孩10天后被告知：HIV阳性。女孩软软地滑坐在冰冷的水泥地上。许久许久，才恍惚地想：仿佛有人轻轻地敲门，怎么竟会是死神站在门外等候呢？天啊，这一刻，死神突兀到来，她脑海里中竟是一片空白。半晌，女孩还是保持同一姿势茫然地坐在地上，看着阳光像刀锋一般切割着周围的世界，女孩想，这会是她最后看见太阳了吗？她只能这样直扑死门，任何人，任何力量都不能有所帮助了吗？很想大哭一场，但是眼干干的，没有一滴泪。

以前，她和他的每一个动作都历历再现，他金发碧眼，嘴角微微上翘，他自信和热情，给她讲她向往已久的西方文明和故事，可后来他竟甩了她。为了报复，她满不在乎滥交朋友。但第一次他提出要求她是很不情愿的，只是充满对西方“美好社会”的向往，让她失去了理智……

点评：

世界新潮流正在走向洁身自好之路。仅仅在美国就有50万的年轻人公开如此宣誓，他（她）们认为性爱定会在那儿等着你，何必急于一时呢？

点评：

研究还发现，那些曾在不情愿下发生性关系的少女，男友也较少使用避孕套，这样女性患上妇科疾病及被染上性病的机会大增，她们意外怀孕的比例也较高。

点评：

其实，对现代青年人未婚同居已不是一个时髦的话题，但同居前又有几个进行健康检查了呢？这是个沉重而又艰辛的话题。受害较多的往往是女性。

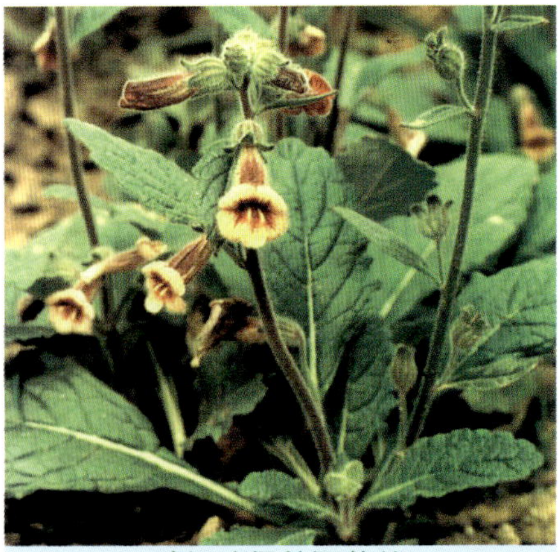

清肝明目的野菊花

健康小卫士箴言：

从青春期开始到绝经前，卵巢在形态和功能上发生周期性变化称卵巢周期，表现在每月一次月经的到来。

培育优质生命需关注：

◆ 祖国医学针对女性不同体质表现出的不同临床表现，可以用不同的中药进行调理。

◆ 西医学面对这些医学难题就显得苍白无力了。

◆ 以下向您推荐一组与月经有关的病症及其中成药的调理方法。

11. 月经不调的中药调理

	病 症	临 床 表 现	用 药
排卵性月经失调	脾气虚证	月经提前期短，或延长量多，色淡质稀，神疲懒言、肢体困倦，或小腹空坠、面色萎黄、纳差便溏、舌庞大有齿痕	补中益气丸6克，每日2次，人身归脾丸9克，每日2次
	肾气虚证	月经提前周期短，或经期延长量少，色淡黯，舌淡苔白	金匮肾气丸9克，每日2次
	阳盛血热证	行经提前，或经期延长，量偏多，色鲜红或紫红、质较稠，面红唇赤、心烦口渴、溲黄便干。舌红、苔黄，属热盛之象	荷叶丸9克，宫血宁胶囊2粒，每日2次
	肝郁血热证	经期提前，或延长，血量或多或少，色紫红、质稠，或有乳房胀痛，胸胁满闷，小腹胀痛，口苦、舌质红、苔黄	加味逍遥丸6克，每日2次
	阴虚血热证	行经提前，或经期延长，量少或量多，色红、质稠，或有两颧潮红、口燥咽干、手足心热、舌红少苔	知柏地黄丸8丸，每日2次
原发性痛经	寒凝血瘀证	经前数日或经期下腹冷痛或绞痛，按之痛甚，得热痛减，手足不温，月经量少、色黯、有血块，舌质黯，苔白腻	少腹逐瘀颗粒1.6克，每日2次
	阳虚内寒证	经期或经后小腹冷痛，喜按，得热则舒，月经量少、色淡黯，腰膝酸冷、小便清长，舌淡黯，苔白润	艾附暖宫丸6克，每日2次
	气滞血瘀证	经前数日或经期下腹胀痛，拒按；伴胸胁乳房胀痛，月经量少，或经行不畅、经色紫黯，有血块，舌质紫黯	血府逐瘀胶囊6粒，每日2次
经前期综合征	肝气郁结证	经前或经行乳房胀痛，或乳头痒痛；伴烦躁易怒，胸闷胁胀，时叹息，经行不畅、色黯红，小腹胀痛，苔薄白	逍遥颗粒8克，每日2次，加味逍遥丸6克，每日2次
	脾虚湿热证	经前或经期大便泄泻，腹胀，神疲肢倦，或面浮肢肿，月经量多，经后诸证消失，舌淡胖、边有齿痕，苔薄白	参苓白术丸6克，每日2次
	血虚证	经期或经后，头部绵绵作痛，头晕眼花、心悸少寐、神疲乏力，月经量少、色淡质稀，舌淡，苔薄	八珍颗粒3.5克，每日2次
	阴虚阳亢证	经前或经期头痛，甚或巅顶掣痛，头晕目眩、烦躁易怒、腰膝酸软、五心烦热，月经量少、色鲜红，舌红，少苔	杞菊地黄丸8丸，每日3次
	阴虚火旺证	经前或经期，口舌生疮、糜烂疼痛，五心烦热、咽干口燥，潮热颧红，月经量少、色鲜红，舌红，少苔	知柏地黄丸8丸，每日3次
	血瘀证	经前或经期头痛剧烈，月经量少、色紫黯有血块，伴小腹疼痛拒按，舌紫黯或有淤斑淤点	太极通天液10毫升，每日3次

第二节 男性青春期的保健

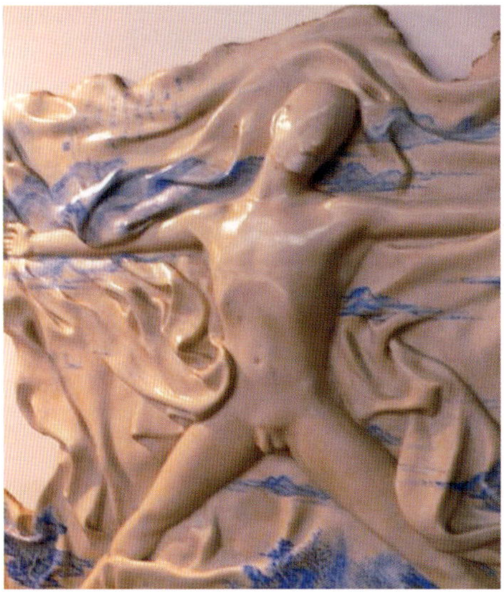

健康小卫士箴言：

阴茎和睾丸是男性的外生殖器。男性青春期保健应注意：

- 阴茎和睾丸的保护。
- 不宜饮酒和抽烟。
- 预防肥胖和保持健美体形。

培育优质生命需关注：

青春期，睾丸酮水平升高。睾丸酮在血中浓度升高的年龄为12～17岁，此时也标志着男子的性功能已基本成熟，具备产生精子的能力和性欲的萌动。

1. 阴茎保健

阴茎是男性交媾时的性器官，如果不注意保健，不仅影响性生活的质量，同时还可能染病，甚至造成对方患病。包皮过长和包茎是男性青少年中比较常见的现象。包茎，一般是先天性的，但也有因包皮过长，引起慢性炎症反复刺激造成包皮和龟头粘连，包皮口瘢痕狭窄发展形成包茎。包茎的包皮囊内积存的包皮垢往往无法清洗，久而久之便形成结石。长期慢性的不良刺激，会引起包皮、阴茎头溃疡，与阴茎癌的发生也密切相关。包茎口过小，还会发生排尿困难，尿液往往会积聚在包皮内，膨胀成球状物。这时，患者大多会伴有尿路感染、肾积水等肾功能损害。另外，包皮过长和包茎还可导致遗尿或手淫。若在儿童发育期，包皮过长和包茎可影响阴茎正常发育长大，到性成熟期则造成终生遗憾，不但性欲大大降低，更严重的还会引起阴茎癌变。

包皮过长的危害主要来自包皮产生的一种带臭味的很脏的物质，呈乳白色豆渣状，叫包皮垢。包皮垢是细菌繁殖的温床，若不能及时将包皮上翻清洗干净，可使包皮和阴茎头发炎，炎症反复发作，则可产生纤维粘连、包皮不能上翻，形成后天获得性包茎。这种包皮垢也是女性子宫颈癌的罪魁祸首。医学研究表明，女性子宫颈癌和性伴侣是否是包茎和注意包皮垢的清洗呈正相关。

包皮过长及包茎患者要及时去做手术。这种包皮环切手术是小手术，一般不需住院治疗，术后可以立即回家。手术对性功能和将来的性生活不会有任何影响，幼年早期手术不仅能促进阴茎的发育，还能够有效的降低阴茎癌的发生。

龟头和阴茎相连处是冠状沟，冠状沟边缘有一排针尖大小的小颗粒，不要误认为是肿瘤。

点评：

包皮过长是包皮盖没了尿道口，但上翻时仍能露出尿道口和阴茎头。

包茎是指包皮口狭小紧包住阴茎，不能向后翻开露出阴茎头。

点评：

要指导孩子从儿童时期就养成经常把包皮翻上去清洗的习惯。如果青少年发生包皮阴茎头炎，要尽早到医院就诊。另外，男性也要养成每晚洗下身的习惯，保持会阴部的卫生。

点评：

包皮环切术手术虽小，但应重视，要找有经验的外科医生。主要是保护好龟头下面的系带不能过短，过短将来会影响阴茎的勃起。

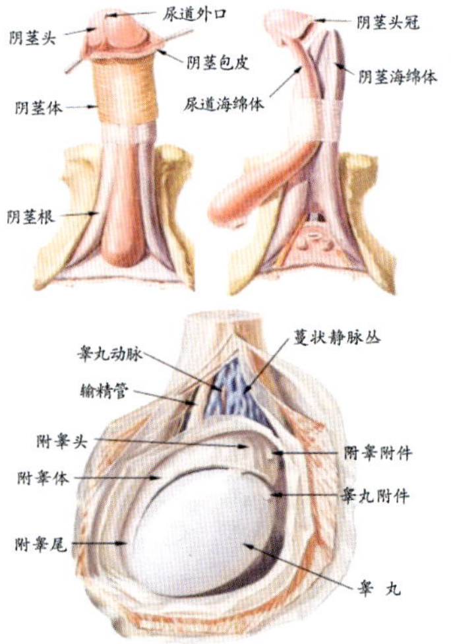

男性生殖器解剖图

健康小卫士箴言：

外生殖器的清洁卫生是男性的“盲区”，你知道为什么男性外生殖器也需要清洗吗?

培育优质生命需关注：

◆ 医学研究表明，包皮垢有致癌作用，可引发阴茎癌。

◆ 阴囊皱皮和汗腺易隐藏污垢和细菌。

◆ 排便后肛门口细菌很多，温暖、湿润的会阴部，就成了细菌良好的繁殖场所。

2. 睾丸保健

睾丸正常的位置是在阴囊内，阴囊是保护睾丸的重要组织，它的皮肤呈皱皱的，表面有丰富的汗腺，这样可以有效地帮助睾丸散热，因为精子的产生和成熟需要比体温低的缘故。阴囊的皮肤经常分泌汗液，如果长期不清洗，在汗液、皮肤表面污垢和细菌的共同作用下，会使阴囊感染发炎，甚至形成阴囊湿疹，股癣等。

如果阴囊内无睾丸存在就称为“隐睾症”，或“睾丸下降不全”。隐睾是男孩中一种比较常见的先天性畸形。男性胎儿睾丸生长时，原位于腹腔。至胚胎 7 ~ 9 个月时，下降入阴囊。有些人出生时尚未降入阴囊者，亦大多在出生后 1 ~ 2 个月内降至正常位置。还有些人是出生后 1 ~ 2 年睾丸才移入阴囊。隐睾如果到了青春期还不进行治疗，由于腹腔温度过高，睾丸生精细胞停止分化产生精子，造成不育或产生癌变，因此，应及早手术。一般可在 5 ~ 6 岁时施行隐睾固定术，最好不迟于 7 岁。

精索静脉曲张是青年人最常见的阴囊肿块之一。这种病多数是由精索内静脉血液返流引起，主要症状是站立、行走过久或重体力劳动后，出现阴囊下坠、胀痛、阴囊内曲张静脉形似蚯蚓团块。此病是男性不育的主要原因，手术是治愈的唯一方法。

鞘膜积液为一常见男性疾病，多见于各种年龄，是睾丸下降过程中没有完全闭锁，或鞘膜分泌过多、或吸收过少致阴囊液体贮积所形成，和腹腔相通时称交通性鞘膜积液。交通性鞘膜积液的典型特征是平卧睡眠时缩小或变软，直立行走或哭闹时变大、变硬。根据发生的部位分为四类：一是睾丸鞘膜积液；二是交通性鞘膜积液；三是精索鞘膜积液；四是混合型；此类疾病根治的办法是手术，一般治疗及时不影响性腺发育和将来生育。

点评：

如果到青春期后才处理隐睾，一般都会造成无法挽回、不能够生育的后果，但还是能够降低隐睾癌变的发生率，因此手术时机非常重要。一般应及早处理。

点评：

自我检查精索静脉曲张的方法：右手手指于睾丸上方触摸精索，若阴囊内可触及似蚯蚓状团块，或当您站立时，一侧阴囊的位置比较低，并可见到迂曲的静脉团时应及时就医。

点评：

婴幼儿鞘膜积液多可自行吸收，可暂不处理。但交通性鞘膜积液，有可能发展为斜疝，应及时手术。

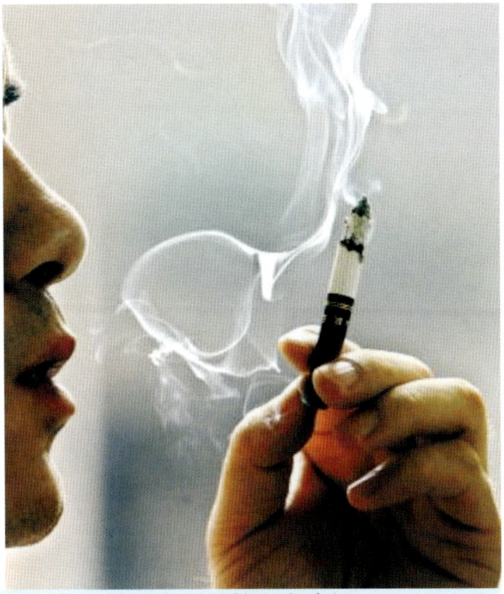
请远离烟酒等不良嗜好

健康小卫士箴言：

从男性精子的产生，我们可以看出，精子是青春期发育后才产生的，因此，青春期的保健显得更为重要。

培育优质生命需关注：

◆ 有些男士对烟、酒中的毒素较敏感，其生殖细胞容易受到损害。

◆ 吸烟者体内的雄激素分泌量比不吸者少16%～47%，使生产精子的能力相应降低。

◆ 烟叶中尼古丁有降低性激素分泌和杀伤精子的作用，每天吸30支烟者，死精率达50%以上。

◆ 常饮白酒证实易发生精子发育不良、畸形或失去活力。

3. 远离烟酒

从精子的发生我们可以看出，男性的精子是青春期发育后才产生的，因此青春期的保健更为重要。然而现代文明的垃圾“烟酒”，从青春期一开始就困扰男性的健康。

现代医学证明，酒精能导致人体内分泌功能紊乱，影响与人类生殖有关的促性腺素、睾丸酮等激素的分泌。大量饮酒后，男子的睾丸酮合成减少，精子的生成发生障碍。另外，酒精可以使血液中的儿茶酚胺增加，影响血流量。而血流对睾丸温度起重要的调节作用；同时血流量减少，还可导致睾丸生精细胞的结构发生改变，曲细精管变细，甚至纤维化，最后发生睾丸萎缩，外形变小，并可有胡须及阴毛脱落，或乳房增大、嗓音变细等第二性征女性化的改变。

医学研究表明，成年男子过多饮酒影响生育，而少年即染上酗酒恶习者，其后果将更加严重，将会导致酒精性肝硬化，甚至会导致肝癌的发生。

有关吸烟对性功能的影响缺乏系统研究，报道的结论莫衷一是。但研究证实吸烟会对血管及血液循环产生不良影响，它可引起动脉硬化，由于阴茎背动脉灌注血流量的不足，是引起老年性阳痿的常见原因。

美国北卡罗来纳州立大学流行病学副教授瓦因领导的研究组发现，在吸烟男性的精子中发现了尼古丁的代谢产物可的宁。尽管非吸烟的男性由于家庭、或工作环境中的被动吸烟，精子中也有可的宁，但浓度极低。瓦因认为，这种致癌物进入精子细胞，有可能对新生儿造成不良影响，使人体遗传性发生变异，也可能作为癌的启动因子。

另外，吸烟是肺鳞状细胞癌发生的最主要原因，已经得到医学家的证实，并为社会广泛关注。

点评：

据前苏联学者研究表明，嗜酒酗酒者精子密度分别降低32.4%和56.6%，精子活动率分别降低30%和38%。

点评：

其实，吸烟也是引起男性不育的一个重要因素。与不吸烟者相比，吸烟者的精子形态异常的百分数明显增加，可能是烟草燃烧后产生的致突变物质损害精子的原因。

点评：

父母吸烟，直接影响了精卵细胞的健康，有可能造成子孙患癌，真是太恐怖了。

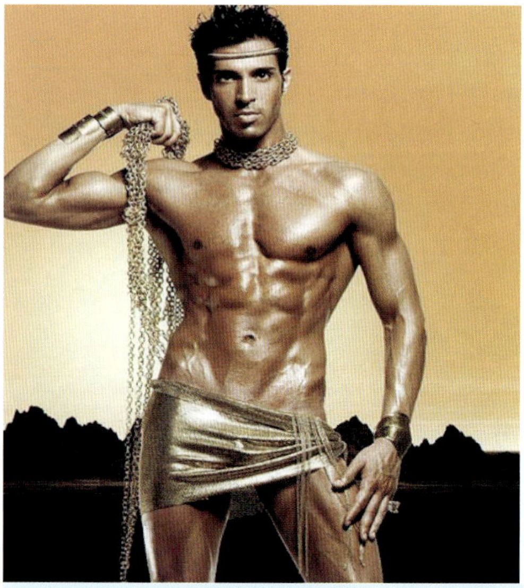
健美体魄视觉美

健康小卫士箴言：

美国一份研究报告指出：吃素的青少年和吃荤的孩子相比，素食为主食的青少年反而更健康。

培育优质生命需关注：

◆ 美国科学家佩里从明尼苏达州31所中学，研究了4 500名青少年，平均年龄15岁，其中素食者显示更健康。

◆ 佩里将这些男孩、女孩的饮食习惯和“2010年健康人”的建议饮食目标相比得出以上结论。

◆ 在这份推荐的饮食目标中，建议在每天的热量摄取中，减少摄取30%的油脂和10%的饱和脂肪，并多吃2份水果和3份蔬菜。

4. 预防肥胖，保持健美体形

近年来青少年的肥胖人数逐年增加，主要是由于摄入大量高脂肪高蛋白的食物，加上缺乏体育锻炼，造成机体过多的脂肪堆积，这种脂肪堆积不仅反堆积在皮下，还堆积在肝脏、胰腺、腹腔内等造成疾病的发生。肥胖可分为由各种疾病引起的病理性肥胖和单纯性肥胖，单纯性肥胖是由于营养失调和运动量过少而引起的；另一部分人的肥胖则与遗传因素有关。

肥胖对人体健康十分不利，青少年期肥胖往往到成人期将增加下列疾病的危险性，如高血压病、冠心病、糖尿病、高血脂、脂肪肝、脂肪肝进一步发展为肝硬化等。同时值得一提的是，青少年肥胖还会影响到睾丸的降温，从而影响到睾丸的发育，造成男性不育症。青少年多为单纯性肥胖，绝大多数是饮食习惯不当，以及营养过剩所致。因此合理的膳食和体育锻炼显得尤为重要。饮食应以高蛋白、低脂肪、新鲜蔬菜、水果和含有维生素及矿物质的食物为主。既要摄取足够的营养以保证身体需要，又要注意适当节制食量。要积极参加体育锻炼，保持适度的活动量，消耗多余热能，以避免体内热量过剩转变为脂肪积聚起来而形成肥胖。

另外，有的人肥胖与家族性肥胖有关。家族性的肥胖聚集倾向并不一定是基因遗传引起的，而可能是因为家族在长期共同生活过程中，不科学的饮食习惯代代相沿难以改变所致。所以，全家养成良好的饮食习惯对后代是很重要的。

值得一提的是，个别肥胖是病理性的，比如柯兴氏综合征，其典型外貌表现是，满月脸、熊背腰，面部及背部痤疮，多毛等。这是由于体内的肾上腺皮质激素过多造成的，西医多无特效治疗。

点评：

肥胖是健康的大敌。科学家佩里及研究人员表示，青少年尤为重要的是保持身材健美。

点评：

“整体说来，青少年素食者明显更符合‘2010年健康人’所推荐的饮食原则。”

点评：

体育锻炼能够使人体的新陈代谢比较旺盛，出汗能排出人体内的毒素，释放出热量，是有利于人体健康的。

【案例医评】：性无知的苦果（一）

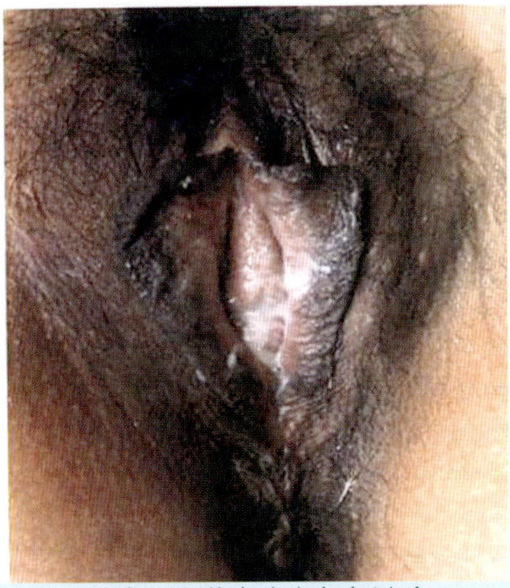

淋病：阴道内流出白色脓液

健康小卫士箴言：

请尊重你的身体，并善待她。不要在稚幼生命的时候，就将身体过早用旧、用出病来。

培育优质生命需关注：

◆ 引子：一个对自己身体全然无知的女孩讲述了自己苦命的经历，以唤醒全社会青春期的女孩。

◆ 初次见到她，是一个阳光灿烂的女孩，明眸的大眼，浅浅的酒窝，微微上翘的唇……

◆ 十八岁花一样的少女，三个男人，N次的流产，经期性生活，宫颈癌晚期……

2004年9月，16岁的她，像一只轻盈的小燕子，双翼载着美好的梦想，没有思考，甚至没有告别父母和老师，就跟着男友来到深圳。16岁，许多孩子还在父母的羽翼下过着无忧无虑的日子，也同样懵懵懂懂。她根本不知避孕为何物，男友也毫不顾及。同居不久，她就怀孕了。孩子不可能生下来，人流手术又是那么“简单”。这次手术后接下来的这个月，她不知怎么又怀孕了，尽管医生嘱咐她手术后一个月内不能过性生活，她却无法拒绝他的要求……

2005年初，长相不错的她在S市某公司找到了一份营销工作。公司里一个总是面带微笑的男孩对她很关照，很快就把她带上了路……她觉得她要的白马王子来到了她的身边，当他向她表示爱意时，她一下子就沉醉在他温暖的怀抱了。两个男人，频繁的性生活，她很快又怀孕了。她只能一个人悄悄地去了医院。术后一个星期，当他以为她“月经干净”了提出要过性生活……

人流后的性生活给她带来了灾难性的后果——她出现了阴道分泌物增多、带有恶臭味、腹痛、发热等宫内感染症状，她必须住院治疗。2005年9月，两个男友厌倦了她多病的身体，和她分了手。

无家可归的她遇到了第三个男人。他给她介绍了不少有钱的客户，她视他为生命中的贵人。一天他醉酒后，拉着她的手来到了某宾馆……

有时男人和女人之间的关系是微妙的，她需要他的温暖和钱财，他同样也需要她的青春和温柔。

点评：

流产后(宫颈口未很好关闭)，或月经期(子宫内膜剥脱面有扩张的血窦)，不能使用不洁物当经血垫，严禁性交。

点评：

据调查，堕胎3次以上，子宫患病及发生危害的可能性显著增加。

点评：

如果反复多次人流，很容易造成宫腔感染、宫颈或宫腔粘连，有的会导致继发性不孕。性生活过早及混乱，经常经期、产期性交等，均是宫颈癌发病的重要因素。所以，清洁、节制的性爱是关爱子宫的首要任务。

【案例医评】：性无知的苦果（二）

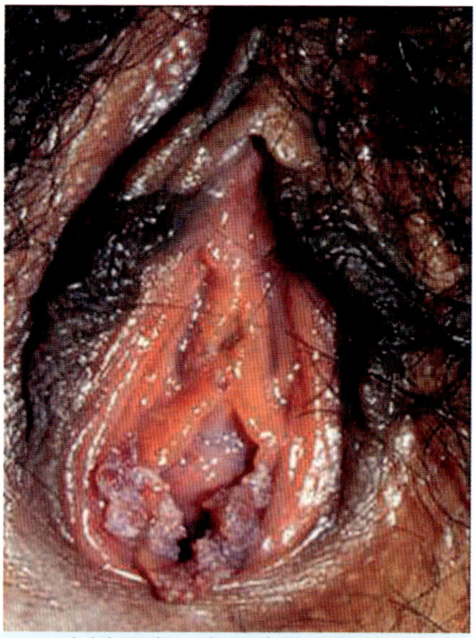

尖锐湿疣：宫颈癌的罪魁祸首

健康小卫士箴言：

青春期性教育应该受到全社会的关注。性无知和性乱是性病泛滥的助燃剂，是危害女性健康的大敌。

培育优质生命需关注：

◆ 中国青少年法律援助中心副主任黄琳琳认为，从小就要开展性教育，在幼儿园和小学，告诉孩子身体的某些部位是不允许别人乱摸的，以及生殖器的清洁卫生常识。中学要普及性教育，使中学生避免发生性行为，以及让孩子知道一些避孕常识。

◆ 联合国儿童基金会驻中国办事处叶雷介绍，欧洲性行为上出现的问题，比美国低，主要原因就是欧洲的中学性教育开展得比较好。

十七八岁的她，在短短半年的时间里又 3 次怀孕。每次去做人流，医生都警告她说，她的宫颈糜烂已达重度！并且，她正遭受着人类乳头状病毒的感染，人类乳头状病毒又是宫颈癌的罪魁祸首，如不及时治疗有可能发展为宫颈癌。但在 S 市这个举目无亲的大都市，她无法停止工作，又没有医疗保险。然而她的身体却抵抗不住了，从 2006 年 7 月开始，死神正悄悄地靠近这个对自己身体全然无知的女孩，每次过性生活时，她的阴道都会出血。2007 年 1 月，病情进一步恶化出现了发热、尿频、尿急、血尿、下肢浮肿等症状，这时她才不得不去医院。那种常见于四五十岁以上女性的疾病，竟然缠上了 18 岁青春花季的她。她被诊断为宫颈癌晚期。血尿等症状，是由于癌瘤向前方扩散侵犯到了膀胱，近期出现的不想吃东西，乏力，尿黄提示已经有肝转移。

医生让她把自己最亲的人叫来，要求她立即住院治疗。然而，她最亲的人是谁呢？一直跟她持续发生着关系的男友给了她 500 块钱，说："我们已经分手多日，我不能对你负责。"而一直很冷静的他赶来后，听说已是癌症晚期，立即表示放弃治疗。她再也没有勇气找另外一个男友了，她怕听到漂亮的拒绝，她很顺从地跟着死神走出了医院……

一路上，她强打精神再次去逛逛曾经让她兴奋不已的商业步行街，她累得再也走不动时，叫了一辆计程车回到了她 8 平方米的小租屋，她无力地瘫倒在床上，泪水打湿了她稚嫩蜡黄的脸庞，许久才喃喃地吐出几个字："真残酷啊，不能重新开始了……"她为自己对身体的无知，将要付出的是生命的代价。

点评：

性生活放纵，尤其是与多个男子发生两性关系，不洁的性交，病原体可经阴道进入子宫腔内，引起子宫内膜感染等。

点评：

现代医学证明，宫颈 HPV 病毒感染可诱发子宫颈癌，宫颈癌的危险因素包括过早性生活和早育、多个性伴侣、性生活活跃和性生活不洁。

点评：

少女过早接触性行为只会为自己种下一颗特别苦涩的果子，很多女孩子在遭受身心双重摧残的情形下，过早的结束了原本应该绚丽多彩的生命。含着心酸的泪默默尝着自己酿造的苦果。

第三节　如何避孕

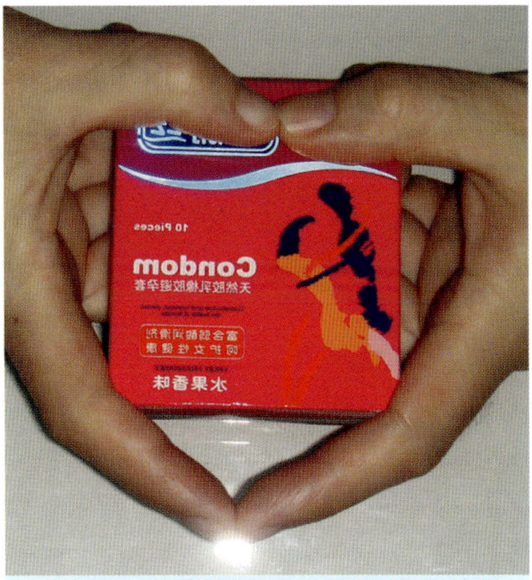

关爱女性，关爱自我，请选择安全套

健康小卫士箴言：

你完全有权利享受性生活带来的快乐，也完全有权利成为人父成为人母。但享受权利的同时还应注意，不要拿自己和他人的健康为代价，因此广义的避孕不仅是避免意外妊娠，还应该杜绝性病的传播。

培育优质生命需关注：

◆ 男性避孕：避孕套、输精管结扎，其他还有口服避孕药、体外排精和会阴部尿道压迫法避孕等。

◆ 女性避孕：避孕药物、节育环、输卵管结扎或堵塞、阴道隔膜、阴道避孕药环，其他还有安全期和哺乳期避孕等。

1. 避孕常识

避孕是用科学有效的方法阻止和破坏正常受孕过程中的某些环节，以避免怀孕防止生育。目前所采用的避孕方法很多，根据它们的避孕原理可以归纳为以下几种方法：

（1）抑制卵巢排卵：具有抑制卵巢排卵作用的有女用短效、长效避孕药，以及皮下埋植避孕剂等。这类避孕药能抑制下丘脑、和脑垂体的功能来阻止卵细胞发育，从而达到避孕目的。另外，妇女在哺乳期也具有抑制卵巢排卵的作用，所以哺乳期也能避孕。

（2）抑制精子的正常发育：长期服用棉酚可使精子数明显减少或完全消失，从而达到不能生育的目的。这种男用避孕药尚未推广使用。

（3）阻止精子和卵子结合：最常用、方法较多，其目的是不让精子和卵子结合，以达到避孕的目的。例如避孕套、阴道隔膜等,使精子不能进入阴道，或进入阴道的精子不能进入子宫腔；外用避孕药具有较强的杀精子作用，将其放入阴道内能杀死已进入阴道内的精子，使精子不能进入子宫腔；男女绝育手术能阻止精子排出或阻止精卵结合，是一种永久性的避孕措施；采用体外排精或会阴部尿道压迫,使精液不进入阴道。

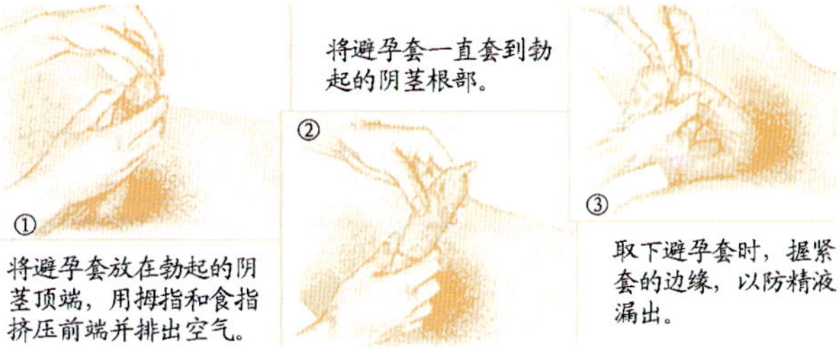

男用避孕套不仅安全、方便，且可杜绝艾滋病等性病的传播。

（4）阻止受精卵着床：通过干扰子宫的内部环境，就不利受精卵的生长发育。在子宫内放置节育环，以及各种探亲避孕药均可使子宫内膜发生变化,阻止受精卵着床和发育。

（5）错开排卵期避孕：月经周期推算法、基础体温测量法及宫颈黏液观察法等，掌握女性的排卵期，避开排卵期性交，使精子和卵子错过相逢的机会。

这些避孕方法都不是万能的，都有失败的可能。避孕是男女双方的事，丈夫不能把避孕的事完全推给女方。不能只图一时方便，给女方带来不必要的痛苦。有些避孕方法，如安全期避孕、哺乳期避孕，以及体外排精避孕等，因避孕效果不可靠，尽量不要使用。要学会正确使用避孕套、阴道隔膜等外用避孕工具，否则就会造成失败。如避孕万一失败 (如避孕套破裂)，可采取紧急避孕补救。

2. 紧急避孕及避孕工具的选配

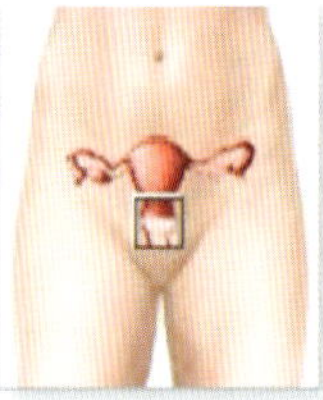

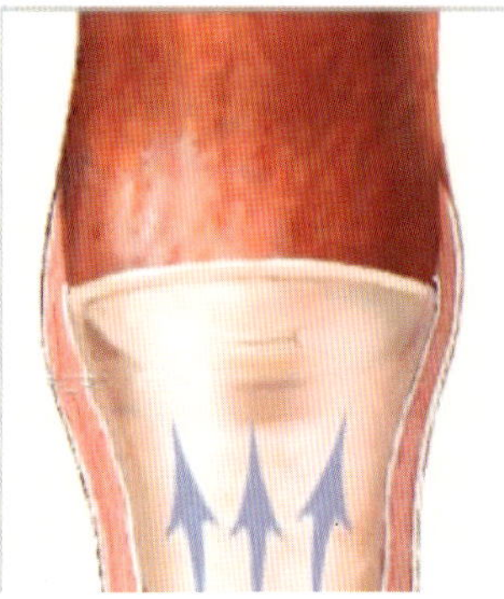

紧急避孕是在无避孕或觉察到避孕失败的性交后几个小时或几天内采用的、防止非意愿妊娠的补救措施。常用的紧急避孕方法有两类：

一类是激素类药物，有3种：①米非司酮，性交后72小时内口服1～2次，每次25毫克，两次间隔12小时。②毓婷，每片含1.75毫克左炔诺孕酮，性交后72小时内口服4片，12小时后重复一次（市场有售）。③雌孕激素复合制剂（英文名称：Yuzpe法），性交后3天（72小时）内口服炔雌醇（英文缩写：EE）0.1毫克和左炔诺孕酮（LNG）0.5毫克，12小时后重复一次。激素类药物紧急避孕的原理是：①抑制或延迟排卵。②不利于着床。③干扰受精。宫外孕史、血栓史不适用该类药。

另一类是带铜宫内节育器（IUD）：用于紧急避孕应在性交后5天（120小时）内放置。其原理是：①改变子宫内膜使孕卵不能着床。②影响精子运动的活力，减少卵子受精的机会。该方法不适用于有急、慢性盆腔炎和宫外孕病史者。

紧急避孕法中除宫内节育器（IUD）可以作为长期稳定的避孕措施继续使用以外，其他激素类药物对妇女防止意外妊娠都仅为一次性保护作用，不能像常规的避孕措施那样长期、反复使用。因此用药者必须严格遵守医生的指导，长期反复滥用紧急避孕药将导致避孕失败，服药后在本月月经周期内禁止同房，按时到医院随访。

女用避孕套是由聚氨酯特殊材料制成的，柔软、透明且坚固，可较男用避孕套更有效防止性传染疾病（包括艾滋病）的传播。将避孕套由手工放入阴道，它可于行性事前数小时放入，也可即时使用。其使用方法如下：

（1）开口环与内环（开口环将完全保护阴道口，内环用来固定其在阴道内的位置）。

（2）拿套时，用拇指和中指捏住内环，将食指抵住套底，或紧捏内环即可。

（3）置入时，捏紧内环，将套送入阴道内，直至感觉已到正确位置即可（注意：它不会因进入太深而造成伤害）。

（4）确保位置正确（应确保避孕套主体未被扭曲，开口环始终置于阴道口外端）。

（5）取出时，为避免精液倒流，请在起身前取出避孕套。取出时捏紧并旋转开口环的同时缓缓地将套拉出。

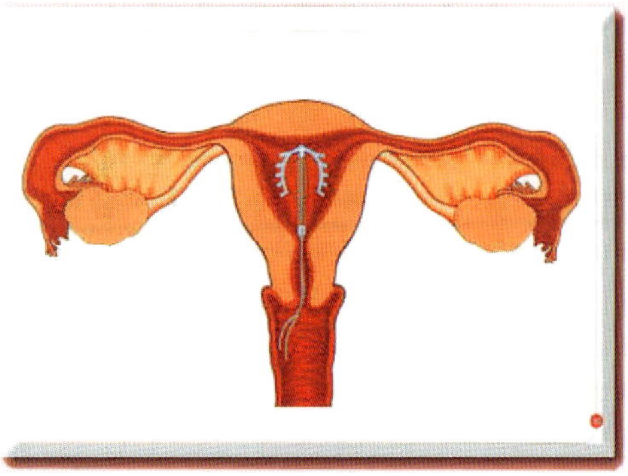

子宫内避孕器

宫内节育器（IUD）是放置在妇女子宫腔内的一类永久性避孕器。放置时间：①月经干净3～7天无性交者。②人流后宫腔深度<10厘米即放。③顺产后42天恶露已净。④切口愈合，子宫复旧。⑤剖宫产后半年。⑥哺乳期先排除早孕。⑦节育环在月经干净3天放置。有下列情况之一者，不宜放置宫内节育器：月经过多、过频；生殖道急、慢性炎症；生殖器官肿瘤；子宫畸形、宫颈过松；重度陈旧性宫颈裂伤或子宫脱垂；严重全身性疾病。宫内放置节育器术后注意：休息3天，1周内忌重体力劳动；2周内禁性交及盆浴，保持外阴清洁；定期随访，注意有无脱落。取出节育器时间：月经干净3～7天；子宫出血需取器者随时可取；带器妊娠者人流时取器；异位妊娠者术前诊刮或术后出院前取。

3. 常见避孕药介绍

短效避孕药用法：月经第5日开始，每晚1片，连服22日；长效避孕药用法：月经第5、10日各1片，以后每月1次月经第5、25日各1片，以后每28天1次；长效避孕针用法月经第5、12日各1支，以后每月第10～12日1支；缓释避孕药：皮下埋植剂、缓释阴道避孕环、微球和微囊避孕针；其他还有速效避孕药（探亲避孕药）；外用避孕药等。

皮下植入节育器手术过程

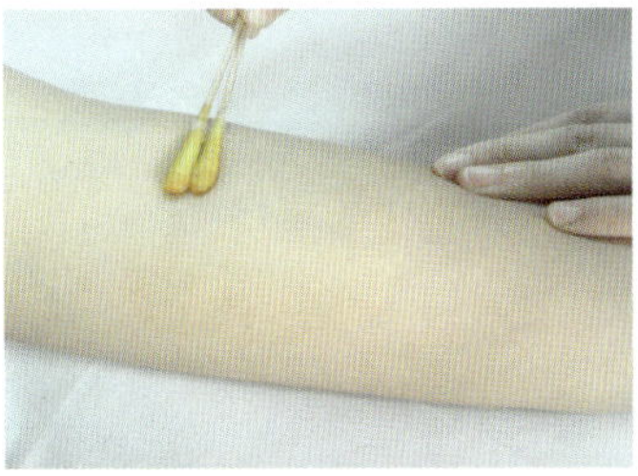

①一般以左前臂内侧面埋植，用安尔碘皮肤消毒2~3次。

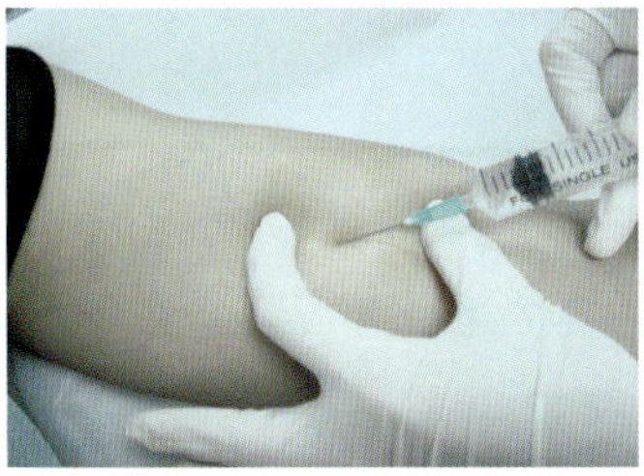

②用2%利多卡因稀释2~3倍，局部浸润麻醉。

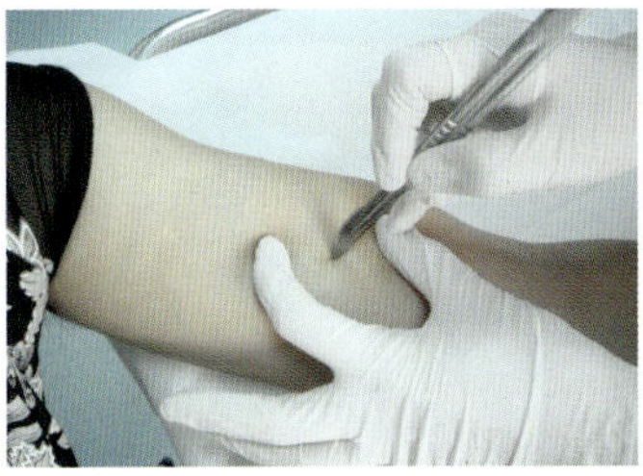

③用手术刀尖刺一个0.5cm长的小切口。

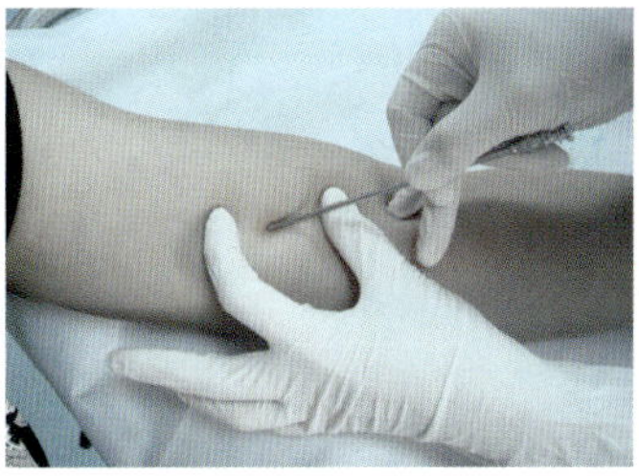

④沿小切口将埋植针插入皮下，拔出针芯。

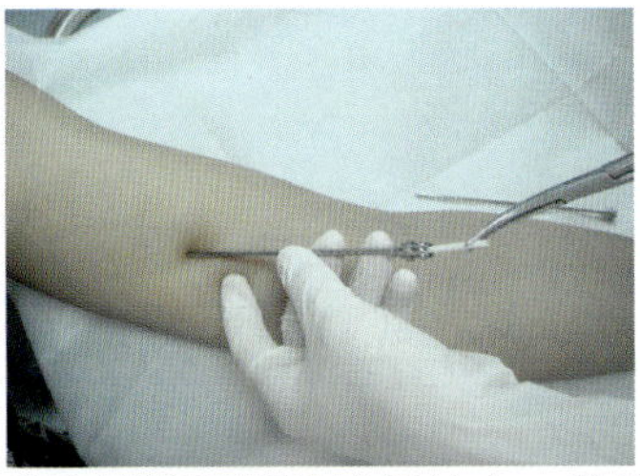

⑤将硅胶管沿埋植针针管放入，并用针芯将硅胶管推入皮下。

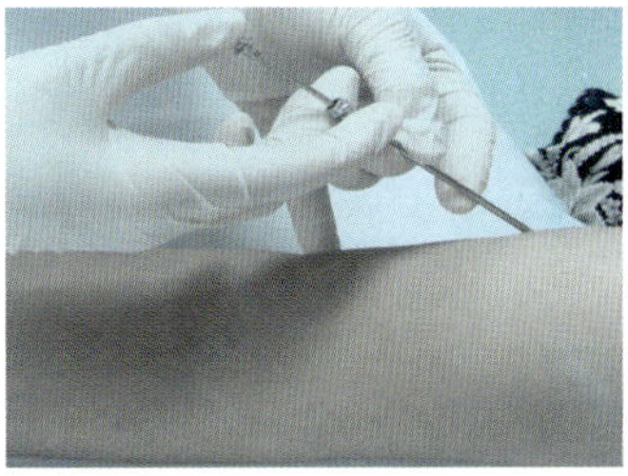

⑥沿不同方向将硅胶管呈扇形植入皮下。

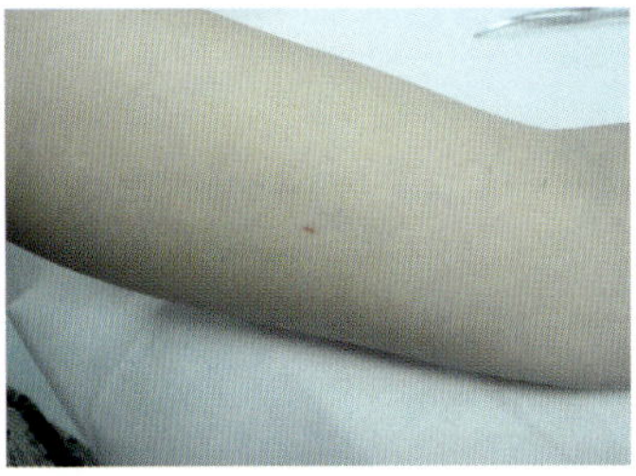

⑦拔出埋植针后皮肤遗留一小口，不用缝合。

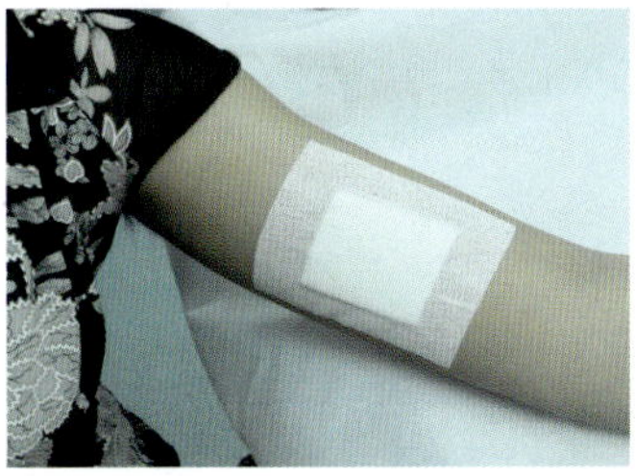

⑧用一次性消毒贴将伤口包扎，中间不用换药，一周后将消毒贴去掉即可。

第四节　痛苦的选择——人工流产

健康小卫士箴言：

在孕 26 周之前，以人为的方法终止妊娠，称为“补救措施”，也称为“人工流产”。

培育优质生命需关注：

- 孕 6 周用小负压吸宫术。
- 孕 7 周前（≤49 天）可采用药物抗早孕。
- 孕 10 周用负压吸宫术。
- 孕 14 周前尚可行钳刮术。
- 妊娠 10~16 周之间可采用药物抗早中孕。
- 妊娠 26 周前行引产术（包括水囊引产、利凡诺引产等），个别情况需采取剖宫取胎术。
- 妊娠 26 周以上，一般不主张再进行人工流产术。

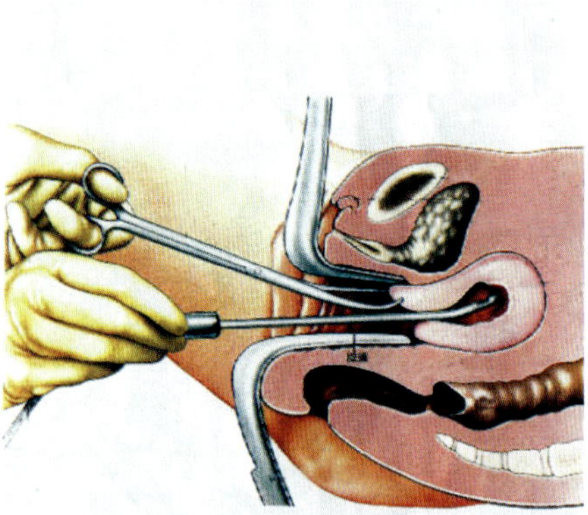

子宫扩张刮除术

1. 人流方法知多少

因避孕失败或未采取避孕措施发生非意愿妊娠；因某种医学原因不宜继续妊娠（包括母体不宜妊娠或胎儿发育异常等）；遭受性暴力伤害等，可根据不同孕周及不同的生理状况，采用不同的人流方法。若合并生殖道炎症和内科疾病如阴道炎、肾盂肾炎，应在感染控制后才能进行。人流方法主要有以下几种：

（1）负压吸引术：就是用电动吸引器吸出胎儿，是孕 6 ~ 10 周较常用的人流方法。第一步先把子宫颈扩大，接着插一根吸管进去把胚胎组织吸出来。该方法的优点是不需要把宫颈管扩张太大、手术时间短，不直接去刮子宫内膜，因而对母体的组织损伤较小。

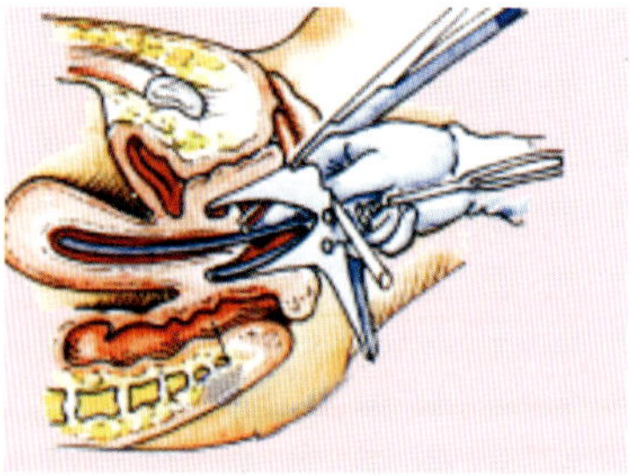

负压吸引流产图

（2）刮宫流产术：刮宫术是早期人工流产最常采用的方法，目前已不常用，仅用于妊娠 11 ~ 14 周，错过了负压吸引术的时机可钳刮术。

（3）孕中期引产、剖宫取胎：怀孕在 3 个月以上，如果因为健康等特殊原因不宜继续怀孕时采用。采用孕中期引产术，若引产失败可剖宫取胎，也可以由阴道内切开子宫颈或子宫峡部取出胎儿。

（4）药物流产：临床上使用最多的是米非司酮（Ru-486，一种抗孕酮的自体药物），合并米索前列醇（misoprostor）口服。针对停经 49 天以内的早孕。仅适用于健康早孕妇女。米非司酮具有抗受精卵着床，诱导月经及促进宫颈成熟的作用，使妊娠蜕膜变性、出血、坏死，直至流产。米索前列醇作用于子宫收缩，使胚囊自宫内排出。该药只需连服 3 天，前 2 天在家或工作岗位上服用，每次服药 1 片，每日服 2 次。第 3 天服药后到医院门诊观察 6 小时。患有肾上腺疾病、糖尿病、血液病、栓塞疾病、高血压、青光眼等不宜用药流。

点评：

怀孕的时间愈久，胚胎愈大，刮宫、负压吸引的难度、险愈大如子宫穿孔的机会愈多。

点评：

孕中期引产、手术取胎易损伤母体的正常组织，除非万不得已，最好不做这种手术。

点评：

人工流产的并发症：

①人工流产的综合反应：心动过缓、血压下降、面色苍白、大汗淋漓；②吸宫不全；③生殖系统感染；④子宫穿孔；⑤宫腔粘连；⑥漏吸；⑦术中出血；⑧羊水栓塞。

点评：

流产术后休息 1 周，1 月内忌重体力劳动；2 月内禁性交及盆浴，保持外阴清洁；定期随访。

点评：

药流并发症：消化道症状；子宫收缩痛；出血、感染；失败需清宫术。

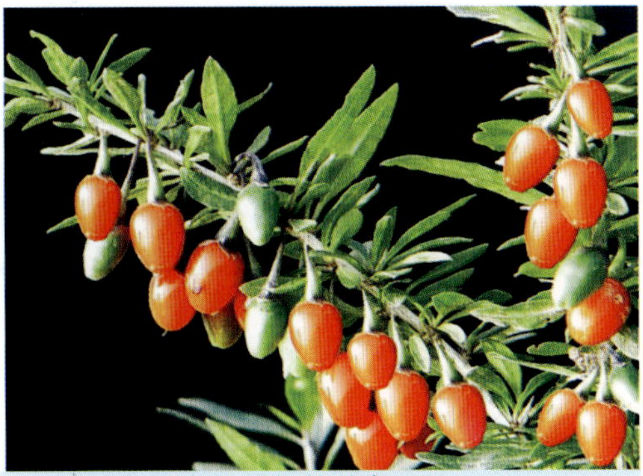
补益肝肾的枸杞子

健康小卫士箴言：

由于药物流产中绝大多数不需要进行清宫术，因此盆腔感染的机会要比人流手术者少。但由于出血时间较长，如不注意也会招致感染。

培育优质生命需关注：

◆ 流产后游泳、性生活应在来过一次月经后再进行。否则，都有可能导致盆腔炎症的发生。

◆ 药流后子宫腔内的胚胎组织基本排净，子宫收缩良好时，出血才会停止。

◆ 如果药流后出血突然增多，并伴有血块，可能是胚胎组织剥脱、排出不畅造成的，请立即到医院就诊。

2. 药物流产后的保健常识

允许在门诊进行药物流产的仅限于怀孕 49 天内的妇女。药物流产过程中如果见到胎囊排出，就可以认为堕胎基本完成。由于药物流产出血时间较长，宫颈口松弛，会给细菌的滋生及逆行感染提供机会。因此，如果阴道出血超过 7 天，应该常规服用抗生素 3～5 天预防感染。少部分病人药物流产后不注意卫生，在出血量少、或出血暂时停止时游泳、行房事，结果造成宫腔感染，引起子宫内膜炎。此时患者阴道出血量不一定多，但有腥臭味，可能夹有黄色分泌物，或伴有小腹隐痛。治疗要给予足量的抗生素，并服用益母草膏或生化汤，促进未排出的胚胎组织尽快排出。炎症控制后如果 B 超检查证实宫腔内仍有残留组织，可以行清宫术，术后继续抗炎治疗。药物流产后患者如对药物流产后的注意事项不予以重视，同样有可能患盆腔炎症。

（1）禁止性生活：药物流产时宫颈口处于松弛状态，阻止细菌进入宫腔的作用减弱。性生活时，男性包皮中潜藏的细菌及女性外阴的细菌可以乘机上行感染。

（2）药物流产后一个月内不洗盆浴，不做阴道冲洗，禁止游泳。

（3）所用卫生巾、卫生纸要选用合格产品；卫生巾要勤换；内裤每日换洗。

（4）阴道出血超过 7 天时，应在医生指导下服用抗生素预防感染。出血超过两周仍淋漓不止者，应到医院查明原因，必要时行清宫术。

（5）药物流产后也要注意休息，避免劳累。可服用益母草膏等活血化瘀药物以促进子宫收缩，排出胚胎组织，减少阴道出血量，缩短出血时间。

（6）注意饮食调补，多食优质蛋白以增强体质，但不要过食油腻以防滋腻碍胃。

介绍几个食疗调养方：

1）鸡蛋枣汤。鸡蛋 2 个，红枣 10 个，红糖适量。锅内放水煮沸后打入鸡蛋卧煮，水再沸下红枣及红糖，文火煮 20 分钟即可。具有补中益气和养血作用。适用于贫血及病后、产后气血不足的调养。

2）乳鸽枸杞汤。乳鸽 1 只，枸杞 30 克，盐少许。将乳鸽去毛及内脏杂物，洗净，放入锅内加水与枸杞共炖，熟时加盐少许。吃肉饮汤，每日 2 次。具有益气、补血、理虚作用。适用于人流后体虚及病后气虚、体倦乏力、表虚自汗等症。

3）豆浆大米粥。豆浆 2 碗，大米 50 克，白糖适量。将大米淘洗净，以豆浆煮米作粥，熟后加糖调服。每日早空腹服食。具有调和脾胃、清热润燥作用。适用于人流后体虚的调养。

4）荔枝大枣汤。干荔枝、干大枣各 7 枚。共加水煎服，每日 1 剂。具有补血生津作用。适用于妇女贫血及流产后体虚的调养。

第二编

孕前准备编

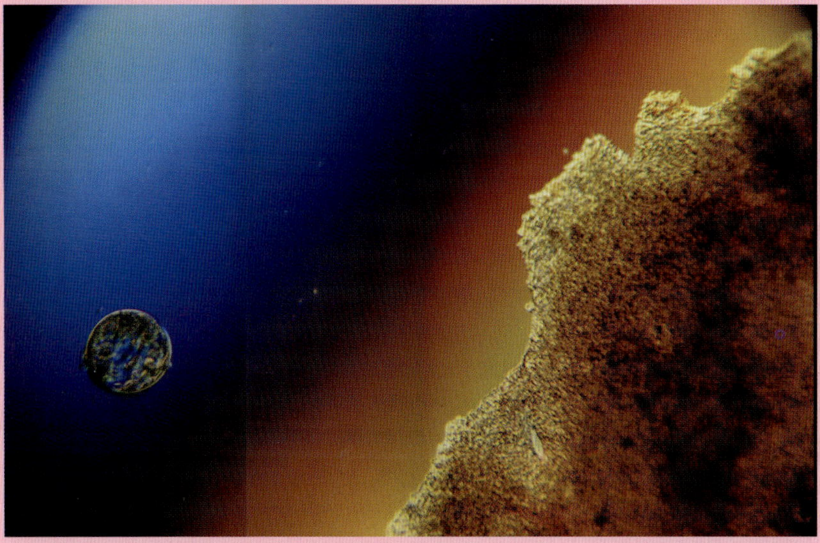

编前话语

如果成功是上帝对某些人的奖励的话，那么，谁配得到上帝的奖励？毫无疑问，只有那些准备好了的人。成功的条件，诸如勤勉、敬业，诸如机遇、偶然性等，然而，没有什么因素能比“准备”更为根本必要的了。卡耐基说，不为明天做准备的人永远不会有未来。是的，准备是一种可以取得伟大工程成功的重要而必要的劳动。那么，怀孕造人，再也没有比此项工程更重要的了。我们有什么理由，为贪图一时的享乐，而放弃“准备”这个重要而必要的劳动呢？那么，怎样准备才是更好的呢？细细品读本编，您会找到理想答案的。

第四课　培育优质生命孕前精心设计

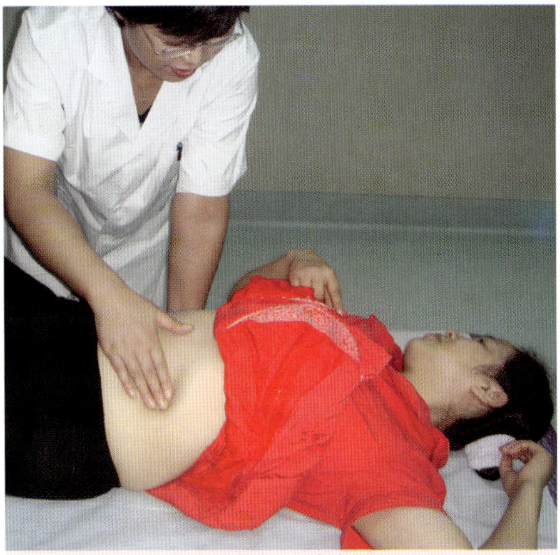
婚前检查不应忽视

健康小卫士箴言：

如果你爱他，请你尊重他（她）和你自己的身体，结婚（同居）前请到医院做健康检查吧！

培育优质生命需关注：

◆ 有利于双方和下一代的健康。

◆ 有利于主动有效地掌握好受孕的时机和避孕方法。

◆ 有以下情况者在结婚或同居时要特别慎重结婚和同居：

①性病、麻风病未治愈者。

②精神病处于发病期间者。

③传染病，如霍乱、伤寒、鼠疫、白喉、乙脑、脊髓灰白质炎、乙肝大三阳。

第一节　重视婚（同居）前检查

1. 婚前检查具有三大意义

现代社会受西方文化潮流的冲击，未婚同居虽不是新鲜的话题,青年男女一见钟情便鸥鸟双双，有的甚至连对方的家庭和身世都不了解，更不用说健康状况了。一对恋人，办理结婚登记仅仅是法律程序的保护，婚后生活不愉快常常导致离婚。因此现代年轻人常常选择同居，但同居前的“婚前检查”往往被忽视，甚至有些人对这种体检不理解，认为是多余的。其实您应该改变自己的观点，因为“婚前检查”有以下三大意义：

◆ 结婚（同居）前，通过体检可以了解双方的身体状况，如对方有乙肝大三阳、肺结核，以及其他性传播疾病等，可以先治疗或采取安全措施，杜绝传染病传染给自己。

◆ 不仅有利于双方的身体健康生活美满，也同样有利于下一代的聪明和健康。通过婚前全面的体检，可以发现一些异常情况和疾病，从而达到及早诊断、积极矫治的目的，如在体检中发现有对结婚或生育会产生暂时、或永久影响的疾病，可在医生指导下作出对双方和下一代健康都有利的决定和安排。

◆ 有利于优生，提高民族素质。通过家族史的询问，家系的调查，家谱的分析，结合体检所得，医生可对某些遗传缺陷作出明确诊断，并根据其传递规律，推算出“影响下一代优生”的风险程度，从而帮助结婚双方制定婚育决策，以减少或避免不适当的婚配和遗传病儿的出生。

◆ 有利于主动有效地掌握好受孕的时机和避孕方法。对要求生育者，可帮助其提高计划受孕的成功率。对准备避孕者，可使之减少计划外怀孕和人工流产，为保护妇女儿童健康提供保证。

点评：

近年来，淋病、梅毒、艾滋病等性传染疾病感染率越来越高。您是怎样看待这一问题？同居前你了解他（她）的健康状况吗？

点评：

一些看起来身体非常健康的男女青年，父母看起来也很健康，实际上是致病基因的携带者。假如男女双方恰巧都是某种致病基因的携带者，那么，其后代发病的几率就很大。明白了这一点您就会知道婚前检查的重要性。

点评：

体检时医生根据双方的健康状况、生理条件和生育计划，为他们选择最佳受孕时机、或避孕方法和措施，掌握科学的技巧。

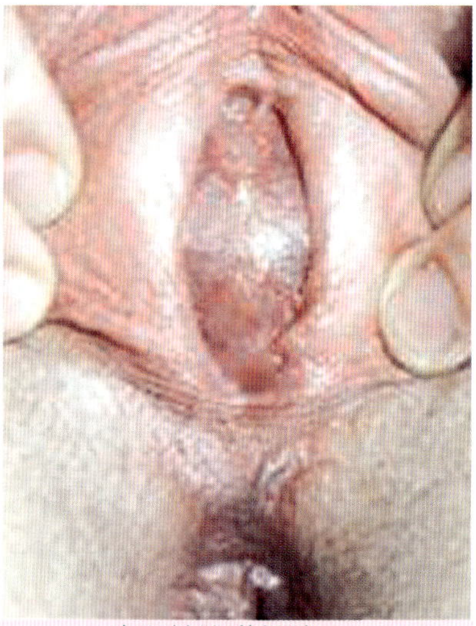
先天性阴道闭锁

健康小卫士箴言：

每个未婚男女，都希望婚后能有个幸福美满的家庭、有健康可爱的小宝宝，那么就请重视婚前保健的各个环节吧。

培育优质生命需关注：

◆ 婚前保健是指夫妻双方能在结婚以前，得到一定的健康保护，有利于婚后的幸福生活。

◆ 完整的婚前保健应该包括 3 个方面：

①体格检查。

②婚前性知识咨询。

③婚后生育计划的安排。

2. 婚前体检的意义

婚前体格检查俗称“婚检”，除做全身的各项检查以外，还要做详细的妇科、男科检查，也就是生殖器的检查。女性可根据自己的情况，做肛门检查或阴道检查，男性要做精液检查。婚前体检有以下意义。

（1）如果双方身体有疾病或缺陷，能通过婚前体格检查及时发现、及时治疗，保证婚后生活的幸福美满。如甲亢，其典型的外貌特征是眼裂增宽，甚至突眼，体检时还可触及肿大的甲状腺，心率较快，通常大于 100 次 / 分，测血压时收缩压与舒张压之差通常大于 50mmHg。

（2）某些生殖器的先天性异常能在婚前得以发现及矫治，以免婚后发生不必要的焦虑与性功能障碍。例如：处女膜闭锁、肥厚或狭窄等，这些疾病多可手术治愈；而子宫发育异常、或先天性无子宫多不能治愈，且影响生育。

（3）某些可影响后代的疾病如能在婚前发现或明确，在婚后注意避孕，以免遗传给下一代，如神经纤维瘤病等。

夫妻性生活的和谐，是幸福美满家庭的重要组成部分。有些新婚夫妇，由于缺乏对性科学知识的了解，导致新婚之夜或婚后的一段时间内，性生活难以顺利地进行。因此，在婚前应了解有关夫妻之间性生活方面的知识。

每对新婚夫妇，都应该在结婚前，做一个生育计划的安排。如果婚后不准备马上要小孩，就应该认真作好避孕，尽量不要在受孕后再做人工流产。现在有一些新婚夫妇，婚后不久受孕，由于工作、学习、家庭条件等等因素，要求终止妊娠。初孕妇女终止妊娠，有着一定的危害性与困难。因此，新婚夫妇在婚前要做好生育计划，并且选择适当的避孕方法。

点评：

通过血液化验，不但可以了解有无贫血和营养不良，因为贫血和营养不良会导致胎儿发育不良等；还可以知道双方是否患有传染病，通过指导可以杜绝传染病相互传染。

点评：

体检是双方相互关爱。如果你爱他（她）请不要避讳。

很多调查资料显示，由于忽视婚前（同居前）的体检，造成传染病和性病的泛滥。

点评：

不少男性过于自信，总认为自己身体棒得很，不愿意到医院检查，殊不知，比如无精症、弱精症等疾病自身并不一定有不适感觉。

【案例医评】：谁剥夺了她做母亲的权利

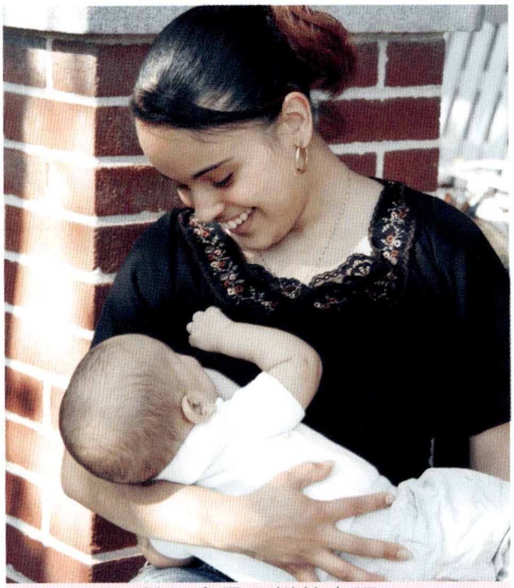

做母亲是那样的幸福

健康小卫士箴言：

目前，社会上流行着“爱，不在乎天长地久，只在乎曾经拥有”的不正之风，这实际上是践踏神圣的爱情，而受伤害最深的往往是女性。

培育优质生命需关注：

引子：一位妇产科医生说：“一个年轻产妇在一家小诊所分娩时，胎盘粘连在子宫内，怎么也下不来，幸好诊所离我们医院近，产妇被紧急转过来的时候已经开始大出血，我们只好决定切除子宫，产妇这才捡回一条命。可是，她再也不能有自己的孩子了。究其根源，这种高危分娩的罪魁祸首就是太频繁、太不规范的人流手术。”

某名牌大学，他和她的相遇是那么的自然。大一他们同系不同班，经常在一起上大课。那时，她是大二男生的追求目标，而他很帅，有点腼腆。是夜，月色如水，树影如魅。他们聊了很多，他和她才知道原来初次见面时，彼此就已经在心里留下了深深的印记。

有一次，她肚子痛，在小树林的石凳上她脸色煞白斜倚着。他刚好路过，爱怜让他脱去外衣披到她的身上，坐在她的身侧，将她紧紧地抱在怀里。一丝一丝的温暖从他的身体传至她的体内，她沉醉在他的怀抱中，竟忘了那本是难以忍受的痛楚。爱情的力量，有谁能解释得清楚呵……

于是，他们同居了，在他们的小居室里，他叫他爱妻，她叫他老公。“老公，我突然想嫁给你了，怎么办？”清纯美丽的小脸上闪亮的大眼无辜地望着和他同居四年的男孩；这句话把男孩的注意力拉回到她身上。男孩望着眼前这个被四次人流残忍地划下太多痕迹的女孩，隐隐的无奈与无力！他说：“那张纸对你来说是什么意义？”……

后来，即将毕业的她到医院做大月份引产。本来他答应她要娶她的，但临近毕业，他突然提出分手，她不得不到医院。“手术不顺，必须摘除子宫。”医生坚持说。她跪在地上苦苦哀求医生保住她将来做母亲的权利，但医生无奈地摇摇头：只能保住她的生命，无法保住子宫，因为之前她已多次做人流，经期同房造成子宫粘连，胎盘无法正常剥离，否则大出血生命难保。她无助的默默的一任泪水和悔恨向下流，独自承受着自己酿制的苦果。

点评：

在欧美，对同居者调查显示：1.经过同居而结婚的，比未经同居者离婚率高 40% 以上；2.发生婚外性关系的比例大大增高。

点评：

复习一下前面章节讲述的避孕方法，您知道多少？您选择哪个？

①避孕药：每服 1 片，在月经结束之日起，连服 22 天。

②紧急避孕药:在同一月经周期内多次服用，会造成月经紊乱，也会增加失败率。

③安全期避孕法：并不安全，慎用。

④男、女用避孕套：安全有效，延长射精时间，杜绝传染病。

⑤宫内节育器：生育后用较好。

⑥结扎避孕：绝育专用。

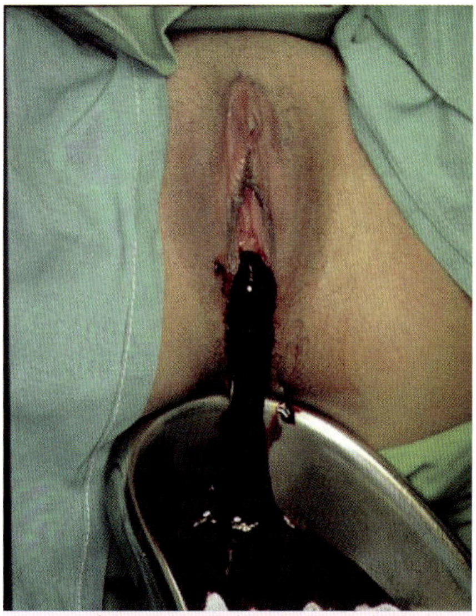
处女膜闭锁手术切开，经血流出

健康小卫士箴言：

为了减少遗传病和缺陷儿的发生，有必要重视选择配偶，特别要避免本节介绍的4类人群之间相互选为配偶。

培育优质生命需关注：

隔代遗传或散发的遗传病，往往男女双方仅为致病基因的携带者。这种情况只有依靠专业医生，通过家族病史调查及系谱分析来断定。因此，建议所有谈婚论嫁的年轻人，为保障后代的身体健康而尽自己的一份责任，主动进行婚前检查。

3. 有几类人不能选为配偶

夫妇双方的身体健康状况是家庭幸福的重要条件，更是保证子女健康的物质基础。因此，在选择对象时，除了注意对方的道德品质外，还必须注意对方的身体健康状况，注意对方有无传染病，家系有无相同遗传病等。如果有以下情况者，建议不要选为配偶，或通过治疗传染病治愈后，方可选为配偶。

（1）直系血亲或三代以内旁系血亲之间不准通婚：直系血亲是指以本人为中心，垂直上下三代以内的血亲。包括父母、祖(外祖)父母、子女、孙(外孙)子女。

（2）男女双方家系中均患有精神分裂症、躁狂抑郁性精神病，或重度智力低下者不准婚配：重度智力低下者生活多不能自理，如果双方同病，非但不能互补，尚需他人照顾，既无法承担家庭义务，又无能力教养子女，若系单基因遗传所致，其后代同样为智力低下的机会增多，更会加重家庭和社会的负担。

（3）无法矫正的生殖器官畸形者不能选为配偶。比如，先天性无阴道，双侧隐睾，幼稚子宫，阴道缺如或闭锁、子宫缺如或畸形等。

（4）严重的内外科疾病患者如血友病、白血病、严重的心脏病、恶性肿瘤未经治愈者不能选为配偶，肿瘤病人经治疗5年不复发经临床证实治愈者，可以考虑结婚和生育。

（5）性传播疾病，如淋病、梅毒、生殖器疱疹、尖锐湿疣等，在传染病治愈前不能选为配偶。至于艾滋病这种不能治愈的传染病，建议不应选为配偶。

点评：

三代以内旁系血亲是指从祖父母、外祖父母同源而出的男男女女，如兄弟姐妹(包括同父异母或同母异父)，叔、伯、舅、姨、姑、堂、表兄弟姐妹等。近亲血缘的男女易带有同型致病基因。

点评：

据调查，夫妻双方都患有精神分裂症者，其子女的发病机会为57.8%～68.1%。

点评：

全国婚前医学检查共检出疾病患者近600万人，其中生殖系统疾病266万人，传染病113万人。

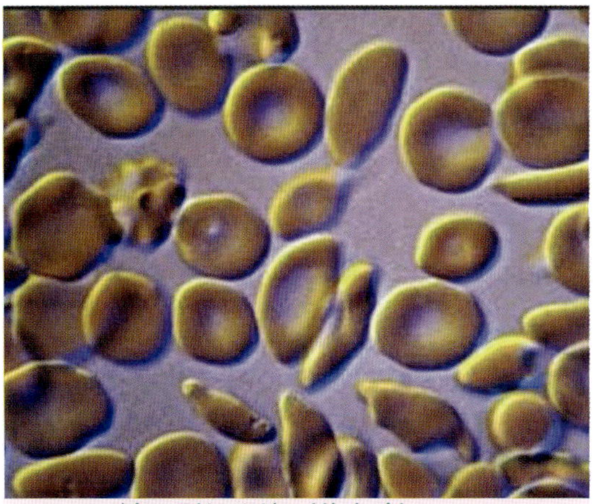
镰刀型红细胞（贫血症）

健康小卫士箴言：

近亲结婚应该禁止，已经写在婚姻法里。这其中有它的科学道理，我们要尊重科学。

培育优质生命需关注：

34 岁的她怀孕 35 周，一家人都沉浸在盼望宝宝出世的喜悦之中，然而产前 B 超检查的结果却让她大吃一惊，她肚子里的宝宝居然患有先天性心脏病复杂畸形。经过产前诊断，明确了胎儿是先天愚型儿(即唐氏综合征)。她选择了引产手术，夫妻俩都伤心万分。原来他和她是表兄妹。

4. 能够结婚但不能够生育的情况

有些疾病，特别是染色体遗传性疾病，男女双方结婚可以享受正常的恩爱生活，但是如果要生育将会把遗传病带给下一代，给家庭和社会带来沉重的负担。以下 3 种情况建议不要生育。

（1）一方患有严重的常染色体显性遗传病，如强直性肌营养不良、软骨发育不全、成骨发育不全、双侧视网膜母细胞瘤、先天性无虹膜、显性遗传型视网膜色素变性、显性遗传型双侧先天性小眼球、神经纤维瘤病等。

（2）婚配双方均患有相同严重的常染色体隐性遗传病，例如先天性聋哑、白化病等。

1）近亲的男、女，由于各自的精子或卵子，可能承接着同一祖宗所遗传下来的同一个、单一存在着的致病基因，当彼此的精卵结合后，两个本来单独存在，但不会因此发病的致病基因便可能在受精卵中配成一对，当两个致病基因配成一对时，就形成了遗传病。这就是为何要禁止近亲结婚的道理。

2）带同型致病基因的异性，这些是指在群体中带有同一致病基因，但自己不发病的男女携带者。原理与近亲婚配者类同，即两个携带者的结合，便有机会生一个病者。如地中海贫血及 g6pd 缺乏症遗传病，父母都是地中海贫血轻型患者(无严重症状)，却连续生下重型地中海贫血的患儿(有重症或不能成活)。

（3）男女任何一方患有严重的多基因遗传病，如先天性心脏病、有高发家系的精神病(指除患者本人外，其父母或兄弟姐妹中有一人或更多人患精神病者)。

点评：

遗传携带者的检出对遗传病的预防具有积极的意义。遗传携带者是指表型正常，但带有致病遗传物质的个体。包括：

①隐性遗传杂合子；

②显性遗传未显者；

③表型尚正常的迟发外显者；

④染色体平衡易位的个体。

点评：

某些遗传性疾病，致病基因是隐性的，只有当夫妇双方都携带这种隐性基因时，后代才可能明显发病。非近亲婚配时，两个相同致病基因互相遇合而引起发病的可能性较低。因此杜绝近亲结婚生育。

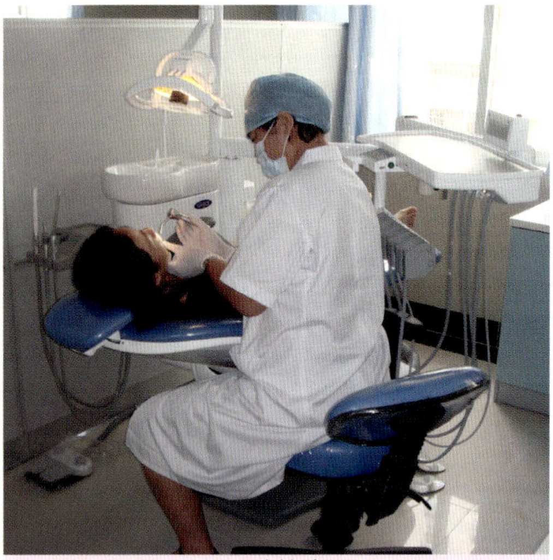

口腔检查

健康小卫士箴言：

通过详细询问病史，医生会据此为你筛查相关的遗传病，为你提供详细的健康生育指导。因此要认真对待，不要搪塞应付。

培育优质生命需关注：

◆ 正常夫妇生孩子，约有3%的可能性生遗传病患儿。

◆ 先天性缺陷80%是由遗传因素造成的，我国有2 000万～3 000万智力低下患者。

◆ 由于环境因素的恶化，遗传病逐年增多，到21世纪遗传病将增至10 000种。

◆ 平均每人至少带有5～6个致病的不同的隐性基因。约20%的人患有某种遗传病。

5. 婚前检查的内容

婚前检查的内容主要包括询问病史和体格检查两大项。其中病史尤为重要，是由男女双方提供的。主要包括自己的和与你有3代血缘关系的健康状况等。病史询问的内容应包括：

（1）了解双方是否有血缘关系。是近亲者，应禁止婚姻。为避免当事人隐瞒实情，要求双方出示单位“婚姻状况证明”，并注明双方有无血缘关系。

（2）了解双方现在和过去的病史。重点询问与婚育密切相关的性病、麻风病、精神病、各种传染病、遗传病、重要脏器和泌尿生殖系统的疾病及智力发育障碍等，如患先天性缺陷，则应追问本人出生前后的经过，包括母亲孕期有无异常情况、分娩方式及出生时体重等。

（3）双方个人史。询问可能影响生育功能的工作和居住环境、烟酒嗜好、饮食习惯等。我们在本书的开始已经提到了疾病的发生与遗传因素和环境因素有关。因此力争创造一个优良的环境来远离疾病的折磨。

（4）月经史。询问初潮年龄、月经周期、经期、经量、伴随症状、末次月经等。有助于发现某些能影响婚育的妇科疾病。

（5）双方家族史。以父母、祖(外祖)父母及兄弟姐妹为主，重点询问和遗传有关的病史，近亲婚配史，及其他与家系内传播有关的疾病。

（6）再婚应询问以往婚育史。有无流产、死胎、缺陷儿等情况的发生。

点评：

前面已经谈论了近亲结婚的危害，请不要铤而走险。

点评：

双方的现在病史和过去史很重要，想婚后幸福美满，生育一个健康聪明的宝宝，还是认真对待医生的询问，不要搪塞医生或仅仅说是“无”。

点评：

双方的家族史对杜绝遗传病的发生很重要，医生通过询问可给您规划避免措施。

点评：

大部分流产、死胎、缺陷儿的发生是与遗传有关。

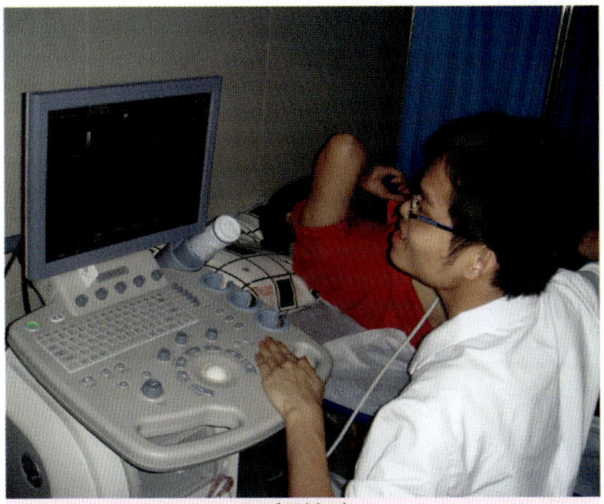

B超检查

健康小卫士箴言：

通过详细的体格检查，医生有可能会发现你以前未知的疾病，比如男性的精索静脉曲张等。因此建议你在体检时尽可能地配合医生。

培育优质生命需关注：

每种检查都应该认真对待，每项之间相互不能取代，但可以相互补充和印证，从而得到更正确的诊断。

6. 体格检查的内容

（1）内科体检：主要包括体温、呼吸、脉搏、血压；心肺的视、触、扣、听；腹部的肝、脾等视、触、叩、听等常规的体格检查。

（2）外科检查：主要包括身高、体重，体表皮肤、淋巴结，骨骼发育有无畸形，有无腋臭、痔、疝等疾病（其中腋臭有遗传性）。

（3）生殖器检查：重点在于发现影响婚育的生殖器疾病。女性应做腹部肛门双合诊。若肛查发现内生殖器有可疑病变而必须做阴道检查或B超检查，做阴道检查时应向受检者本人和家属说明理由，在征得同意后方可进行。若为处女一般不做阴道的触诊。

检查女性生殖器时要注意有没有处女膜闭锁、阴道缺如或闭锁、子宫缺如或发育不良或畸形、子宫肌瘤、子宫内膜异位症等。还应注意外阴皮肤和黏膜有无炎症、破损或溃疡，以免将性病漏诊。

检查男性生殖器时，应注意有无包茎、阴茎硬结、阴茎短小、尿道下裂、隐睾、睾丸过小、精索静脉曲张和鞘膜积液，以及腹股沟淋巴结是否肿大等。

（4）实验室、仪器检查：除了血、尿常规、肝功能、血型等外，还要做肝炎系列、艾滋病、梅毒等传染病的检查，必要时还要行染色体核型分析，仪器检查包括B超、心电图、胸部透视等。此外，女性还应做阴道分泌物找滴虫、霉菌检查，必要时做淋菌涂片检查，男性应做精液常规化验。

（5）另外，如果需要还可做智商、情商测定。

点评：

医学资料显示，高血压有一定的遗传倾向，特别是恶性高血压。女性父辈有高血压病史，往往在妊娠晚期可能出现妊高症，这一点值得注意。

点评：

生殖器畸形大多可以通过手术干预进行纠正。但子宫缺如和畸形将会影响生育，尿道下裂和隐睾应及早手术治疗，一般在5岁前较好，青春期后治疗将会影响生育。

点评：

如果发现可疑情况必要时可进一步行彩超、X线检查或CT检查。

【案例医评】：后　悔

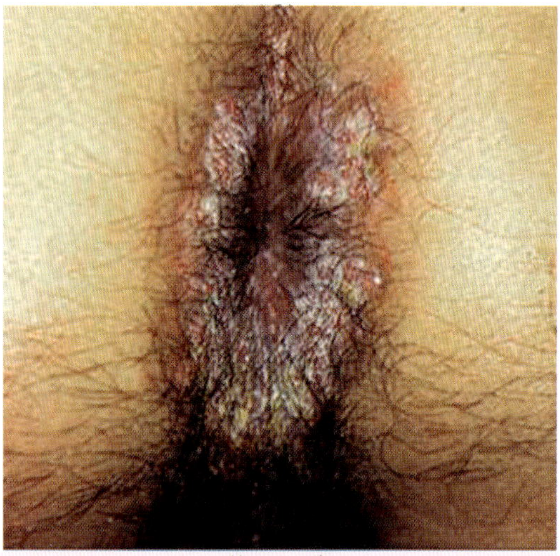

梅　毒

健康小卫士箴言：

孕前检查可以避免某些不必要的痛苦。如果不幸的事情已经发生，应该积极配合医生采取补救措施。

培育优质生命需关注：

◆ 对身体的各个脏器，如心脏、肝脏、肾脏等等，做一次全面的、系统的检查。若某些系统曾患有疾病，就应当请医生看一下，是否已痊愈，或者已好转。

◆ 通过检查，医生告诉你适合怀孕时，方可怀孕。

蒙蒙是个大家闺秀，不但人长得漂亮，而且也很有气质，她生活在美丽的海滨城市，美中不足的是老公却常年在遥远的外地上班。她也知道准备怀孕时最好去做“孕前检查”，可是当她听说其中包括妇科检查，就犹豫不决了，因为她特别害怕妇科用的那种窥阴器。于是她拨通了老公的电话，“算了吧，不就是怀孕嘛，用不着那么小题大做，检查没什么必要。”老公如是说。

后来，蒙蒙怀孕了，十月怀胎，有苦有乐。她多么希望能与宝宝尽快见面，体会做新妈咪的喜悦。然而，在怀孕期间，大意的蒙蒙竟然将常规的产前检查也忽略掉了。老公远在外地工作，无法关爱她，也不曾提醒过她。

她就要生产了！老公特意请了长假返回到她身边，给心爱的妻子带了很多营养品，带了无限的关心和爱护，同时也给即将出生的宝宝带了衣服和婴儿用品。他特意陪蒙蒙去医院，不料，入院检查，医生说蒙蒙患有乙肝，检查结果HbsAg、Anti-Hbc、Anti-Hbe均为阳性，建议宝宝出生后6小时内注射乙肝高效免疫球蛋白，以后再分阶段注射乙肝疫苗。因为乙型肝炎病毒是目前公认的、在围产期母婴传播率最高的病毒，若宝宝被传染后，便有可能成为病毒携带者，今后患肝炎、肝硬化的几率便会增高。更让人痛心的是她同时患有梅毒，不过还好应该是早期，治疗还来得及，就是担心会传染给孩子，甚至会造成孩子先天性缺陷。

听着医生说这番话，蒙蒙哭了起来，老公的脸上也写满了无尽的悔意……

点评：

乙肝病毒可通过胎盘引起宫内感染、或通过产道感染，导致胎儿出生后成为乙肝病毒携带者。所以，需要了解自己是否携带乙肝病毒。

点评：

梅毒、艾滋病是性传染病，严重影响胎儿健康。若夫妻双方怀疑患有性病、或曾患性病者，应进行性病检测。检测结果异常时，请及时治疗。

点评：

有研究认为，乙肝疫苗和乙肝高效免疫球蛋白联合应用的有效保护率可达95%……

第二节　孕前性知识咨询

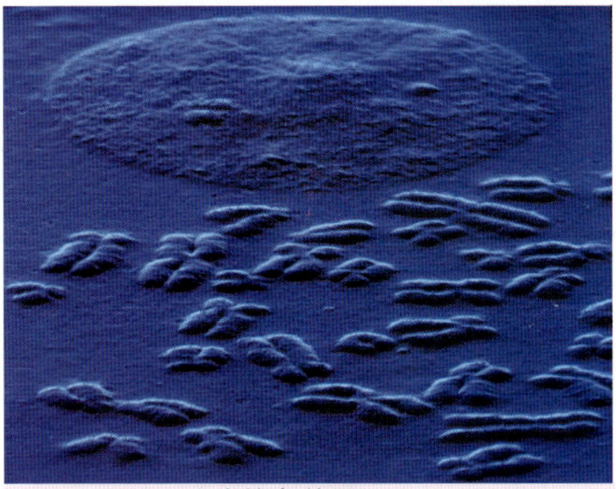
人类染色体图

健康小卫士箴言：

掌握一些受孕、怀孕知识，以及营养保健措施，也是确保母婴健康的重要环节。

培育优质生命需关注：

◆ 通过咨询可有效避免遗传病的发生。

◆ 掌握胚胎发育过程和规律，可有效避免缺陷儿的发生。

1. 畸胎发生的规律

根据 2006 年全国出生缺陷监测的结果推算，我国每年有 100 ~ 120 万名婴儿在出生时便发现患有出生缺陷，占全部出生人口的 4% ~ 6%。也就是说，每 30 秒就有一名缺陷儿出生。

高等动物的正常发育，是一个按严格时空程序进行的复杂过程。在每一个发育阶段，细胞、组织和器官都可受致畸因素的影响，使正常发育过程受到扰乱，因而发生不同程度的畸形。

一般以神经系统、颜面部、四肢结构、心血管和泌尿生殖系统的异常较为常见。神经系统常见畸形有脊柱裂、无脑儿、脑积水、脑脊膜膨出；颜面四肢常见畸形有唇腭裂、短肢；心血管系统常见畸形有房、室间隔缺损、法洛四联症、动脉导管未闭；泌尿生殖系统常见畸形有多囊肾、马蹄胃、隐睾、阴道闭锁、两性畸形等。

若用实验胚胎学的手术方法干扰胚胎的发育过程，特别是改变发育中细胞的相互关系、或改变器官芽基的原有位置，都可引起胚胎的畸形发育。这两方面的研究是相辅相成的，都有助于了解动物和人类的正常和异常发育的过程。

畸胎发生的一般规律：

（1）一般与胎儿的遗传基础有密切关系。

（2）胚胎对致畸因素的敏感性随发育阶段的不同而异，一般在器官发生的芽基形成时期，是结构上产生缺陷的敏感期。

（3）环境中的致畸因素对发育中的细胞可有多种作用方式。

（4）致畸因素性质不同，其作用的方式也不同,有的可以直接影响胚胎组织。

点评：

出生缺陷往往是胚胎的 2 ~ 8 周，由于母体遭受外部不良环境、或母体内环境的不良，导致胚胎组织器官的发育障碍而形成的。

点评：

胚胎的不正常发育可表现为胎儿的畸形、生长延滞、器官功能缺陷和胎儿的死亡，其中了解最多的是畸形。

点评：

实验畸胎学研究也发现在怀孕期间胚胎可因营养因素，或接受一些环境因子如化学药物、射线、病毒等的作用而发生畸形。

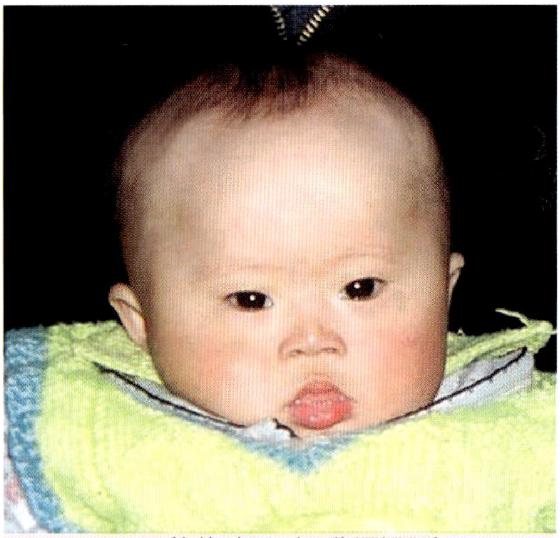
21- 三倍体畸形（又称国际脸）

健康小卫士箴言：

一切致突变的因素均能致畸。下面介绍一些常见的致突变的因素。请你注意。

培育优质生命需关注：

◆ X 射线、各类放射性化学物质是主要的致突变剂。

◆ 人类环境中有很多潜在的致突变因素，如农药、化工产品、抗生素、抗癌药、抗寄生虫药和精神病药物。

◆ 各种病毒和环境污染物质。

◆ 对环境中有害物质的检测和监管，分析其致突变和致畸的可能性，避免在怀孕期接触或使用这些物质，是预防畸胎发生的有效措施。

2. 畸胎发生的原因

人类大约有 3% ~ 5% 的婴儿出生畸形率，其中的 20% ~ 30% 与基因突变有关。常见的致畸原因，往往也是致突变原因，现讲述如下：

（1）放射线对实验动物胚胎的影响因胎儿发育阶段不同而异。人在怀孕期接受 20 拉德以下剂量未见发生畸形。一般认为，孕期接受临床诊断性放射并不影响胎儿的正常发育。

（2）子宫内病毒感染与先天性畸形的关系是在 20 世纪 40 年代发现的。风疹病毒感染致畸已有定论，怀孕 8 ~ 10 周胎儿感染风疹病毒后，发育受到阻滞，出生后发育也同样受影响；怀孕期如诊断有感染，应即进行流产。目前已有风疹病毒的主动疫苗可供预防用。其他如巨细胞病毒、单纯疱疹病毒等，都可越过胎盘屏障感染胎儿，主要造成神经系统畸形，但频率均较风疹病毒低得多。

（3）染色体畸变导致的先天性畸形。21 号染色体的三倍体和先天愚型的关系就是比较突出的一个。一般认为多一条染色体、或少一条染色体的畸变与母体怀孕时年龄较大，容易接受环境和体内因素的影响，以致在卵子成熟分裂时发生染色体不分离现象有关。

（4）营养不平衡引起的发育不正常约占人类发育缺陷的 1% ~ 2%。第二次世界大战期间，有些国家由于食物缺乏，妇女停经，月经不调、流产、早产、死婴和畸形的频率均高于战前。在实验动物方面，某些营养因素的缺乏或过多都可引起畸形。

点评：

突变是指遗传物质 DNA 的分子结构的改变。

点评：

80% 感染婴儿产生双侧白内障，小眼畸形，心血管及神经系统等缺陷；还可发生感觉神经聋症或聋哑症。

点评：

羊膜穿刺术，可以在产前鉴定胎儿有无染色体畸变。一般有 1/3 左右的有染色体畸变的胎儿自然流产。

点评：

应重视营养均衡，特别是孕期营养均衡。本书的以下章节中，将详细讲述孕期如何均衡营养。

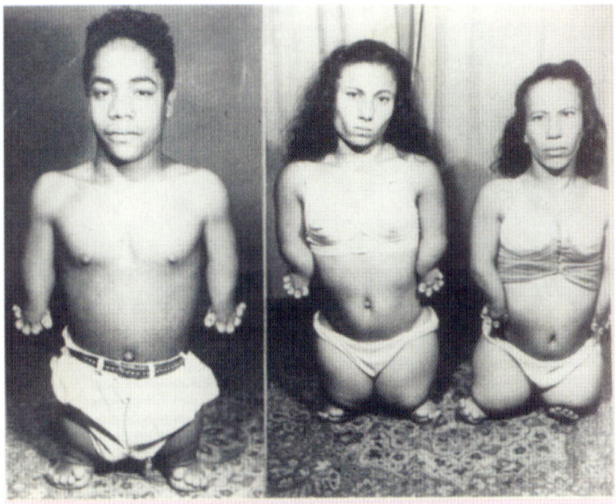
反应停导致的海豹儿畸形

健康小卫士箴言：

许多致畸因素也可能是致癌因素。胚胎发育的早期（2~8 周）尤为重要，应尽可能地避免。

培育优质生命需关注：

◆ 有医学专家认为致畸和致癌是胚胎不同发育阶段的反映。

◆ 致癌始动因子作用于发育早期，致畸较多；作用于发育后期和出生后，致癌较多。

◆ 由于很多致突变因素能够致畸，致癌物也能致突变。

维生素 A 缺乏可引起眼的缺陷，从视网膜、角膜和晶体的缺陷甚至无眼畸形；也可以引起泌尿生殖道的异常，阴道不发育等。但过量的维生素 A 也可以引起先天性畸形，包括无脑畸胎、裂腭、无眼畸形和眼的缺陷等。核黄素缺乏是另一个导致发育异常的因素，可引起上腭骨和长骨缩短、肋骨融合、裂腭等。蛋白质营养中一种氨基酸的过量，常可引起生长阻滞，甚至畸形发生。同样，有些微量元素的缺乏也可导致各种器官不正常发育，如锰、锌、铜的缺乏都会使骨骼和神经系统发育异常。

（5）药物。一般的说，不是产生先天性畸形的重要因子。除镇静剂“酞胺哌啶酮”（反应停）可引起四肢的畸形外，只有很少药物，其中包括类固醇激素如“强的松、地塞米松”、叶酸抗代谢物和某些抗痉挛药物有致畸潜能。有几十种药物，包括烷化剂、各种抗代谢物、抗生素、植物碱、杀虫药等等，如用量较大会使一种或多种动物发生畸形，但很多与人类畸形无关，因为对人体一般不可能用这样的高剂量。据统计，由药物或环境化学物质引起的畸形，只占人类总的发育缺陷的 4%~5%。

（6）多因子的相互作用可能是引起原因不明缺陷原因。有害因子的相互作用可能提高致畸频率，例如，单独使用某一种药物并不致畸，但是与另一种或两种以上药物的相互作用可能会致畸；药物和其他环境因素的相互作用，或者这些因素与遗传易感性的相互作用等等也可能致畸。

一般的说，致畸和致癌的因素是一致的，这些都是致基因突变的因素，只是不同时期的反应，这些有害因素作用于胚胎发生早期致畸较多；作用于发育后期或出生后致癌较多。

点评：

临床上也有少数的例子说明维生素 A 缺乏和过多也会产生类似于动物中见到的畸形。

点评：

反应停导致的海豹儿是目前最大的药物性致畸事件。

点评：

在环境物质中，唯一可靠地证明对人的胚胎有毒性的物质是汞的化合物，它能引起严重的神经系统症状。

点评：

大部分(60%~75%)的人类发育畸形还没有找到明确的原因。可能是多种有害因子共同作用的结果。因此应尽量避免不必要的伤害，比如烟酒的问题。

【案例医评】：兔 唇 宝 宝

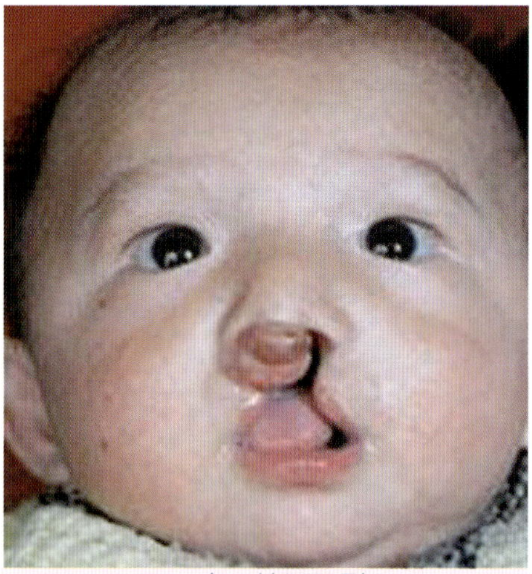
先天性唇腭裂

健康小卫士箴言：

优质生命的缔造是每一个妈妈的心愿，请认真规划。重视婚前医学检查，能及时发现如乙肝、性病等，影响下一代健康和引发胎儿畸形的疾病。

培育优质生命需关注：

◆ 医学研究表明，造成胎儿畸形高发的客观原因有许多，如环境污染的日益加重、生殖道感染性疾病逐渐增多、饮食习惯的改变等等。

◆ 2001年，南京市婚检疾病检出率高达9.76%，其中生殖道感染性疾病占50.4%。而生殖道感染性疾病是导致胎儿畸形、早产等发生的重要原因。

35岁的她怀胎6个月，加上近期的调养，脸上平添了一副阔太太的福相，她很欣慰有老公和婆婆的支持，现在她事业有成，房车小康，而且正孕育着小宝宝，该是幸福美满的了。一天，她按时接受彩超检查，结果被告知孩子整体发育良好，上唇却有3毫米唇裂，同时不能排除腭裂的可能性。她说："这一刹那，我想起表哥那患有腭裂的女儿，她在做了修补术后依然口齿不清，甚至除了她的父母没人能听得懂她的语言。那一刻，我的心揪紧了，突然不知道自己应该如何应付眼前突然的变故。"

随后，医生建议她到省城大医院彩超复查确诊，她连杯水都没顾上喝，就驾着车奔上了去省城的路。来到省城已是黄昏时分，马路上闪闪烁烁的汽车灯光，两边忽明忽暗的霓虹灯，让她感到烦躁。

她说："第二天清早，我躺在检查床上，一抬头便可以直接看到眼前悬挂的显示器中胎儿的情况，第一次我看到了伴我六个半月那腹中鲜活的小生命。他是那样活泼可爱，在我腹中不断地转动着，挥舞着他的小手和小脚，时而打着哈欠，时而将他的小手放进他的嘴里吮着……"

她痛苦地说："当时，我看着腹中聪明可爱的孩子，同时切切实实地看到其小嘴上确实有裂口，我当时的心情是无法言喻的沉重。这时，表哥女儿的影子又涌现在我的面前，我很后悔孕前没有好好的规划，后悔那无休止的烟酒的应酬……"

点评：

唇腭裂是一种常见的先天性畸形，发病率为1‰，再发危险为4%。父为患者，后代发生率3%，母为患者，后代发生率为14%。直系亲属中如果有患病更应引起重视，避免不必要的不良刺激。

点评：

目前彩超检查是孕晚期胎儿健康诊断（即产前诊断）的必要和确诊的方法之一，它不仅图像清晰而且没有大的副作用。

点评：

孕前准备孕前规划是很有必要的，后面的章节中将会详细介绍。

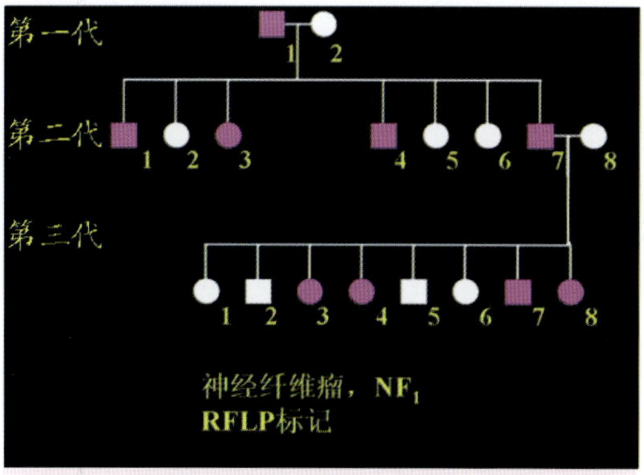

神经纤维瘤病家系遗传图谱
红色代表患病者

健康小卫士箴言：

肿瘤有一定的遗传因素已经得到医学的证实，很多肿瘤的发生是在遗传因素的基础上，由于受到致癌因子的伤害造成的。

培育优质生命需关注：

◆ 医学文献报道，至少有200余种疾病具有不同程度的易患肿瘤的倾向，这些称为遗传性癌前疾病。

◆ 其中一些遗传性肿瘤，按照经典的孟德尔方式传递。

◆ 肿瘤的易感基因也具有遗传性，如再遭受致癌因素的打击，就造成体细胞的突变，即转化为肿瘤细胞。

3. 肿瘤与遗传

在人们生活的环境中存着不少物理的、化学的和生物的致癌因子，它们在一定条件下可以诱发肿瘤。例如，各种电离辐射和紫外线照射，可引起白血病和皮肤癌；多环芳烃化合物如3，4—苯并芘，可引起肺癌；黄曲霉素可诱发肝癌；亚硝酸盐可引起各种消化道肿瘤；在生物因子中，已经证明某些病毒可以引起动物肿瘤，并与一些人类肿瘤如EB病毒感染可致鼻咽癌，乙肝丙肝可致肝癌，人类乳头状病毒（HPV）可致宫颈癌，而白血病、霍杰金氏淋巴癌可能也与某些病毒感染有关。这些因子是通过引起基因突变而致癌的。

但是尽管人们都接触各种致癌因子，却远非人人都发生肿瘤，这表明还存在个体的易感性，而易感性在很大程度是由遗传物质的结构、或功能缺失，造成正常细胞转变为癌细胞。

近年来，肿瘤的分子遗传学研究表明，一些与细胞的生长和分化有关的基因，在癌变过程中起关键作用，这些基因称为癌基因和肿瘤抑制基因，它们的结构或功能异常使细胞得以无控制性生长，并最终导致肿瘤发生。现代医学研究较多的如抑制癌细胞发生的P53基因，它的缺失将导致很多癌肿的发生。

因此，有人认为，肿瘤是一种遗传病，可称为体细胞遗传病，因在其发生发展中基因及基因异常起着重要作用。已知一些肿瘤是按照孟德尔方式遗传的，如家族性结肠多发性息肉病；而在另一些肿瘤中遗传的“易感基因”和环境因素共同发挥作用，如肺癌的发生；还有一些肿瘤是由于特定基因发生体细胞突变引起的，这种突变虽然不是遗传得来的，但却发生在遗传物质上。

点评：

中国人、马来人和印度人鼻咽癌发病率的比例为13.3∶3∶0.4。移居到美国后华人鼻咽癌的发病率，也比美国白人高34倍。种族差异主要是遗传差异，这也证明肿瘤发病中遗传因素起着重要作用。

点评：

许多致癌物都是致突变物。致癌物能引起DNA的损伤。这些损伤刺激机体修复，如果修复不正常，细胞虽可继续存活，但却成了潜在的癌细胞。同样致癌物也可以引起精、卵细胞DNA的突变，从而造成子代遗传基因的突变，引起致畸致癌的发生。

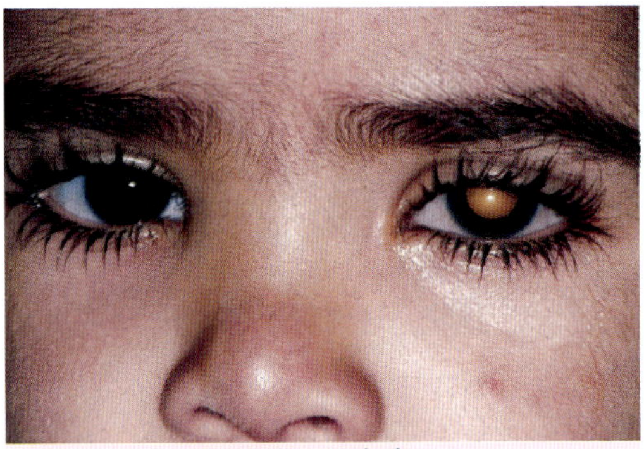
视网膜母细胞瘤

健康小卫士箴言：

肿瘤的发生既有环境因素的作用，也有遗传因素的作用。肿瘤的发生是一个多因素、多阶段、累计渐进的过程。

培育优质生命需关注：

◆ 染色体异常是癌细胞遗传学的基本特征。

◆ 细胞内染色体的不稳定是产生肿瘤的根本原因。

◆ 遗传性病例中，第一次突变发生于生殖细胞。

◆ 远离癌症的困扰，应从呵护精、卵细胞开始，远离不良生活习惯，给精卵细胞营造一个内环境。

4. 常见有遗传性的肿瘤分类

（1）家族性倾向性癌症：表现为一个家系几代人多个成员、不同器官的同一恶性肿瘤，许多常见肿瘤如乳腺癌、结直肠癌、肺癌、胃癌等发生，一级亲属再发风险高于一般群体3～10倍。如：Lynch癌家族综合征、Li-Fraumeni综合征、Lynch癌家族综合征。其特点：肿瘤发生率高；某种肿瘤（腺癌、肉瘤）发病率高；肿瘤有多发性（部位）；发病年龄早；符合常染色体显性遗传特点。

（2）遗传性肿瘤：少数来源于神经或胚胎组织的肿瘤常为遗传性肿瘤。这些肿瘤按常染色体显性遗传方式遗传，常为双侧性或多发性，发病早于散发型病例。遗传性肿瘤虽然少见，但在肿瘤病因学研究上有重要意义。①视网膜母细胞瘤，儿童期发病的恶性肿瘤，发生率约1/21 000～1/10 000；②肾母细胞瘤，发病率为1/10 000，3/4的肿瘤发生在4岁以前，90%在20岁前发生。可分为遗传型和非遗传型。③神经母细胞瘤，一种儿童常见的恶性胚胎瘤，起源于神经嵴，发病率约1/10 000。可分为遗传型和非遗传型。致病基因定位于 I p36。该基因的第一次突变可能只干扰神经嵴的正常发育，第二次突变才导致恶性肿瘤的发生。

（3）遗传性癌前病变：一些单基因遗传的疾病和综合征中，有不同程度的恶性肿瘤倾向，称为癌前病变。其遗传方式大部分为常染色体显性。①家族性结肠息肉综合征，常染色体显性遗传。其特征：为病变局限于结肠和直肠，息肉为腺瘤性，数目可多可少，十几岁时即可能开始恶变为腺癌，40岁前多恶变为癌。②基底细胞痣综合征是常染色体显性遗传，患者面部、手臂和躯干有多数基底细胞痣，青春期增多，青年期即可发生恶变，40岁时90%恶变为基底细胞癌，并有颌骨囊肿。

点评：

77对白血病患者双生子调查：同卵双生者发病一致率高；

20对同卵双生子发病部位调查：患者患同一部位的同样肿瘤。

点评：

为什么有的癌症遗传，有的不遗传呢？

这是由于恶性肿瘤的发生需经两次以上的突变。遗传性病例中，第一次突变发生于生殖细胞，结果个体每一个细胞均带有一个突变，成为突变的杂合子。在此基础上发生的第二次突变是体细胞突变。

两次突变累加，即可完成始动，而从良性细胞变成恶性细胞。恶性细胞在一定条件下，形成增殖优势，即可完成促进阶段，形成恶性细胞克隆。因此，遗传型病例常为双侧或多发且发病较早。

第三节　重视三级预防

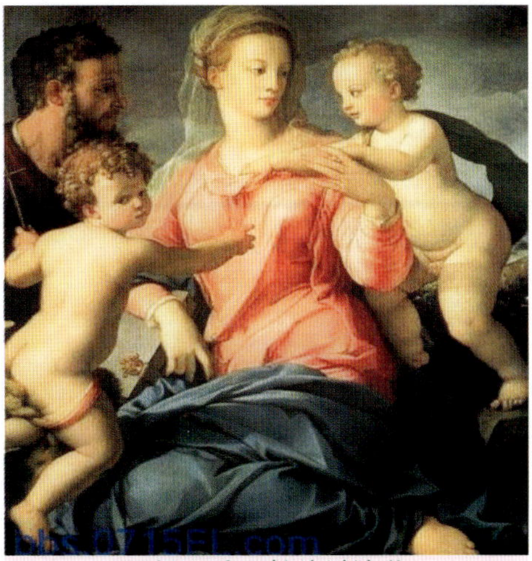

三级预防，杜绝缺陷儿

健康小卫士箴言：

生育一个健康聪明的优质生命，杜绝缺陷儿，三级预防是关键。请你从三级预防做起。

培育优质生命需关注：

◆ 多基因遗传病，发病往往是遗传因素与环境因素共同作用的结果，由于目前尚不能改变遗传因素，故应当重视环境因素。

◆ 有意要孩子的夫妇，应做好精心筹备。

◆ 为有效预防先天性缺陷。孕前应该尽量避开一些危险因素。

积极推进“三级预防”措施，预防出生缺陷儿

在婚前、孕前进行咨询保健、避免有毒有害物质接触和不良环境致畸、安全用药、均衡营养和适当的体育锻炼等，采取一级预防措施，远离致畸因素，祛除病因。

在孕期中，积极到医院实行产前筛查和产前诊断等，是二级预防措施，及时干预，减少缺陷儿出生。

第三级预防措施是对新生儿进行常见先天缺陷筛查，比如先天性甲状腺功能低下、先天性听力障碍、先天性脑积水、脑脊膜膨出等。及时发现、及早干预。

唇腭裂属于遗传病之一，属多基因遗传。人胚在形成的过程中，面部和口腔是有很多突起互相融合而形成的。在胚胎 4～6 周时，正是这些突起融合的时候，此时如果有什么不良因素影响了这些突起的融合，就会发生唇腭裂或面的其他部位裂开。唇腭裂属多基因遗传，如果夫妇带有有关致病基因；在妊娠最初的 3 个月，因营养缺乏，如维生素 A、维生素 B_2 或叶酸等，其发病率会大大增加。

多基因遗传病，发病往往是遗传因素与环境因素共同作用的结果，由于目前尚不能改变遗传因素，故应重视环境因素。孕期内尽可能少的接触有害物质，减少不良因素，特别是孕期的头 3 个月。

病毒感染，如风疹病毒，孕妇可以出现应激反应而致内分泌的变化，特别是肾上腺皮质激素的变化，可引起胎儿唇腭裂的发生。如孕期内已经确诊为风疹病毒感染，请果断中止妊娠，因为风疹病毒感染致畸已成定论。

点评：

把握好三级预防的每一个环节就会避免悲剧的发生。

点评：

研究表明，唇腭裂属于遗传病之一，属多基因遗传。虽然父母外观正常，但都带有致病基因，同时受不良环境因素影响，就可能生出唇腭裂的子女。

点评：

准妈妈可于孕前 3 个月起，至孕期 3 个月内补充叶酸。在孕初的 3 个月，及时均衡营养，防止维生素 A、维生素 B_2 或叶酸等的缺乏，唇腭裂的发病率会大大降低。

第五课　婚后规划美满幸福

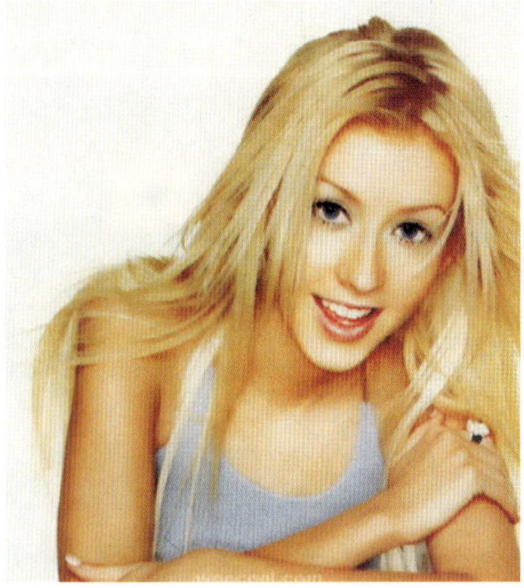

健康小卫士箴言：

优质生命的诞生，首先应该知道患什么样的疾病不易妊娠，患什么病会造成劣质生命的发生。

培育优质生命需关注：

◆ 每对已婚夫妇在决定生育前，都应一起去接受健康检查，确认健康状态。

◆ 积极治愈不宜妊娠的疾病，是十分必要的。

第一节　了解不宜妊娠的因素

患哪些疾病时不宜妊娠

介绍一些妊娠前须治愈的疾病，这些疾病将直接，或间接影响到下一代的优生，希望你注意。

（1）贫血：贫血程度严重，将会造成胎儿发育迟缓，母体产后恢复欠佳。在妊娠前应化验血常规了解血红蛋白含量，女性正常值为113~130g/L，红细胞计数为$3.5\sim5.0\times10^{12}$/L，如确诊贫血应积极治疗。

（2）结核：随着抗结核药物和疫苗疗法的广泛使用，多数结核病都可以预防和治愈，然而对于孕妇来说，结核病仍是必须注意的疾病。如果有活动性结核表现，应看内科医生并接受治疗。

（3）肾脏病：患肾脏病的人如果妊娠，从妊娠初期就开始出现症状，到妊娠后期将演变成重症导致不良后果。而肾脏病又对胎儿发育不利，一般不宜妊娠。如果妊娠，应取得医生许可，并要注意预防妊娠中毒症。

（4）高血压、心脏病：妊娠时随着子宫增大，将会使心脏的负担越来越大。患高血压、心脏病的人，随着妊娠的进展可能引起妊高症、子痫、心力衰竭，甚至危及母婴的生命安全。如果高血压、心脏病患者症状不重，日常生活没有妨碍，是可以妊娠分娩的，但其妊娠危险性高于普通健康人，应选择有心脏病专科的医院，进行产前检查及分娩，平时应接受医生的生活指导。

（5）糖尿病：糖尿病有一定的遗传因素，在遇到各种各样诱因时可能发病，其中诱因之一就是妊娠。在妊娠期发生糖尿病，随着妊娠次数的增加，糖尿病日趋严重，并影响胎儿发育。如患有糖尿病应积极治疗，待病情稳定后，在医生指导下再怀孕。

点评：

若平时有头晕或站起时眩晕眼黑、活动后气促、平时月经量较大、形体消瘦、为追求线条过度节食等，都应注意有无贫血倾向。

点评：

如反复咳血、盗汗、午后低热等情况，则应避免怀孕。即使怀孕，也应进行人工流产。

点评：

体检发现高血压，应注意起居饮食，尽量在妊娠前使血压恢复正常。

点评：

凡近亲中有糖尿病患者或尿糖阳性者，要主动接受医师的检查，确诊是否患了糖尿病。

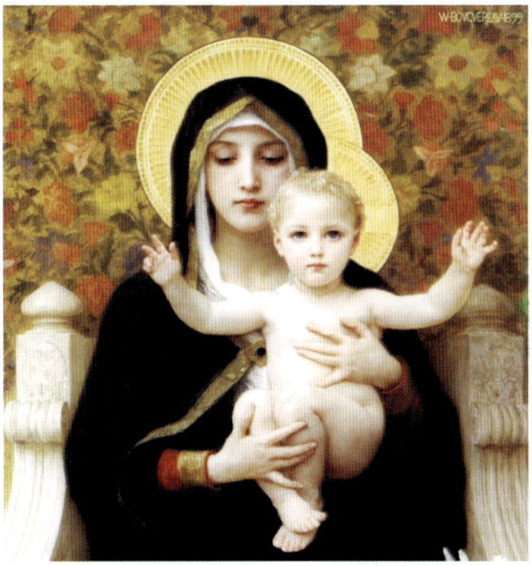

健康小卫士箴言：

患病时怀孕对孕妇本身的身体康复有一定的影响，可使病情加重。同时可能会疾病传染给下一代，也可能造成下一代缺陷。

培育优质生命需关注：

◆ 孕前夫妇双方身体的好坏，直接影响精子、卵子的健康，没有健康的精子和卵子，就不可能生出健康的孩子。

◆ 值得一提的是性传播疾病如果得不到根治，不仅会将性病传染给对方，还可能传染给下一代。

（6）肝脏病：妊娠会增加肝脏的负担，有肝功能不良的患者，肝脏负担进一步加重，其结果会造成病情恶化，引起严重的妊娠呕吐，甚至发生妊娠中毒症，而最终不得不进行人工流产。

（7）阴道炎：阴道炎大多由念珠菌感染而引起，念珠菌感染时，阴道分泌白色豆腐渣样的白带，外阴奇痒，阴道口周围有红色湿疹，如出现这些症状，就应接受医生检查，在妊娠前彻底治愈。

（8）急性传染病：一方患有传染性疾病如：流感、风疹、病毒性脑炎、传染性肝炎等，都易造成胎儿畸形，也可使病情加重，必须治愈后再怀孕。若孕妇感染了这些病毒，可导致胎儿流产、死胎、畸形、早产等。

（9）像艾滋病等危害人类健康的传染病，目前医学还不能将其治愈，性交时不仅会把艾滋病病毒传染给性伴侣，同时还有传染给下一代的风险，因此建议艾滋病病人请怜惜自爱。

（10）对患有遗传病患者应进行婚姻指导及生育指导，必要时选择有效避孕措施，可防止患儿出生，减少群体中相应的致病基因。常染色体显性遗传病能致死、致残、致患者，其下代患病风险达 50%，不宜婚育是显而易见的。隐性遗传病杂合子间的婚配，是生育重型遗传病患儿的最主要来源，因此必须劝阻两个杂合子间的结婚。在尚无条件进行杂合子检测时，则应尽量避免近亲结婚，因为一种致病基因在亲属中的频率大大高于一般人群，故近亲结婚双方遗传病杂合子的机会大增。

点评：

患有肝脏病的人在妊娠前、或妊娠后要向医生说明，如果病情不重，只要按照医生的指示采用适当的治疗后是可以妊娠、分娩的。

点评：

如果阴道炎不加治疗就进行分娩，在产道中会造成婴儿感染，使婴儿患鹅口疮，在口腔黏膜及舌下生白膜。

点评：

关于影响胎儿生长发育的感染性疾病有详细介绍。

第二节 什么样的生活环境不利优孕

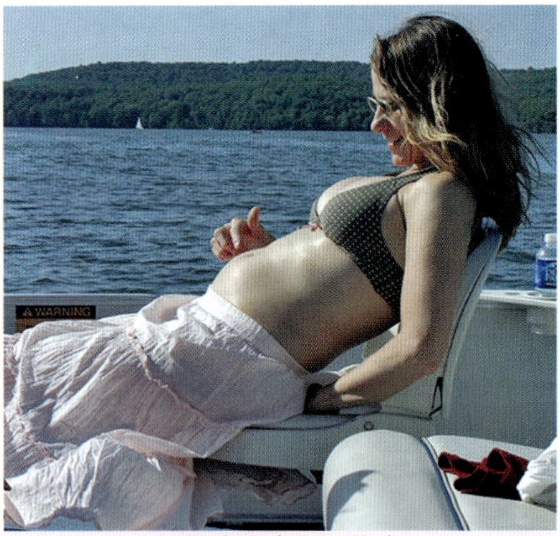

环境幽雅有利于优生

健康小卫士箴言：

不良的生活习惯不仅影响自身的健康，也会危害子孙后代，不良优质生命的孕育，如烟酒等。

培育优质生命需关注：

胎儿酒精综合征主要是发生在长期慢性酗酒的妇女身上。

胎儿烟草综合征是指由于孕妇吸烟造成胎儿死亡、新生儿死亡和婴儿猝死，同时孕期容易发生胎盘早期剥离、出血、胎膜早破、出生后的孩子在身体和智力的发育上，以及精神行为都不正常综合征。

医学研究表明，女性酗酒会影响生殖功能，可使婴儿出生体重降低，还可增加自然流产的危险性和出生前的死亡率。正如人们常说的“酗酒的母亲多畸形儿”，人们早就发现多饮酒对胎儿不利。因此孕期的母亲应戒酒。原因是酒精会影响胎儿正常的生长发育，造成全身多个系统的畸形，这些剂量对成年女性来说并不太大，但对胎儿来说已经达到了致畸作用。这种畸形胎儿称之为“胎儿酒精综合征”。在这些慢性酗酒的妇女中，约有一半孩子会发生这类疾病，病孩的特征是小头、脑积水、脸裂短小、鞍状鼻、鼻孔朝天、面部扁平、耳壳发育不全、有先天性的心脏病、泌尿生殖系畸形并积水、弱智等，造成整个家庭的悲剧。

当前，吸烟在一部分青年女性中已成一种新时尚，怀孕后仍难戒除这种嗜好、或整天与吸烟的丈夫同居一室，长期被动吸烟，都会危及腹中的胎儿，一些胎儿因此受到祸害而发生胎儿烟草综合征。医学研究显示，每天吸烟在5支以上的孕妇，出生后的孩子比正常孩子体重低250克，头围小、胸围小、身长短；患有这种综合征的孩子在子宫内发育迟缓，出生后可发现先天性心脏病、腭裂、唇裂、痴呆、先天性无脑儿，这就给下一代带来无可挽回的损失。

另外，应远离不良的生活习惯和环境，减少辐射，减少污染等。比如，避免大量饮用咖啡，改掉高脂饮食的习惯，养成良好的膳食习惯等。尽可能给自己和胎儿营造一个温馨舒适的环境，同时注意补充叶酸等维生素。

点评：

在美国，胎儿酒精综合征已成为新生儿弱智的第三位。

点评：

不必为怀孕初期喝过一杯葡萄酒或啤酒就顾虑胎儿会发生畸形而作人流。

点评：

每日吸烟在1包以内的孕妇，婴儿围产期死亡率比不吸烟者增加20%；每日吸烟超过1包者，这种死亡率可上升到35%。

点评：

如果丈夫吸烟请避开妻子，以免造成胎儿被动吸烟。

第三节　优孕请进行遗传咨询

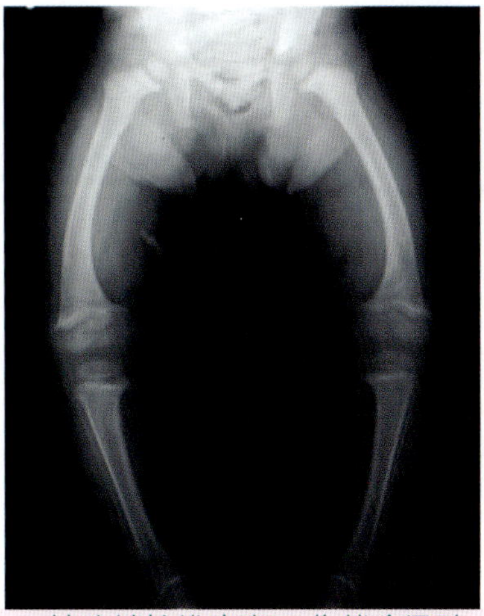

X 性连锁抗维生素 D 佝偻病导致的软骨病　X 线摄影图（O 型腿）

健康小卫士箴言：

人群中每个人都可能携带 5～6 个致病基因，本人可不发病，但增加了后代患病的风险。

培育优质生命需关注：

下列情况者请进行遗传咨询，请医生对能否怀孕，以及怀孕后是否须进行产前诊断等进行指导。

◆ 夫妇双方之一有遗传病家族史。

◆ 一方为遗传病或染色体病患者或携带者。

◆ 女方年龄大于 35 岁。

◆ 有过畸形儿、智力低下儿生育史或反复自然流产等情况。

遗传和疾病

宝宝的遗传基因来自于父母亲。如果有些父母的遗传基因存在着缺陷，传递给子代就会生出患有遗传病的孩子。目前，还有许多遗传病仍让人们束手无策。因此，预防就显得尤为重要。

遗传病是指个体生殖细胞或受精卵的遗传物质发生突变（或畸变）所引起的疾病。我国每年出生的约 2 000 万个婴儿中 1.3% 有先天缺陷，其中的 80%为遗传性疾病。遗传病具有以下 4 个特点：

（1）遗传性：即上代往下代的垂直传递。① 有的患者是首次突变产生的病例，他可以将突变的遗传物质向下垂直传递。②隐性遗传病，致病基因虽垂直传递，但并不表现出症状即健康携带者。③染色体病患者，常活不到生育年龄或不育。

（2）遗传物质的突变或畸形，这是垂直传递的基础，是遗传病不同于其他疾病的主要依据。

（3）如果体细胞遗传物质突变传给了子细胞，也可认为是一种体细胞遗传病，如上面我们谈论的遗传和肿瘤。

（4）终生性积极的防治有可能减轻临床症状，但尚不能改变遗传的物质基础。如呆小病、苯丙酮尿症、半乳糖白症等，一旦造成智力损害无法恢复，危害终生，但早期诊断，早期治疗可明显改善预后。

不要把遗传病和先天性疾病混淆，先天性疾病是指个体出生后随即表现出来的疾病（先天畸形）。大多数先天性疾病实际上是遗传病，但也有某些先天性疾病是在子宫中由于病毒感染、药物引起。有些出生时未表现出来的疾病，也可以是遗传病。如舞蹈病一般在 25～45 岁才发病。

点评：

据美国 MUENCH 统计，儿童住院病人中的 30%，成人的 10%患有部分或完全的由遗传因素决定的疾病。

我国每年约有 70 万例自然流产病例，约 50%为染色体异常。

点评：

智力低下者约有 37%为遗传缺陷所致。我国弱智近 900 万人，其中白痴为 10%。

点评：

疾病是遗传因素与环境因素相互作用而形成的一种特殊的生命过程。人群中有 20%～25%的人为遗传病所累。

第四节　优孕也请父亲努力

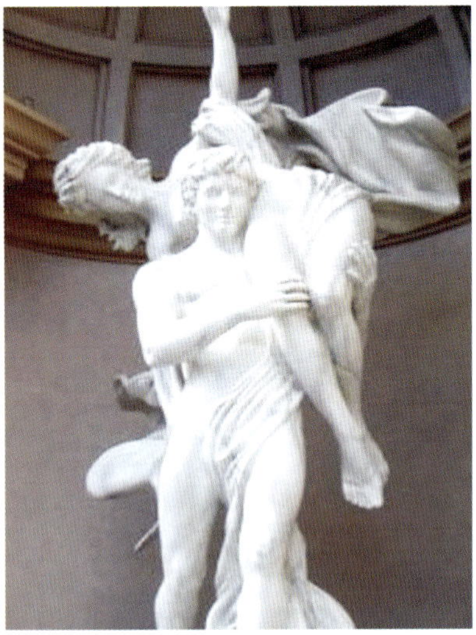

健康小卫士箴言：

如果你想做优秀儿女的爸爸，请你做孕前检查。医学专家认为，在妻子受孕前，丈夫的体检是不可缺少的，发现影响生育的问题应主动地规避，会让宝宝受伤害的风险降低。

培育优质生命需关注：

以下情况请暂缓做爸爸：

- 发现影响生育的疾病。
- 暂时无法远离不良的环境。
- 不适当的药物。
- 未经治愈的传染病。

健康宝宝应有父亲的付出

父亲也要接受孕前检查，孕前检查除了要排除有遗传病家族史之外，还要排除一些病毒性传染疾病，如果这些病毒传给妻子，再传给肚子里的宝宝，将使他们出现先天性的缺陷。父亲要接受很详细的遗传咨询，以减少畸形儿的出生。

为了生育健康的宝宝，父亲要自觉避开一些不利于优生的不良环境。最好先从自己的不良习惯入手，戒烟、戒酒。男性还要避开不良的物理和化学环境，高温、辐射、噪音、汽油等都是容易使精子畸形的环境因素。挥发性气体像二甲苯等也很危险，最好避免接触。

病原微生物也是一种重要的致畸因素。支原体、衣原体、巨细胞、疱疹、梅毒，这些病原体会造成精子DNA出现微小的异常，也许宝宝在出生时没有什么异常，但患癌症、代谢性疾病的危险可能比别的孩子高。如果妻子感染了病毒，出现宫内感染，那胎儿畸形的可能性就更高了。

很多药物也比较危险，常见的治疗传染病的药物，以及一些精神科的药物也对精子有明显的致畸作用。

丈夫补充叶酸对宝宝也有好处。同时注意合理的营养，多吃蔬菜水果，不要喝太多的咖啡和浓茶。在妻子妊娠的前3个月，丈夫就应该开始准备，为机体营造一个优良洁净的内环境，从而缔造出优质的种子。

营养不良和肥胖的男性都是“不合格”的，尤其是肥胖，会影响男性体内性激素的正常分泌，造成精子异常，使胚胎的物质基础受到影响。

点评：

孕育专家施长春主任介绍，想要生个健康宝宝，第一步就是在怀孕前要做一个最全面的身体检查，无论是妻子还是丈夫都要参加。

点评：

病毒可能会直接把自己的遗传信息整合到人类的染色体上，从而让子代发生疾病。

点评：

美国曾经有过一批非常著名的“星期天婴儿”，他们都是在父母周末狂欢、抽烟喝酒后怀孕出生的，结果畸形率非常高，这已经成为优生问题上的“反面典型”，准父母们应该引以为戒。

【案例医评】：可怜的聋哑儿

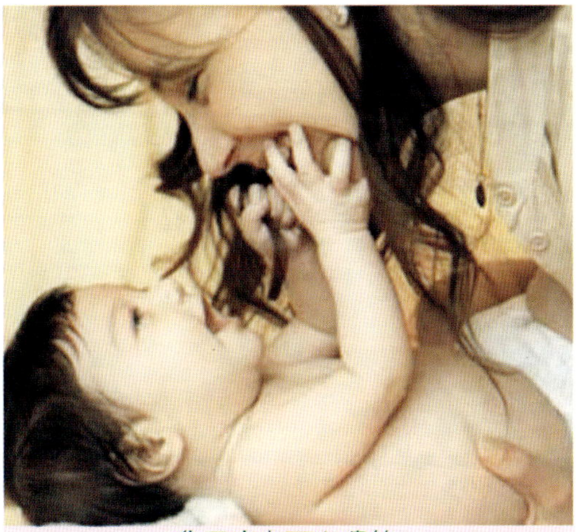
聋哑病也可以遗传

健康小卫士箴言：

隐性遗传病的特点是：病人父母都不发病(不聋)，只是携带致病基因。如果两个致病基因携带者结婚，他们的子女就有 1/4 发病风险，1/4 可能健康，半数可能是致病基因携带者，不发病。

培育优质生命需关注：

◆ 实际调查显示致病基因携带者，约 70%子女不发病，因为大多数父母携带者的是非等位隐性基因，因而出现双重杂合子而不发病的现象。但他们生育聋哑子女的风险仍高达 30%。

◆ 苯丙酮尿症、肝豆状核变性、马凡氏综合征，以及全身性白化症等，也都属于常染色体隐性遗传病。

他与她一个来自湖北、一个来自湖南，到广州打拼一晃几年过去了。广州难得的好天气，习习的春风轻轻地吹着，让人心情舒畅。交易会上，他和她认识了。共同的生活经历、共同的心声把他们紧密结合在一起，他们很快相恋了。广州是外来人口的天地，没有人会干预，只要两个人愿意，同居是那么自然，于是他们在没有进行任何体检的情况下就同居了。他们可都是大龄青年了，同居后最大的困扰是要不要生孩子。

她听说女子到了 35 岁结婚生子会很危险，甚至可能会造成下一代畸形，她不愿把遗憾留给下一代，主张不生孩子，将来赚了钱领养一个，轻轻松松过日子。可是他很不开心，动摇了她的决心。他告诉她：“我们可以先怀孕再领结婚证，反正我们都是流动人口，我会拼命赚钱，不会让你委屈的……”于是他们放弃了避孕，很快她就怀孕了。

眼看孩子快生了，他对她关怀有加，她很幸福。然而不幸的是，见红后到医院住院时，医生告诉她，产前孕妇必须做体检，没想到她被查出患有乙肝“大三阳”，DNA 也呈阳性。医生说，母亲患传染病传播给婴儿的可能性很高，像乙肝母婴感染率在 90%以上，如果 DNA 呈阳性，胎儿患乙肝的可能性更大。不过现代医学手段可以减少母婴传播的几率……

儿子生下来了，乙肝是被终止了。然而，老天偏偏没有把幸运赐给他们，一次，细心的母亲注意到儿子对声音没有太大的反应，到医院检查，竟被确诊患有先天性耳聋。医生说这是一种先天性隐性遗传病……夫妻二人抱在一起失声痛哭……苍天啊，为什么？

点评：

现在未婚同居是那样的自然，人们健康知识的匮乏往往是悲剧发生的根源，很少有人意识到同居前应该体检，就像晨起后要刷牙洗脸。

点评：

母亲患乙肝，在宝宝出生时注射乙肝疫苗和乙肝免疫球蛋白，可有效阻止母婴传播。

点评：

孕前遗传咨询是避免悲剧发生的主要手段。本案家族中已有聋哑病，只是他们不了解对方的家庭情况，同时忽略了“隐性遗传”。

第五节　精心的孕前准备

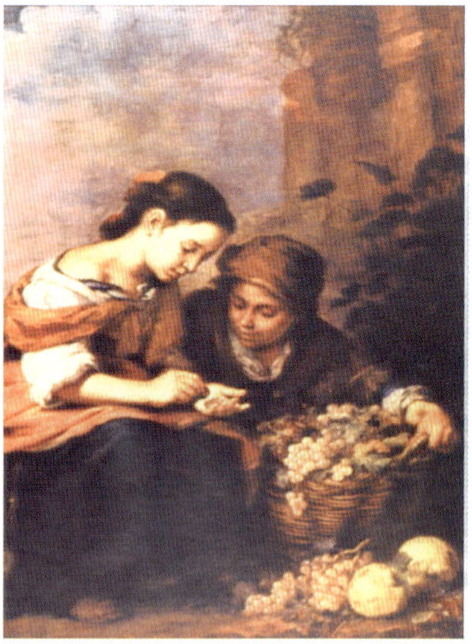

健康小卫士箴言：

孕前准备最好有计划的分阶段进行；每个阶段应该有特定的准备内容；夫妻双方都应该积极参与整体规划。

培育优质生命需关注：

- 孕前精心规划，全面调整生活方式。
- 调整自己的身体到最佳状态。
- 调整自己的心情到最愉悦的状态。
- 孕育出优良的种子。
- 在优良的环境中受孕。

1. 第一阶段：孕前的前半年

（1）全面调整生活方式：首先要戒烟禁酒。研究表明，男性嗜酒酗酒者其精子密度分别降低 32.4% 和 56.6%，精子活动率分别降低 30% 和 38%。在女性易生“酒精综合征”和“烟草综合征”的智能低下儿。喜欢喝咖啡的准妈妈，也要把量限制在一天一杯之内，可乐等饮料最好让它从食谱中彻底消失，取而代之的是新鲜果汁或蔬菜汁；准爸爸最好不要留须，因为胡须吸附的空气中的灰尘和污染物，会通过呼吸进入体内，影响“生产精子”的内环境，也可能在与妻子接吻时，各种病原微生物轻而易举地传染给妻子。

（2）全面体检 ：夫妇双方都应在孕前做体检，评估一下自身的健康状况，是维护性生殖健康、培育健康宝宝的最基本行动。请医生指导你做相应的检查和指导。如发现疾病应尽快医治，以免服用的药物对日后怀孕产生不良影响。

（3）测体温、验精液：连续记录几个月，检测出排卵的稳定程度。丈夫去医院，采集精液样本，分析精子的数量、移动性和活力，判断是否有足够的、高质量的精子。

（4）避免与宠物接触：如果你养有宠物最好远离它；或者带宠物去医院也做个体检，看它体内是否患有寄生虫，如果有还是不要留在身边为好。

（5）远离不良环境：如果工作中经常接触化学物质、超强电磁波等，在准备受孕期间，要特别小心。尤其是准妈妈在生活中应尽量少接触染发剂；一天超过 8 小时以上的微机操作显然也是不健康的。

点评：

人体疾病的发生 60% 是由于不良的生活方式造成的，不良的生活方式同样会导致精卵细胞质量的下降。

点评：

基础体温是女性清晨起床尚未活动时的体温，从月经到排卵前的这段时间，体温比较低。当开始排卵的时候，体温急剧升高，黏液分泌旺盛，表明是受孕的好时机。

点评：

需要注意，你每月至少带宠物去医院检查一次，以确保百分百的安全。

点评：

不良的生活环境同样会造成精卵不健康。

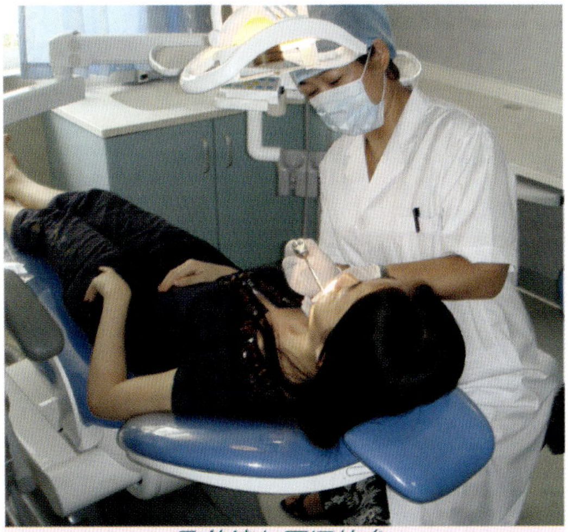
孕前请与牙医约会

健康小卫士箴言：

夫妇双方根据个人的身体情况，选择最佳受孕时间如生物钟高峰期，创造最优受孕环境，从而达到缔造优质生命的目的。

培育优质生命需关注：

◆ 预计宝宝出生时间，并做好充分准备，实现后代优生的各项措施。比如祛除不良生活方式，规避不良生活环境，均衡饮食，合理锻炼等等。

◆ 医学专家指出，计划受孕不可操之过急。

◆ 调查表明：婚后不避孕 1 月内或停避孕后 1 月内受孕率为 53%；3 个月内为 77%；6 个月内为 88%；1 年之内为 92%。

2. 第二阶段：孕前 6 ~ 4 个月

（1）选择受孕时机：8 月份受孕、5 月份分娩比较科学。初秋时节，天气比较凉爽，各种富含维生素的新鲜瓜果、蔬菜，以及充足的肉、鱼、蛋、奶制品，为女性及时摄取并储备多种营养创造了有利条件。等到寒冬时节，准妈妈已经平安地度过了胎儿最易感染病毒的敏感期，临产时，正是凉热适宜的春末夏初，避免了宝宝出生后因为天气炎热而生痱子，也有利于新妈妈的饮食调理和身体恢复。不妨查一下两个人的生物钟节律，在双方节律高峰期受孕有利于优生。

（2）与牙医“约会”：牙齿对怀孕有着特别重要的影响，尤其是当你有龋齿等问题的时候，就应该及时修补。

（3）开始有规律的运动：在进行至少 3 个月以上有规律的运动再怀孕，可促进女性体内激素的合理调配；确保受孕时，女性体内激素的平衡，与受精卵的顺利着床，并促进胎儿的发育健康，避免怀孕早期发生流产；并能明显地减轻分娩时的难度和痛苦。

（4）养成良好的膳食习惯：最好是遵循健康膳食金字塔，同时补充叶酸等维生素。不同的食物中所含的营养成分不同，含量也不等。应尽量吃得杂一些、不要偏食，养成良好的膳食习惯，才能确保今后自己和宝宝都身体健康。

（5）改变避孕方式：建议你提前 6 个月左右停止使用避孕药，而改用避孕套等物理避孕方式或自然避孕法等。避孕套可减少女性对精子产生抗精子抗体，从而提高受孕的几率。

点评：

孕期准妈妈不宜看牙科，应避免 X 射线的检查、麻醉药和止痛药等，对胎儿的影响。所以应在孕前做个口腔保健，洗一次牙，确保牙齿健康。

点评：

晨跑、太极、游泳等运动形式都是不错的选择，即便是每天慢跑和散步也有利于改善体质。运动可以不要求强度，但要注重坚持。

点评：

新鲜的瓜果和蔬菜是天然维生素的来源；特别要提前补充能降低胎儿无脑儿、脊柱裂等神经管畸形的叶酸。可选择专为孕妇设计的爱乐维等复合维生素叶酸片。

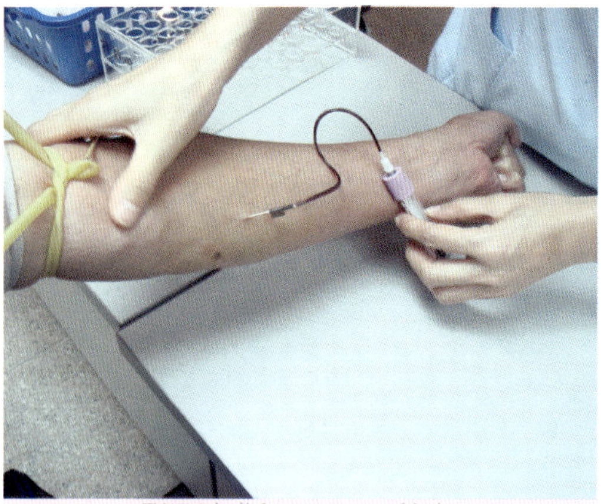
到医院进行 STORCH 筛查

健康小卫士箴言：

研究表明：人类卵子在排卵后最多只有12~24小时的寿命。精子活力持续时间在较大程度上受女性生殖道内环境的影响。

培育优质生命需关注：

◆ 男性射精后一般精子留在阴道里8小时就会死亡。

◆ 精子进入宫颈内，而宫颈管内黏液性状、酸碱度比较适宜时，精子可存活3天。

◆ 一般多主张让精子提前天1~3天进入女性生殖道去等候卵子，与卵子相会，这样，受精机会较大。

3. 第三阶段：孕前3~1个月

（1）调整性生活频率：在计划怀孕的阶段里，要适当减少性生活的频率。准爸爸应通过增加健身的次数，以保证精子的数量和质量。

（2）保证生殖系统的卫生：保持生殖系统的卫生，就是保证“土壤”的健康，所以，准爸妈要特别注意日常生殖系统的护理。尤其要注意避免患上宫颈炎、子宫内膜炎、龟头炎、前列腺炎等疾病，因为这些疾病会影响受精卵的着床。

（3）考虑 STORCH 筛选：为方便记忆可以用 storch 来表示。s 是 syphilis 梅毒；t 是 toxoplasmosis 弓形虫；o 是 other 其他；r 是 rubella 风疹；c 是 cytomegalicvirus 巨细胞病毒；h 是 herpes simplex 单纯疱疹。这是一项针对至少6种可能严重危害胎儿发育的宫内感染病原体而进行的筛选。根据检测结果来估算胎儿可能发生宫内感染乃至畸形、发育异常的风险，最大限度保障生育一个健康的宝宝。

4. 第四阶段：前1个月——怀孕

经过长时间的准备，夫妻双方的身体都处在孕育宝宝的状态了，现在就将进行最后的冲刺阶段。在这个月里，应尽可能地放松心情，放弃一切“防范措施”。为了增加“命中率”，在月经周期中的“易孕阶段”，围绕排卵前后的生理征象，从而确定排卵日期，选择最理想的受孕日同房。研究发现，做爱的最佳时间是下午5~7时。因为无论是精子的数量还是质量，一天中变化都很大，而这段时间则达到高峰，恰好也在此时，女性最容易受孕。选择这样的时间做爱，一个可爱而健康的“准宝宝”，就可能会如愿以偿地落户于你的子宫。

点评：

医学研究证实节制5~6天，男性的精子数量和质量明显提高。一般人工受精取精子时也是建议5~6天。

点评：

病毒感染不但危害母体，同时可造成宫腔感染，通过胎盘危害胎儿，造成胎儿畸形。

点评：

受孕日期还应安排在人体“生物钟”的高潮期。这个时期，精力充沛、旺盛，精神愉快，各系统、器官的功能处于最佳状态，“种子”质量高。此时受孕，容易生出个“神童”来。

第六节　相约爱巢——输卵管壶腹部

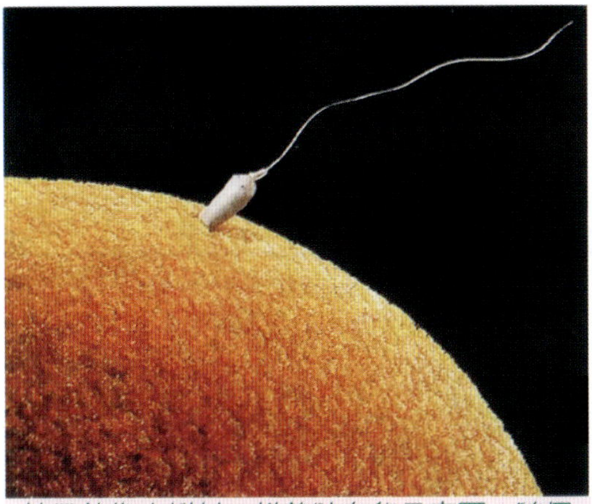
精子就像小蝌蚪一样着陆在卵子表面，随尾巴的摆动然后钻进卵子内部

健康小卫士箴言：

弱碱性的内环境有利于精子的存活，尤其是Y精子的存活。

培育优质生命需关注：

◆ 专家提醒，人类的最佳生育年龄是25~28岁。

◆ 随着年龄增长，人的生育能力在不断下降，此外，过晚怀孕，卵子质量下降，胚胎畸形的几率增高。

◆ 骨盆韧带的老化会造成难产。

◆ 最佳怀孕时机不可错过！未来宝宝的健康掌握在你的一念之间。

给精哥哥和卵妹妹相遇创造一个温馨的环境和梦幻般的激情

优良美好的环境不仅是人类享受优质生活的条件，也是精子、卵子，以及受精卵的形成生长的必要条件。如果外界条件恶劣，伤害了精子或卵子，这时勉强受精，所形成的胎儿便可能出现缺陷。受精卵遇到恶劣的环境，同样也可能造成出生缺陷。在难以避免的不良外界条件下，要想优生，便只好暂时实行避孕了。另外，体内环境的“洁净”，不仅是优质精卵免受伤害的保证，同时也是孕育优质生命的基础。因此孕前内环境的调整显得尤为重要。

在性实验室里发现双方都达到性高潮时射精，则精子的活力旺盛，精液中的营养物质及激素充足，有利于精子及早抵达卵子的所在地输卵巢管壶腹部——输卵管远端1/3处。这样便可减少在运行过程中受外界因素(主要是阴道的酸性环境)的杀伤；而女性处于性高潮时，体内激素分泌旺盛，卵子生命力强，宫颈由于性的兴奋而分泌多量的碱性分泌液，这些碱性液体可中和阴道的酸性浓度，以便降低对精子的杀伤力。同时也使精子在通过子宫颈时得到碱性液的“保驾护航”，到达子宫腔后又使“获能”(获得能量以提高其运行及穿入卵子的能力)更为充分。而且，女性高潮时尚出现阴道及子宫的收缩和宫腔内的负压现象，有帮助精液或精子向前推进的作用，使精子爬行的时间及路程大大缩短。性高潮是男女婚后的渴求，但它的出现是需要在环境和心境的优化及协调情况下才能达到的。

性高潮是提高婚姻生活质量必不可少的重要条件，夫妻双方在情欲极度高峰时受孕，会使内分泌系统分泌出大量有益于健康的酶、激素及乙酸胆碱等，使夫妻双方的体力、智能处于最良好状态中。是实现优生的良好条件。

点评：

前面在概述里已经提过有关优化受孕的最佳时间就是优化的环境＋优化的心境。

点评：

前面提到了胎儿烟草综合征和胎儿酒精中毒综合征。这说明，在大量吸烟酗酒的阶段应采取避孕措施。

点评：

采取一些新鲜的小技巧来延续高潮。“性”致盎然有助于增加受孕的几率。别把亲密当成任务来完成，运用你的想象，让气氛更加热烈一些！

第七节 孕前中药调养须知

健康小卫士箴言：

生命的开始是从受精卵开始的。很多孕妇都知道怀孕后要补充营养，却不懂得在孕前也要调养好身体。其实宝宝的健康与智力，尤其先天性体质是否优质，往往在受精卵的那一刻就已经决定了，可见孕前的调养是十分重要性的。

培育优质生命需关注：

◆ 培育优质宝宝对父母精子和卵子的质量，以及受孕时的身体状况提出较高的要求。

◆ 为了保证母婴健康，必须从受孕前就开始调整自己的营养，并按照《中国居民膳食指南》的标准，做到平衡膳食。

◆ 阳虚体质饮食调养要点：注意少吃寒凉、生冷之品。

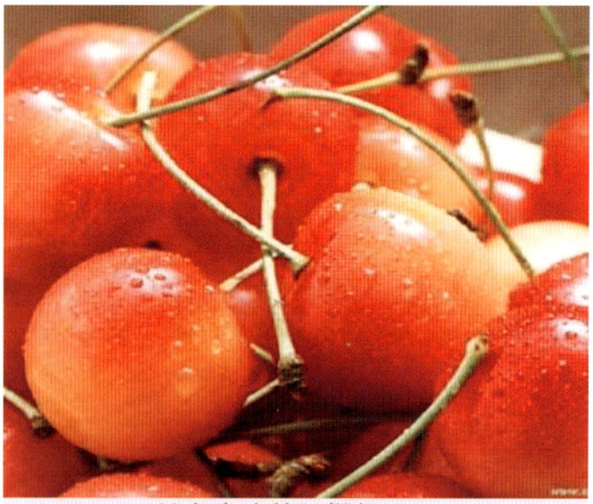

益血生津的红樱桃

1. 孕前调养益于孩子一生

美国科学家的最新研究发现，“垃圾食品”中的反式脂肪是妇女受孕的隐形杀手，反式脂肪可导致妇女患不孕症的几率增加70%以上。均衡营养是健康生育的基础。怀孕，不仅在心理上、物质上都要有充分的准备，最为重要的是要有健康的身体，这样才有条件顺利受孕，才能担起“十月怀胎”的重任。从孕前就培养合理的饮食习惯和健康的生活方式，然后结合月经情况，根据本节介绍的有关知识，按中医的气、血、阴、阳为重要法则，辅以调肝、补肾、健脾进行孕前调养。通过调养一定会给你带来健康、聪明、可爱的宝宝。

点评：

在你决定怀孕前，最好先去医院做一次身体全面检查，排除器质性疾病。

2. 孕前中药调养实施方案

（1）阳虚体质调养方案：

◆ 阳虚体质特征：形体偏胖，精神状态不好，总没精打采；面色灰暗，缺少光泽；常感到身体疲惫，没有力气，喜欢躺着；浑身无力，懒得说话，语声低微；怕冷，四肢发冷，手脚经常发凉；口中乏味，不喜喝水、或喜热饮；大便偏稀，小便多，或浮肿，小便不利。

◆ 饮食调养妙方：虫草全鸡汤：取冬虫夏草10克、老母鸡1只，姜、葱、胡椒粉、食盐、黄酒适量。将老母鸡杀好去毛、内脏洗净，鸡头劈开后纳入虫草10枚扎紧，余下的虫草与葱、姜一同放入鸡腹中，放入罐内，再注入清汤，加盐、胡椒粉、黄酒，上笼蒸1.5小时，出笼后去姜、葱，加味精调味即可。

◆ 温补鹌鹑汤：鹌鹑2只、菟丝子15克、艾叶30克、川芎15克，加清水1 200克煎至400克，去渣取汁；药汁与鹌鹑一同隔水炖熟。

点评：

虫草全鸡汤功效：补肾助阳，调补冲任。

点评：

温补鹌鹑汤功效：温肾固冲，适用于妇女宫寒，体质虚损者。

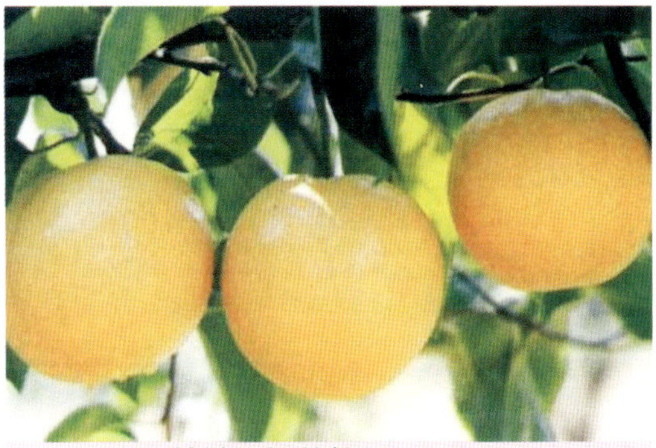
健脾和胃的橙子

健康小卫士箴言：

在孕前开始就应该有意识地调整营养结构，平衡淀粉、蛋白质和脂肪三大营养物质的摄入，并且可以从孕前 3 个月开始服用针对孕妇的特殊需要配比的复合维生素补充剂。

培育优质生命需关注：

◆ 阴虚体质饮食调养要点：

饮食上少食助阳之品，多食黑木耳，藕汁等清热、凉血止血之品。煲汤时可酌加生地、麦冬等生津滋阴之品。

◆ 血虚体质饮食调养要点：饮食上忌食辛辣动血之品。可进补阿胶、枸杞子、红枣、当归等补血之品。

（2）阴虚体质调养方案：

◆ 阴虚体质特征：形体偏瘦，面色偏红；时常午后感觉烘热，口燥咽干；舌红，苔少或干；喜冷饮；易心烦急躁，夜寐不安；大便偏干。

◆ 饮食调养妙方：

1）海参粥：取海参 15 克、大米 60 克，葱、姜末适量。将海参用温水泡发后洗净切成小块，大米洗净，放入锅中，加入海参、葱、姜末、盐及水熬成粥即可。

点评：

海参粥功效：滋阴养血、清泻虚火。

2）淡菜薏苡仁墨鱼汤：取淡菜 60 克、干墨鱼 100 克、薏苡仁 30 克，枸杞子 15 克、猪瘦肉 100 克。将墨鱼浸软洗净，连内壳切成段；淡菜浸软洗净；猪瘦肉切块。把三者一起放入沙锅，加清水适量，大火煮沸文火炖 3 小时，调味。

点评：

淡菜薏苡仁墨鱼汤功效：滋阴补肾。

（3）血虚体质调养方案：

◆ 血虚体质特征：面色苍白、或者枯黄，没有光泽；嘴唇、指甲缺少血色；头晕目眩、心悸失眠、手足麻木；月经量少、或月经后期，或闭经；舌淡苔白。

◆ 饮食调养妙方：

1）枸杞肉丁：猪肉 250 克、枸杞子 15 克、番茄酱 50 克。将肉切成小丁拍松，加酒、盐、湿淀粉拌匀，油炸至酥，枸杞子磨浆，调入番茄酱、糖、醋，成酸甜卤汁后倒入余油中，炒浓后放入肉丁，拌匀即可。

点评：

枸杞肉丁功效：补益肾精、滋养阴血。

2）乌贼骨炖鸡：乌贼骨 30 克、当归 30 克、鸡肉 100 克，精盐、味精适量。把鸡肉切丁，当归切片，乌贼骨打碎用纱布包好，装入陶罐内加清水 500 毫升，精盐适量，上蒸笼蒸熟即可。

点评：

乌贼骨炖鸡功效：乌贼骨有收敛止血的作用，当归和鸡肉都是补血佳品，所以对血虚型月经过多，颇具疗效。

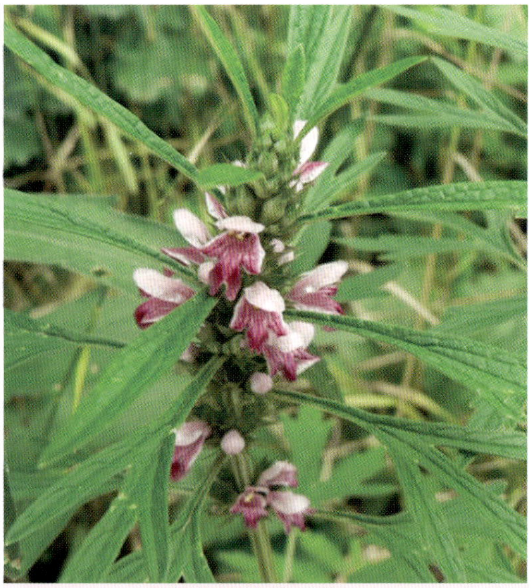
活血调经的益母草

健康小卫士箴言：

妊娠早期胚胎所需要的营养，可直接从子宫内膜储存的养料中得到，所以孕前的营养准备很重要。为了在孕前调养好身体，应该合理地调配膳食，多吃各种富含营养素的食物，如肉类、豆制品、蔬菜和水果等。

培育优质生命需关注：

◆ 气虚体质饮食调养要点：

可食一些补中益气的药膳，如黄芪、党参、红枣、桂圆、羊肉、高苣姜等。

◆ 肝郁体质饮食调养要点：忌食油腻及不易消化的食物。煲汤时可用郁金、香附、佛手瓜等去郁之品；另外还可以饮用玫瑰花、茉莉花等花茶。

（4）气虚体质调养方案：

◆ 气虚体质特征：身倦乏力，少气懒言；爱出汗，劳累时症状加重；头晕目眩，面色淡白。

◆ 饮食调养妙方：

1）枸杞莲子汤：取莲子150克、枸杞子25克、白糖适量。将莲子用开水泡软后剥去外皮，去莲心，再用热水洗两遍；枸杞子用冷水淘洗干净待用；钢精锅加适量清水，放莲子、白糖煮沸10分钟后，放入枸杞子再煮10分钟，即可盛碗，佐餐食之。

2）益脾饼：取白术20克、鸡内金10克、干姜4克、红枣175克、面粉350克，食盐、食用油各适量。将白术、干姜用纱布包起扎紧，放入沙锅内，下洗净去核的红枣，加适量水，先旺火烧沸转文火熬1小时左右，药汁留用；枣肉取出捣成泥，与面粉，研成细粉的鸡内金、食盐、药汁和成软面团。然后分成小面团，擀成薄饼，文火烙煎，做三餐主食用。

（5）肝郁体质调养方案：

◆ 肝郁体质特征：胸肋部、小腹胀痛或窜痛。胸闷，喜欢长出气。抑郁或易怒。咽喉如梗，吞之不下，吐之不出。乳房胀痛、月经不调、痛经或闭经。

◆ 饮食调养妙方：

1）郁芍兔肉汤：取兔肉100克、白芍15克、郁金12克、陈皮5克、将兔肉洗净切块，与白芍、郁金、陈皮一起入锅，文火煮2小时，再加食盐调味即可，食肉饮汤。

2）茉莉花糖茶：取茉莉花5克、白糖10克。将茉莉花、白糖入杯，用沸水冲泡15～30分钟即可。

点评：

枸杞莲子汤功效：补中益气，补肾固精，养心安神。为肝肾不足、眩晕、耳鸣、腰酸、气短等症的食疗佳品。

点评：

益脾饼功效：健脾、益气、开胃。可用于脾弱气虚，运化失常所致的食少便溏，脘腹胀满，倦怠无力等症。

点评：

郁芍兔肉汤功效：理气解郁，养肝益血。

【案例医评】：激情创造高智商

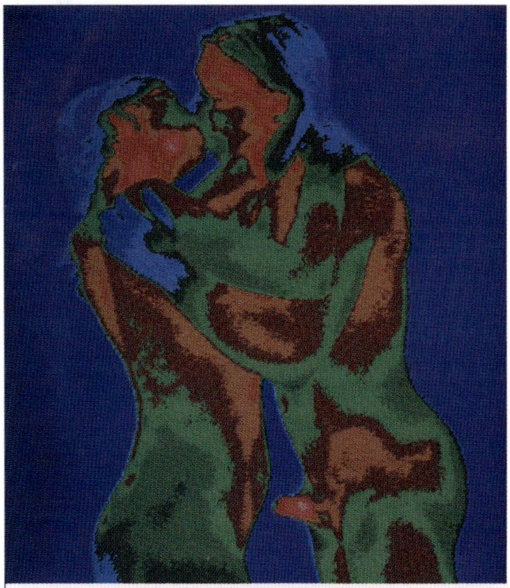
激情有利于优生

培育优质生命需关注：

◆ 女性进入性高潮时，阴道外1/3充血肿胀，对阴茎具有“紧握”作用；阴道内1/3则扩张呈球形，形成“精液池”，以便性交后储存精液，减少向外流出，利于受孕。

◆ 性高潮时，子宫腔内负压增大，有利于精子进入子宫。

◆ 女性进入性高潮，子宫、输卵管会出现较强的收缩、蠕动，输卵管伞端的拾卵作用也大大加强，这些都有利于卵子的运动和受精。

◆ 男性在性和谐中射精，由于精液激素充足，精子活力旺盛，有利于及早抵达与卵子会合，减少在运行过程中受到外界因素的伤害。

他和她结婚1年了，又是大龄，很盼望有个孩子；而他们都是独生子女，两家老人盼星星盼月亮，都是想盼个孙，一见就问，甚至连宝宝的小衣服都准备了好几套。他们有自己的规划，先是健康咨询，后是生活调整，健康调理，一晃1年很快就过去了……

是夜，星光闪烁，天高月明，正是他和她造爱缔造优质生命的美好时光。她吻着他的唇，轻声地说：“亲爱的，这个月是我们两个生物钟的高峰，我们经过这么长时间的准备，送子观音今晚会给我们一个活泼、健康、聪明的儿子。”“应该会如愿以偿地，亲爱的，是个儿子就叫壮壮吧。”他温情、轻声地说着：“活泼、健康、聪明，”以此为节拍抽动着……

他和她享受着性生活美妙绝伦的快乐。小别5日的他更显得激情洋溢，她也焦渴欲燃，那种美妙遍布他和她的全身，遍布他和她的三万六千个毛孔，三万六千个细胞……

于是她把臀部轻轻抬高，她呻吟着，阴道有节律地轻握着……她完全进入了高潮，他的每一次都会像美丽的电波一样自下向上遍布心田……他也同样进入了高潮，勃勃的阴茎触到了宫颈的一刹那，像闪电一样他再也不能自持，他完完全全陶醉了、完完全全把美丽的精虫深深地交给了她，她配合着将臀部进一步抬高，轻轻地蠕动着身躯……

她继续将臀部抬高，并保持此体位半小时，以减少性交后精液外流，他继续扶触拥吻她，让她尽享那美妙的快乐。

2年后，医生给他们的壮壮测算，其智商达到130%。医生说，“你们的壮壮应该是个神童，好好培养将来一定会大有作为”。

18年后，他们的壮壮参加高考，高中理科状元，被国外一所名牌大学破格录取……

点评：
孕前的准备是优孕的基础，不能操之过急。

点评：
男女双方生物钟的高峰期，实际上是双方的身体和心情达到了最佳状态，此时受孕有利优生。

点评：
男性精子射入阴道后，在女性生殖道内运行抵达输卵管，准备与卵子“鹊桥相会”。抬高臀部可以接受更多的精子，而对准宫颈射精更可以减少精子活动的路径。

第三编

优孕编

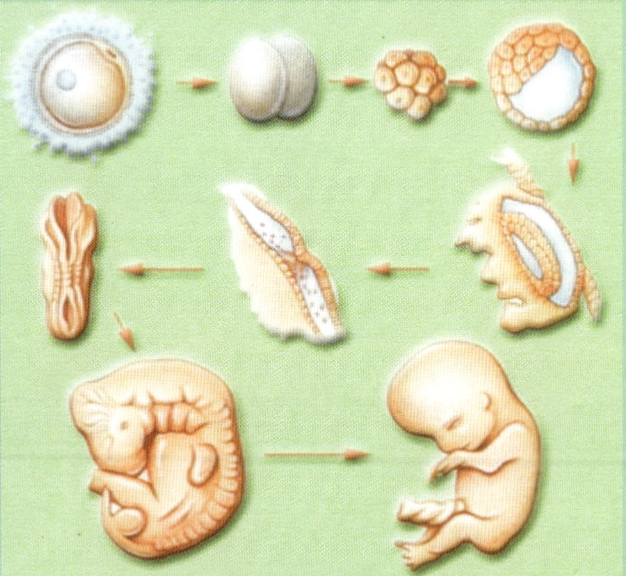

人的胚胎发育图

编前话语

孕期是你人生的特别经历，也是你和你的先生美好的旅程。告别，每月来访的月经姑娘；告别，毫无顾忌地人生履历；告别，粗犷狂野的性生活。享受，淋漓轻松的孕吐；享受，美妙独享的胎动；享受，身材微妙渐变的曲线；享受，滑腻无遮拦温柔特别的性事……

本编由时间作导线，带你详细了解不同孕期知识要点。

第六课 生命的开始和呵护

健康小卫士箴言：

生命是从卵受精那一刻开始的。受精卵在母体子宫内历时266天，发育为成熟的胎儿。孕期过程要有一定的保健知识和保健意识。新生命在母体中发育，有3个不同的阶段，每个阶段都有一定的规律和特点，因此要孕育一个优质生命应把握不同的特点，按规律进行保健和调养。

培育优质生命需关注：

孕期共分3个阶段：

◆ 胚前期：从受精～第2周末，二胚层胎盘出现。

◆ 胚期：第3周～第8周，此期包括三胚层的形成和分化，各主要器官原基建立，外形已初具人形。

◆ 胎儿期：第9周～出生，各器官进一步发育完善。

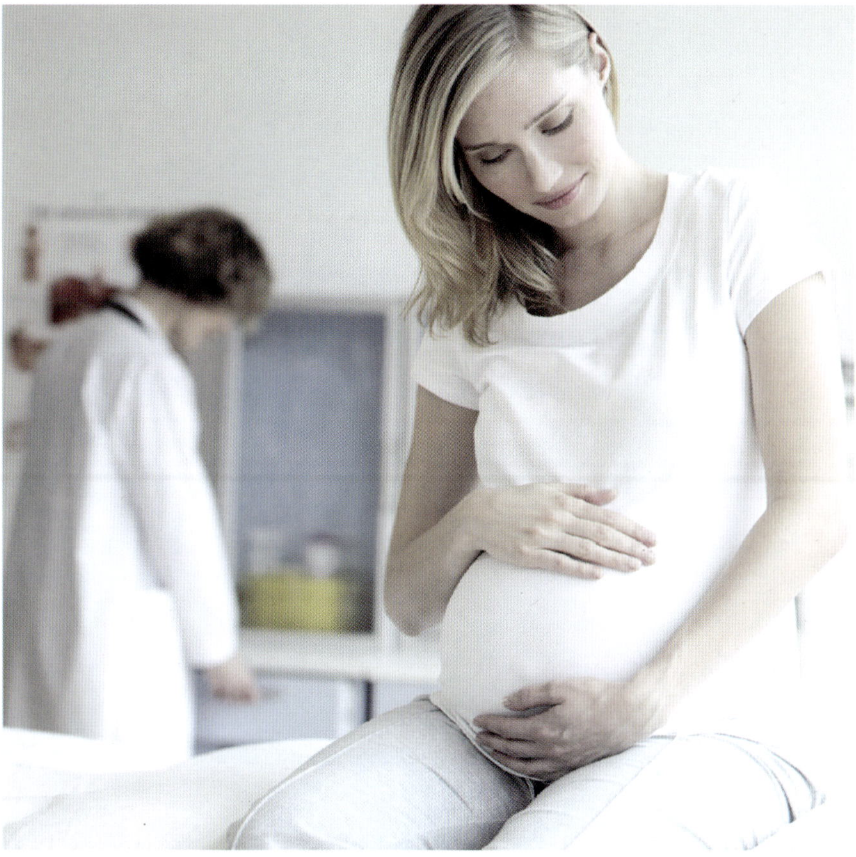

孕期呵护分阶段进行

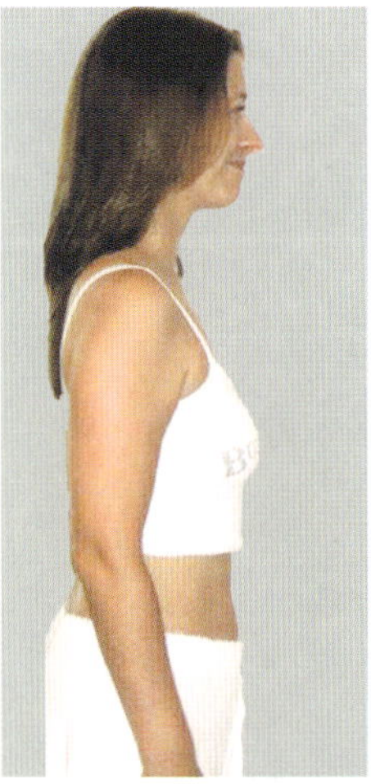
第5周

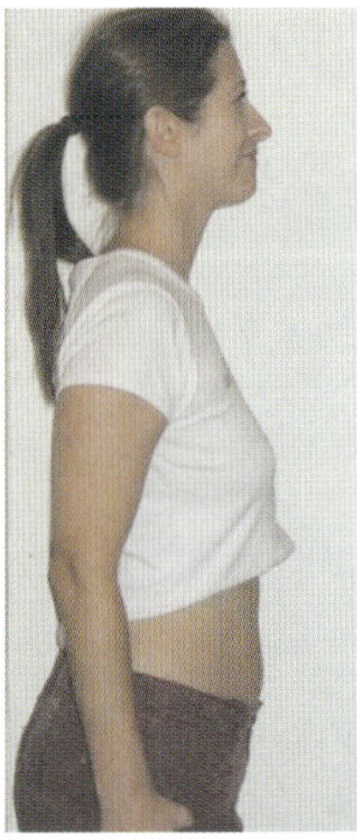
第6周

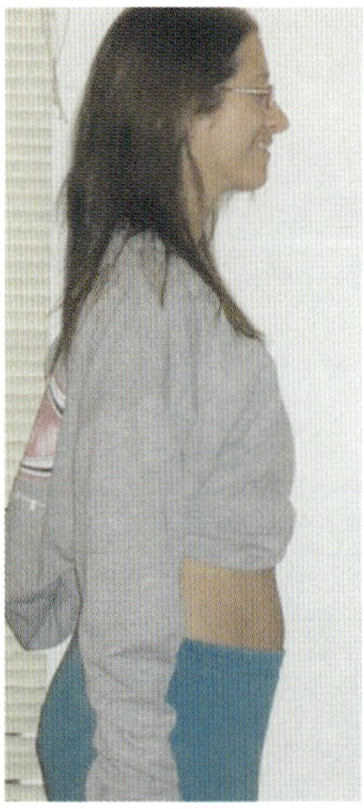
第7周

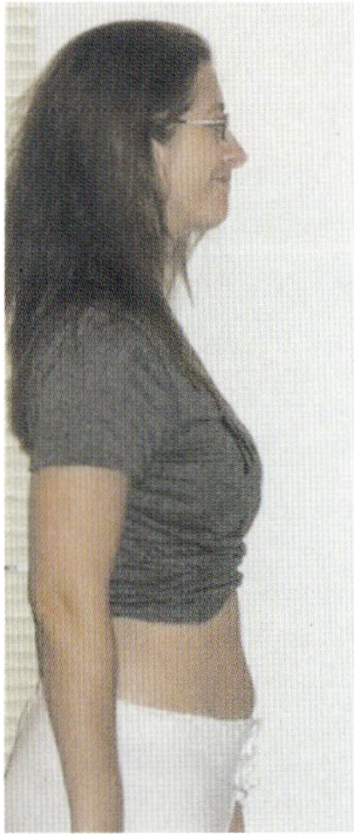
第8周

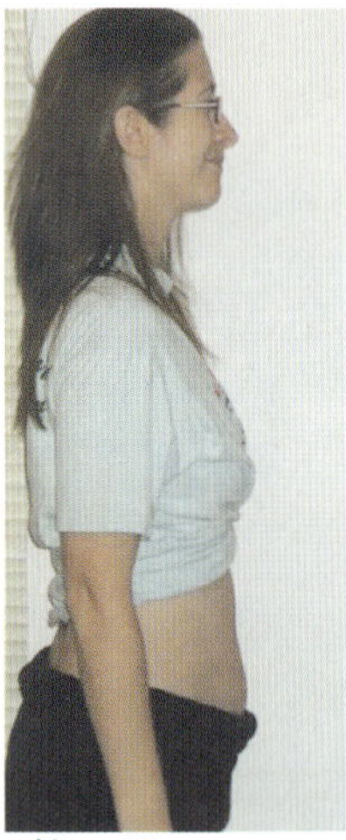
第9周

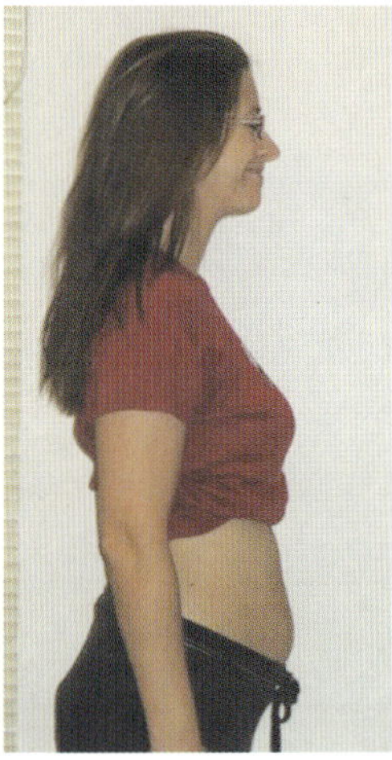
第10周

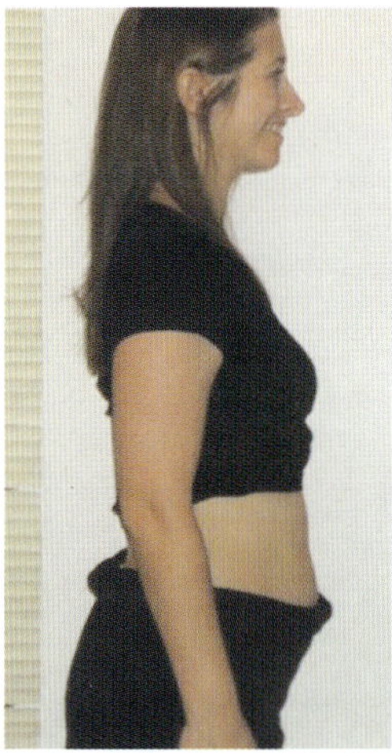
第11周

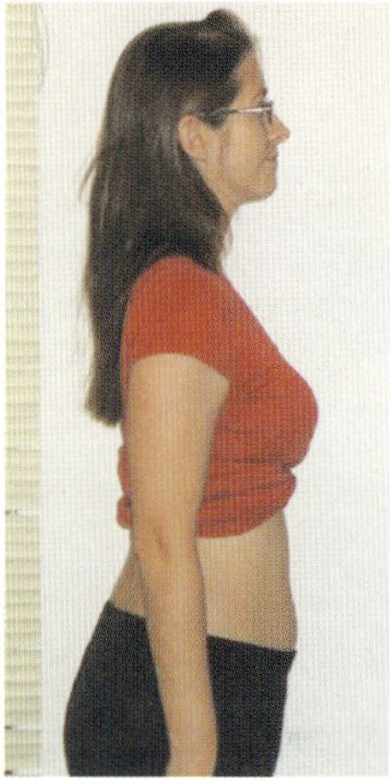
第12周

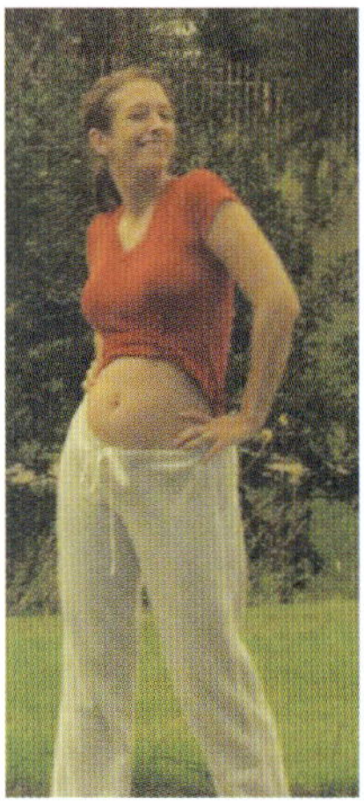
第13周

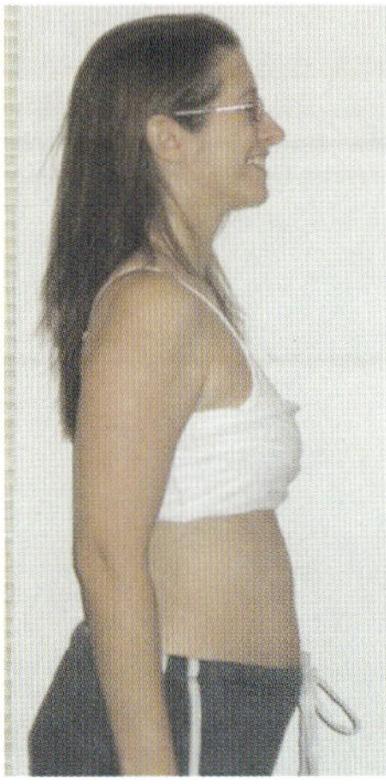
第14周

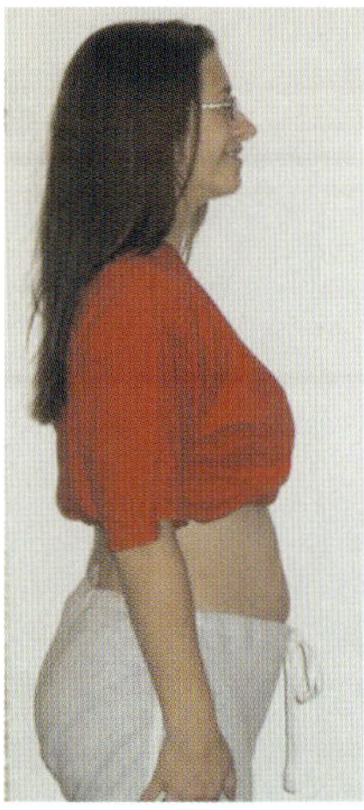
第15周

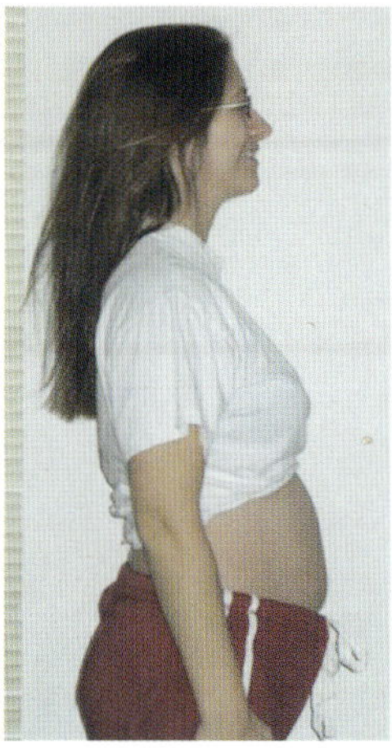
第16周

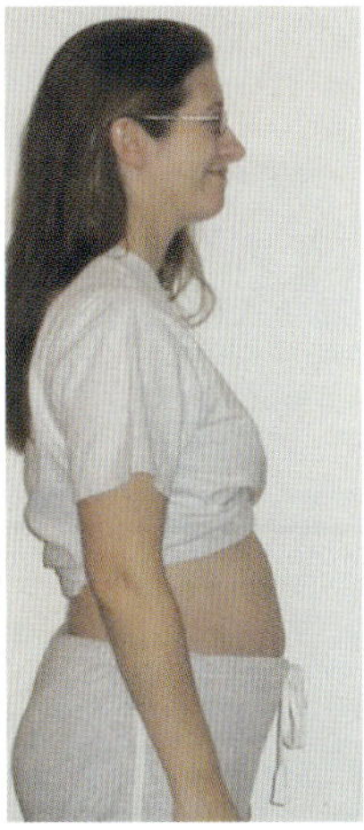
第 17 周

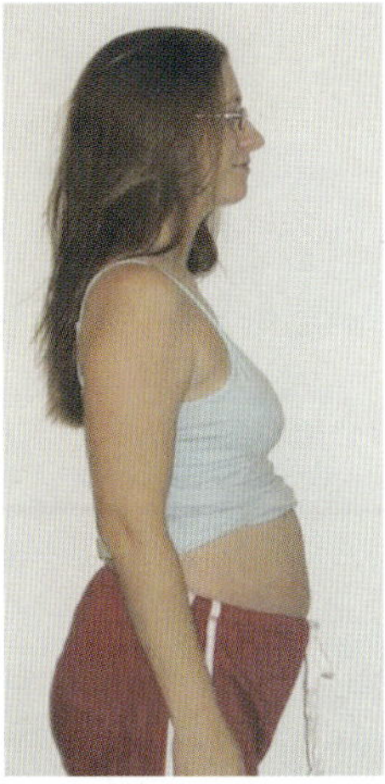
第 18 周

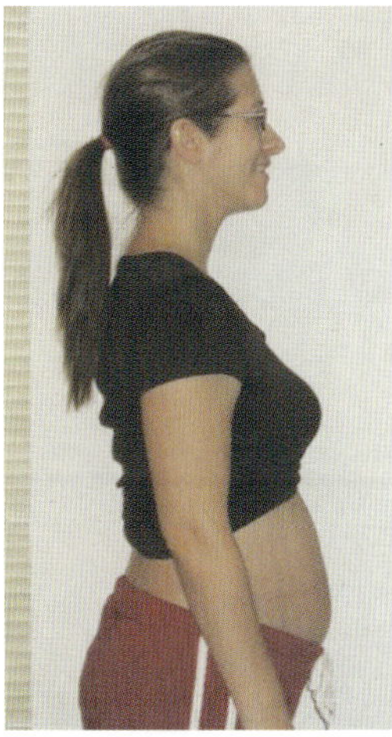
第 19 周

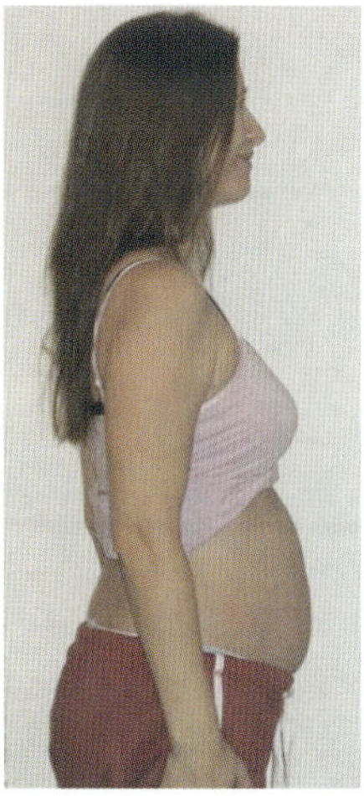
第 20 周

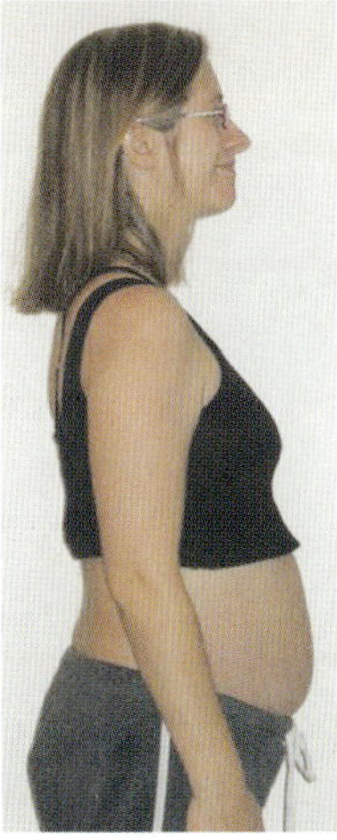
第 21 周

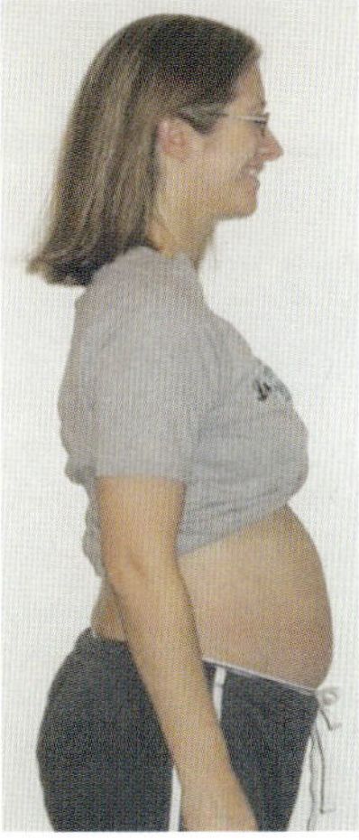
第 22 周

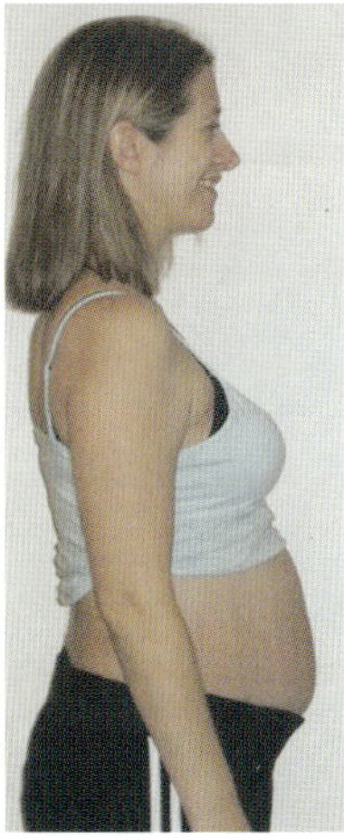
第 23 周

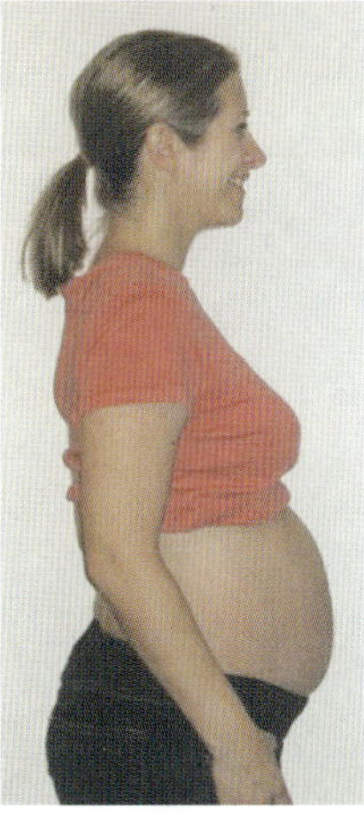
第 24 周

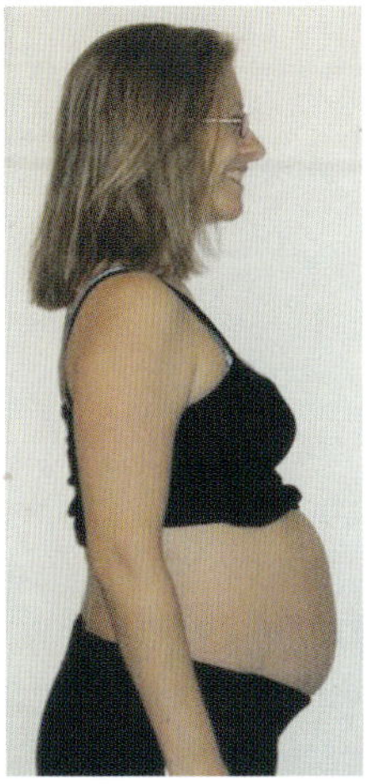
第 25 周

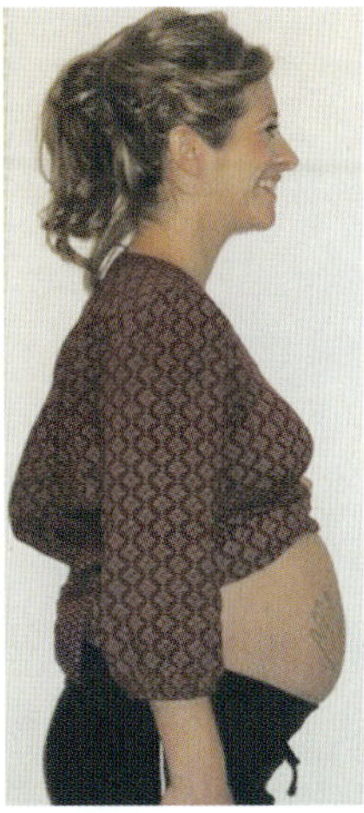
第 26 周

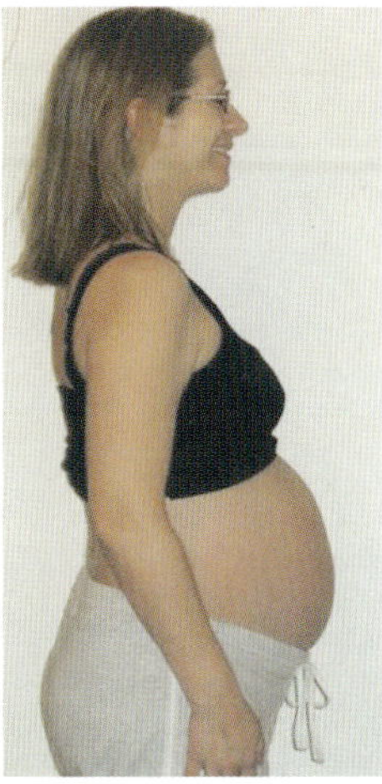
第 27 周

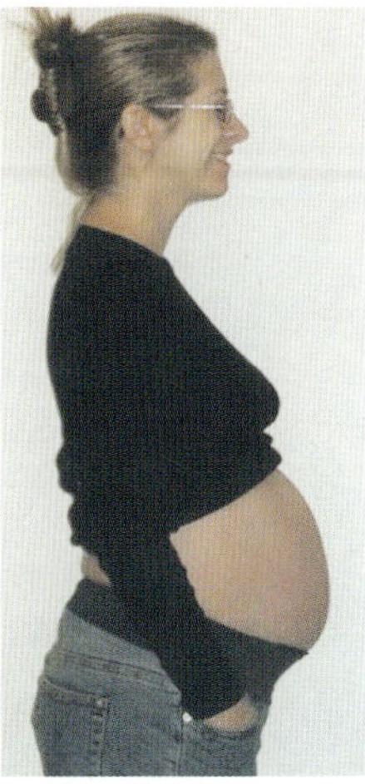
第 28 周

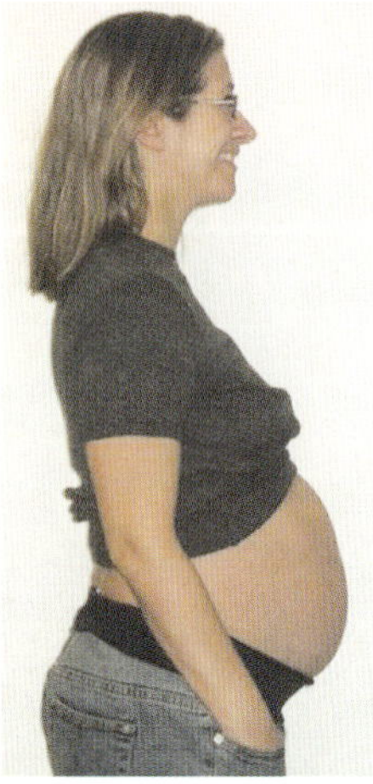

第29周

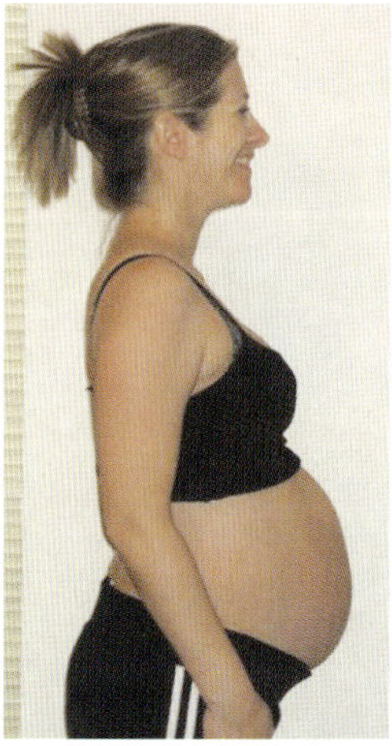

第30周

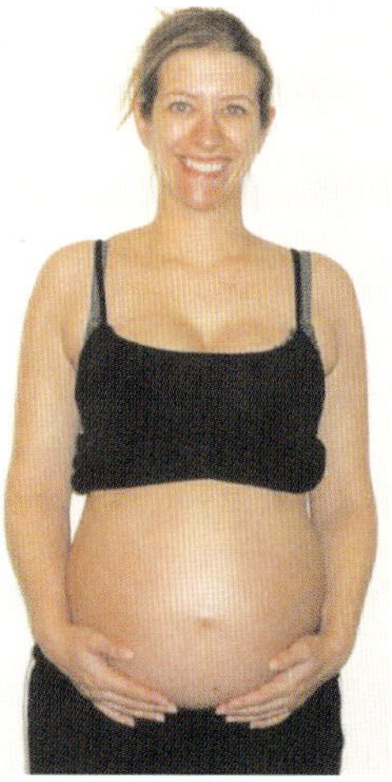

第30周

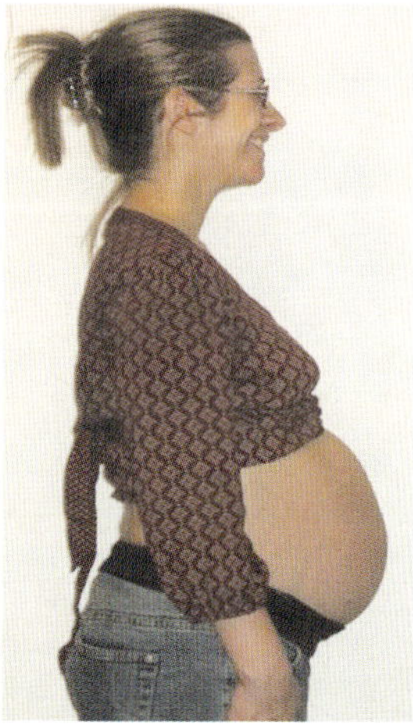

第31周

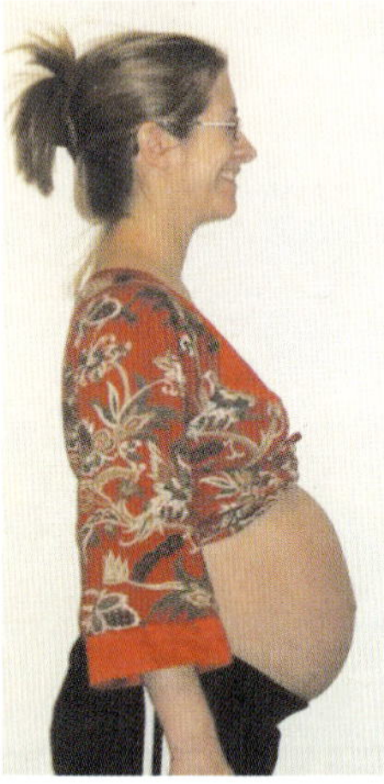

第32周

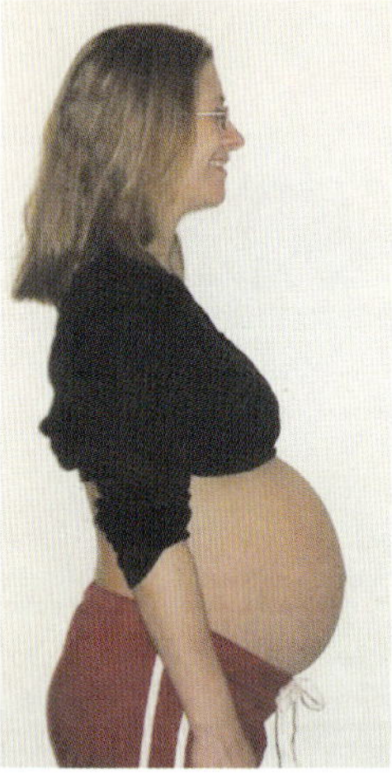

第33周

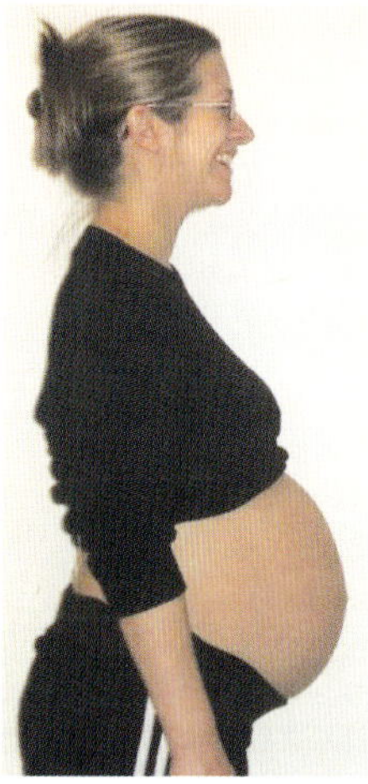

第34周

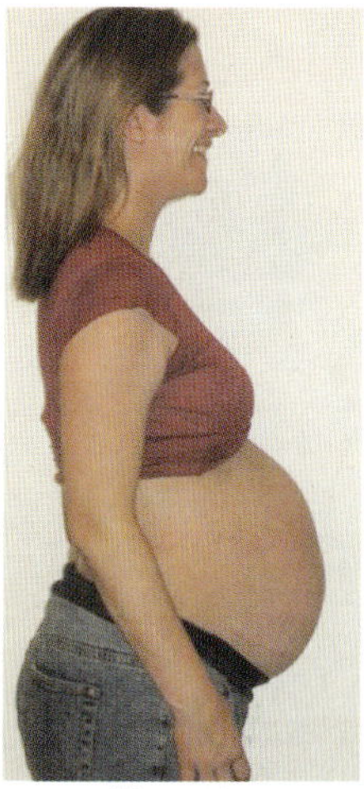

第35周

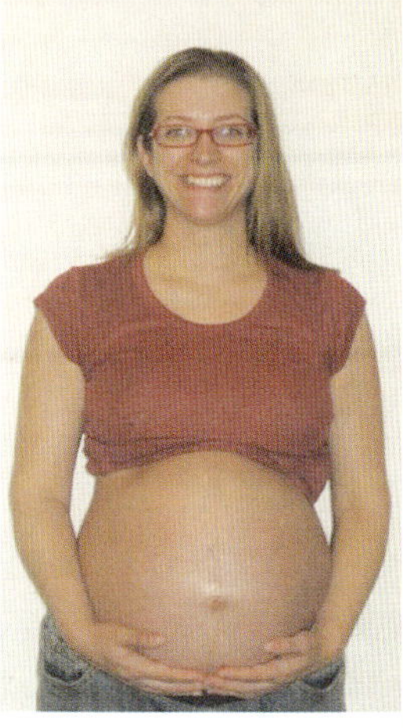

第35周

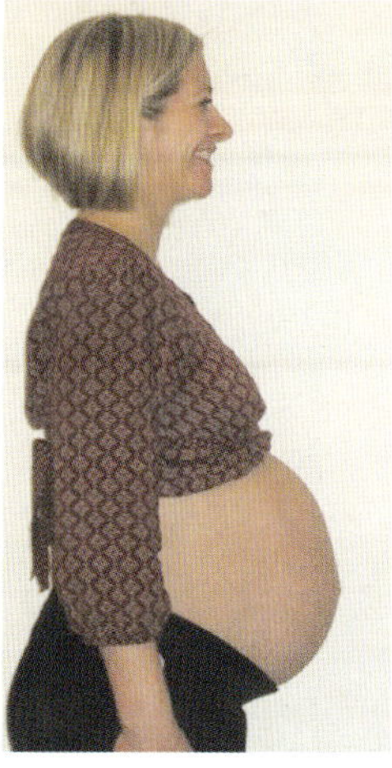

第36周

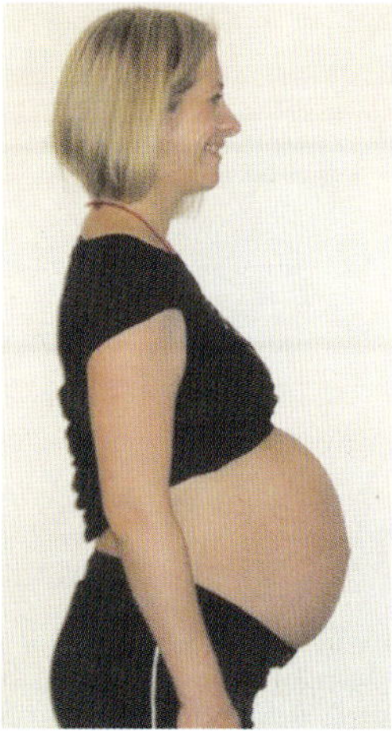

第38周

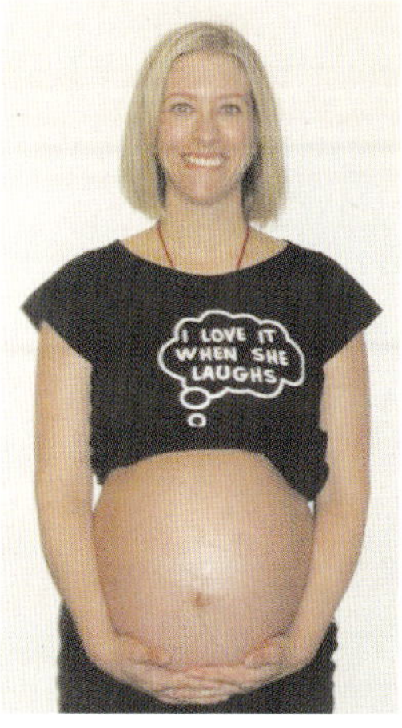

第40周

第一节　受孕小常识

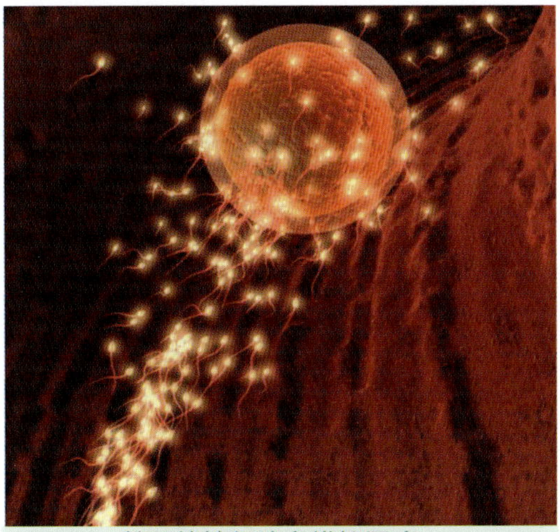

美丽的精卵结合模拟图案

健康小卫士箴言：

女性的排卵日期一般在下次月经来潮前的14天左右。卵子自卵巢排出后，在输卵管内能生存1～2天，以等待受精；男性的精子在女性的生殖道内可维持2～3天受精能力，故在卵子排出的前后几天里性交容易受孕。

培育优质生命需关注：

◆ 受孕是一个复杂的过程，受很多因素的影响。正常情况下每个月都会排卵，但排卵期同房不一定怀孕。如果双方身体健康、在排卵期多试几次，一般会怀孕的。

1. 受孕过程

性交时，男子每次排出约2亿～4亿个精子。精液射入阴道后大部分从阴道内排出。因为宫颈管黏液呈碱性，小部分精子依靠尾部的摆动前进，很快即游向宫颈管，精子释放一种酶溶解宫颈黏液；性交时子宫收缩造成的负压及输卵管蠕动加速了精子的运行；输卵管肌层的蠕动，黏膜纤毛的摆动、及黏液细胞分泌的输卵管液的流动，导致了精子由宫腔向输卵管壶腹部的运行。在终点站——输卵管壶腹部，在那里等待和卵子结合。

精子从阴道到达输卵管最快时间仅需数分钟，最迟4～6小时，一般1～1.5小时。精子在前进过程中，沿途要受到子宫颈黏液的阻挡和子宫腔内白细胞的吞噬，最后到达输卵管的仅有数十条至一二百条。精子在和卵子受精前，还要在女性生殖腔内经过一段时间的孵育后，经过形态、生理、生化的改变，才具有受精能力，这个过程称为精子获能。

获能的精子再穿透卵子的卵丘、放射冠、透明带将发生顶体反应，通过顶体反应释放一系列的酶，最终精子靠这些酶的作用和卵子质膜直接接触亲吻卵子开始精卵的融合。数分钟卵子的脂质颗粒崩解，精子进入卵子内部，头部放出第二极体发育成雄原核和卵子的雌原核排列配对成受精卵，并在受精后24小时即进行第一次细胞分裂，这标志着一个新生命的开始。

整个受精过程可以概括为：精子和卵子相约在输卵管壶腹部→精子发生顶体反应并穿过卵子透明带→精卵质膜融合→精子释放第二极体→雌雄原核形成→两性原核结合→第一次卵分裂发生。

点评：

子宫颈的这种碱性液有利于精子游动，特别是Y精子的游动。

点评：

精子在女性输卵管内能生存1～3天，卵子能生存1天左右，如在女子排卵日前后数天内性交，精子和卵子可能在输卵管壶腹部相遇，最终只有一条精子进入卵子，同时抑制其他精子的穿入。

点评：

精卵融合使父、母各23条染色体结合成为46条(23对)染色体，形成一个新的细胞即受精卵。受精卵的染色体为46XX为女性，46XY则为男性。

精子获能和精卵结合

精子在穿越女性生殖管道的过程中，在管道上皮某些分泌物的作用下，精子获得了释放顶体酶、穿通放射冠和透明带的能力，因而能使卵子受精，该现象称获能。精子获能后，和卵子在输卵管壶腹部相遇，完成受精。受精实际上是精子的23条染色体进入卵子内部和卵子的23条染色体配对的过程。

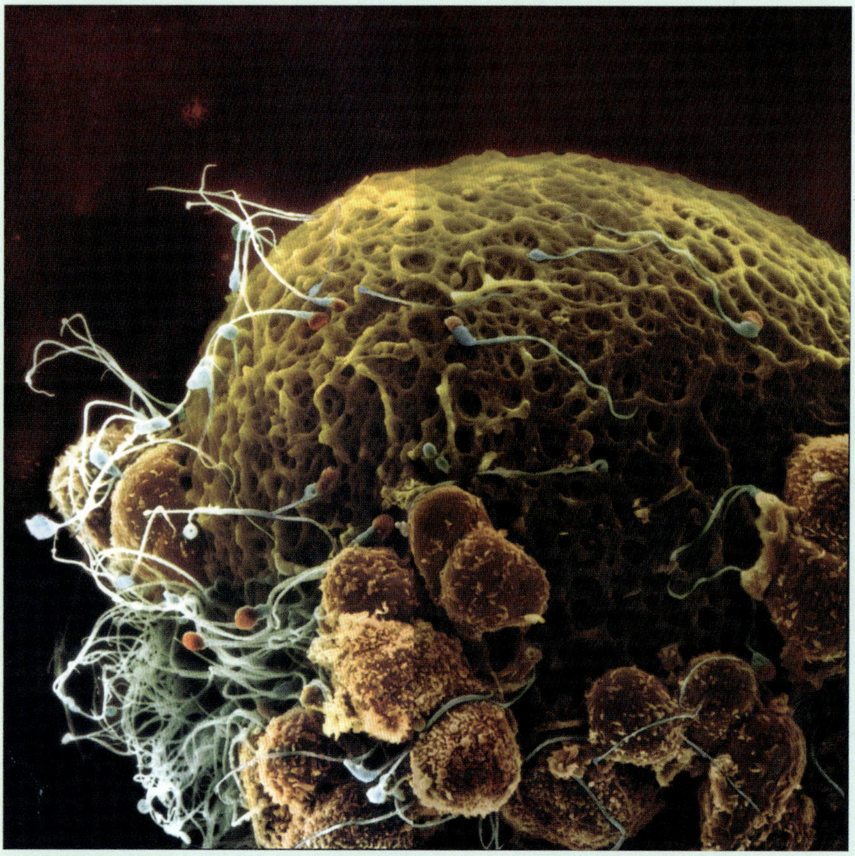

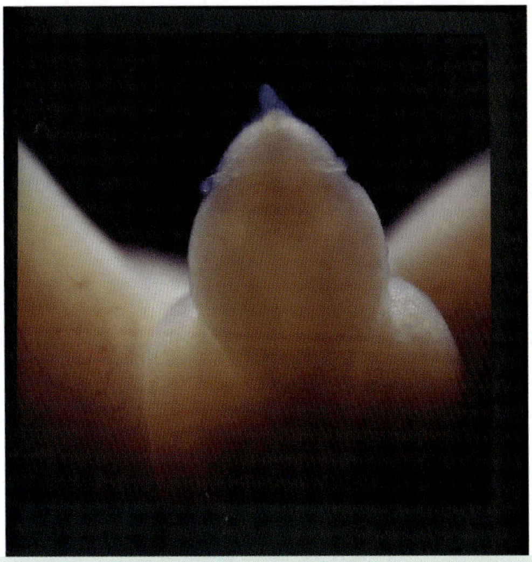
发育中的男性生殖器官

健康小卫士箴言：

X精子和卵结合为女孩；Y精子和卵结合则为男孩。通过努力改善受孕环境，可以预期孩子的性别。但在自然情况下受孕，生男孩和生女孩的几率仍各占50%。

培育优质生命需关注：

◆ 生男生女受多因素的影响。

◆ 有利于X（Y）精子的存活和活动的策略易生女（男）孩。

◆ 男性精子的量和质也有一定关系。

2. 男女性别不同，源自X、Y精子不同

据日本《科学》的一篇文章报道：丈夫通过调整饮食或适当增减运动量和能量消耗，有可能控制生育子女的性别。精液呈弱碱性，多生男孩；呈弱酸性，多生女孩；呈中性，生男生女的几率相等。美国航天航空医学研究中心，曾对148名职业运动员、64名驾驶员和25名宇航员的子女的性别作了调查，结果发现他们的子女有96%是女孩，主要是由于他们要消耗很多的能量，使肌肉和体液中积累了较多酸性代谢物乳酸、酮酸，从而使可出生男孩的Y精子比X精子的活力失去得更多更快，这样他们所生的子女就很少有男孩了。

研究表明：女性的阴道一般呈酸性，高潮时子宫和阴道分泌碱性物质，则较适合Y精子生存；禁欲(约5天的时间)到排卵日前行房，有利Y精子生存，可能是因为禁欲后一次射精的量增多，精液一般呈弱碱性，提高了女性阴道的pH值；排卵期女性的分泌物呈碱性，可以帮助Y精子活动；女性高潮时，子宫颈分泌的碱性分泌物进一步增多，适合Y精子活动，所以事前男方应多爱抚女方；性交时插入较深的姿势，接近子宫颈处射精，不但能减少Y精子突破重围的路程，还较易让女性出现性高潮。

想生女孩子则应维持体内的酸性环境。Y精子较不能适应酸性环境，若在阴道停留时间太长，可能在未到达子宫口时已经被淘汰，而X精子较能适应酸性环境，故可以游至子宫，顺利受孕。尽量避免女性处于高潮，男性可不必禁欲，且男性最好采用浅插入的姿势，让射出的精子在酸性环境停留一会儿，让Y精子被自然淘汰，只留下X精子和卵子相约。

点评：

欲生男孩，应使体液维持弱碱性，方法是停止激烈运动，减少能量消耗；另外，日常应多摄入一些碱性食物如新鲜蔬菜、水果等。

点评：

欲生女孩，应略微使精液酸化，办法是增加运动量和经常做室内体力劳动，日常多进食些酸性食物如大米、鱼、肉、禽蛋等。

点评：

Y精子比较娇贵，不太适合酸性环境，但Y精子行动敏捷短跑易夺冠。

点评：

X精子有耐力，在女性生殖道内存活较长，马拉松赛易于夺冠。

【案例医评】：他如愿得到了儿子

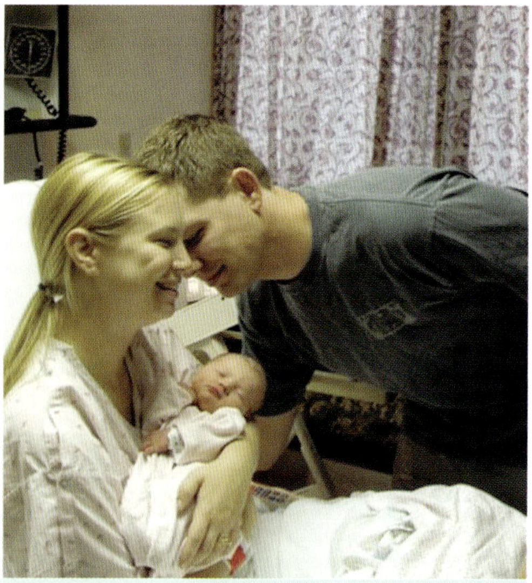
陶　醉

健康小卫士箴言：

科学对待生育性别选择。饮食不同可影响不同精子的活动度和生存能力，是因为食物可调节体内的酸碱性。

培育优质生命需关注：

◆ 一般根据概率男女的出生比率为1：1。正常情况下，男孩出生比率还略高于女孩，统计结果表明男女孩的比例为105：100。

◆ 主要是因为Y精子行动较快而寿命短，X精子动作慢但寿命长。在易感期做爱时Y精子易于获得成功。

杨思琪是澳大利亚华侨，今年35岁，生了两个女儿后，她希望第三胎能生个儿子。她说：“我不是重男轻女，但有了两个女儿后，很自然希望能添个男孩，这是人之常情，我先生又是潮州人，也希望如愿生个男孩。”

通过亲友介绍，她找到一位非常有修养的妇产科医生，想听听她的专业意见。于是这位妇科医生从精卵的产生和特点讲起，再到孕前保健，受孕技巧，饮食控制调理等等……

十月后，她生下第三胎，如愿以偿是个男孩。

我和她交谈时，她很坦然地告诉我说：“我觉得这个方法蛮准的，我之前之后有朋友试过也说有效。在国外不存在重男轻女，甚至很多夫妇选择不生育，他们大都是根据自己的爱好才选择性别。不过现在回想起来，还蛮有趣，像为怀孕而工作，如要量体温、算排卵期，同房时间的选择以及同房技巧等，总之要生男孩主要是创造有利于Y精子的环境。”

“我一心想要个儿子，所以很严格的照着方法做，不敢掉以轻心。特别是饮食调理，一定要做到均衡饮食，不偏食，在此基础上尽可能多吃一些碱性食物。噢对了，食物有酸碱性这一点我是深信不疑。”

杨思琪说，整个过程当中，心理压力蛮大的，像是一种负担，又像是一种使命，好像远离了原来的男欢女爱的乐趣。

“谁叫自己gain(想要)个boy呢？只好辛苦点啦！”我问她付出这么多是否后悔。“后悔？才不。”看到儿子现在健康活泼、调皮捣蛋，杨思琪心里有说不出的高兴。

点评：

通过调理，如前面提到的性高潮，达到调节人体内环境，即调节阴道酸碱度的目的。因为食物分为酸性、碱性和中性，看来饮食调理也应该有一定的必要性。

点评：

酸性食物：奶、蛋、鱼、肉类（如：牛肉、鸡肉、猪肉、鱼肉）；酸味水果（如：番茄、橘子、草莓、葡萄、凤梨、苹果）。

点评：

碱性食物：豆类（如：青豆、大豆、红豆、豆腐）；青菜、莴苣、马铃薯、竹笋、洋葱、香菇、花菜、海带；麦粉制品、牛奶、绿茶。

第二节　胚前期的呵护

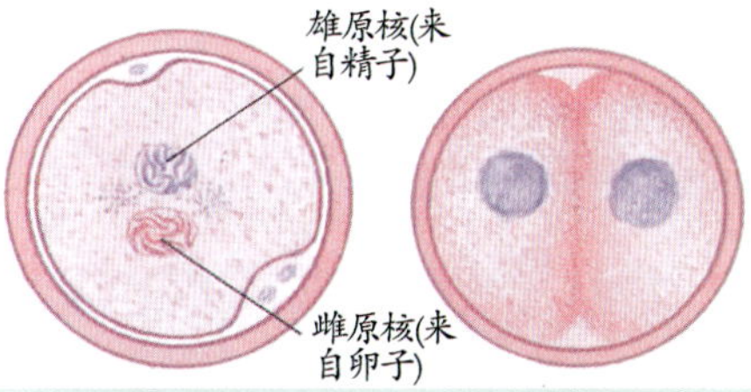

雌雄原核溶解卵裂 2 细胞期

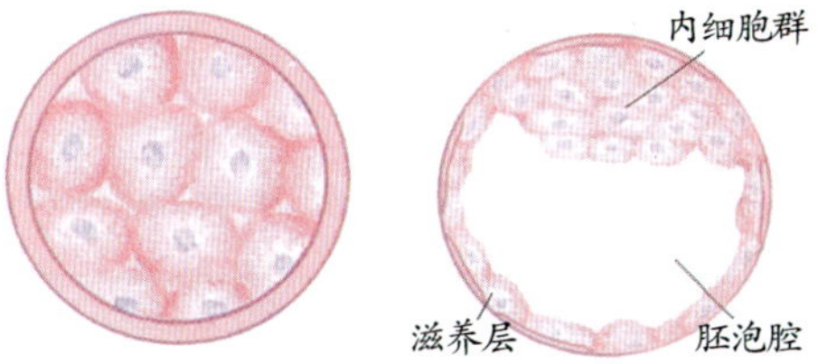

桑葚胚进一步分裂为卵泡

健康小卫士箴言：

胚前期：从受精到第 2 周末，即二胚层胎盘出现为止。

培育优质生命需关注：

◆ 这一时期，受精卵的发育主要是吸取受精卵卵黄的自身营养进行卵裂的；同时吸取周围液体中的营养物质和氧气。

◆ 如果这一时期机体遭受不良打击，如感冒高热，食物中毒等，将直接影响到受精卵的发育，往往造成胚胎死亡。

1. 生命的开始(孕 0 周)到孕 2 周

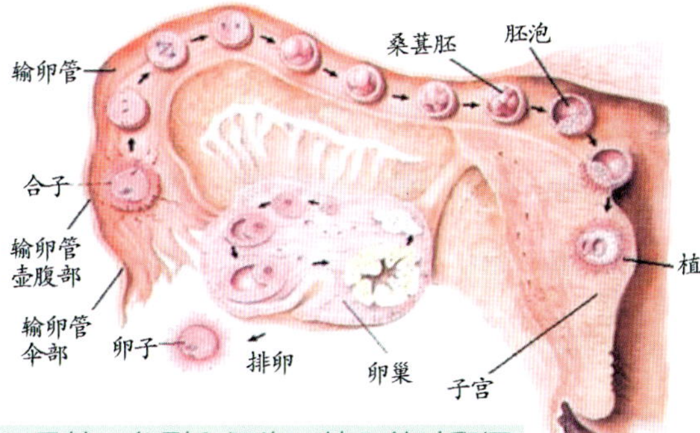

排卵→受精→卵裂和胚泡→植入的过程图

受精卵利用自身的营养进行第一次细胞分裂。并不断地从输卵管分泌的液体中吸取营养和氧气进行细胞分裂即卵裂。与此同时，通过输卵管的蠕动，受精卵逐渐向宫腔方向移动。由于输卵管炎症粘连或其他原因无法游动到宫腔正常植入，而在宫腔以外继续发育，这便是宫外孕又称异位妊娠。最常见是输卵管妊娠，约占 90% 以上。其他有腹腔内妊娠、卵巢妊娠等。宫外孕常造成腹腔内出血，甚至导致休克危及生命。

3 天后已发育成为一个具有 12 ~ 16 个细胞的实心细胞团，形状像桑葚称桑葚胚。继续分裂体积增大，出现腔隙及细胞液称为囊胚或胚泡。大约在受精后 6 ~ 8 天胚泡的透明带消失而进入子宫内膜，这个过程，即孕卵植入，称着床。通常在第 5 ~ 6 天后到达宫腔，第 11 ~ 12 天完成植入。孕卵着床的部位多在子宫腔上部的后壁，其次为前壁，偶见于侧壁。若植入靠近宫颈，在此形成胎盘，称前置胎盘，分娩时胎盘早期剥离造成难产和大出血，危及母婴生命。

点评：

本期关注：宫外孕的高危因素，如有请及时做 B 超以便排除。

宫外孕对于受孕女性来说，是一个致命“杀手”，它可能导致腹腔内大出血，如果治疗不及时，会危及生命。

点评：

妊娠早期胚胎所需要的营养，可直接从子宫内膜储存的养料中得到，所以孕前的营养准备就很重要。应该合理地调配膳食，多吃各种富含营养素的食物，如肉类、豆类、蔬菜和水果等。

点评：

当受精卵在子宫着床时，你可能会有些感觉，有的会有轻微的出血现象，如果你是细心人，会觉察到突然有那么一两天淡淡的粉红色要比月经的量少。

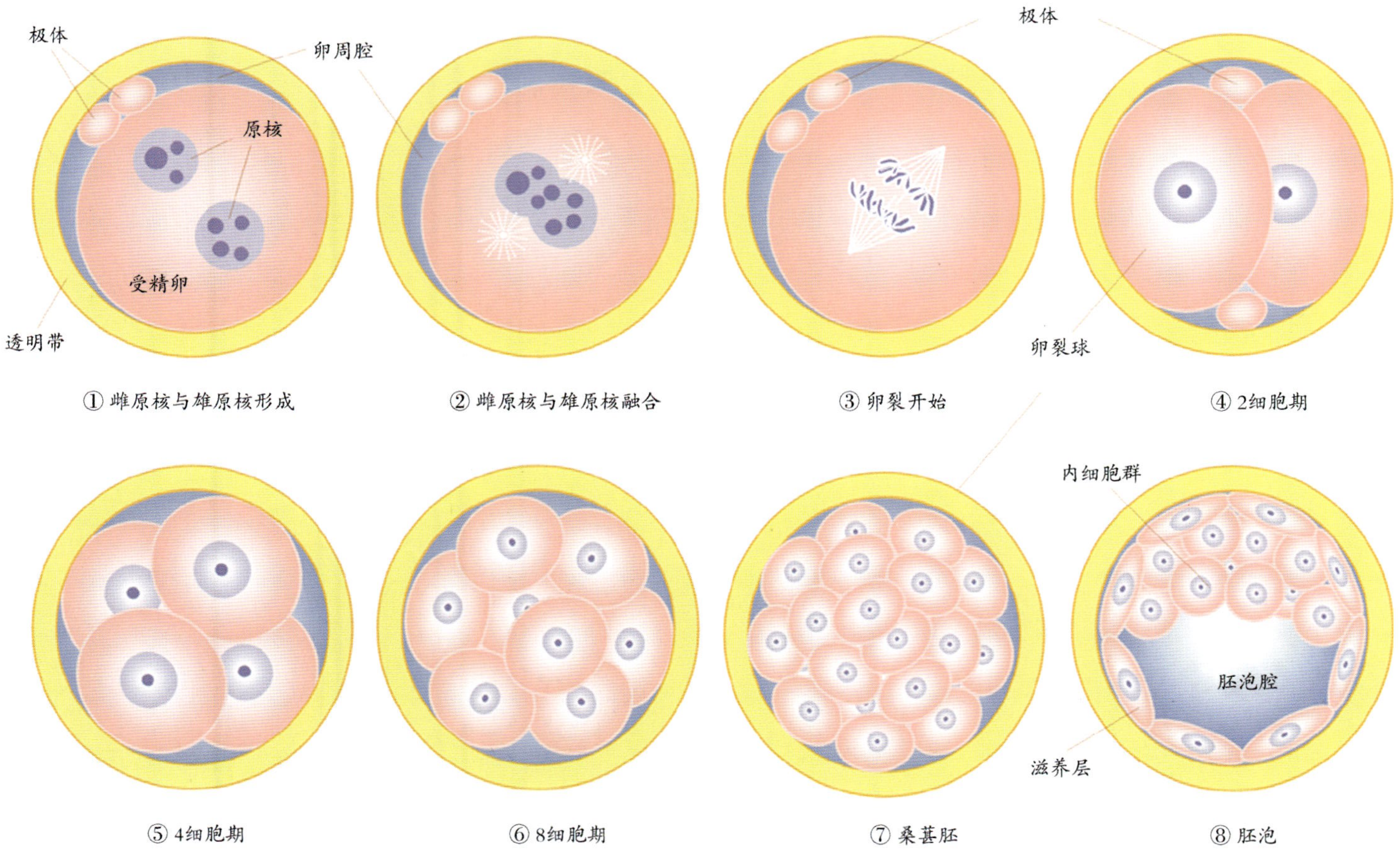
极体
卵周腔
原核
受精卵
透明带
① 雌原核与雄原核形成
② 雌原核与雄原核融合
③ 卵裂开始
④ 2细胞期
卵裂球
内细胞群
胚泡腔
滋养层
⑤ 4细胞期
⑥ 8细胞期
⑦ 桑葚胚
⑧ 胚泡

卵裂胚泡形成（第 1 周）

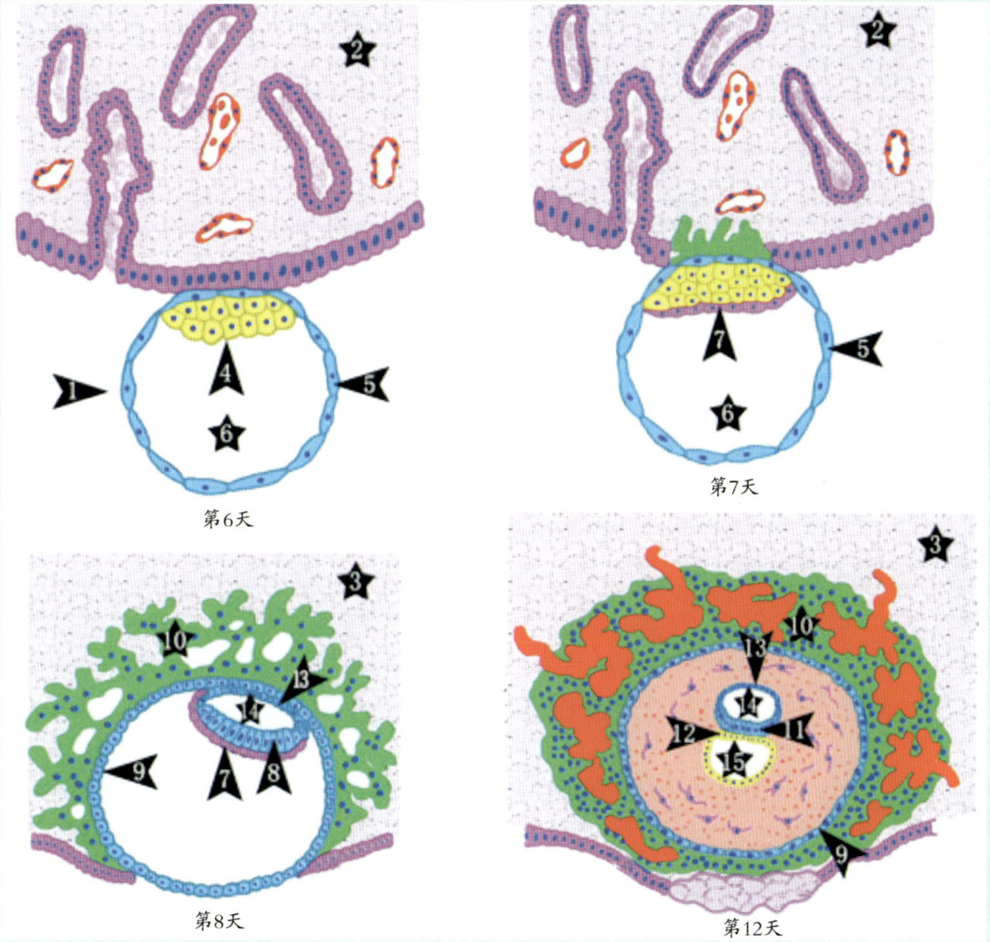

胚胎植入过程

第 6 天胚泡进入子宫腔内，第 7 天着床，第 8~12 天完成植入。

1．胚泡
2．子宫内膜
3．蜕膜
4．内细胞群
5．滋养层
6．胚泡腔
7．下胚层
8．上胚层
9．细胞滋养层
10．合体滋养层
11．外胚层
12．内胚层
13．羊膜
14．羊膜腔
15．卵黄囊

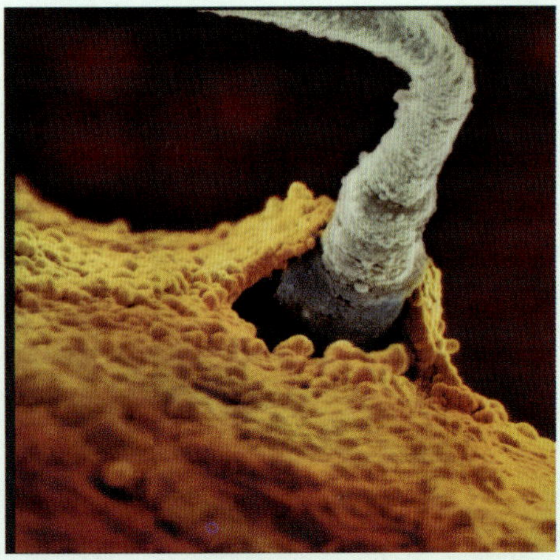

①精卵融合

受精第一天，精卵融合一体，形成二极体，染色体配对，进行第一次有丝分裂。新的生命活动便开始运行了。

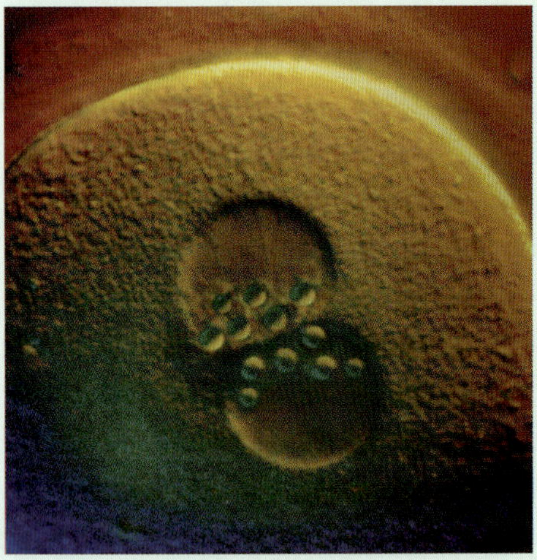

②染色体配对形成二极体

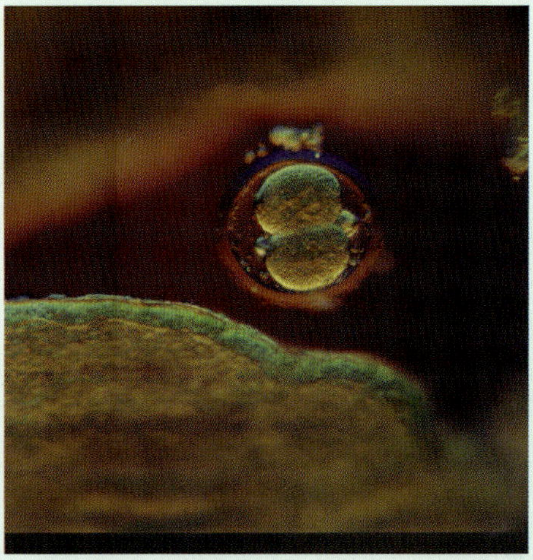

③分裂形成二细胞

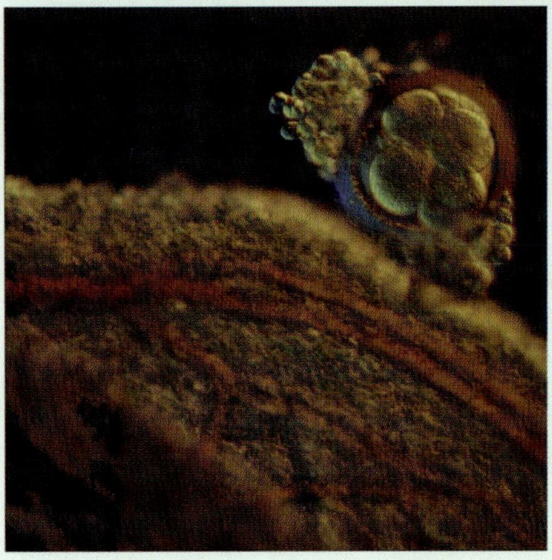

④进一步分裂形成8细胞

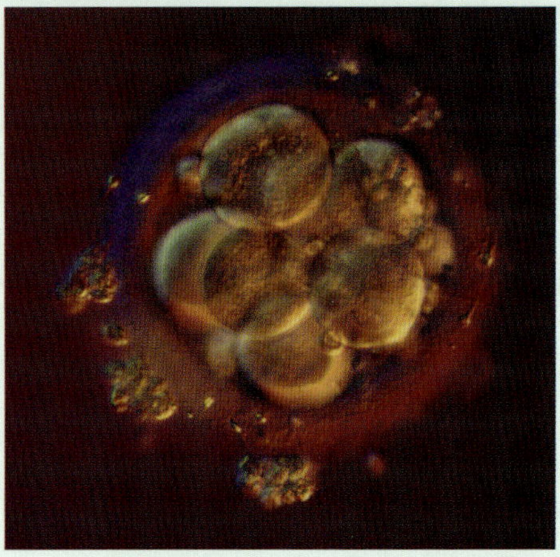

⑤输卵管中的8细胞胚芽

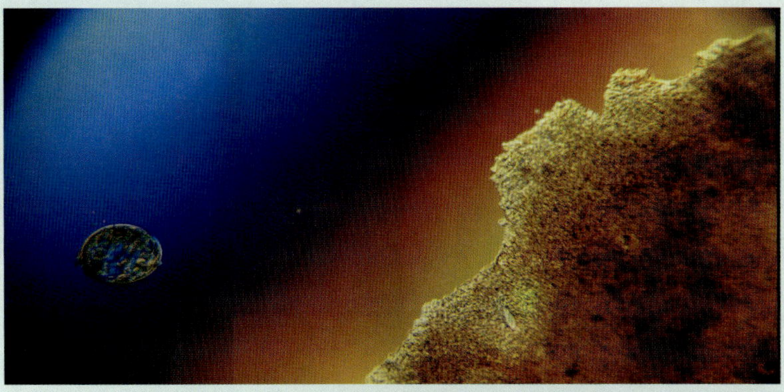

⑥胚泡像一个美丽的星球，寻找可以着陆的温暖而湿润的子宫内膜

⑦胚泡打开“降落伞”准备着陆

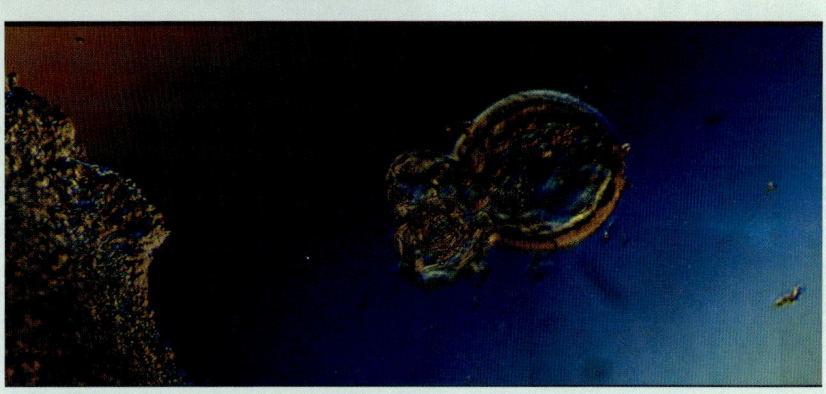

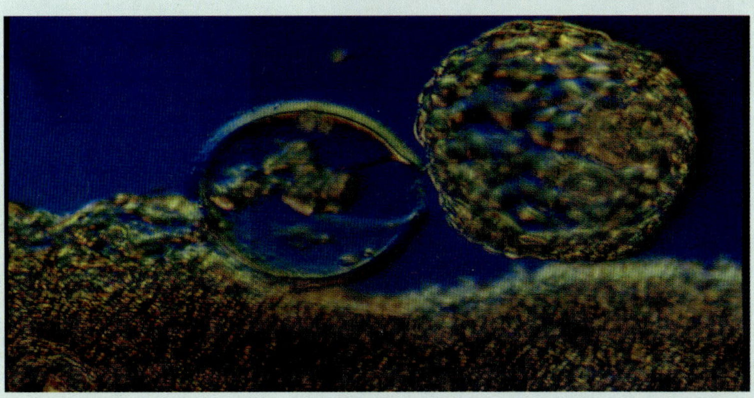

⑧轻轻降落在子宫内膜的温床上，释放各种激素刺激生长出可以生根的新生血管

⑨稳稳地扎根于子宫内膜，然后被子宫内膜包埋完成植入

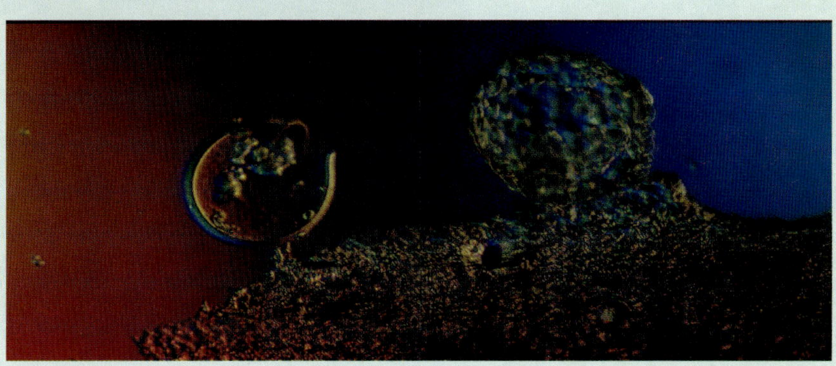

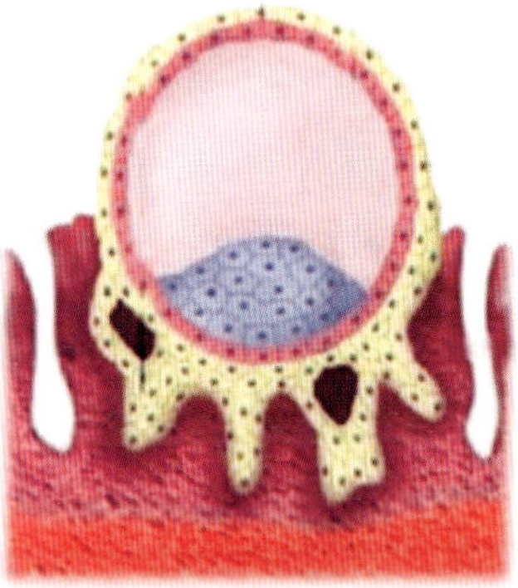

植入示意图

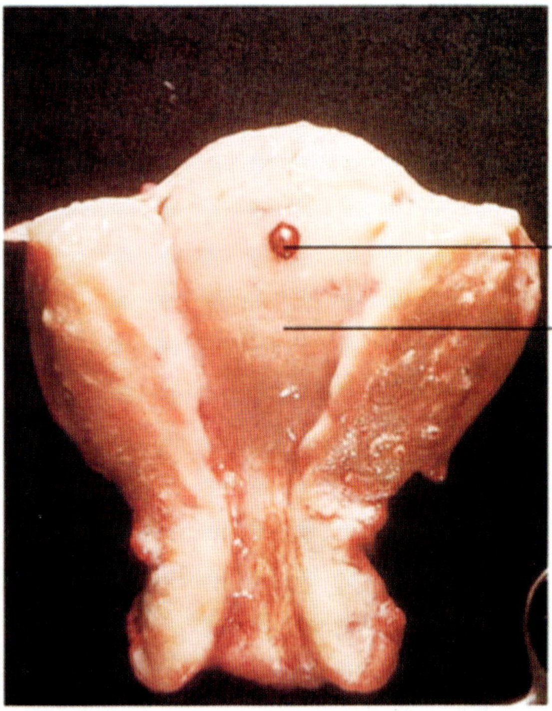

植入实物图

正常植入

胚泡进入宫腔，子宫内膜已经增殖成“松软”的土地，胚泡像一粒“蒲公英”的种子轻轻地着陆，松软而血供丰富的土地将“种子”埋入（植入）。于是，新生命就在这个温床上孕育生长成为可爱的胖娃娃。

【案例医评】：她为何会患宫外孕

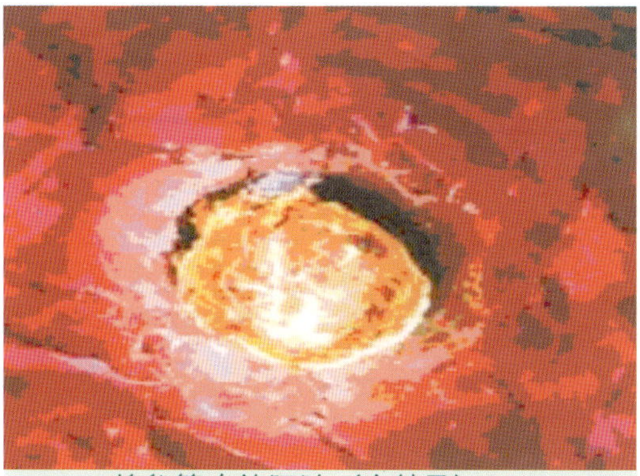
输卵管内的胚胎（宫外孕）

健康小卫士箴言：

宫外孕只要早期诊断，通过手术等治疗一般会转危为安。如何预防宫外孕的发生？请看这些案例和点评。

培育优质生命需关注：

宫外孕的高危信号是——

◆ 停经约6～8周，有的女性将阴道出血误认为是下次的月经。

◆ 突然腹痛，常为一侧下腹撕裂样疼痛，伴有恶心呕吐，肛门坠胀、大便次数多等。

◆ 阴道不规则出血，颜色深褐，量较少，不同于正常月经。

◆ 出血多，常伴有腹胀，甚至晕厥和休克等。

2. 远离宫外孕

案例一：年少时，她曾经孤身一人走南闯北，有说不出的心酸和流不尽的泪水，但她还是挺过来了。35岁的她好不容易怀上了孩子，可是出现了阴道不规则流血、腹痛等不良反应，她却害怕动了胎气，不敢出门，天天躺在床上进行“保胎”，等她无法从床上爬起时送到医院，竟是宫外孕失血性休克，最终抢救不及而死亡。

案例二：23岁的她大学刚毕业，因右下腹疼痛、头晕就诊，医生问她月经和性生活时，她搪塞说“还没结婚。”面对着父母，她羞于开口三年的同居史和n次的人流史。结果门诊医生按“阑尾炎”病症将她转到外科，最后因腹腔内大量积血诊断为宫外孕，她还在纳闷为什么避孕药没有效果呢。

案例三：40多岁的她已是两个孩子的妈妈，她不得不做了输卵管结扎。春节前曾患有盆腔炎，正逢春节却出现了腹痛、阴道不规则出血，但迷信的她却感觉在新年里去医院看病不吉利，就把病情一拖再拖。结果她刚过完年没有几天，因为宫外孕引发大出血而送到医院抢救，最终还是不治身亡。

案例四：她因阴道不规则出血在医院确诊是宫外孕。可父母却一心想要女儿保胎，竟不相信医生的诊断，辗转于多家医院的B超诊断中心。结果，因为拖延了治病最佳时间，还没有来得及治疗，她就撒手人世了。

案例五：她在S市开有N个发廊，可能是年轻时，她太多的性伴侣，费了好大劲就是不怀孕，她大胆选择了试管婴儿，因为钱对她已经不是问题。可试管婴儿种下的两个胚胎，一个种在宫内、一个却跑到了宫外。因为生怕宫内的胚胎不小心流产，所以舍不得及时处理非常危险的宫外胚胎，结果险些丧命。

点评：

宫外孕高发与生殖道感染如阴道炎、子宫炎等易造成的输卵管粘连。

点评：

人流后输卵管易受细菌感染。人流次数越多，发生宫外孕的可能性越大。盆腔炎也会影响输卵管造成宫外孕。

点评：

避孕药会影响雌、孕激素的水平，继而影响输卵管壁的蠕动、纤毛活动，以及上皮细胞的分泌。滥用避孕药，会增加宫外孕的危险。

点评：

有资料显示，腹部手术将增加宫外孕的风险。女性结扎手术、剖宫产等，会造成异位妊娠的发生。阑尾切除术后，宫外孕的危险增加1.8倍。

点评：

乱性不仅是危害人类的根源，也是不孕不育的罪魁祸首。应警惕！

第三节　胚层形成期的呵护

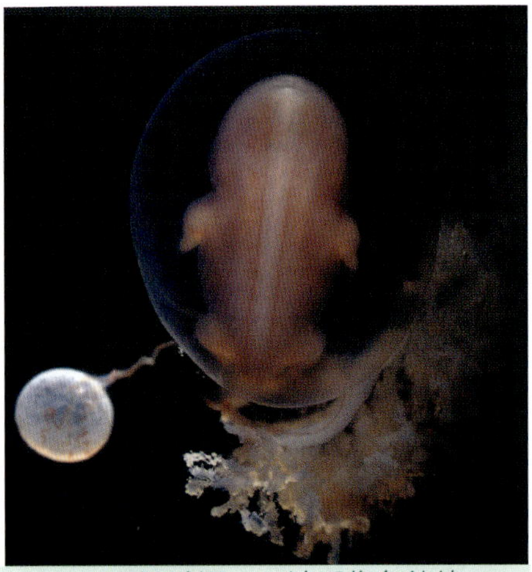

28天胚胎图　四肢活像鱼的鳍

健康小卫士箴言：

胚层形成期是胚胎神经管发育的阶段，通常适量的叶酸对神经管发育有帮助。你并不需要刻意为胎儿增加过多的营养摄取量，一切以适量即可，营养的重点是叶酸。

培育优质生命需关注：

- 建议你多食富含叶酸的食物。
- 必要时每天服用400微克叶酸，一直到妊娠3个月。

1. 孕3周~孕4周

受精后的胚芽完成“着陆”，微微嵌入子宫内膜；第2周末植入完成，绒毛膜形成，二胚层形成；第3周末三胚层形成；神经系统开始发育，胚胎的背部形成一条管子。到第3周末胚芽长约0.2～0.45厘米，用肉眼可以看见了，人胚由圆盘状变为圆筒状，再由于早期胚胎神经管发生较快，胚胎向腹侧弯曲成C字形（如图），头部的两侧发出腮弓，出现眼、耳、鼻和肢体的胚芽；第4周初，心管形成并开始有节律的搏动即“心脏跳动”。这时大脑的发育已经开始，神经管闭合，脑泡形成；头部开始有了一个雏形，受精卵不断地分裂，一部分形成大脑，另一部分则形成神经组织。还长出了一个小尾巴，虽然只是像小蝌蚪或者叫小明虾，但它将来是要发育成骶骨和尾骨的呢！现在看来更像是一个活生生的小生命了！

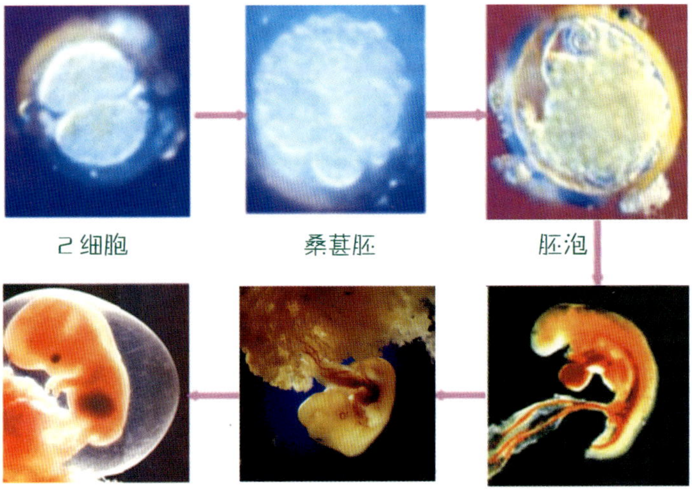

点评：

本期关注：注意怀孕信号，及时到医院进行第一次孕期体检。

第4周胚胎实物大小(如上图)。

点评：

胚胎的发育是按一定的规律和顺序进行的，主要受染色体内基因控制。环境因素及组织之间的相互诱导关系，也起着重要的作用。孕期的前3个月，正是胚胎发育的黄金时期，应特别注意环境的营造。

点评：

孕3～4周要特别注意加强营养，给脑细胞和神经系统一个良好的成长环境。特别是多吃一些富含叶酸的食物。及时补充叶酸，可有效地避免如脑脊膜膨出等先天性疾病的发生。

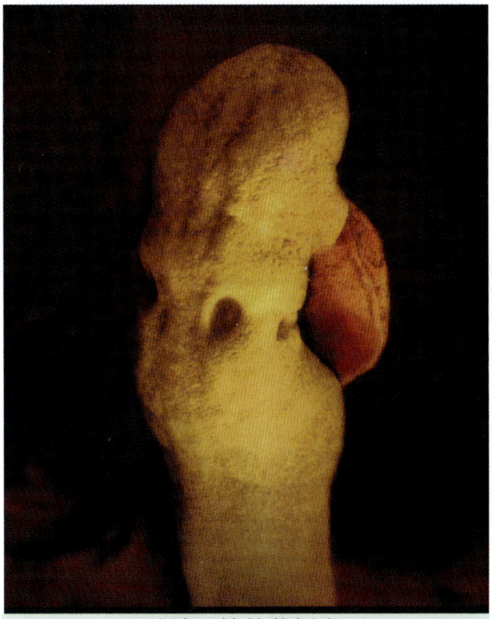

胚胎神经管的背侧观

健康小卫士箴言：

胚胎神经管发育的阶段，是优质生命的黄金时间，及时适量地补充叶酸对神经管的发育有很好的帮助，可有效地避免如先天性脑脊膜膨出等恶性畸形的发生。

培育优质生命需关注：

◆ 孕期饮食的重点是多食富含叶酸的食物。如各种绿色蔬菜（如菠菜、生菜、芦笋、龙须菜、油菜、小白菜、花椰菜等）；豆类，水果（香蕉、草莓、橙子等）等。

◆ 同时每天服用 400 微克叶酸，一直到妊娠 3 个月。

◆ 如果你在准备妊娠前 3 个月开始服用叶酸那就更好。

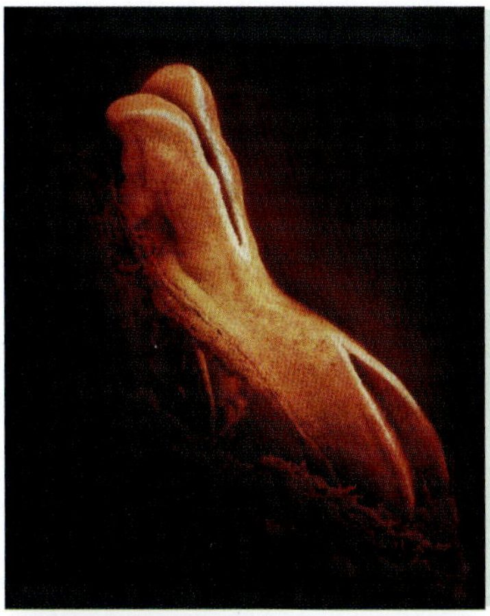

美丽的神经管

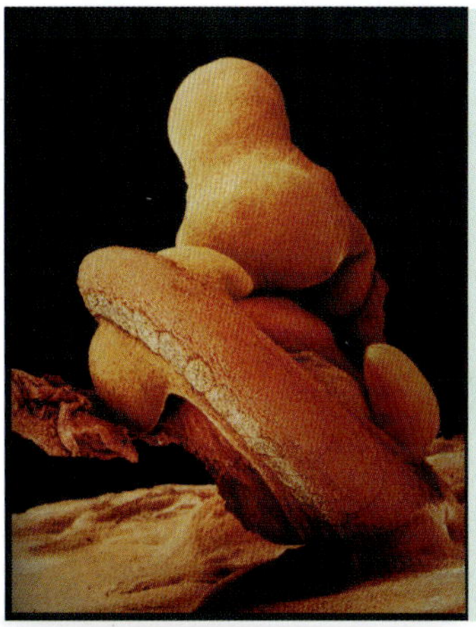

神经管进一步发育成「口」字形

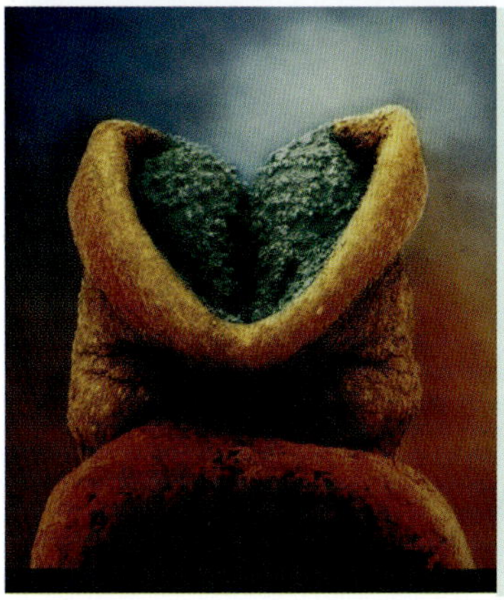

神经管头端（将发育成大脑）

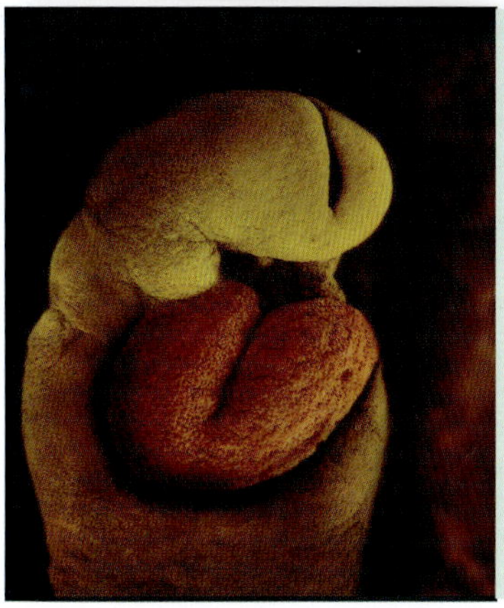

头端进一步发育（头端可见左右两个大脑半球）

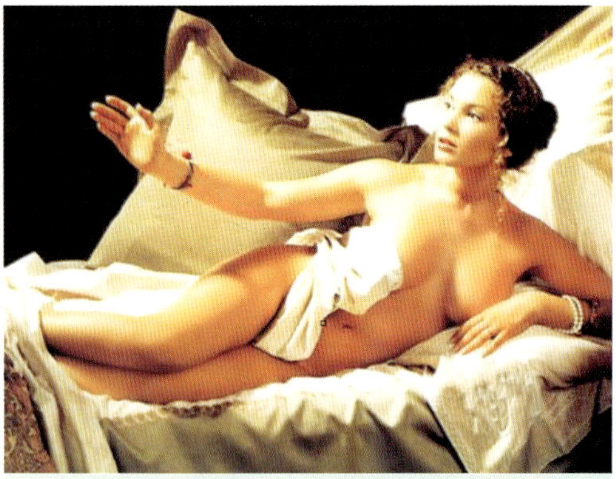

告别"女孩"体会做妈咪的感觉

健康小卫士箴言：

细心的你会发现，该来的月经姗姗未来，建议于下次"月经"前2～3天后化验晨尿的早早孕实验（HCG）；当然最准确的做法是B超检查，这样还可以排除宫外孕。

培育优质生命需关注：

◆ 胚囊外层细胞会分泌人类绒毛激素（HCG），释放入母体血液里，并排入尿液中。只要尿液中有足量的HCG，即可以检查出是否受孕。

◆ 你可以到医院，也可以买一些早孕试纸自己检测。

◆ 送验的小便最好是清晨第一次的，含有较多激素，结果比较准确。

2. 怀孕信号

这个时期你自身可能还没有什么感觉，但在你的身体内却在进行着一场变革，从现在起你和丈夫的二人世界暂告结束，你的宝宝将与你同欢乐。随着时间的推移你将会收悉如下的信号。

◆ 闭经：健康的育龄女性，月经周期一直很有规律，有过性交史，又没有采取可靠的避孕措施，不存在生活环境的骤变、情绪剧烈的波动和过度劳累等情况，若月经过时不来，尤其是过期10天以上，怀孕的可能性极大。

◆ 恶心呕吐：一般在停经40天左右，大部分孕妇都会出现恶心呕吐，尤其早晨空腹时更为明显。多数人会有食欲不振、消化不良等症状，轻的厌油腻，重的厌食；有些孕妇会突然厌恶某种气味；有些则对某种食物的特别偏爱，如喜欢酸（杏脯）、辣等食物。

◆ 倦怠嗜睡：怀孕时虽然身体健康却总感到疲惫、乏力，或没有兴趣做事情，整天昏昏欲睡，提不起精神。

◆ 基础体温升高：正常情况下，基础体温曲线在女性排卵后，由于孕激素的作用比排卵前升高0.3～0.5摄氏度，直至月经前1～2天或月经的第一天开始下降。若基础体温上升后，月经到期未来，基础体温便可持续不降，如长达10天之久，则受孕的可能性较大。

◆ 乳房变化：此时乳房发胀、痛，逐渐增大，乳头感到刺痛，乳晕变大、开始着色（色泽加深），乳房皮下可见静脉扩张。

◆ 尿频：平时排尿很正常，由于怀孕后子宫增大，逐渐压迫膀胱，而产生频频想小便的感觉。这一信号发生较晚。

点评：

具有这些信号应该想到怀孕的可能，尽快到医院获得确诊。一旦确诊，你和你的丈夫应慎重考虑性生活，以避免不测。

点评：

妊娠呕吐，下面的章节"孕吐好轻松"将有对策，请你不要紧张。

点评：

你也许会出现头晕、乏力、嗜睡、畏寒、食欲不振等类似感冒的症状，这时你千万不要乱吃药。在孕早期胚胎正处在全面发育的重要阶段，有些药物会对其有影响，下面将会有详细介绍。

【案例医评】：美妙的怀孕感觉

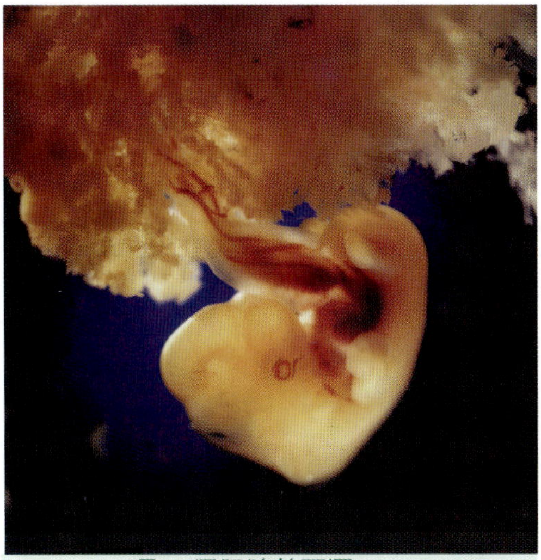

孕 5 周胚胎美丽图

健康小卫士箴言：

当你得到信号怀疑受孕时，应及时到医院检查或自测早孕实验，一旦得到肯定答案，应全方位呵护这个弱小而又富有生命力的小生命。

培育优质生命需关注：

◆ 妊娠早期，是胚胎组织分化、发育的重要时期，也是最容易受内外环境影响的时期。

◆ 避免造成胎儿发育畸形、流产的内外环境的不良刺激。

◆ 努力营造胎儿生长发育的优良环境；让你的孩子一开始就赢在生命的起跑线上。

当得知有个小生命在我体内萌芽的那一天，我刚刚吹灭 26 岁生日的蜡烛。那个秋天天高气爽，空气清新宜人，孩子的到来虽在我的意料之中，但还是给了我无限的喜悦和坚强的幸福，我已是小生命的妈咪了，我要全身心地呵护她。早在数月前，我和我丈夫就在全心全意地期待着这一天。从心理到生理，全方位把自己调整到最佳状态，希望用最饱满的爱，最健康的体魄迎接我们的小宝贝！

点评： 孕前准备是优生优育的基础，但孕早期新生命的呵护是优生优育的关键。

那几天，我的心情莫名的差，那本应按期如约的月经姑娘已经推迟了好几天，仍不见踪影。于是，我一个人偷偷地来到医院，那天天很高很蓝，蓝蓝的天空飘着几朵白云。见一个年轻的母亲抱着大约一岁的孩子站在病房里，那小孩子的脸正朝着我。一看到我，马上做出皱鼻子眯眼睛的笑容来，像温柔的猫一样。笑完了，又嘟起嘴唇吹出满下巴的泡泡和口水。我怦然心动，心脏变得无限柔软，我那可爱的宝贝将来是不是也像这个小孩子一样乖巧灵动呢？

点评： 早孕会造成心情不佳，甚至爱发脾气，请注意调整。

我找到了以前给我做孕前咨询的那个温柔漂亮的妇产科医生，她先是细心地询问了我的性生活史，然后让我取了一些尿样，用一个细细的试纸沾了一些尿液，试纸很快变成了漂亮的红色。我把这个好消息告诉我的丈夫，他兴奋得半夜没睡，我们谈论了很多包括从医生那里获得的知识。后来他勃勃的性致又来了，我告诉他，医生有特别交代，他很快就乖乖地入睡了。

点评： 孕早期应避免性生活，性交是一种机械性的刺激，容易导致流产。有习惯性流产的人应绝对禁止性生活。性生活易造成细菌感染。因为怀孕期分泌物增多，对细菌的抵抗力也减弱。被细菌感染，症状如加重就有流产的危险。作为丈夫应注意克制自己。

随后的一周，医生让我做 B 超检查，在超声波屏上，我清晰地看到子宫内有一个漂亮的圆形光环，医生说那是妊娠环，环内的暗区为羊水，其中还可见有节律的胎心搏动呢。

点评： 第一次孕期检查主要目的是确定是否妊娠和胚泡着床的位置。

3. 快速查表便知你的预产期

从表中黄色栏找到你的末次月经的月份和第一天的日期，下面对应的日期就是你孩子的出生日期即预产期。

1月	1	2	3	4	5	6	7	8	9	10	11	12	13	14	15	16	17	18	19	20	21	22	23	24	25	26	27	28	29	30	31
10/11月	8	9	10	11	12	13	14	15	16	17	18	19	20	21	22	23	24	25	26	27	28	29	30	31	1	2	3	4	5	6	7
2月	1	2	3	4	5	6	7	8	9	10	11	12	13	14	15	16	17	18	19	20	21	22	23	24	25	26	27	28			
11/12月	8	9	10	11	12	13	14	15	16	17	18	19	20	21	22	23	24	25	26	27	28	29	30	1	2	3	4	5			
3月	1	2	3	4	5	6	7	8	9	10	11	12	13	14	15	16	17	18	19	20	21	22	23	24	25	26	27	28	29	30	31
12/1月	6	7	8	9	10	11	12	13	14	15	16	17	18	19	20	21	22	23	24	25	26	27	28	29	30	31	1	2	3	4	5
4月	1	2	3	4	5	6	7	8	9	10	11	12	13	14	15	16	17	18	19	20	21	22	23	24	25	26	27	28	29	30	
1/2月	6	7	8	9	10	11	12	13	14	15	16	17	18	19	20	21	22	23	24	25	26	27	28	29	30	31	1	2	3	4	
5月	1	2	3	4	5	6	7	8	9	10	11	12	13	14	15	16	17	18	19	20	21	22	23	24	25	26	27	28	29	30	31
2/3月	5	6	7	8	9	10	11	12	13	14	15	16	17	18	19	20	21	22	23	24	25	26	27	28	1	2	3	4	5	6	7
6月	1	2	3	4	5	6	7	8	9	10	11	12	13	14	15	16	17	18	19	20	21	22	23	24	25	26	27	28	29	30	
3/4月	8	9	10	11	12	13	14	15	16	17	18	19	20	21	22	23	24	25	26	27	28	29	30	31	1	2	3	4	5	6	
7月	1	2	3	4	5	6	7	8	9	10	11	12	13	14	15	16	17	18	19	20	21	22	23	24	25	26	27	28	29	30	31
4/5月	7	8	9	10	11	12	13	14	15	16	17	18	19	20	21	22	23	24	25	26	27	28	29	30	1	2	3	4	5	6	7
8月	1	2	3	4	5	6	7	8	9	10	11	12	13	14	15	16	17	18	19	20	21	22	23	24	25	26	27	28	29	30	31
5/6月	8	9	10	11	12	13	14	15	16	17	18	19	20	21	22	23	24	25	26	27	28	29	30	31	1	2	3	4	5	6	7
9月	1	2	3	4	5	6	7	8	9	10	11	12	13	14	15	16	17	18	19	20	21	22	23	24	25	26	27	28	29	30	
6/7月	8	9	10	11	12	13	14	15	16	17	18	19	20	21	22	23	24	25	26	27	28	29	30	1	2	3	4	5	6	7	
10月	1	2	3	4	5	6	7	8	9	10	11	12	13	14	15	16	17	18	19	20	21	22	23	24	25	26	27	28	29	30	31
7/8月	8	9	10	11	12	13	14	15	16	17	18	19	20	21	22	23	24	25	26	27	28	29	30	31	1	2	3	4	5	6	7
11月	1	2	3	4	5	6	7	8	9	10	11	12	13	14	15	16	17	18	19	20	21	22	23	24	25	26	27	28	29	30	
8/9月	8	9	10	11	12	13	14	15	16	17	18	19	20	21	22	23	24	25	26	27	28	29	30	31	1	2	3	4	5	6	
12月	1	2	3	4	5	6	7	8	9	10	11	12	13	14	15	16	17	18	19	20	21	22	23	24	25	26	27	28	29	30	31
9/10月	7	8	9	10	11	12	13	14	15	16	17	18	19	20	21	22	23	24	25	26	27	28	29	30	1	2	3	4	5	6	7

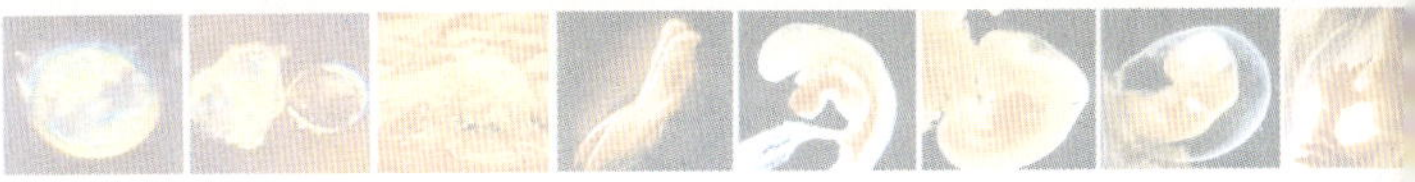

健康小卫士箴言：

这时的你会出现不同程度的早孕反应。妊娠反应一般多发生在孕妇停经后第 5～8 周，一般只持续到第 16 周，其中有 5％孕妇在第 20 周后仍有呕吐现象。

培育优质生命需关注：

◆ 孕吐，这是一种常见早孕反应，研究表明其跟体内 HCG 增多相关，多于停经 6 周左右出现，12 周左右自行消失。

◆ 胃灼热症，有的女性从第 2 个月开始直至分娩，经常感到胃部不适有烧灼感等，如症状重，可在医生指导下用药。

◆ 妊娠剧吐终止妊娠的指征，经补液等治疗后病情不见好转，体温增高达 38℃以上，心率＞120 次 / 分或出现黄疸时。

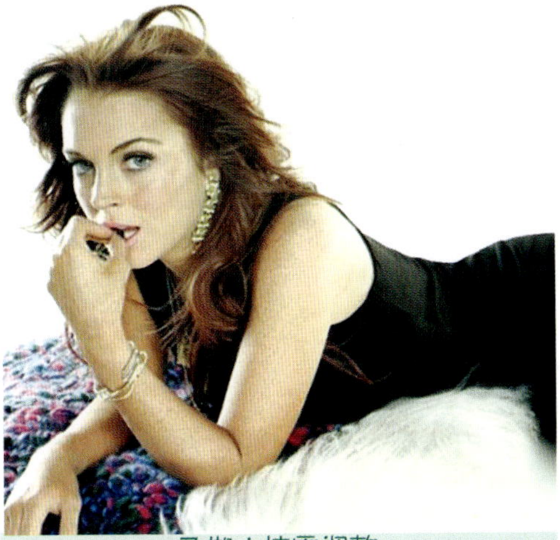

孕期心情需调整

4 孕 5 周~孕 6 周

第 5～6 周后胚胎正在迅速地成长，他（她）的心脏已经开始划分心室，并进行有规律的跳动及开始供血。主要器官包括初级的肾和心脏的雏形都已发育，神经管开始连接大脑和脊髓，原肠也开始发育。胚胎的上面和下面开始长出肢体的幼芽，这是将来孩子的手臂和腿。日后将形成嘴巴的地方的下部，有一些小皱痕，它最终会发育成脖子和下颌。在本周面部的基本器官已经开始成形，已经能清晰地看到鼻孔，眼睛的雏形也已经具备。这份资料只是给你提供一个普遍的胚胎发育概念，许多孕妇的怀孕情况与上述发育介绍在时间上会有一些小的差别。

现在，你可能觉察到怀孕的迹象。你开始变得慵懒，在白天也感到昏昏欲睡。从心里厌倦多说话，不愿做家务，只是希望静静地待在家里。过量的运动和重体力劳动有可能引起流产，因此应避免这种情况的发生。但外出旅行并不会造成流产，只是要注意行程安全。

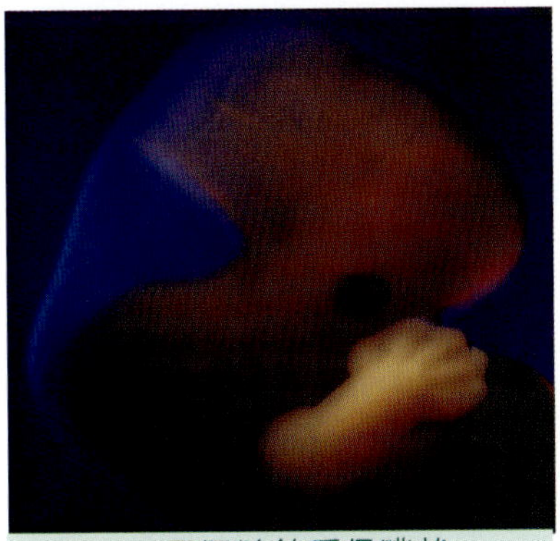

33 天胚胎的手呈蹼状

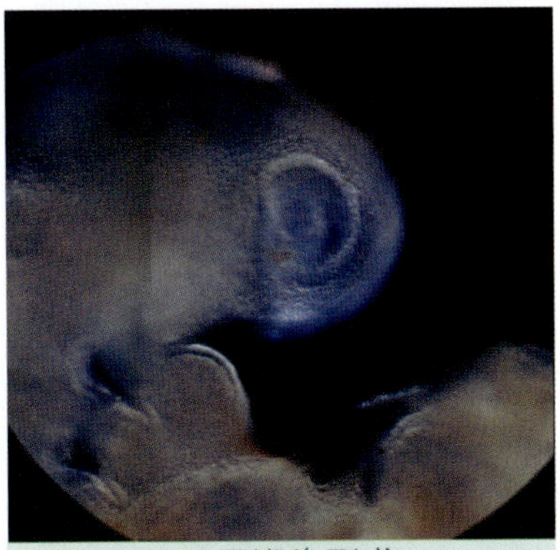

42 天眼泡形成

点评：

本期关注：孕吐的发生和预防策略，下一页将有详细介绍。

点评：

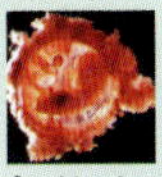

胚胎实物大小 0.6 厘米，像枚苹果籽（见上图）。

点评：

由于这段时间是最容易引起流产的时期，故特别要加强妊娠 2 个月时的保健，应避免剧烈运动和重体力劳动。

点评：

为了保证未来宝宝的健康，准备做妈妈的你千万别忽视叶酸的补充哦！

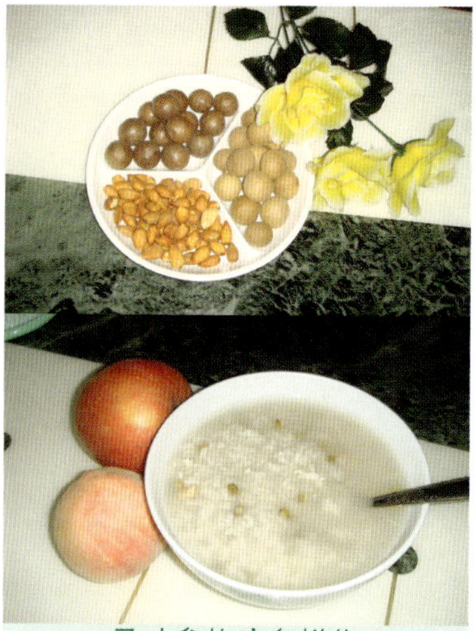
孕吐食物应多样化

健康小卫士箴言：

孕吐是妊娠早期70%~80%的孕妇的不同经历，通过调整完全可以让症状减轻。如果碰巧你没有孕吐的感觉，恭喜你是少有的幸运儿。

培育优质生命需关注：

◆ 孕吐一般以晨起为重，因此晨起后不要马上刷牙，可用淡盐水漱漱口，适量运动半小时后才开始刷牙。

◆ 早餐以清淡爽口的食物为主。

◆ 本篇中提供的药粥不妨试一试。

◆ 另外，不容忽视心理暗示治疗和运动方法。

5. 孕吐好轻松

（1）心理疗法：心理放轻松减轻压力，妊娠反应会自然减轻。孕吐是正常现象，只要在正常范围内，不用担心会给胎儿造成不良影响。可以和医生交流寻求有效孕吐治疗。

（2）饮食疗法：食物应富于营养，清淡可口、容易消化为原则，所吃食物先简单后多样化，进食方法，以少吃多餐为好。进食以后，最好卧床休息半小时，可减轻呕吐症状。

1）尽可能多地变换就餐环境，激发食欲。尽量使自己感到凉爽，减轻恶心的感觉。

2）用微波炉烹调，食物要清淡，减少油烟等不良味道。煮饭时要通风，尽快散尽油烟和饭菜味道。

3）避免吃过于油腻、油炸、味道过重的食物，它会造成你恶心或心悸。

4）见到想吃的食物要马上吃。但即便是再想吃的东西，也不要过量，让自己的感觉很好。

5）用餐前吃点咸的东西，这样可以调动自己的食欲。

6）冰凉的食物较容易接受。只要不是油腻的食物，都可以在放凉后食用。

7）避免咖啡、茶、薄荷。这些刺激性的东西不仅对胎儿无益，还会增加早孕反应。

（3）特效药粥：祖国医学是人类健康的宝典，以下提供几种药粥供你参考。

◆ 乌梅陈皮粥：［原料］乌梅20克、陈皮30克、粳米50克。［做法］将乌梅、陈皮洗净，加适量水煎煮30分钟，去渣取汁，再放入粳米煮粥，每天少量多餐。

◆ 鱼麦芽汤：［原料］活鲫鱼1条(约150克)、炒麦芽20克。［做法］将麦芽放入洗干净的鱼腹中，加适量清水，隔水蒸熟，放少量葱、姜、盐调味，再蒸片刻就可食用。

◆ 姜汁甘蔗露：［原料］甘蔗1根，生姜50克。［做法］将甘蔗去皮、榨汁约1茶杯；生姜去皮洗净、榨汁。将甘蔗汁、姜汁一同放入盅内，隔水炖热温服。功效：健脾开胃、下气止呕。

◆ 鸡姜汤：［原料］瘦光鸡1只（重约750克）、老姜75克或适量，酒1汤匙（最好用米酒）。［做法］烧热锅，下油1汤匙，放下姜炒香。下鸡块。炒透加水，用中火煲约1小时，放盐调味。

◆ 姜丝煎蛋：［原料］鸡蛋2只。姜切丝约2汤匙或适量，盐少许。［做法］下油1汤匙，放下姜丝炒香铲起。将鸡蛋拌均匀后下锅，慢火煎至半凝固时洒下少许盐煎黄铲起上碟。

（4）运动疗法：

整天吃不下饭，心情烦躁，体力欠佳，难道就是不起床的理由吗？不行！不能因为恶心呕吐就整日卧床。如果活动太少，恶心、食欲不佳、倦怠等症状就会形成恶性循环。适当参加一些轻缓的活动，如室外散步、做孕妇保健操等，都可改善心情、强健身体，减轻早孕反应。

【案例医评】：孕吐之爱

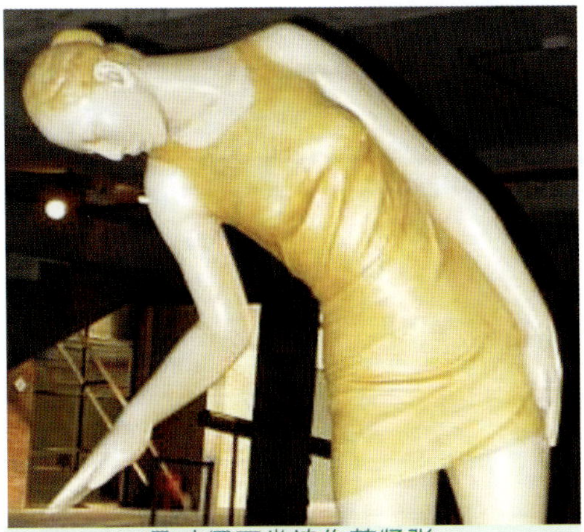
孕吐属正常请你莫紧张

健康小卫士箴言：

由于雌激素与孕激素的原因，你的乳房增大变软、乳晕有小结节突出，你会时常疲劳、犯困。大多数女性晨起有恶心的感觉，甚至会随时呕吐。

培育优质生命需关注：

◆ 争取多吃一点，不要因呕吐而拒食。孕吐时想吃就吃，原则是清洁卫生。可多吃含钾多的食物，如香蕉、苹果、橘、橙，海产品、豆制品等。

◆ 怀孕时感到疲惫，或没有兴趣，整天昏昏欲睡，但还是注意应适量有氧运动。

◆ 在手帕上滴几滴你感到舒适的味道（如柠檬），当恶心时应急使用。

他轻轻推开门，看见她斜躺在躺椅上正睡觉，夕阳的余晖洒在她的脸庞，显得她更美丽动人。他轻轻地将一条薄纱巾披在她裸露的肩上，于是她醒来了，揉揉惺忪的睡眼，微微翘起唇角说："你回来了？""本不想惊动你，医生说让你好好休息。""噢，都睡一个下午了，最近老是懒洋洋的，感觉闷闷的不舒服。""要不要到医院看看？""不用了，可能怀孕就是这样子"……

不久后，她的食欲开始减退了，经常在清晨时呕吐，后来渐渐发展到吃进东西即吐，有时连喝水也会呕吐，甚至黄苦胆水都会吐出来，人也逐渐变得消瘦，身体软弱无力……

"难受啊，怎么这么痛苦？"她在厕所里掏心掏肝地呕吐。一旁的他无能为力地端着一杯漱口水看着，也觉得痛苦万分。怎么办啊？他轻轻拍着她的背，自上而下轻轻的拍，一边拍一边说："深呼吸，哈哈气，来，吸——哈——哈……"果然，她停止了呕吐。她无力地瘫坐在沙发上，他在她身旁坐下，一手轻轻地拍着她的背，一手端着姜汤说："来，喝一口姜汤吧，很快就会好起来的。"喝了几口姜汤，她感觉好多了。

他打开美妙的音乐，指着他亲手为她调配的晚宴，弯着腰开心地说："饮食应富于营养、清淡可口、容易消化，所吃食物先简单后多样化，尽可能照顾孕妇的饮食习惯和爱好，如酸的、甜的、咸的、辣的，请我的爱妻任意选用，这里还有你喜欢喝的莲子羹，这对预防早产、流产、腰酸最有特效。"她咯咯地笑了，晨吐的痛苦一扫而空……

点评：

怀孕了常会出现困倦的感觉，但绝不是整天整天地躺下了睡觉，应该适当到户外散散步，呼吸新鲜空气。

点评：

一般的呕吐不妨按照案例中的方法试试；如剧吐，不能进食水者，此时则需要到医院就医，进行治疗。可由静脉输入葡萄糖生理盐水及维生素 B_6、维生素 C、复方氨基酸等，以纠正脱水，并供给营养。

点评：

如果你稳定情绪、精神愉快、乐观向上、环境优良、注意休息，同时注意调整饮食，摄取易于消化、吸收、富含营养的食物，并注意保持水分的补充，这样可使反应大大减轻。

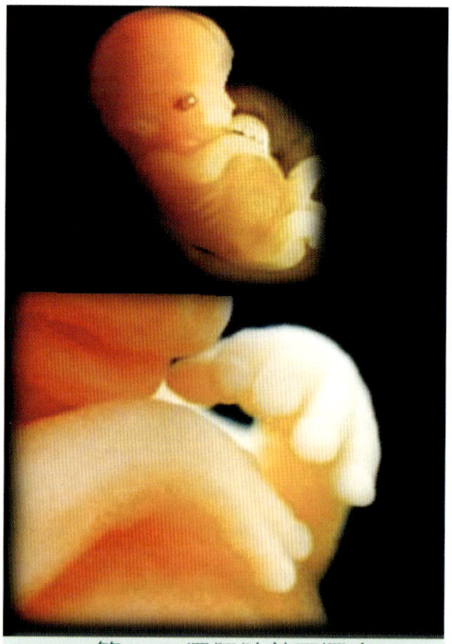

第7-8周胚胎美丽图案

健康小卫士箴言：

在早孕4～8周是胚胎颜面部、颈部四肢发育的关键时期，应避免影响胚胎的发育，并导致先天性畸形的不良环境。常见的先天性畸形有：唇颚裂、面斜裂、颈部瘘管如甲状舌骨瘘（囊肿）、多并指（趾）等。

培育优质生命需关注：

◆ 孕4周时，胚胎口咽管破裂，原始口腔与原始咽相通。

◆ 第5周时，胚胎鼻板形成，左右下颌隆起相对生长，并在中线愈合形成下颌和下唇；鼻板进一步发育形成上唇和上颌。

◆ 到第8周末，胚胎发育初具人貌；四肢发育也基本完成。

6. 孕7~8周

怀孕进入第7周了，这时的胚胎像一颗豆子，大约有12毫米长。胚胎的面部器官十分明显，眼睛就像一个明显的黑点，并可见眼睑形成，鼻孔大开着，耳朵有些凹陷，胚胎的心脏已经划分成左心房和右心室，并开始有规律的跳动，每分钟大约跳150次。

第8周的胚胎大约有20毫米长，看上去像颗葡萄。胚胎的器官特征开始明显，手指和脚趾间看上去有少量的蹼状物，但已经显示其分开，肘和膝盖已经明显可见，耳郭形成，颜面似人形；现在肝脏来生产大量的红细胞；外阴可见但不辨性别。

到第8周末，“宝贝”将长到3厘米左右、体重约有4克；胎盘和脐带形成；皮肤像纸一样薄，血管清晰可见；用肉眼就能分辨出头、身体和手足；四肢发育大致完成，会做踢腿、伸腿、抬手、移动双臂的小动作了。眼睛有一层薄薄的眼皮，外耳及嘴巴的轮廓形成。这样看来已初具人形了。

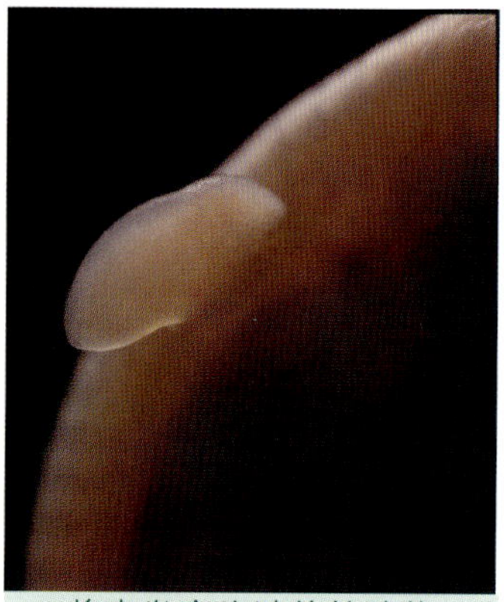

将来发育为肢体的肢芽

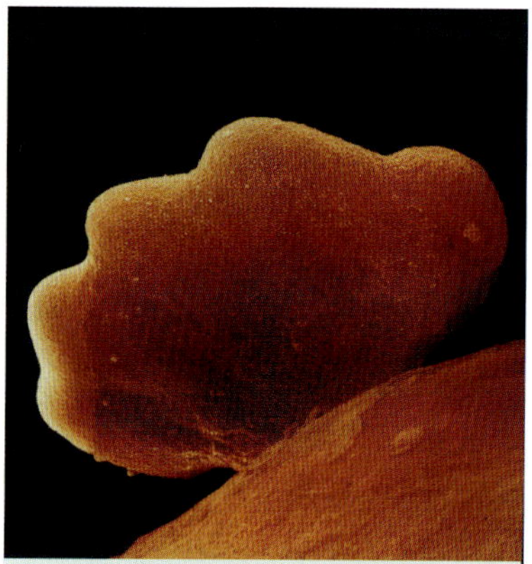

将来发育为手指的指芽

点评：

孕早期是自然流产、先兆的好发时间。

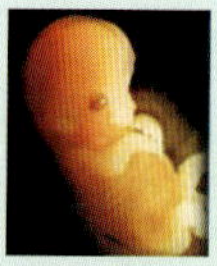

孕8周实物大小图

点评：

流产是发生在孕24周以内的阴道出血。到孕8周时，流产的危险性明显降低约3%。到第12周后，其危险性将不到1%，当你怀孕到第3个月末时，你就可以放心等待你的小宝宝的降生了。

点评：

来自美国的数据表明，强制添加叶酸后，美国的初生婴儿神经管缺陷发病率下降了25%，看来叶酸起了作用。

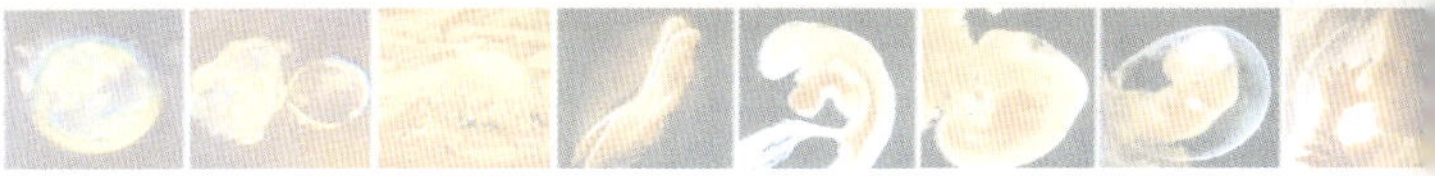

[例 1]患者停经 57 天，阴道出血，想到什么？

[例 2]患者停经 58 天，淋漓流血，并有阵发性下腹痛，怎么办？

[例 3]患者停经 60 天，阴道流血伴下腹痛，烂肉样物掉出，怎么办？

健康小卫士箴言：

妊娠不足 28 周,胎儿体重不足 1 千克而终止者称为流产。早期流产＜12 周,晚期流产 12~27 周。

培育优质生命需关注：

◆ 流产的风险随年龄的增大而增大。

◆ 有流产史的孕妇再次流产的可能性也较大，包括人工流产和自然流产。

◆ 为了避免意外妊娠的发生，要做好避孕工作。

7. 流产知识知多少

流产是妊娠物逐渐从子宫壁剥离、排出子宫。一般是先出现先兆性流产，先兆流产可通过休息、加强营养、适当镇静、补充激素如黄体酮、HCG 等治疗继续妊娠，一部分发展为难免流产。难免流产一旦确诊，应尽早排除胚胎及胚胎组织。常采用刮宫术，术后抗生素预防感染。

类型	出血量	下腹痛	组织排出	宫颈口	子宫大小
先兆流产	少	无或轻	无	闭	＝孕周
难免流产	中→多	加剧	无	扩张	≤孕周
不全流产	少→多	减轻	部分排出	扩张或闭	＜孕周
完全流产	少	无	完全排出	闭	正常或稍大

习惯性流产要点：连续自然流产 3 次或以上。早期流产—黄体机能不足、胚胎染色体异常、免疫因素异常、甲低等晚期流产—子宫畸形或发育不良、子宫颈机能不全（宫颈内口松弛症）、子宫肌瘤等。

流产的母体因素：

全身疾病	生殖疾病	内分泌异常	免疫异常	创伤精神刺激
高热	子宫肌瘤	甲功异常	HLA 相容异常	严重休克
病毒感染	子宫畸形	糖尿病	血型不合	子宫创伤
严重疾病	宫颈疾病	黄体不足	磷脂抗体	精神创伤
营养不良		贫血	精子抗体	

孕 8 周前：胚胎死亡→底蜕膜出血→绒毛与蜕膜层分离→血窦开放出血→子宫收缩→胚胎排出。

孕 8~12 周:胎盘绒毛发育→绒毛与蜕膜层难分离→易致不全流产→出血多。

孕 12 周后:胎盘形成,先腹痛→子宫收缩→胎儿胎盘排出。

点评：

流产的主要原因是，染色体异常，约占 50%～60%。环境因素有吸烟、酗酒、药物、化学、物理。还有母体的原因。

点评：

习惯性流产治疗：

①孕前及孕早期全面检查,找出原因酌情处理。

②于流产发生月份前即开始保胎治疗。

③子宫颈机能不全：孕前行宫颈内口修补术或于妊娠 14～18 周行宫颈内口环扎术。

点评：

流产后如果不注意个人卫生、或提早性生活将招致感染，出现下腹痛、恶寒发热、阴道分泌物增多恶臭等。严重者出现败血症危及生命。

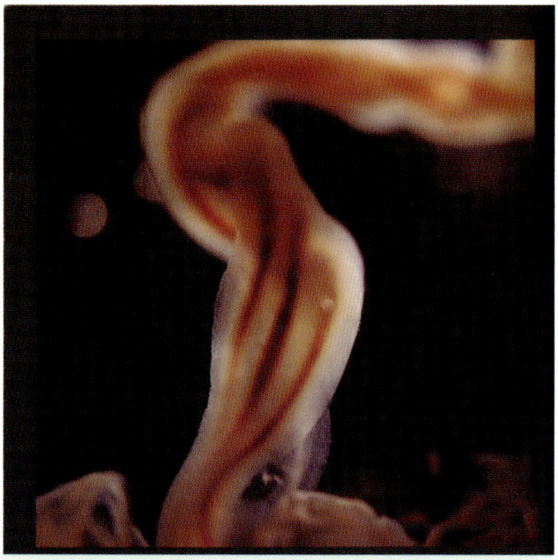

给胎儿输送营养的脐带

健康小卫士箴言：

附属器官由蜕膜、胎膜和胎盘3部分组成。3部分各具不同的功能，相互协调，给胎儿生长发育提供一个良好的环境。任何一部分有问题将直接影响胎儿的生长发育。

培育优质生命需关注：

上页答案——

◆ [例 1]是先兆流产，卧床休息、禁忌性生活、口服药物、食疗等。

◆ [例 2]是难免流产，一旦确诊，应尽早使胚胎及胎盘组织清出宫腔。早期流产——采取负压吸宫术。晚期流产——采取催产素、Ru486，必要时清宫。

◆ [例 3]是完全流产，无须特殊处理。

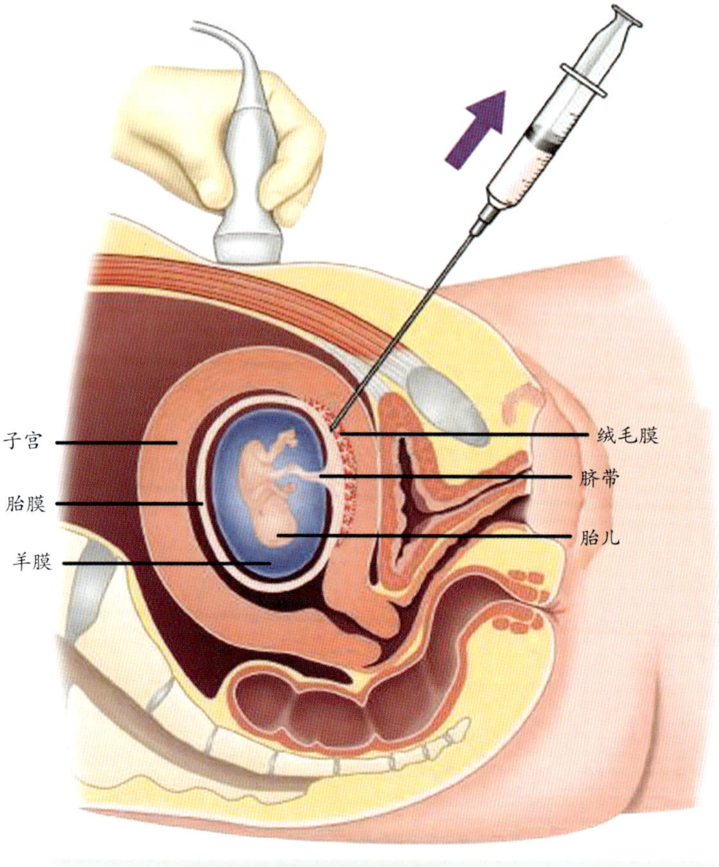

绒毛膜穿刺活检

【案例医评】：她先兆流产了

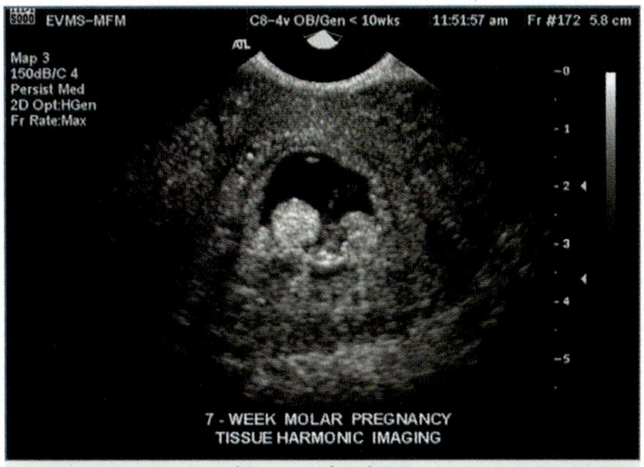

第 7 周超声图

健康小卫士箴言：

先兆流产是指怀孕后阴道有少量出血，因流血量和积聚在阴道内的时间的不同，颜色可分为鲜红色、粉红色或深褐色，有时伴有轻微下腹痛等。孕早期即 8 周以前是先兆流产、流产的好发时间，高危、高龄和习惯性流产的妇女，在这一时期应特别注意。

培育优质生命需关注：

- 基因缺陷、胚胎发育异常。
- 全身性疾病(高血压、肾炎)、内分泌失调。
- 生殖器官炎症、畸形或孕早期不节制的性生活。
- 过量饮用咖啡、吸烟和酗酒。
- 劳累过度，重体力劳动等。

她是一个阳光灿烂的女孩，不仅人长得漂亮而且性格开朗。婚后和公婆住在一起，时常给老人带回点心意，很讨老人的喜欢。老人为早日抱孙孙，不仅从生活上无微不至地关怀小两口，而且还买了很多关于优生优育的书籍，想让小两口多接触这方面的知识。可是小两口都是那种生活享受型的，根本没有领会老人的意图，有时老人旁敲侧击，逼急了她说一切还是随其自然好……

是的，她总是嘻嘻哈哈快活地面对生活，做什么事都满不在乎。有些天她感觉莫名的烦恼，浑身很不舒服、头晕晕的，甚至还有些鼻塞，她以为是感冒了，便到药店买了些 OTC。接下来的几天，她的感冒症状似乎好了些，他和她欢快地享受着属于他们的幸福生活。一天晨起时，她感觉天昏沉沉的，微微的想吐，下边有些见红，她以为是迟到的月经……

后来，她晨起的恶心越来越重，甚至发展到呕吐，而且该来的月经至今仍没有真正来，有时有些见红，他提醒她是不是怀孕了，按道理不应该呀，他们只有在安全期才去掉安全套的，怎么可能。他看着她难受的样子，还是决定带她到医院。

检查结果出来了。一个温柔的细声细语的妇产科医生微笑着说：“恭喜恭喜，你该做妈咪了，你该做爹地了，只是现在孩子太小有先兆流产的可能，要倍加呵护呀。”

她一下子茫然了，斜抬着头老半天。他看着她，两个人不知所措的样子……

什么是先兆性流产呢？他和她全然不知。

点评：

青年男女了解一些性知识和优生优育的知识是很有必要的。

点评：

孕早期，有些人会有一些类似于感冒的症状，切不可将怀孕错认为是感冒自行乱吃药，有些药可以造成流产、畸胎等。后面将有孕期用药指南，敬请留意。

点评：

由于胚胎正处于发育阶段，特别是胎盘和母体子宫壁的连接还不紧密。性生活，很可能由于动作不当或过度兴奋，使子宫受到震动，很容易使胎盘脱落，造成流产。

点评：

安全期并不都是安全的。如果你暂时不想要小孩，应该采取有效的避孕措施。有关避孕知识前面已经有所介绍。

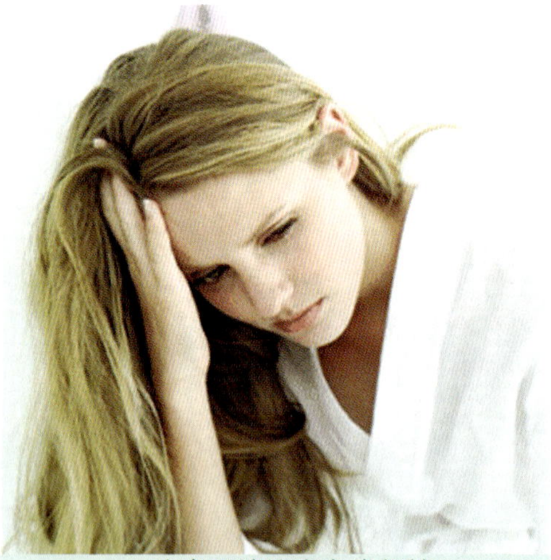
流产后请注意自我保健

健康小卫士箴言：

流产是每一个健康孕龄妇女都可能会面临的问题，流产后应注意自我保健，尽快促使母体的康复。

培育优质生命需关注：

◆ 流产后无疑对你的身体和精神造成双重伤害。

◆ 建议你注意休息的同时，注意精神方面的调节。

◆ 同时注意生活卫生，营养调节等。

8. 流产后的保健

（1）加强营养：流产后或多或少地失血，加上早孕阶段的妊娠反应，流产后一般都会使身体变得比较虚弱，有些人还会出现轻度贫血。因此，流产后应多吃些营养丰富的补养品，以及新鲜蔬菜和水果。如瘦肉、鱼、蛋、鸡、乳、海产品、大豆制品等。

（2）讲究个人卫生：流产时，子宫颈口开放至完全闭合需要一定时间，故流产后要特别注意个人卫生。要保持阴部清洁，内裤要常洗常换，半个月内不可盆浴。特别提醒的是，流产后 1 个月内，子宫尚未完全恢复，要严禁过性生活，以防感染。

（3）休息好，防止劳累过度：流产后须卧床休息两周，不可过早地参加体力劳动，严防过度疲劳和受寒受潮。否则，易发生子宫脱垂的病症。

（4）不可急于再次怀孕：流产后子宫内膜需要 4~5 个月的时间才能完全恢复正常，在这期间，应严防再次怀孕，因为子宫内膜未恢复正常就怀孕，这对胎儿生长和以后生产都有不利影响。

（5）保持心情愉快：不少妇女对流产缺乏科学的认识，流产后情绪消沉，有些人还担心以后再次发生流产而忧心忡忡。这个顾虑是不必要的。因为绝大多数的自然流产都是偶然的，并且，自然流产的胎儿 70%左右都是异常的病态胚胎，主要是染色体异常所致，它们很难发育成为成熟胎儿。自然流产可以被认为是一种有利于优生的自然淘汰，不必为此忧虑。愉快的情绪，会加速流产后身体的康复，有益于健康。

（6）警惕流产后感染：流产后若阴道流血时间较长、下腹痛、阴道分泌物臭、发热。常提示合并生殖道感染。要尽快到医院检查，用抗生素迅速控制感染。如果是妊娠物没有排干净，应进行清宫手术。

（7）警惕习惯性流产：若有 3 次以上的流产经历，请及时查清原因。自然流产连续发生 3 次或以上者，医学上叫习惯性流产。常见病因是：染色体异常、免疫因素、子宫、宫颈异常等。其典型临床特点：同一孕周、无先兆症状出现的自然流产。因此，必要时你和你的丈夫要进行血型和染色体的检测。另外，现代社会女性崇尚苗条身材，因此，也有的女性是因为身材过于苗条，造成营养不良而引起的流产，应值得重视。

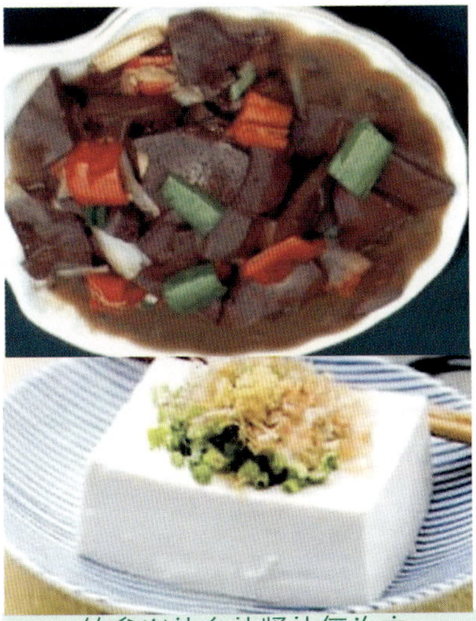

饮食以补血补肾补气为主

健康小卫士箴言：

祖国医学是一个蕴含十分丰富的医学宝藏。食疗是长期以来，人们积累的保健经验，如果你被诊断为先兆流产，或有习惯性流产史，请关注本篇食物指南。

培育优质生命需关注：

◆ 中医主要观点是胃气不固和气血双虚，治疗以滋补肾气，补气补血为主。常见的中药为党参、黄芪、山萸肉、杜仲等。

◆ 西医主要观点是荷尔蒙激素相对不足，治疗主要是卧床休息，注射荷尔蒙等。

9 预防先兆流产和习惯流产的饮食指南

先兆流产是流产的一种类型。有停经史和早孕反应，有阵发性下腹坠痛、腰酸和阴道少量出血等症状。中医称之为“胎涌”、“胎动不安”，认为主要是由肾气不固、气血虚弱所致。在治疗上患者除了应避免体力劳动和卧床休息外，有以下食疗方供参考。

（1）母鸡一只去毛，洗净内脏，与鲜茅根 60 克同放在锅内加水炖汤，可放盐调味，待煮熟后，喝汤吃肉。

（2）龟肉切块 90 克，党参、杜仲各 30 克，放在砂锅内，加水 1 千克，加佐料，用文火煮沸，至龟肉熟透即可趁热吃肉喝汤。

（3）鸡蛋 1 个与艾叶一把，放入砂锅内煮，待蛋熟后食服，每日早晨服为宜。

（4）香油 100 克，蜂蜜 200 克，分别用小火煎煮至沸，停火，晾温，油蜜混合调匀即可服用。每次食用 1 汤匙，日服两次。

（5）黑豆 30 克、糯米 60 克，洗净，放入砂锅内，加水适量，用文火煮至成粥状，即可食用。每日服用 1~2 次。

（6）莲子 90 克去皮、去心，洗净后同葡萄干 30 克同装入陶瓷罐内，加水 700 毫升，用旺火隔水炖至莲子熟透，即可服用。

（7）鸡蛋黄 5 个、黄酒 50 毫升，水适量，调匀，可适量加入食盐，用锅炖 1 小时，分一次或两次服用。

习惯性流产是指流产发生 3 次以上者，而且每次流产往往发生在同一妊娠月份。习惯性流产的病因也很多，如黄体功能不全、甲状腺功能低下，先天性子宫或宫颈发育异常等。流产又分为早期流产和晚期流产。早期流产发生在妊娠 12 周以前，晚期流产发生在 12~28 周之间者，而习惯性晚期流产多由于宫颈内口松弛引起。患有习惯性流产的孕妇，要注意食用富含维生素 E 的食物，因维生素 E 能维持机体正常的生理机能和胚胎发育，能延长细胞的寿命。富含维生素 E 的食物有植物油、卷心菜、甘蓝等。此外，还应注意营养，要经常食用富含蛋白质的食物。如瘦肉、鸡蛋、牛奶等。为此，可采取以下食疗：

（1）鲤鱼 1 条，去肠杂，不去鳞，加赤小豆 60 克，略加姜、醋佐料，煮汤，吃肉喝汤。主治胎动不安。

（2）老南瓜蒂，加水煎服，每日服 2 次，有安胎作用。主治习惯性流产。

（3）鲜山药 60~90 克、杜仲 6 克(布包)、苎麻根 10 克(布包)。主治流产。

（4）莲子与糯米适量，共煮成粥服用。主治先兆流产、习惯性流产。

第四节　孕早期呵护小常识

健康小卫士箴言：

妊娠早期，即妊娠8周以前，是胚胎组织分化、发育的重要时期；是最容易受内外环境影响的时期；是预防胎儿畸形的关键时期。

培育优质生命需关注：

◆ 此期保健最为重要，应膳食结构合理、营养均衡。

◆ 预防感染、谨慎用药，以防药物致畸。

◆ 戒烟戒酒。注意被动吸烟的危险性。

◆ 远离污染环境，如工作环境污染严重，你可选择休假。

◆ 蔬菜要洗净，水果要削皮等。

◆ 良好的胎教始于你的良心态好，开朗舒心，避免焦虑、紧张、易怒。

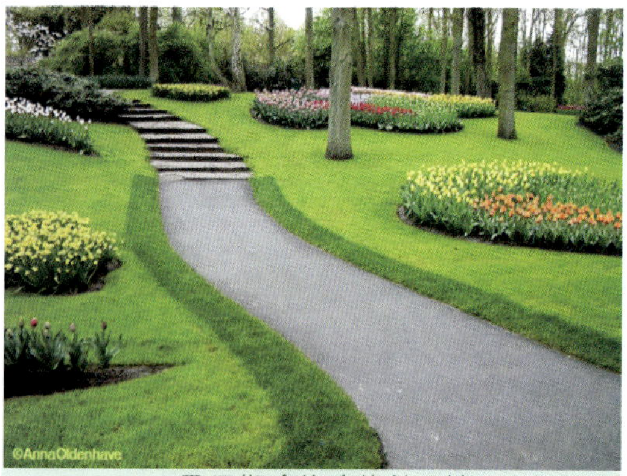

孕早期应构建优美环境

1. 人体各器官发育的关键是怀孕后的哪一个阶段

医学统计显示：在124万新生儿中，出生缺陷率为13.07‰，其中最常见的畸形依次为无脑儿、脑积水、开放性脊柱裂、唇裂、腭裂及先天性心脏病，还有些畸形是出生后发现的，如肾脏的畸形、先天性肛门闭锁等。这些资料说明，畸形中以神经系统、面部及心血系统畸形的发病数为最高。由于遗传和环境因素的影响造成胚胎的不正常发育，可导致胎儿畸形、器官功能缺陷和胎儿的死亡。

从受精到孕2周，环境因素很少导致畸形，但会引起胚胎早期死亡。器官形成期，即受孕的15~60天（停经28~74天），是胚胎细胞分化最旺盛的时期，这一时期最易受环境因素的影响。

怀孕后第4周，神经系统迅速地发育，从一块像“板”样的组织发育成一根“管子”，其两端关闭经过弯曲、发育成为前端膨大的脑部，及后端细长的脊髓；到孕3个月，已具备成人神经系统的雏形。

面部的发育，在胚胎第4周时形成一个原始的口腔。大约第6周时，左右两侧的上唇应该联合起来，第9周时，两侧的上颚应该联合在一起。心脏的发育，胚胎2周时仅仅是一根管子，到第4周时已形成了心房，心室，胚胎从第4周开始，在左右心房、心室之间形成一个间隔，把心房、心室分为左右、上下，即4个腔（左心房、右心房、左心室、右心室），至胚胎第8周时，心脏已发育到相当成熟的程度。

在这一阶段，如果有某种不良的因素影响了上述器官的发育，就会造成畸形的发生。

点评：

胚胎对致畸因素的敏感性随发育阶段的不同而不同，一般在器官发生的胚芽时期是结构上产生缺陷的敏感期。相当人的第14~50天胚胎。

点评：

致畸因素有的可以直接影响胚胎组织，如射线、微波等；也有的可间接通过母体再作用于胚胎，如化学药物及其降解产物、传染性病毒等。

点评：

关于畸形发生因素，认为有化学因素、物理因素、生物因素及先天性遗传因素等，归纳起来是遗传因素和环境因素两大类。

健康小卫士箴言：

受到致畸作用最易发生畸形的发育阶段被称为，致畸敏感期。胚期是最易发生畸形的致畸敏感期。

培育优质生命需关注：

◆ 胚前期受到致畸因子后，胚胎易死亡。

◆ 胚胎期各器官的分化发生时间不同，其致畸敏感期也不同。

◆ 胎儿期受到致畸因子时，一般不出现器官畸形。

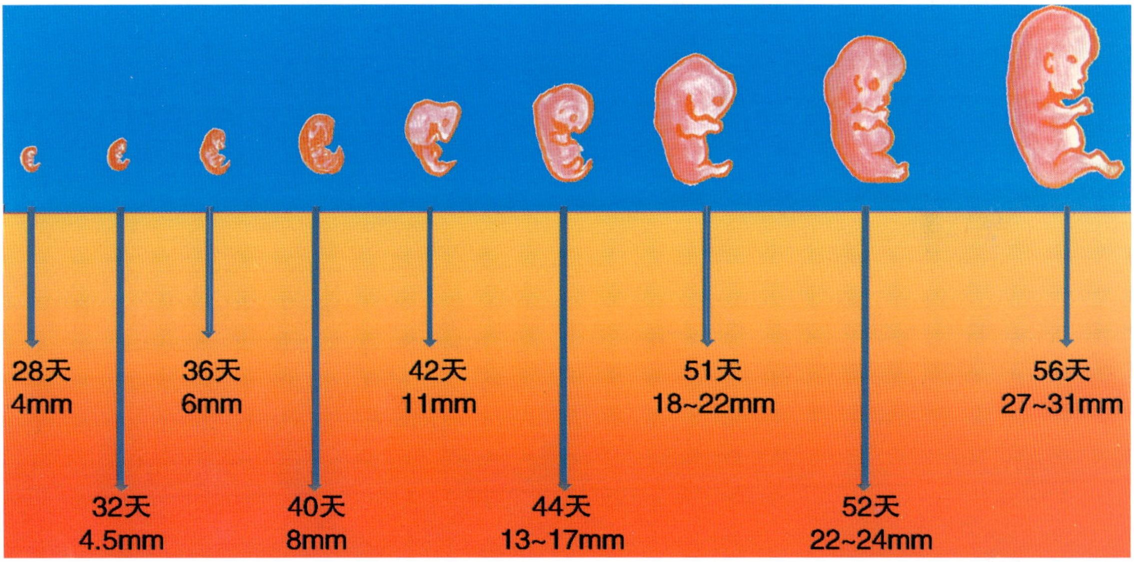

胚体是如何形成的？由于各处生长速度不均衡，胚盘中部的生长速度快于边缘部，外胚层的生长速度又快于内胚层，致使外胚层包子胚体外表，内胚层卷到肢体内，胚体凸到羊膜腔内。胚盘头尾方向的生长速度快于左右方向的生长，头侧的生长速度又快于尾侧，因而胚盘卷折为头大尾小的圆柱形胚体，胚盘边缘则卷折到胚体腹侧、随着胚的进一步发育，肢体腹侧的边缘逐渐靠近，最终在胚体腹侧，形成圆索状的原始脐带，与绒毛膜相连 ，形成头褶、尾褶和左右侧褶的结果，使扁平形胚盘逐渐变为圆柱形的胚体。结果：胚体凸入羊膜腔的羊水内；脐带连接胚体与胎盘；外胚层包在体表，内胚层形成原始消化管其头端由口咽膜封闭（一个月破），尾端由泄殖腔膜封闭（二个月破）。第 8 周末初具人形。发育中的胚胎受到致畸作用后，是否发生畸形和发生什么样的畸形，不仅决定于致畸因子的性质和胚胎的遗传特性，而且决定于胚胎受到致畸因子作用时所处的发育阶段。胚前期的胚胎受到致畸作用后容易发生损害，但较少发生畸形。因为此时的胚胎细胞的分化程度极低，如果致畸作用强，胚胎即死亡；如果致畸作用弱，少数细胞受损死亡，多数细胞可以代偿调整。胚期胚胎细胞增生、分化活跃，胚体形态发生复杂化，最易受到致畸因子的干扰而发生器官形态结构畸形。胎儿期胎儿生长发育快，各器官进行组织分化和功能分化，受致畸作用后也会发生畸形，但多属组织结构和功能缺陷，一般不出现器官形态畸形。

2. 发育的什么时间最易致畸

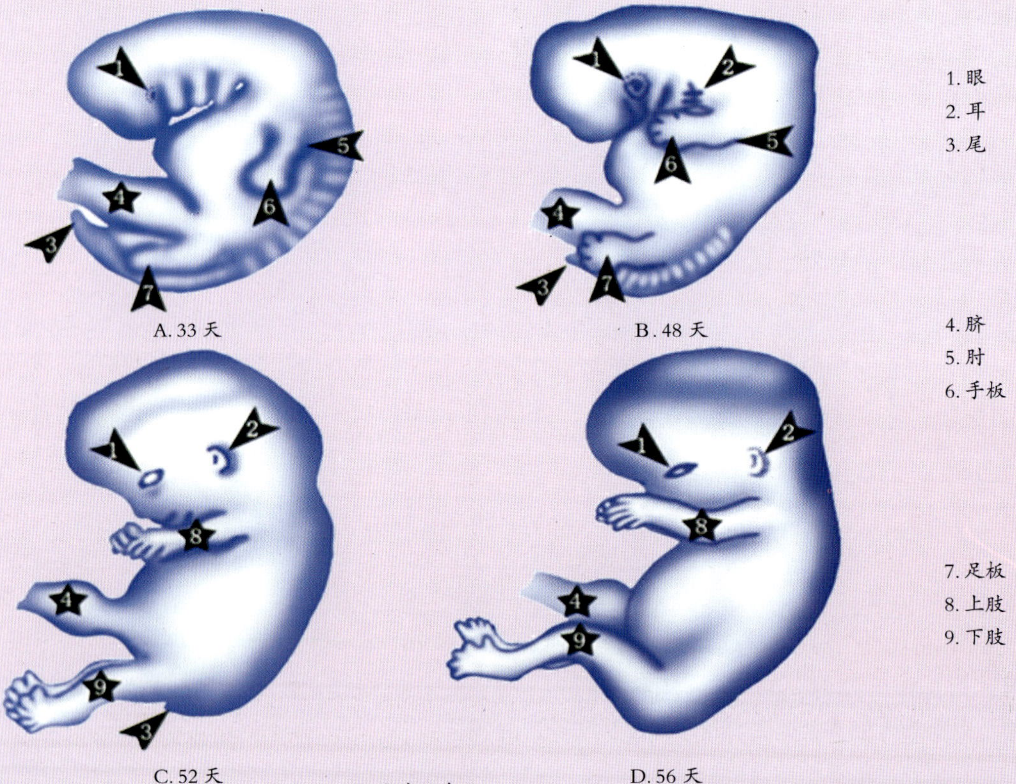

胚体外形建立

黄金时间 3~8 周，请远离致畸因素

胚体的 3~8 周，实际上是各组织和器官的形成的黄金时间，这一过程是最容易遭受致畸因素的打击，造成胎儿畸形或基因突变，值得重视。

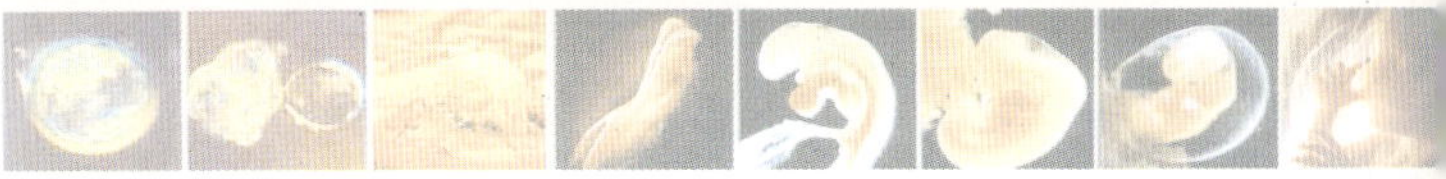

健康小卫士箴言：

人体多数器官的致畸易感期，约在胚胎的第 5～8 周以内。因此这一时期对培育优质生命来讲至关重要，应避免一切不良因素的刺激。

培育优质生命需关注：

◆ 心脏的致畸易感期，约是第 3 周末～第 8 周。

◆ 中枢神经更早，而且一直到出生都没有发育完全，它的易感期是第 3 周到出生。

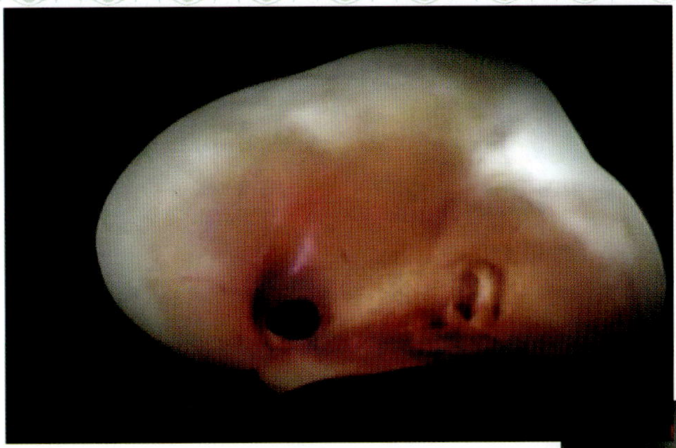

← 颜面形成和耳郭伸出（7～8 周）

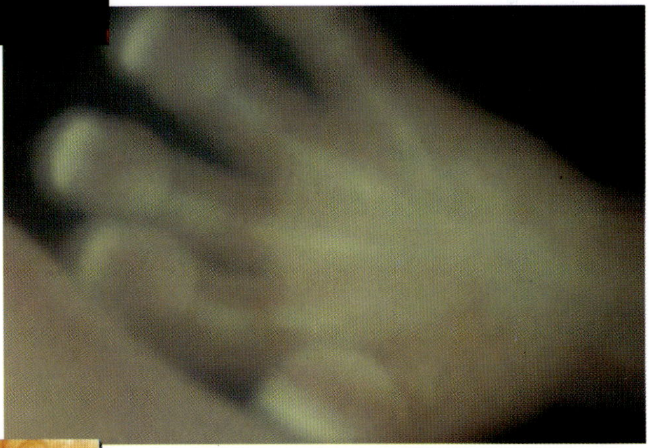

手指足趾分开（8～10 周）→

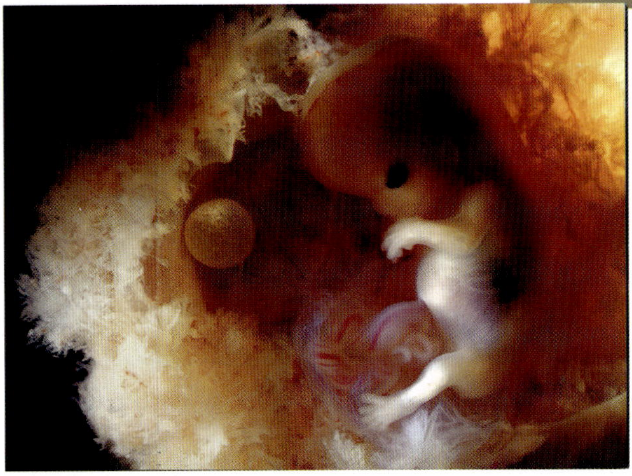

← 手指足趾分开，肘膝明显(8～10 周)

3 先天性畸形

先天性畸形：是由于胚胎发育紊乱而出现的形态结构异常，是遗传因素和环境因素作用的结果。

（1）遗传因素

1）染色体畸变：包括染色体数目的异常和染色体结构异常。先天性卵巢发育不全，即 Turner 综合征（45，xo）；21 号染色体的三体，可引起先天愚型，即 Down 综合征；性染色体三体（47，XXY），可引起先天性睾丸发育不全；5 号染色体短臂末端断裂缺失，可引起猫叫综合征。

2）基因突变：指 DNA 分于碱基组成、或排列顺序的改变，其染色体外形见不到异常。基因突变主要引起微观结构、或功能方面的遗传性疾病，如镰状细胞贫血、苯丙酮酸尿症等，可引起的畸形如软骨发育不全、肾上腺肥大、小头畸形、多囊肾、多发性结肠息肉等。

（2）环境因素

1）生物性致畸因子：目前已经确定对人类胚胎有致畸作用的生物因子有：风疹病毒、巨细胞病毒、单纯疱疹病毒、弓形体、梅毒螺旋体等。

2）物理性致畸因子：目前已确认的对人类有致畸作用的物理因子有射线、机械性压迫和损伤等。

3）致畸性药物：多数抗肿瘤药物有明显的致畸作用，如氨甲喋啶可引起无脑、小头及四肢畸形；如孕期大剂量服用四环素，可引起胎儿牙釉质发育不全；大剂量应用链霉素，可引起先天性耳聋；大剂量应用新生霉素，可引起先天性白内障和短指畸形等；性激素可导致胎儿生殖系统畸形等。

4）致畸性化学因子：工业“三废”、农药、食品添加剂和防腐剂中，含有致畸作用的化学物质。

5）其他致畸因子：酗酒、大量吸烟、缺氧、严重营养不良等，均有致畸作用。

（3）胚胎的致畸敏感期

发育中的胚胎受到致畸作用后，是否发生畸形和发生什么样的畸形，不仅决定于致畸因子的性质和胚胎的遗传特性，而且决定于胚胎受到致畸因子作用时所处的发育阶段。受到致畸作用最易发生畸形的发育阶段称为致畸敏感期 。胚前期的胚胎受到致畸作用后容易发生损害，但较少发生畸形。因为此时的胚胎细胞的分化程度极低，如果致畸作用强，胚胎即死亡；如果致畸作用弱，少数细胞受损死亡，多数细胞可以代偿调整。胚期胚胎细胞增生、分化活跃，胚体形态发生复杂化，最易受到致畸因子的干扰而发生器官形态结构畸形。

点评：

统计学资料显示，先天性畸形的发生率比肿瘤高 8 倍，比心血管病高 5 倍，严重影响了人类的健康水平。

点评：

人类的各种先天性畸形中约 20% ~25% 主要由遗传因素导致；65% ~70% 病因不明，可能是环境和基因相互作用的结果。

点评：

在畸形的发生中，环境因素与遗传因素的相互作用是非常明显的。基因型决定和影响胚胎对致畸因子的易感程度。决定这种易感性的主要因素是胚体结构和生化特性。

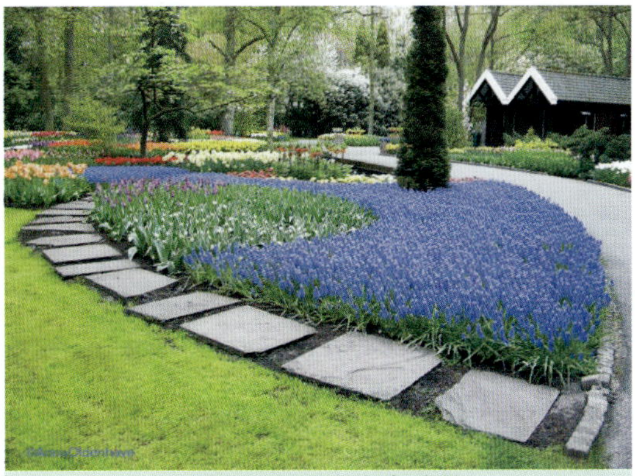
加强锻炼预防病毒感染

健康小卫士箴言：

一些病毒感染会造成流产；一些将影响胎儿的生长发育。因此杜绝病毒感染重在预防，可实行疫苗注射或远离传染源。

培育优质生命需关注：

◆ 妊娠早期你要尽可能不到人多的公共场所。

◆ 请你注意环境卫生和个人卫生。

◆ 请你勤换内衣和内裤。

◆ 请告诉你的先生，孕期节欲时请不要在外性乱；避免把传染病带给你和你的宝宝。

◆ 不要接触传染病人，减少患病机会。

4 孕期病毒感染与胎儿畸形一览表

病毒名称	缺陷器官	影响时间和防范措施
风疹	先天性白内障、视网膜炎、耳聋、先天性心脏病、小头畸形及智力障碍	90%的人对风疹具有免疫力。怀孕 8～10 周胎儿，风疹病毒感染致畸已有定论，怀孕期如诊断有感染，应即进行流产。可孕前接种疫苗
巨细胞病毒症（C M V）	小头畸形、视网膜炎、智力发育迟缓、脑积水、色盲、肝脾肿大、耳聋	50%的人对 CMV 具有免疫力。孕期感染将有 40%的几率传染给婴儿。目前没有方法预防
水痘	肌肉萎缩、四肢发育不全、白内障、小眼、视网膜炎、脉络膜炎、视神经萎缩、小头畸形	孕早期感染将会造成流产；孕期 8～20 周感染的几率约是 3/1 000。可孕前接种疫苗
流感	唇裂、无脑、脊椎裂	易感，无特效疫苗，重在预防
单纯生殖疱疹	小头畸形、小腿、视网膜炎、晶状体混浊、心脏异常、脑内钙化、神经系统异常、短指	整个孕期，接近分娩约 10%的可能性传染婴儿，后果严重包括疱疹性脑炎
梅毒	发育迟缓、骨骼感染、黄疸、贫血、小头畸形	整个孕期，70%的孕妇在 15 周后通过胎盘感染胎儿
HIV 感染	20%的新生儿在出生后一年发展成 AIDS 造成死亡；多数在 1～6 岁发展成 AIDS 死亡	目前不能有效的救治。预防的方法是避免性混乱，避免接触被污染的注射器和血制品
弓形体病	脑积水、大脑钙化、眼睛损伤	整个孕期感染几率 1/2 000，如果确诊，一些妇女会选择终止妊娠

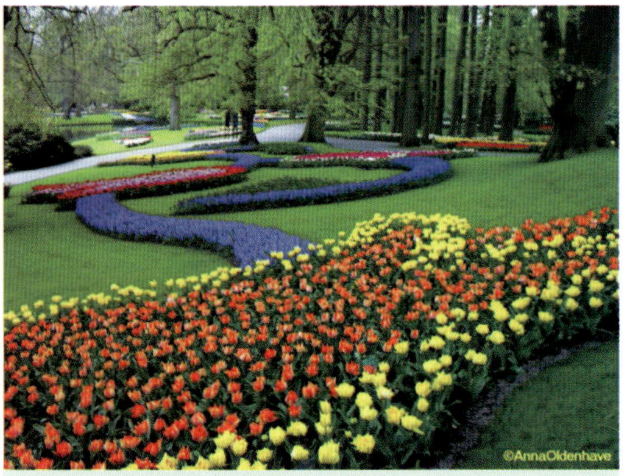

孕期用药应慎重

健康小卫士箴言：

有些药物可能有潜在的危险性，当你生病时，难免要服药，你知道有哪些药物成分可能会伤害胎儿呢？本节介绍孕期用药指南。

培育优质生命需关注：

- ◆ 尽量不要自己盲目使用药物，远离毒品。
- ◆ 需要用药时应在医生指导下用药。
- ◆ 用药之前请你详细阅读药品说明书。
- ◆ 尽量保持最小药物剂量。
- ◆ 尽量缩短用药时间。
- ◆ 孕期用药最好还有药师的指导。

5. 孕期用药指南

（1）解热镇痛药：最好选择扑热息痛；避免用阿斯匹林、非那西丁、布洛芬等。

（2）抗生素：常用的青霉素抗生素包括青霉素钾、青霉素钠、氨关青霉素、苯唑青霉素、阿莫西林、哌拉西林等。这类抗生素对胎儿无害，因此是孕期的最好选择。如果你对青霉素过敏，红霉素是一个安全的选择。四环素可影响胎儿牙齿、骨骼发育。氯霉素可能影响胎儿的血液系统，导致灰婴综合征；链霉素、庆大霉素、卡那霉素等氨基甙类可影响胎儿听力；磺胺类可引起新生儿黄疸。

（3）所有精神科用药：包括忧郁症药物如锂盐、Xanax、imipramine、Amitriptyline、valium等皆不宜。有的会导致流产，有的会影响胎儿的智力发育；锂盐可产生先天性心脏病；抗精神病药氯丙嗪会造成视网膜病变。

（4）血管紧张素转换酶抑制剂（ACE）：造成胎儿肾脏和骨头异常，如valsartan、captopril等，可能导致子宫血管收缩，造成胎儿发育迟滞，胎死腹中的状况。

（5）激素类：雌激素造成上肢短缺；孕激素可造成女婴男性化，男婴尿道下裂；考地松可致无脑儿、兔唇腭裂；避孕药能造成胎儿先天性心脏病及肢体短缺；甲状腺素也可致畸形；降糖药如优降糖、达美康等，可导致胎儿畸形或死亡。

（6）镇静安眠药：如安定可引起胎儿先天性畸形；眠尔通致胎儿发育迟缓，先天性心脏病；巴比妥类引起指趾短小、鼻孔通联。抗癫痫药物则会引起胎儿发育迟滞，小脑症、心脏病、手指异常、心智退化。

（7）抗疟疾药：如奎宁、氯奎等，可导致胎儿先天性耳聋、神经损伤及血小板减少。

（8）抗过敏药：扑尔敏、苯海拉明能引起肢体缺损。

（9）毒品：摇头丸会影响胎儿的脑部发育，性格发育问题；海洛因（cocaine）毒品会引起胎儿先天性心脏病、四肢和颜面异常、小脑症、胎儿发育迟滞、大脑梗塞、胃肠异常等现象。

（10）口服抗凝血药物：如Coumarin可产生鼻骨变小、手指变短、眼睛异常、神经系统异常、发育迟滞。

（11）维生素：大量维生素能致畸胎则不容忽视。维生素A可破坏胎儿软骨细胞导致骨骼畸形、指趾畸形、腭裂、眼畸形、脑畸形；维生素D使胎儿血钙增高，易致胎儿智力发育低下。据报道，孕期内大量服用维生素C、维生素B也可致畸胎。

健康小卫士箴言：

孕妇因抵抗力低，孕期感冒是很常见的。感冒实际上是上呼吸道感染的通称，从治疗的角度可以将其分为：病毒性感染和细菌性感染。病毒性感染治疗的原则是对症治疗，细菌性感染较重时要使用抗生素治疗。

培育优质生命需关注：

◆ 如仅有打喷嚏、流涕、鼻塞，及轻度咳嗽常常是病毒感染。

◆ 高热、口渴、气喘、流脓涕，咳痰黄稠，甚至痰中带有铁锈色常提示细菌感染。

◆ 轻型感冒常常通过休息，饮食调理多可治愈。

◆ 重型感冒要及时看医生,要知道重感冒造成的伤害可能更重。

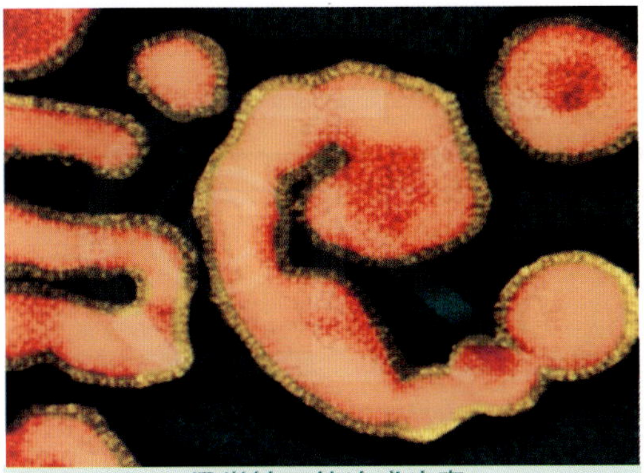

显微镜下的流感病毒

6. 孕期感冒治疗指南

女性怀孕期最害怕感冒，感冒病毒在怀孕的早期会对胚胎造成伤害，若再伴有高热，其危害更是令人担忧。孕期感冒要不要吃感冒药，要一分为二看待。一方面是担心药物对胎儿有一定的影响，尤其在孕早期胎儿器官形成之时；另一方面感冒严重时，疾病本身对胎儿、母亲都有影响。因此孕妇感冒时应权衡利弊，应在医生指导下合理用药。

对轻度感冒，仅有喷嚏、流涕及轻度咳嗽，不需用药，可注意多休息，多喝开水，可试用下面介绍的食疗方。

如伴有高热，多预示病情较重，应及时看医生。孕早期，发热时扑热息痛可能是较好的选择，也可选用柴胡注射液退热。同时，也可采用湿毛巾冷敷、冰敷等物理降温。消炎痛、阿斯匹林则不宜应用。如并有细菌感染，应加用抗生素治疗。整个妊娠期都可使用的抗生素有青霉素类、头孢菌素类、红霉素和洁霉素，这四类抗生素在妊娠期使用，对胎儿一般不会引起不良反应。禁用的抗生素有庆大霉素、卡那霉素、新霉素、万古霉素等。

感冒初期，立即用浓盐水每隔 10 分钟漱口 1 次，10 余次即可见效。还可采用如下食疗方法：

◆ 大米 100 克煮成稀粥，然后加米醋两匙，葱、姜末适量，趁热吃。发汗即愈。

◆ 带皮生姜 10 片，带须葱头 10 个，红糖适量，加粳米煮粥。热服，连服数日。生姜丝 25 克、萝卜丝 50 克，加水适量煎 15 分钟，再加适量红糖煮沸，趁热喝下，盖被出汗后即愈。

妊娠期间发热、微恶寒、无汗；或少汗、头痛、咳嗽、口渴；或胎动不安、舌边尖红、舌苔薄白，宜用辛凉解表的下列两方：

◆ 野菊花 10 克，用 3 000 毫升开水冲泡饮用，每日数次。

◆ 牛蒡子 15 克、粳米 50 克，冰糖适量。先将牛蒡子洗净，加水 300 毫升，煎至 100 毫升，取汁，加粳米，再加水 400 毫升，煮成稠粥。每日两剂，温热服之。

妊娠期间高热、口渴、气喘、咳痰黄稠，或痰中带有铁锈色，提示细菌感染且较严重。在静脉点滴青霉素或头孢类的基础上，宜用清热宣肺的食疗方：将芦根 50 克切段去节，生地 20 克、金银花 30 克放入沙锅内，加水 300 毫升，煎至 200 毫升，去渣，加粳米 50 克，再加水 250 毫升，煮成稀粥服用，每日分两至三次温服。

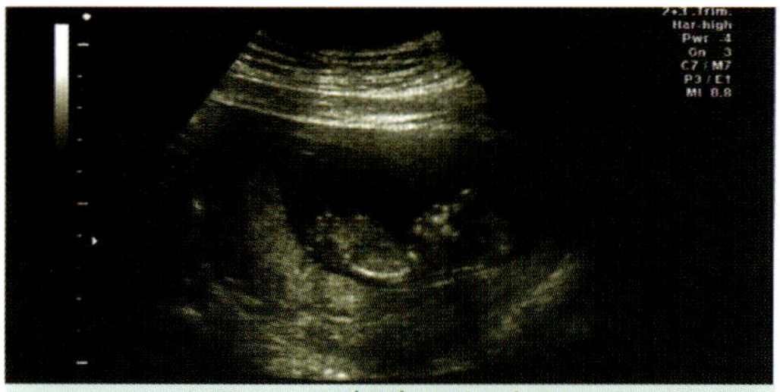

孕10周超声已具人形

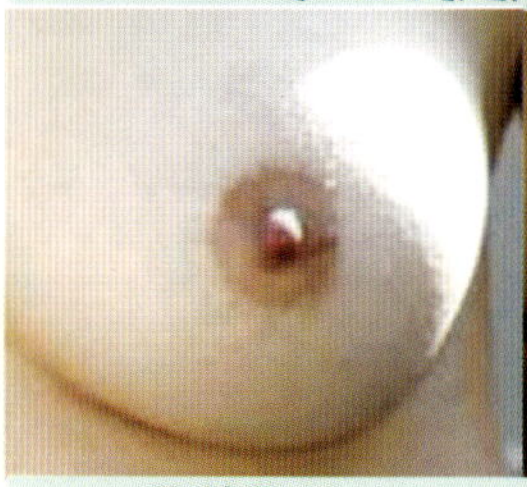

孕前乳头

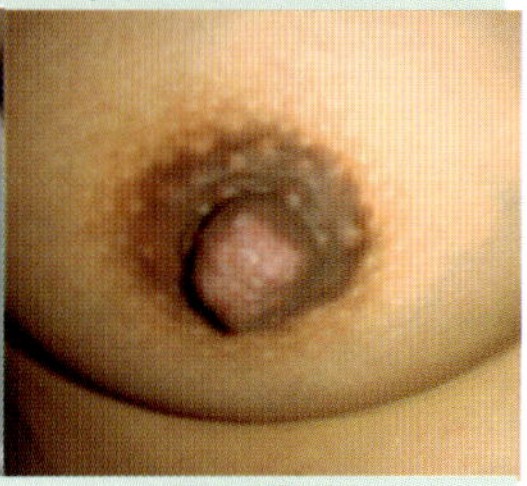

孕后乳头

健康小卫士箴言：

胎儿在母体发育期间所需的全部营养——氨基酸、糖类、脂肪酸、矿物质、维生素等，及氧气都是经过胎盘由母亲的血液循环提供。

培育优质生命需关注：

◆ 再坚持2周你的恶心呕吐、食欲不振的现象就会自然而然结束。

◆ 虽然你此期不会时常感到饥饿，每天吃的食物都不会很多，但只要坚持少食多餐同样可以满足胎儿的需求。

◆ 现在你可能注意到你的乳头开始变黑了，变挺立了。

7. 孕9~10周

妊娠8周末：胚胎初具人形、头大占整个胎体一半，不但能辨出眼、耳、鼻、口，而且四肢已具雏形；B型超声可见早期心脏形成并有搏动。进入第9周，胎儿在胚胎期的小尾巴已经消失了，整个胎儿的变化很大，瞧！多像一个活生生的小顽童了，因此从现在开始，我们把胚胎称为“胎儿”了。胎儿眼睑闭合，生殖器已经发生，但从外观上还不能分别性别。目前是你的整个怀孕期的一个关键时期，胎儿现在器官和组织迅速生长发育，功能也逐渐完善。胎儿的胳膊也已经长出来了，在腕部，两手呈弯屈状。腿在变长，而且脚已经长到能在身体前部交叉的程度。进入第10周了，你的胎儿现在已经很像个小人儿了，身长大约有40毫米，体重达到10克左右。现在胎儿基本的细胞结构已经形成，身体所有的部分都已经初具规模，包括胳膊、腿、眼睛、生殖器，以及其他器官，但是这些器官还处于发育阶段，都没有充分发育成熟。

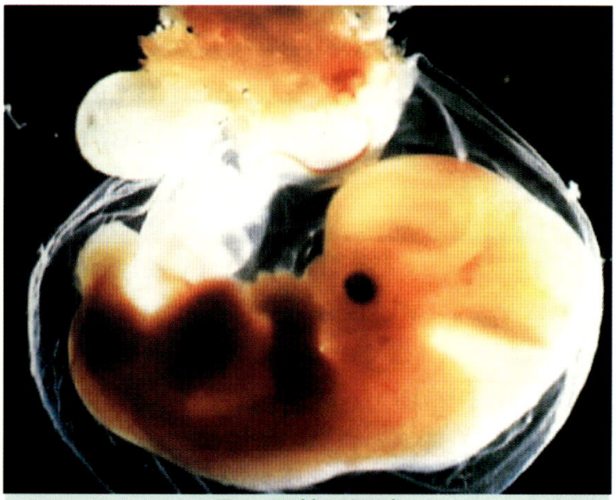

孕8周美丽胚胎

点评：

本期关注：胎儿进入规律性快速生长，请关注孕期营养摄取。

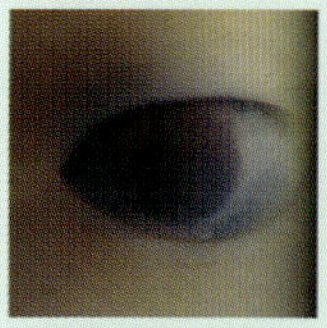

第9周眼睛

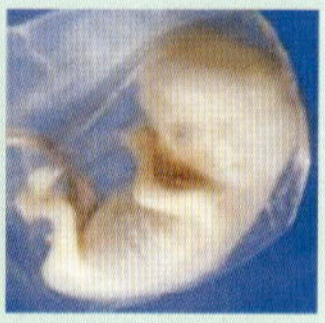

第10周实物

点评：

在第9周以前，即胚胎末期，胎儿处在器官和组织结构发展的关键时期，胎儿对各种有害环境因素的损害十分敏感(前面已有详述)，第9周后出现胎儿先天性畸形就十分罕见了。

点评：

胎儿继续漂浮在羊膜囊内，绒毛膜继续生长血管进入子宫内膜形成胎盘。

第五节　胎儿期呵护小常识

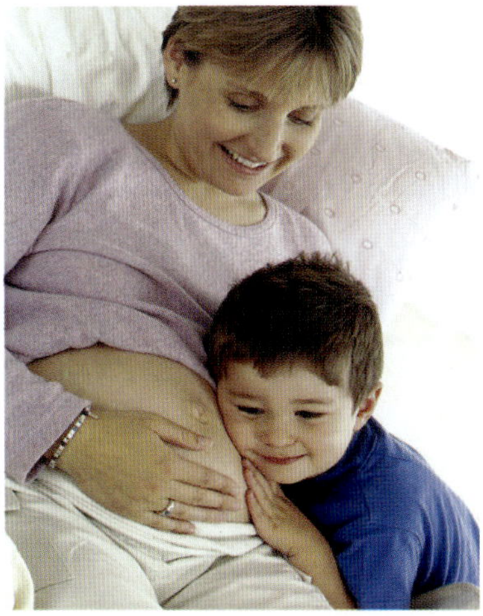

健康小卫士箴言：

了解孕期母体的变化，你可以对照图片上月龄和子宫位置的关系判断胎儿的发育情况。如果偏大和偏小都要及时看医生。可以根据孕期体重曲线控制体重，避免巨大儿。

培育优质生命需关注：

- 你可以对着镜子观察腹部的外形。
- 可用手指的指腹触摸腹部，了解子宫的底部。
- 可直接请教你的医生。

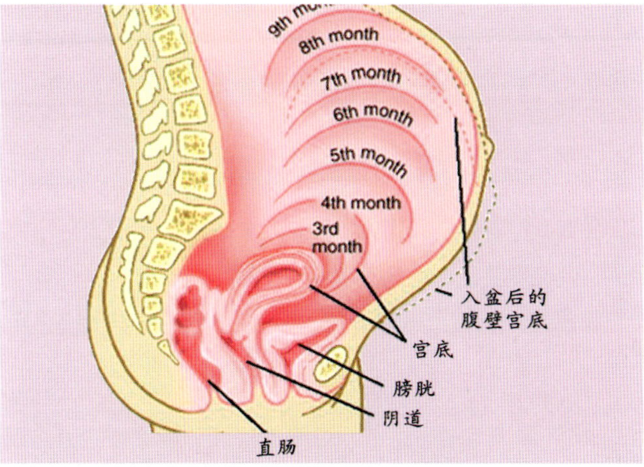

孕期宫底变化和腹部外形的变化

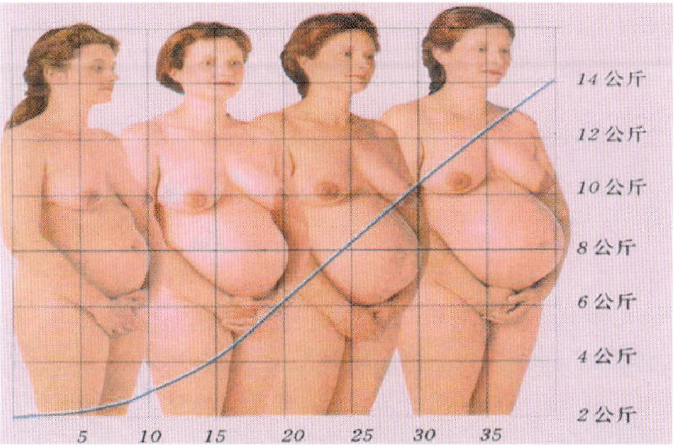

孕期平均体重增长

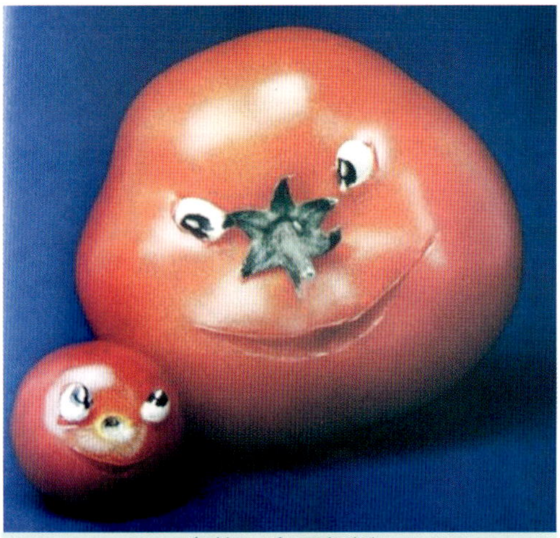

食物一定要新鲜

健康小卫士箴言：

早晨醒来后的晨吐就要结束了，这时你的食欲将开始好转。你的胎儿也会迅速生长并需要大量的养分，这个时期是调整营养结构的最佳时期。

培育优质生命需关注：

- ◆ 少吃多餐均衡营养。
- ◆ 按膳食宝塔要求适当调整。
- ◆ 每天摄入足够的含有营养成分的相关食物。
- ◆ 每日足量所需的碳水化合物、淀粉、蛋白质、膳食纤维及B族维生素等。
- ◆ 水果蔬菜尽量多样化，绿、红、黄的蔬菜和深黄色的水果都含有丰富营养素。

1. 孕期不宜过多经常食用的食品

◆ 味精　味精的主要成分为谷氨酸钠，可与血液中的锌结合从尿液排出，因此吃入过多味精可消耗掉大量锌元素，导致胎儿缺锌，进而对其发育产生消极影响。孕妇的日常饮食中应少放味精，或用鸡精代替味精。

◆ 油条　油条在制作过程中所使用的明矾是一种含铝的无机物，铝可通过胎盘侵入胎儿大脑，影响胎儿智力的发育。因此准妈妈在孕期应避免食用此类食品。

◆ 酒类　不论什么酒，其中或多或少地都含有酒精。酒精对胎儿影响很大，尤其可损害其智力发育，准妈妈应严格禁止饮用。

◆ 咖啡　喜饮咖啡的孕妇，在怀孕早期不能喝咖啡，到怀孕中后期，每天喝咖啡要控制在两杯以内。

◆ 浓茶 喜饮浓茶的孕妇，在怀孕期不能喝浓茶，可喝赤豆汤、绿豆汤和百合汤，用这些有营养的汤代替浓茶。因为浓茶会影响肠黏膜对铁的吸收利用，最终导致妊娠孕妇贫血，影响胎儿的生长发育。

◆ 方便面等垃圾食品　对于工作忙，喜欢在外面买现成的食品食用的孕妇，应注意食品质量，不要选择方便面、麦当劳、肯德基等类食品；盒装食品要选择近期制作出厂，外观新鲜，没有碰撞或破裂，不含色素及防腐剂的食品。不要选择腌熏制品，如腌肉、熏鱼等食品。因为质量不好的食品食用后会引起食物中毒，含亚硝胺高的食品，食用后，易引起胎儿畸形。

◆ 其他为防早产及流产，不宜多量的食品：

①忌用辛热性调味料　如茴香、花椒、胡椒、桂皮、辣椒、大蒜等。

②少食山楂　山楂可加速子宫收缩，可导致早产，最好“敬而远之”。

③孕妇不可摄取太多的维生素A，猪肝含极丰富的维生素A，忌过量进食。

④忌食黑木耳　它具有活血化瘀之功，不利于胚胎的稳固和生长。

⑤忌食杏子及杏仁　杏子味酸，性大热，且有滑胎作用，为孕妇之大忌

⑥忌食薏苡仁、马齿苋等中药。薏苡仁对子宫肌有兴奋作用，能促使子宫收缩，因而有诱发早产的可能。马齿苋性寒凉而滑腻，对子宫有明显的兴奋作用，易造成早产。

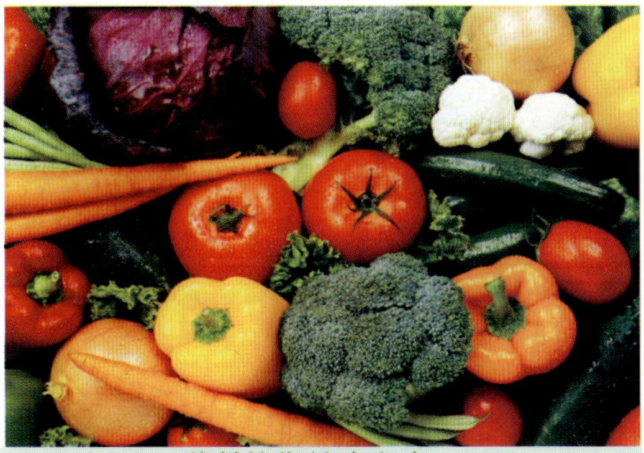
营养均衡健康发育

健康小卫士箴言：

早孕 3 个月内，正是胎儿的器官形成阶段。应注意纠正偏食现象，注意各种营养的均衡摄取，以确保胎儿的正常发育。你不要刻意添加什么，均衡的营养来自健康规律的饮食。

培育优质生命需关注：

- 早孕反应常常会影响你的规律饮食。
- 饮食应多样化，使身体逐渐适应各种食物。
- 可多吃些粗制的或未精加工的食品。
- 不要吃有刺激性的东西和精制糖块。
- 水果可能是你不错的选择。

2. 孕期营养指南

	作　用	最好来源	缺乏时危害
维生素 A	增强机体的抵抗力,具有抗氧化作用。促进牙齿和皮肤健康，保持黏膜湿润和完整，帮助调节甲状腺功能	菠菜、胡萝卜、杏、红辣椒、蛋黄、鱼肝油、西红柿、南瓜、排骨、动物肝脏	夜盲症（过量可能中毒，不要刻意进补）
维生素 B_1（硫胺）	促进消化和身体细胞代谢。促进糖的代谢并可通便，维持神经系统安宁	谷类的胚芽、荞麦、花生、绿叶蔬菜、蛋黄、鱼卵、新鲜菠萝，豆类酵母	浮肿、脚气、多发性神经炎、流产、早产
维生素 B_2（核黄素）	促进发育、促进乳汁分泌、有益肝功能、止痒、抗焦虑	啤酒酵母、蛋黄、奶酪、牛奶、新鲜蔬菜、家畜、蘑菇、豆制品、排骨、动物肝脏	胎儿发育不良，口唇炎、皮肤炎
维生素 B_{12}	在核酸的形成中起重要作用，帮助肝脏能促进造血作用	奶制品、鱼、动物内脏、海藻、麦芽、肚肠、红肉、啤酒、酵母、及酵母提取物、排骨	恶性贫血，你若不吃肉类建议补维生素 B_{12}
叶酸	预防胎儿神经管发育缺陷，帮助红细胞形成和蛋白质在体内的降解	绿色蔬菜、菜花、莴笋、绿色豆类、各种强化谷物	脑脊膜膨出，建议 400 微克 / 天
维生素 C（抗坏血酸）	提高机体抗感染能力，是天然的抗菌素，帮助铁质吸收与血液的再生、凝固有关，给予机体细胞活力	柑橘类水果、新鲜蔬菜，草莓、西瓜、洋葱、大蒜、绿茶、红绿辣椒、黑无核小葡萄干	胎儿发育不良、分娩时出血、牙齿出血
维生素 D	是身体吸收钙磷时的必需品，对骨骼生长，神经系统功能正常及牙齿形成都是必需的，哺乳期尤为重要	鱼肝油、黄油、牛奶、干蘑、干鱼、蛋黄、牛肝、小鸡	骨骼发育异常。过量可中毒,每天晒晒太阳
维生素 K	保持血液的凝固性,妊娠末 3 个月内对胎儿凝血系统尤为需要	啤酒酵母、深绿色蔬菜、大豆葵花子油、红藻、红糖、卷心菜、紫菜、排骨	新生儿黑粪症、脑出血
维生素 E	增强生殖功能，促进胎儿发育，保持血流通畅，促进组织氧合作用	麦芽、黄油、蛋类、莴苣、油菜、花生、谷类、牛奶、菠菜、大豆、南瓜、芝麻、玉米	流产、早产

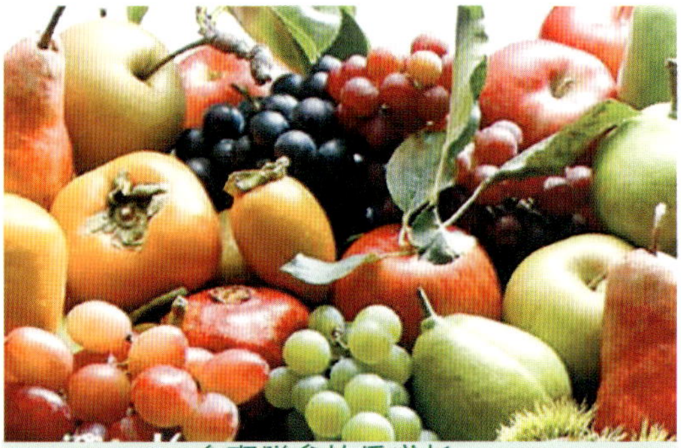
合理膳食快乐成长

健康小卫士箴言：

微量元素是人体所需的营养素的一部分，主要从饮食中吸收。正常饮食情况下，妊娠期微量元素的真正缺乏是不常见的，只有妊娠前体内矿物质储备不足，妊娠后又供给不足才能出现微量元素缺乏。

培育优质生命需关注：

◆ 妊娠4~6个月期间是你的重点营养阶段。

◆ 由于早孕反应的减退消失，食欲大大增加。

◆ 胎儿此时生长迅速，需要大量营养，请你增加饮食的质量，提高营养。

◆ 注意缺钙等微量元素。

续表

	作　用	最好来源	缺乏时危害
铁	是合成血红蛋白的原料，建造和维持肌肉的原料	瘦肉、蛋，杏干、葡萄干、红枣、李子干，强化谷物	缺铁性贫血，影响胎儿发育。每天需要补充3.57毫克
锌	生长发育和能量必需，支持免疫。缺锌时生长迟缓，食欲不振或味觉改变。皮肤、毛发及指甲病变，生殖器官的发育，以及骨骼生长异常等	动物蛋白，如牛肉、蛋、乳制品及鱼，尤其是贝类、海产品；坚果、香蕉；全谷食物（含铁丰富的食品阻碍锌的吸收	妊娠早期缺锌可致早产、先天畸形，严重造成侏儒症（小矮人）孕妇中期约16.5毫克；孕妇晚期达35毫克
钙	参与生长发育和肌肉健康，是骨骼、牙齿、肌肉生长的必需原料	奶制品；蛋；虾、沙丁鱼；豆制品；坚果；强化谷物；菜花	软骨病、佝偻病。中期每天需1 000毫克；晚期1 200毫克
碘	在甲状腺素的合成和代谢中具有重要作用，缺碘可导致甲状腺肿大	广泛存在于海产品中，如海带、海菜、海藻、海鱼等及含碘食盐中	含碘药物可致胎儿畸形。不要刻意进补
镁	镁缺乏可表现为：肌肉抽搐、震颤、强直性痉挛、心律失常、心室纤颤等	存在于含动物性蛋白的食物中，谷物、青豆类及绿叶蔬菜的叶绿素中；以牛奶为主的膳食中往往镁的摄入量不足	治疗剂量过大，可致镁中毒危及生命。不要刻意进补
铜	是造血的要素，促进铁透过肠黏膜吸收。妊娠期血清铜下降，是胎盘功能不足的征象	正常的情况下，孕妇不需要额外增加铜剂补充	铜过量可发生致畸作用
钴	是维生素B_{12}分子组成的一部分	奶制品、鱼、海藻、麦芽、肚肠、红肉	巨幼细胞性贫血，痴呆
锰	锰参与酶系统构成、能量代谢及脂质	广泛存在于含动物性蛋白的食物	鳞屑性皮炎，或头发由黑变红

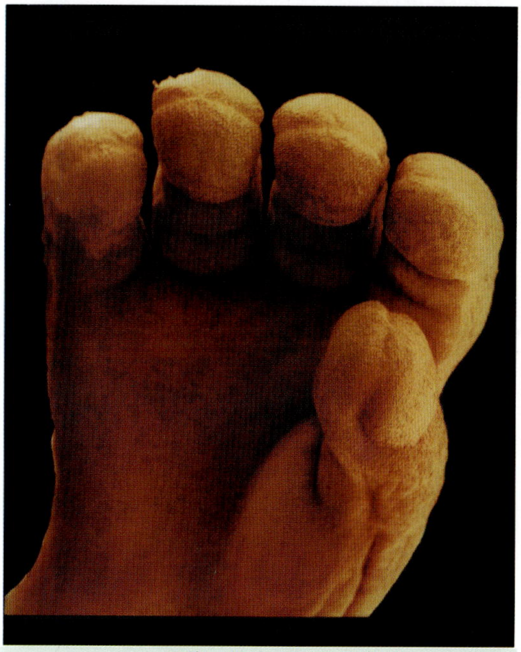

12 周指（趾）甲已经发生

健康小卫士箴言：

孕期检查有两个目的，一是保证胎儿健康正常生长，二是保证你顺利安全生产。胎儿是否异常的孕期诊断是最主要最复杂的。

培育优质生命需关注：

应该明确所有妇女都有孕育异常孩子的可能。因此孕 12 周以内应建立《孕期保健手册》。有下列情况之一者更应注意：

◆ 你曾怀孕并有自然流产史。

◆ 曾患危害母婴健康疾病。

◆ 你和你的伴侣有遗传病的家族史。

◆ 你目前年龄已经超过 35 岁。

◆ 你曾经服过或正在服用对胎儿有危害的药物。

◆ 你曾经从事或正在从事或处于对胎儿有害的工作或环境。

3. 孕 11~13 周

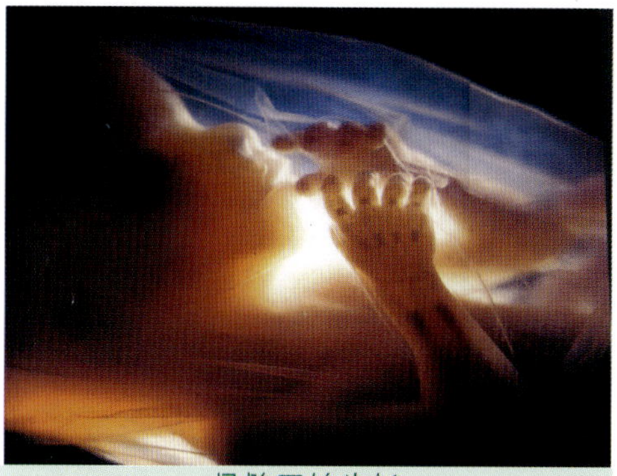

骨骼开始生长

进入孕 11 周，你的胎儿身长达到 50 毫米左右，体重达到 14 克。在接下来的几周，胎儿将以每周 10 毫米的速度增长，体重也日渐增加。胎儿的头部仍较大，占身长的 1/3，接下来身体的其他部位生长迅速。

进入孕 12 周，你的胎儿现在身长大约有 65 毫米，指（趾）甲已经发生，身体的雏形已经发育完成。胎儿的手指和脚趾已经完全分离，四肢出现关节雏形。一部分骨骼开始变得坚硬，上肢自由漂浮做着一个个小动作。最大的变化是颈部的形成，头部的面骨都已形成，面部特征更加清晰可见，32 颗牙蕾都在位了。妊娠 12 周末：胎儿身长约 9 厘米，体重约 20 克。外生殖器已发生，部分可辨出性别。胎儿四肢可活动。

进入孕 13 周，告别孕早期。你的胎儿大约 8 厘米，25 克重，各个器官已大部分发育完善，面部特征更加精细易于辨认。外生殖器通过 B 超可以辨别性别。

点评：

本期关注：重视孕期检查和胎儿诊断，发现异常可及时终止妊娠。

点评：

第 12 周的子宫大约接近一个柚子。在此期间可做唐氏综合征的筛查。B 超发现颈部以下的液体，小于 3 毫米则提示你的孩子发育正常；如大于 4 毫米则提示唐氏综合征的可能性，需进一步确诊。

点评：

如果你不想做进一步的确诊，可在 20 周时做一次详细的超声检查。这在以后的唐氏综合征将有详细的介绍。

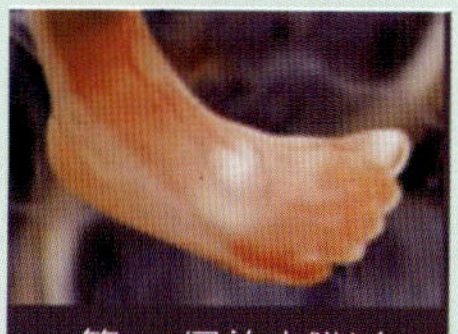

第 12 周的小脚丫

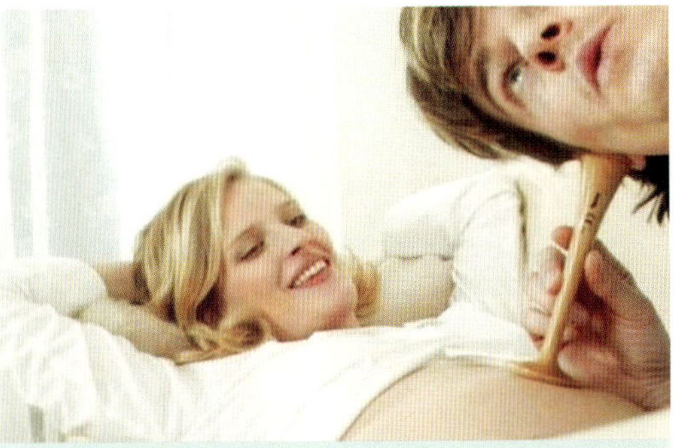

简易胎心听筒便可清晰听到嘀嘀的胎心音(约 120~160 次/分)。

健康小卫士箴言：

产前检查又称围产保健，能及时了解孕妇身体情况及胎儿的生长发育情况，保障母亲和胎儿的健康与安全。根据妊娠各阶段的特点，将妊娠全过程分为 3 个阶段，孕早期(12 周内)，孕中期(13~27 周)，孕晚期(28~40 周)。

培育优质生命需关注：

◆ 按部就班产检，必要时接受医师建议做的检查项目，相信可以让你更了解胎儿的发育情况，放心度过怀胎 10 月。

◆ 通过完整的产检项目，确实可以有效地提早发现某些问题并及早进行治疗或处理，让每位准父母都能够幸福迎接新生命的诞生。

4. 根据不同的时期，产前检查内容也有所不同

孕早期：在确诊怀孕后，12 周内到相关妇产科机构建立《孕产妇保健手册》，并进行第一次产前检查。

孕早期主要是记录既往病史、药敏史、家族史、月经史、妊娠史等；了解有无影响妊娠的疾病或异常情况；全身检查：血压、体重、身高、心、肺、肝、脾、甲状腺、乳房等，了解孕妇发育及营养状态；妇科检查：子宫位置、大小，确定与妊娠月份是否相当，并注意有无生殖器炎症、畸形和肿瘤；化验血常规、尿常规、乙肝表面抗原、肝功、肾功、梅毒筛查等及心电图检查。

孕中期：每 4 周进行一次产前检查(16、20、24、28 周)。

孕中期每次体格检查主要是测量血压、体重、宫高、腹围、胎心率，并注意有无下肢浮肿；复查血常规及时发现妊娠合并贫血，复查尿常规及时筛查妊娠高血压病和妊娠糖尿病；孕 15 ~ 20 周建议做唐氏综合征和神经管缺陷的血清学筛查；孕 20 ~ 24 周建议做 B 超筛查胎儿体表畸形；孕 24 ~ 28 周建议做妊娠合并糖尿病筛查(50 克葡萄糖筛查试验)。

孕晚期：孕 28 ~ 36 周，两周检查一次；孕 36 周以后每周检查一次。孕晚期要继续做孕中期相关体格检查，注意检查胎位，如发现异常及时纠正；记数胎动并记录；建议定期做胎心监护；适时复查 B 超，观察胎儿生长发育情况、胎盘位置及成熟度、羊水情况等。

点评：

产前检查的时间应从确诊早孕时开始。应于妊娠 20 周起进行产前系列检查，建立手册。关于孕早期检查前面已经有相关知识。

点评：

孕妇于妊娠 18 ~ 20 周可自觉胎动，胎动每小时约 3~5 次。检查腹部时可感觉到胎动．也可用听诊器听胎动。

点评：

妊娠 18 ~ 20 周听诊器经孕妇腹壁能听到胎儿心音。每分钟 120 ~ 160 次。于妊娠 20 周以后，经腹壁可触到胎体。

点评：

超声检查 B 型超声能显示胎儿数目、胎产式、胎先露、胎方位。

有无始心搏动以及胎盘位置，测量胎头双顶径径线，有无胎儿体表畸形。

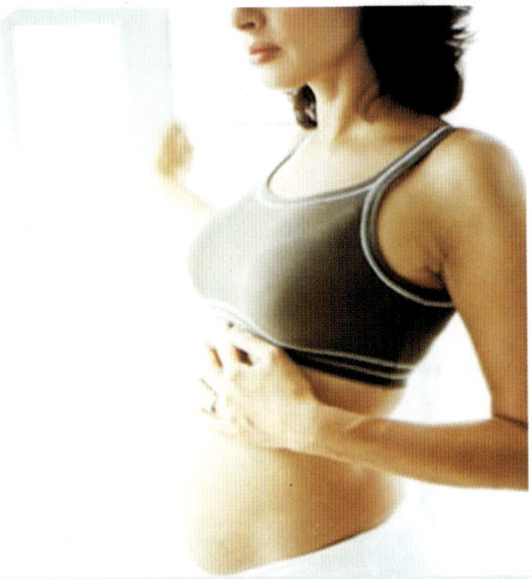

关注性染色体遗传病

健康小卫士箴言：

并不是所有的父母都能够儿女双全。有一种遗传病叫性连锁遗传病，又叫伴性遗传。如果你或者你的伴侣有伴性遗传病时，为避免这种遗传病遗传给子代，可做性别选择。

培育优质生命需关注：

◆ 性染色体有 X 和 Y 两种，因此性连锁遗传又可分为 X 性连锁遗传和 Y 性连锁遗传。

◆ Y 染色体较小，其遗传方式简单，所涉及的疾病也不多。

◆ X 染色体的基因较多，与许多重要的遗传病都有关。

5. 性染色体连锁遗传性疾病

外生殖器已发育，通过 B 超多可辨别男女。如父母存在一些性染色体连锁遗传性疾病，可在此时辨别性别，再确定是否患病，从而决定是否继续怀孕。位于性染色体上的致病基因引起的疾病称为伴性遗传病（sex-linked inheritable disease）。此病分为 X 伴性遗传病和 Y 伴性遗传病两大类。

（1）X 伴性显性遗传病（X-linked dominant inheritable disease）

本病是由位于 X 染色体上的显性致病基因所引起的疾病。不管男女，只要存在致病基因就会发病，但因女子有两条 X 染色体，故女子的发病率约为男子的两倍。因为没有一条正常染色体的掩盖作用，男子发病时，往往重于女子。如遗传性肾炎、假肥大型肌营养不良症、脊髓空洞症、棘状毛囊角质化、抗维生素 D 佝偻病等。

（2）X 伴性隐性遗传病（X-linked recessive inheritable disease）

这类遗传性疾病是由位于 X 染色体上的隐性致病基因引起的，女子的两条 X 染色体上必须都有致病的等位基因才会发病。但男子因为只有一条 X 染色体，Y 染色体很小，没有同 X 染色体相对应的等位基因。因此，这类遗传病对男子来说，只要 X 染色体上存在有致病基因就会发病。

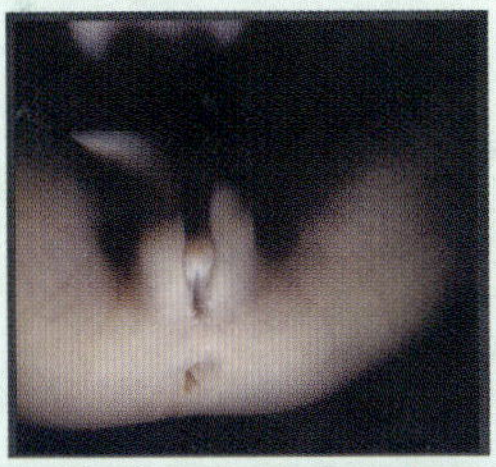

女性胎儿生殖器彩超图

如血友病、葡萄糖 6- 磷酸脱氢酶（G6PD）缺乏症、色盲、家族性遗传性视神经萎缩、眼白化病、无眼畸形、先天性夜盲症、血管瘤病、致死性肉芽肿、睾丸女性化综合征、先天性丙种球蛋白缺乏症、眼—脑—肾综合征等。

（3）Y 伴性遗传病（Y-linked inheritable disease）

这类遗传病的致病基因位于 Y 染色体上，X 染色体上没有与之相对应的基因，所以这些基因只能随 Y 染色体传递，由父传子，子传孙，如此世代相传。因此，被称为“全男性遗传”。这类遗传病没有显、隐性的区别，只要 Y 染色体上有致病基因的男子，就会发病。如蹼趾男人、长毛耳男人等。

【案例医评】：腹中的宝宝像谁

健康小卫士箴言：

从遗传学的角度来讲，父母会把自己的哪些“优点”传给自己的孩子呢？

培育优质生命需关注：

◆ 五官的很多特征属于绝对遗传，如双眼皮、大眼睛、大耳垂、高鼻梁、长睫毛。

◆ 身高、肥胖、秃顶等属于半数遗传。

◆ 少白头属于概率较低的隐性遗传。

◆ 通常男孩的声音大小、高低像父亲，女孩像母亲。

◆ 双腿因遗传而显得长或短。

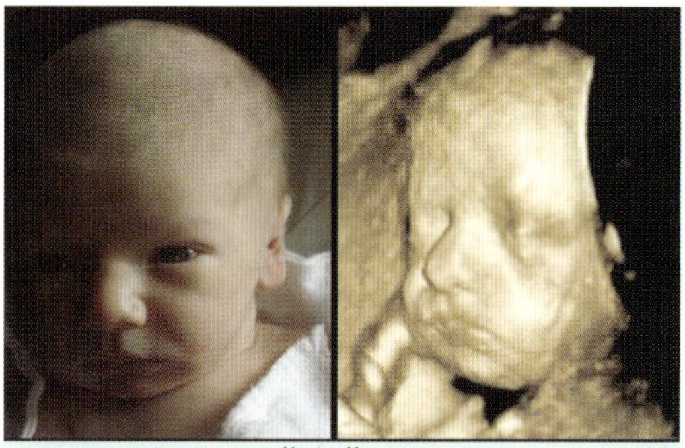

像不像

曾经和老公开玩笑，说我们的宝宝要是遗传了我们所有的缺点怎么办？比如说外婆的单眼皮、祖父的大鼻子、老公的秃顶、老婆的矮个子……说着说着我们都笑了，简直惨不忍睹了。老公说：“那样的话，他会更爱这个孩子，因为他好可怜，那么丑。”然后我说：“没关系！再怎么样，宝宝的气质还在呀！”接下来，我们就互相攻击了，你看你看,你的哪里哪里长得不好。你瞧你瞧，你的这里这里那么奇怪，哈哈……

老公想要一个小公主，说是要有和我一样的头发，一样的眼睛和嘴巴。我想有个男孩子，看老公小时候的照片就感觉那实在是太可爱了，我小时候又黑又瘦。我实在不想生出个像我小时候一样的宝宝，那实在是太丢脸了。最后老公得意的笑：“MY GOOD BABY!”

怀孕第13周时，我们去做了个测试。主要是查宝宝脊柱长度,头的宽度，看看宝宝的智力问题。医生说：“常规体检就可以了，你们即年轻又健康，做这个其实没有很大的必要。”对于我们这样的年轻夫妇，做这个测试是要自费的。但我主要是为了安全，老公因为好奇想看看宝宝的样子。因为做那个测试的时候可以得到一张CD，可以看到宝宝当时在肚子里面的动态。最后我们还是决定做了。检查完以后，一切比正常还要好。医生说：“两种肤色的父母，生出来的宝宝一定很健康、很聪明、很漂亮。”说得我们心花怒放，只是那时候医生还看不出宝宝的性别来。回家以后，把CD上面的照片给婆婆看了，婆婆一看就说:“是个漂亮的女孩!”我说：“人家医生都看不出来，你就知道是女孩了?”婆婆说：“一看就知道是个女孩。”

点评：

绝对遗传肤色：让人别无选择。它总是遵循父母“中和”色的自然法则。

点评：

父亲的双眼皮大多数会留给子女们，有些儿童出生时是单眼皮，到长大后又“补”上像他父亲那样的双眼皮。

点评：

决定身高的因素35%来自父亲，35%来自母亲。父母有一方肥胖，孩子肥胖的概率便下降到40%。

点评：

父亲是秃头，遗传给儿子的概率则有50%，就连母亲的父亲，也会将自己秃头的25%的概率留给外孙们。这种传男不传女的性别遗传倾向，让男士们无可奈何。

第六节　孕中期呵护小常识

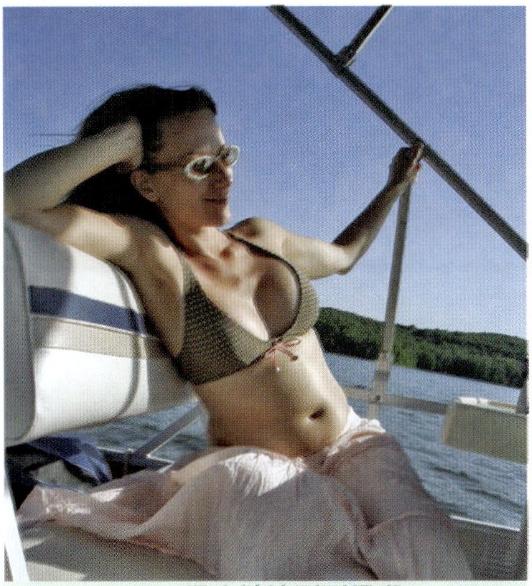

15 周小肚腩刚刚显现

健康小卫士箴言：

妊娠中期（13～26 周）是胎儿规律生长，也是母体变化最大的时期。胎儿各个器官和构架进一步发展，身高增加 3～4 倍，体重增加 30 倍。此期无论是胎儿和母体，健康的营养显得尤为重要。

培育优质生命需关注：

◆ 你的腰围开始变粗，腹部开始显现了，但周围的人们很难发现这一秘密。

◆ 你可以体会怀孕后带来的新鲜的性生活，阴道分泌物的增多，没有遮拦的性生活会更加美好。

◆ 但应注意孕期性生活要清洁卫生，动作要轻柔，摒弃你原有的粗鲁和狂野。

1. 孕 14~17 周

进入孕中期，胎儿看上去更像一个漂亮娃娃了，他（她）的面部骨骼开始形成，面部特征更加精细了。眼睛突出在头额部，两眼之间的距离在缩小，眼睑紧紧地闭着，眼睛里的视网膜已经对光非常敏感，耳朵也已就位，以便让胎儿第一次听到声音。

现在胎儿的身体在迅速成熟，腹部与母体联结的脐带开始成形，胎盘继续生长并激素产生，在此进行营养与代谢废物的交换。现在你的子宫大了许多，但周围的人还不太容易看出你怀孕。因为目前胎儿还很小，实际上只有 76～100 毫米，体重大约 28 克，胎儿的手指已经开始长出代表他（她）个人特征的指纹印。

到妊娠 16 周末：胎儿身长约 16 厘米，体重约 100 克。从外生殖器可确定胎儿性别，男性胎儿已经形成了结实的阴囊和未发育完全的阴茎。胎儿能够做相当复杂的运动，甚至可以吮吸大拇指，手可抓到它们碰到的任何东西，如脐带等。部分经产妇已能自觉胎动。

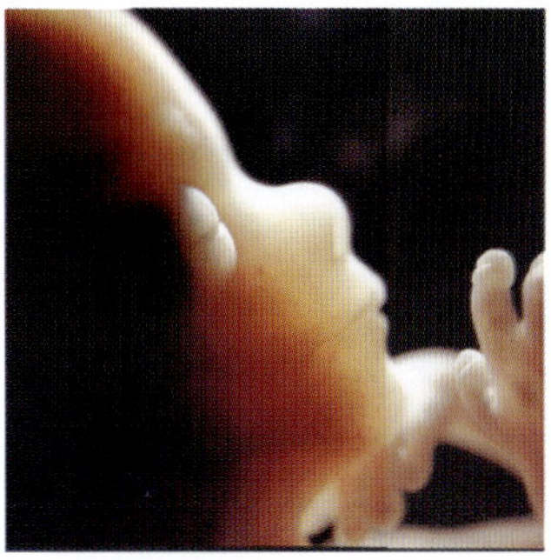

17 周眼睛已经开始闭合了

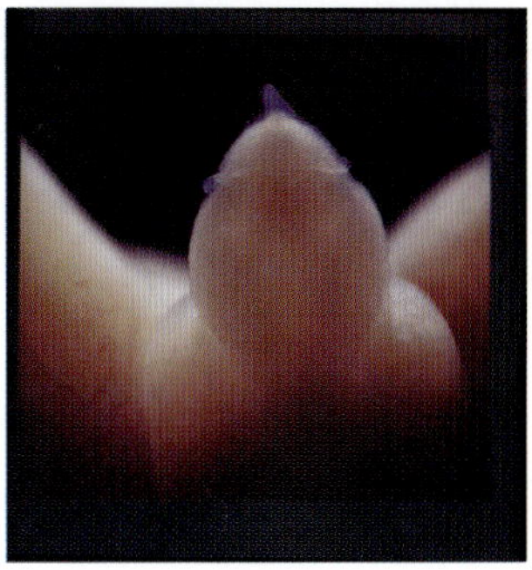

16 周男性胎儿已经形成阴囊和未发育完全的阴茎

点评：

本期关注：可以赏识孕期额外的美好的性生活了。了解附属器官的结构和功能。

点评：

孕中期是胎儿生长发育较快的时间，此时期体内储备的营养显得不足，因此应注意营养和微量元素的补充。

点评：

胎盘形成持续生长，产生激素，并构筑一道屏障减少来自母体的伤害，如摄入的药物、尼古丁和酒精等，到孕 16 周末，胎盘后约 1 厘米，直径扩展到 7～8 厘米。

点评：

羊水包围着胎儿，填充整个羊膜囊，它保护着胎儿免受撞击。这一时期胎儿表面的细胞脱落进入羊水，孕 16 周后，医生可通过羊水实验来进行染色体鉴定，包括亲子鉴定。

【案例医评】：幸福的孕中期

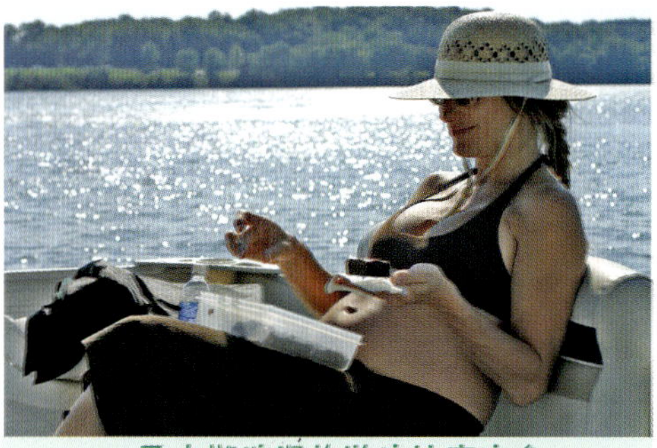

孕中期浪漫旅游应注意安全

健康小卫士箴言：

孕中期，胎儿在子宫内稳固下来，早孕反应消失。性激素增加使性器官分泌物增多，性欲增强，可以适当进行性生活，但要注意性交次数和体位。

培育优质生命需关注：

下列情况你应当避免性生活：

◆ 有阴道流血、流水要停止性生活，并请医生查明原因。

◆ 在性生活过程中感到不适合疼痛。

◆ 伴侣有生殖系统疾病或传染病等。

◆ 你曾经有过流产史。

已经是孕中期了，又正值“五一”节长假，他抚摸着她膨隆的肚皮说：“我们庆贺一下，到某海滨旅游、过圣诞，好让咱们的孩子也听听大海的涛声。”她顺从地点点头，自从她怀孕后，他可真没少付出，特别是孕早期妊娠反应，他无微不至地关怀她、爱护她，让她感觉做女人真好。

海边的夜色是如此的美丽，远处小岛的夜灯忽明忽暗。他牵着她的手，远离海岸上夜总会的喧闹、远离不夜城的繁华，来到了只有涛声依旧的大海边；来到了只有他们一家三口的天地。他把她膨隆的小腹暴露在外面，用他温热的唇吻着，喃喃地说：“孩子，听到大海的涛声了吗？你听、你听，那一阵阵有节奏的声音；你听、你听，那一阵阵由强到弱的哗声……”她抚摸着他的富有弹性的浓发，感觉到了特别的温暖，她很幸福……

从海边回到宾馆，她感觉温柔性致。洗浴完毕后，她提出把原来预订的两张单人床合并，他蹙着眉头半信半疑，她咯咯地笑了。他们偎依在一起，她抚摸着他宽大的胸膛和温柔的胸毛，抚慰着他……几个月被压抑的激情全部调动起来了，她也是……她原来微微塌陷的乳头，经过他一次次的吮吸现在已经膨胀起来了，他贪婪地吮吸着，预期着宝宝出生时，不会因为她乳头塌陷而饮食不足。

她让他不住地变动体位，好像找不到以前的感觉。最后她侧转身体，他从她的后位将阴茎轻轻地进入、轻轻地抽动，并用手温柔地抚慰着她的致敏点，她慢慢地开始轻声呻吟……

点评：

孕早期，前3个月称为胚胎期。这是胎儿主要器官结构完成分化和器官发育关键时期，胎盘也未完全形成，胚胎和胎盘在子宫内都处于不稳定状态，易引起流产。

点评：

孕中期，胎盘已经比较牢靠，是你外出旅游和享受性生活的黄金时间。背式体位相对要安全些，但动作要慢，不要强刺激，夫妻间多一些理解和体谅。如果你的乳头塌陷，最好的方法是用吸奶器按时护理。具体产前乳头的护理优娩篇将有详述。

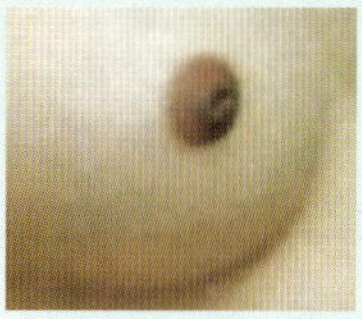

乳头塌陷图

点评：

孕晚期，性生活容易造成早产、胎膜早破、宫腔感染等产科并发症，危及母亲和胎儿的安全。

健康小卫士箴言：

了解附属器官的结构和功能，配合产前胎儿诊断。

培育优质生命需关注：

◆ 功能，包括物质交换和内分泌功能。
◆ 物质交换，O_2、CO_2，营养物质和代谢产物。
◆ 分泌激素，人绒毛膜促性腺激素，人胎盘催乳素，孕激素和雌激素等。

2. 胎儿的附属器官

胎　膜

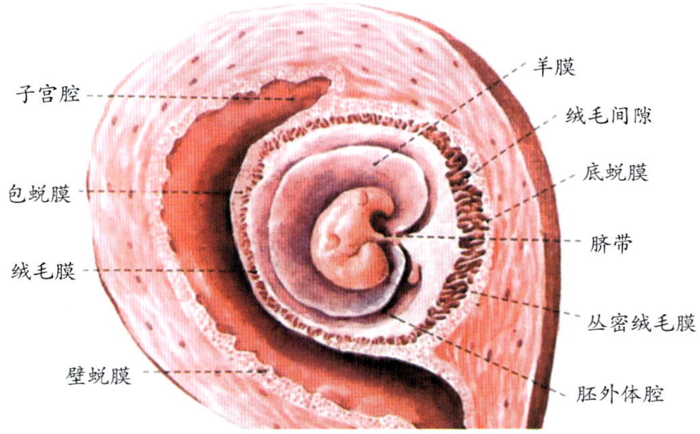

胎　盘

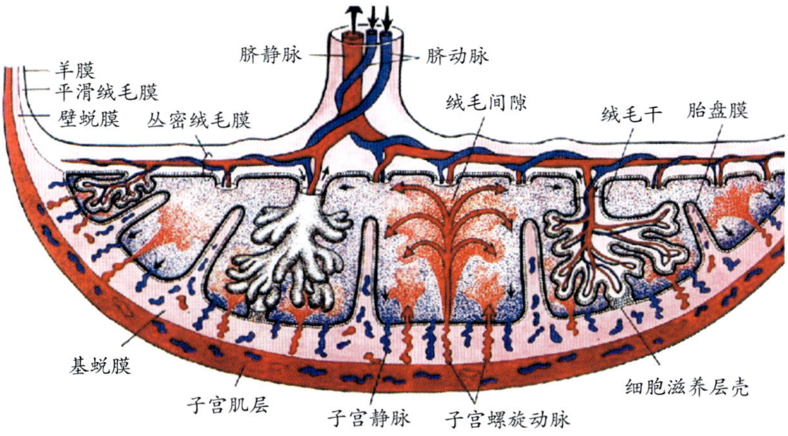

点评：

胎膜是指绒毛膜、羊膜、卵黄囊、尿囊和脐带的总称。绒毛膜由合体滋养层、细胞滋养层和胚外中胚层构成，发出分支形成许多细小的绒毛。因血液供应和功能的不同形成平滑绒毛膜和丛密绒毛膜，后者参与形成胎盘。

点评：

羊膜为无血管的半透明膜，能分泌和吸收羊水。羊膜腔内充满羊水，羊水可用于早期胎儿诊断。

点评：

胎盘结构：由胎儿的丛密绒毛膜和母体的基蜕膜共同组成的圆盘状结构。胎儿面光滑，母体面为 15～30 个胎盘小叶。每小叶内有 1～4 根绒毛干，其间为绒毛间隙，内充满母体血液。胎盘内有胎儿和母体两套血液循环，两血液间物质和气体交换所经过的结构称胎盘膜或胎盘屏障。

健康小卫士箴言：

产前诊断，又称宫内诊断是对胚胎，或胎儿在出生前是否患有某种遗传病，或先天畸形做了准确的诊断。产前诊断，适合具有高风险，而且危害较大的遗传病。

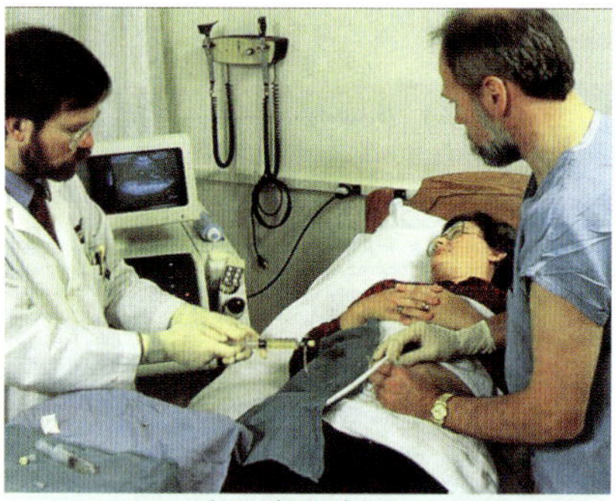

羊膜囊穿刺

培育优质生命需关注：

◆ 年龄大于 35 岁。

◆ 孕早中期血清筛查阳性者。

◆ 夫妇一方为染色体异常，或曾生育过染色体病患儿者。

◆ 凡生育智力低下儿病史者。

◆ 孕早期服用致畸药及接触过 X 射线。

◆ 不良生育史（包括多次流产史、稽留流产、死胎、死产史）；或生育过先天畸形者。

◆ B 超发现异常者（如羊水过多、羊水过少、IUGR 等）。

◆ 疑为宫内感染的胎儿（如弓形体、巨细胞病毒、风疹病毒、单纯疱疹病毒感染等）。

◆ 生育水肿胎、或贫血儿、或夫妇双方均为地中海贫血患者。

3. 孕期胎儿诊断和筛查的特殊检查手段小知识

羊膜穿刺（amniocentesis）亦称羊水取样。抽取羊水最佳时间是妊娠 16 ~ 20 周。因为此时羊水量多、胎儿浮动，穿刺时进针容易，且不易伤及胎儿。羊水中有胎儿脱落细胞，经体外培养后，可进行染色体分析、酶和蛋白质检测、性染色质检查提取 DNA 作基因分析，也可不经培养，用微量技术作酶和蛋白质分析或直接提取 DNA 作基因诊断。

◆ 优点：①羊水穿刺可用于早期诊断（孕 16 ~ 20 周）
②羊水穿刺病人易于接受。
③FISH 可快速检查非整倍体。

◆ 局限性：①羊水穿刺和脐血穿刺同样引起流产率为 1% ~ 2%。
②FISH 仅仅限于使用特殊的染色体探针，而不能用于整个人类核型的检查。
③对于结构易位、倒位、部分重复和缺失都不能检出。

脐带穿刺术（cordocentesis）经母腹抽取胎儿静脉血，可在 B 超引导下于孕中期、孕晚期（17 ~ 32 周）进行。这项技术在我国已远较国外普及，成功率高，也较安全。脐血可作染色体或血液学各种检查，亦可用于因羊水细胞培养失败，DNA 分析无法诊断而能用胎儿血浆或血细胞进行生化检测的疾病，或在错过绒毛和羊水取样时机下进行，在一些情况下，可代替基因分析。例如，α 地贫可直接测定 Hb Barts；血友病可直接测定凝血因子Ⅷ。

◆ 优点：①可以研究整套染色体。
②技术比较成熟。

◆ 局限性：①适用于中晚期。
②引起流产率为 1% ~ 2%。
③不能用于基因异常的检测。

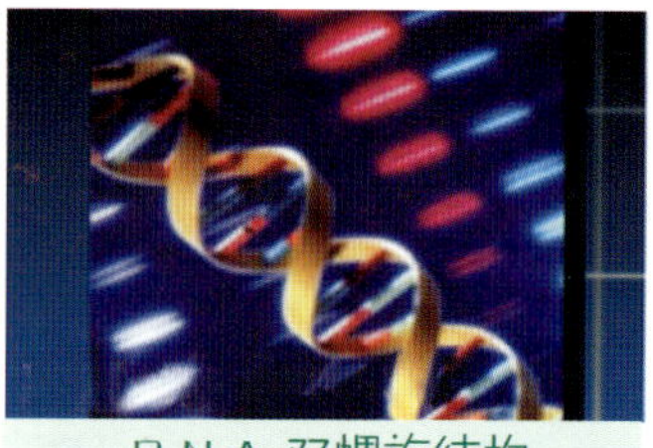

DNA 双螺旋结构

具体你需要那种特殊的检查，还有根据你和你的伴侣的遗传病史，以及其他一些相关的辅助检查的情况。

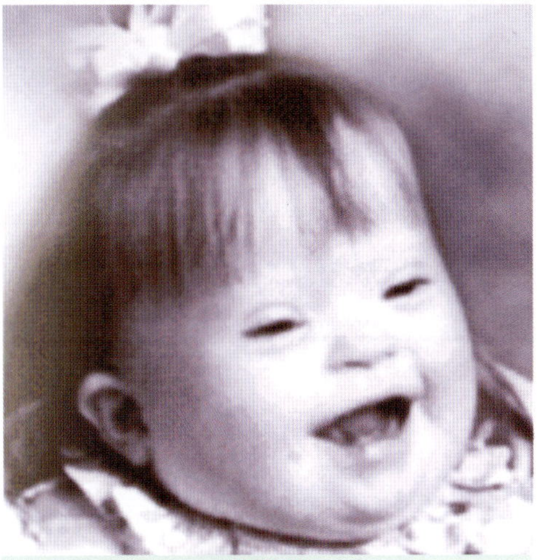

国际脸

健康小卫士箴言：

孕早、中期的筛查、遗传咨询，有助于发现唐氏综合征的高风险胎儿，通过羊水穿刺等产前诊断确诊的患者应尽早流产。

培育优质生命需关注：

◆ 即使夫妇双方均不是唐氏综合征患者，仍有可能怀唐氏综合征的胎儿。

◆ 易位型患者由父母遗传而来，父母一方为染色体平衡易位时，所生子女中，1/3 正常、1/3 为易位型患者、1/3 为平衡易位型携带者。

◆ 如果父母之一为 21/21 平衡易位携带者，其活婴中 100%为 21/21 易位型患者。

4. 唐氏综合征小常识

唐氏综合征就是 21 三体综合征，也称为：先天愚型、伸舌样痴呆等。简记为：DS。唐氏综合征是人类最常见的一种染色体病，也是人类第一个被确认的染色体病。由于在配子（生殖细胞）形成期或合子期（约在受精后 24 小时内）细胞内多了一条 21 号染色体所致。不论国家、种族和性别是否相同，患者的面部特点都非常相似，都具有特殊的呆傻面容,眼距宽、鼻梁塌陷、眼外侧上斜低位耳、舌外伸、通贯手、关节松弛；体格发育延迟、矮小、骨龄落后；智力发育不全生长发育迟缓是唐氏综合征最突出最严重的表现。因染色体异常，涉及许多基因，临床表现为多器官、多系统异常，故称之为“综合征”。

唐氏综合征属遗传病，理论上夫妇一方为 21 三体型时，所生子女 1/2 将发病。多数单纯 21 三体型唐氏综合征患者的产生是由于配子形成中随机发生的，其父母多正常，没有家族史。现代医学研究表明：孕妇年龄与唐氏综合征发生密切相关。

孕妇年龄与胎儿唐氏综合征发病风险一览表：

年龄	20 岁	25 岁	30 岁	35 岁	38 岁	40 岁	42 岁	45 岁
风险	1/1 400	1/1 100	1/1 000	1/380	1/175	1/110	1/65	1/30

唐氏综合征的发生起源于卵子、或精子发生的减数分裂过程中，染色体的不分离现象，通常是随机发生的，约 95%的不分离现象来源于母亲，仅 5%左右发生在精子发生期。其结果是 21 号染色体多了一条，多出的一条染色体因剂量效应破坏了正常基因组遗传物质间的平衡，导致患儿智力低下、颅面部畸形及特殊面容、肌张力低下，多并发先天性心脏病。该患者白血病的发病率为普通人群的 10～20 倍。生活难以自理，患者预后一般较差，50%左右于 5 岁前死亡。

通过孕早、中期检测，孕妇血中 PAPP-A,游离 β-hCG,AFP 等，结合 B 超检查，可将约 90%的唐氏综合征检测出来。对高风险胎儿，通过绒毛活检、或羊水穿刺、或脐血穿刺等技术作染色体核型分析，可以确诊。由于本病为严重致死、致残性疾病，目前对唐氏综合征又缺乏有效的治疗，一般主张对所诊断出的唐氏综合征患胎做流产处理。必须强调的是，如怀过唐氏综合征者，再次怀这种病胎的风险将更大。

【案例医评】：我的孕期检查

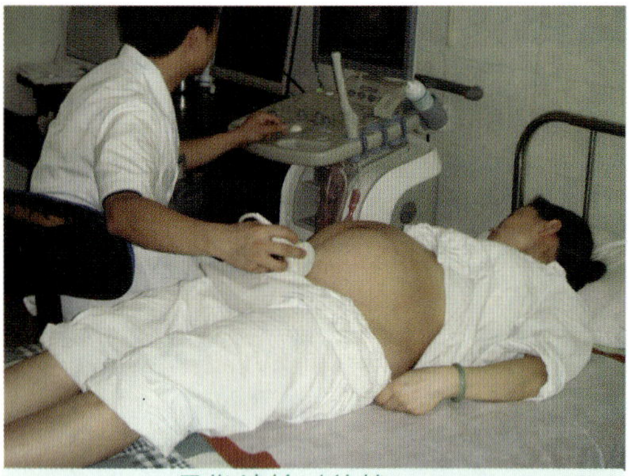

孕期请按时体检

健康小卫士箴言：

产前检查，又称围产保健，能及时了解孕妇身体情况及胎儿的生长发育情况，保障母亲和胎儿的健康与安全。

培育优质生命需关注：

◆ 孕早期：在停经12周内到相关妇产科机构建立《孕产妇保健手册》，并进行第一次产前检查。

◆ 孕中期：每4周进行一次产前检查(16、20、24、28周)。

◆ 孕晚期：孕28～36周，2周检查一次；孕36周以后每周检查一次，直至分娩。

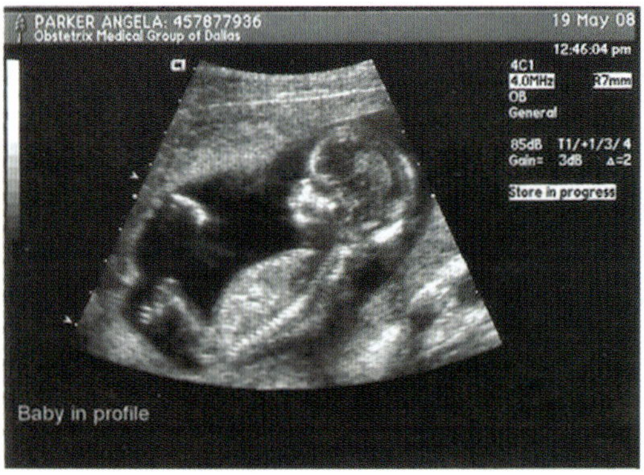

一大早，我和老公迎着清新的秋风如约来到了医院，接待我们的小护士给我们测血压、量体重、抽血化验忙前忙后，接诊的医生是个非常敬业的中年女性，她非常认真记录了我的相关病史，了解有无影响妊娠的疾病或异常情况；并给我们建立了《孕产妇保健手册》……

下午阳光明媚，第一次和老公通过B超看肚子里的小生命，我们是多么的兴奋啊！接待我们的B超医生是个年轻漂亮的女孩，她很专业地在我的肚皮上挤了一些胶冻样的药水，然后把超声探头轻轻地放在我的肚皮上，说："你瞧，你的小家伙正手舞足蹈的跳舞呢。"老公呵呵笑了，说："让他以后做个足球运动员！"

医生说："这是宝宝的小脸"。我第一句话就是：看起来好像个小鬼哦！于是我们都咯咯地笑了，此时我的宝宝只有4厘米长。当医生把照片打出来给我们的时候，老公接过来就拿到嘴边亲了一下。我心里突然感觉好感动，感觉自己真是天下最幸福的女人。

点评：

孕早期主要是记录既往病史、药敏史、家族史、月经史、妊娠史等；全身检查：血压、体重、身高、心、肺、肝、脾、甲状腺、乳房等，了解孕妇发育及营养状态；建立保健手册。

点评：

妇科检查：子宫位置、大小，确定与妊娠月份是否相当，并注意有无生殖器炎症、胚胎发育是否异常、畸形等。

点评：

化验血常规、尿常规、乙肝表面抗原、肝功、肾功、梅毒筛查等，及心电图检查。

【案例医评】：她怀了个葡萄胎

健康小卫士箴言：

葡萄胎、侵蚀性葡萄胎、绒毛膜癌是一组来源于胎盘绒毛滋养细胞的疾病。按其增生程度、有无绒毛、侵蚀能力及其他生物学特性，可分良性和恶性，治疗预后良好。

培育优质生命需关注：

◆ 孕妇年龄大于 40 岁和小于 20 岁，是发生完全性葡萄胎的高危因素。

◆ 侵蚀性葡萄胎来自良性葡萄胎，多于葡萄胎清除后 6 月内发生。

◆ 50% 的绒癌来自葡萄胎，多于术后 1 年发生，发生于流产或足月产后各占 25%，少数发生于异位妊娠后。

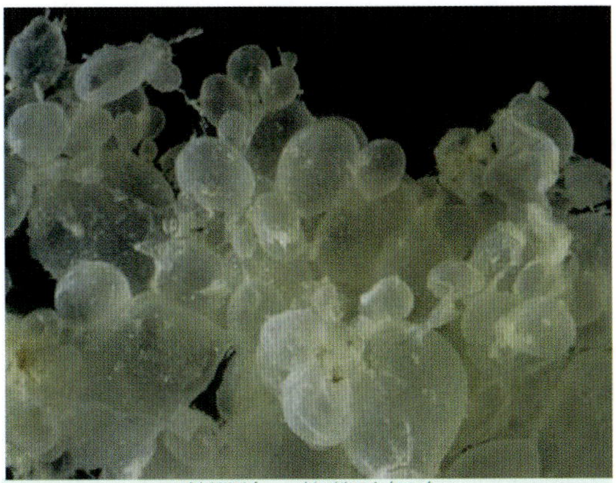

医学图片：葡萄胎标本

她生长在枣花飘香的乡村，每年枣花飘落时，乡村就被那淡黄色的、细细的、嫩嫩的枣花环绕着，散发出淡淡的清香。他和她结婚的那年也是飘着这淡淡的枣花香的季节。蜜月过后，她踏着那细细的、嫩嫩的枣花送他归部队了。

后来，她发现怀孕了，已经停经两周，为了证实这个喜讯她跑到了村卫生所检查，结果是 HCG(+),她兴奋地将这一喜讯传递给他……她的妊娠呕吐很剧烈，后来她发现阴道不规则流血；呈暗红色或棕黑色，时断时续，反复发作。她看了当地有名的中医，被诊断为先兆流产而保胎。她时常觉得头晕，村医生说她患了妊高征，后来她的脚水肿……

有一天，她突然晕厥，阴道大出血而休克，她被送到了县医院。原来她辛辛苦苦孕育的是个葡萄胎，经过抢救手术她终于转危为安了……她含着泪把这一不幸的消息用书信传给远方的他，她默默地等着他的回信。手术后她时常咳嗽，她多么需要他的抚慰呀。有一天，突然部队传来消息：他因山洪暴发，抢救人民生命财产时壮烈牺牲了。她一下子晕倒在地，眼睛失明了，英雄的妻子又被送到了县医院，可是缪斯之神并没有特别关照她，她被诊断为绒癌。

医生说：“她时常的咳嗽、胸痛、呼吸困难已经是肺转移，如不及时治疗将危及生命。”村支书听后十分焦急，医生说：“这个病经过综合治疗，治愈率 >80%，只是需要一笔不小的费用。”村支书果断决定将烈士用生命换取的 20 万元抚恤金拿出来……

当又一次枣花飘落满地的时候，她拖着羸弱的身躯、踏着那细细的嫩嫩的枣花回到了小村。她看着他英俊的照片时，眼泪止不住往下掉，她把他的照片放进了一个精美的木盒，然后把那细细的、嫩嫩的枣花充满整个木盒，跪在木盒前失声痛哭，他是她的救命恩人……以后每年枣花飘飘洒洒落地的时候，她就细心地收集起那细细的、嫩嫩的枣花，放进那个装有他照片的木盒里……

点评：

葡萄胎治疗后，为防止和早期发现恶变，应定期随访。清宫后，每周测血或尿中 HCG1 次，至 HCG 正常后改每月 1 次，至半年后改为每 3 个月 1 次，1 年后改半年 1 次，直至 2 年。该案例实际上是葡萄胎没有随访造成的绒癌发生。

点评：

侵蚀性葡萄胎及绒癌第 1 年每月随访 1 次，1 年后每 3 个月随访 1 次直至 3 年，再每年 1 次至第 5 年。

点评：

葡萄胎排出后，HCG 迅速下降，平均在清宫后 8 周降至正常，最长不超过 12～14 周。如果 3 个月后 HCG 仍为阳性，或下降后又升高，可确定已发生恶变。

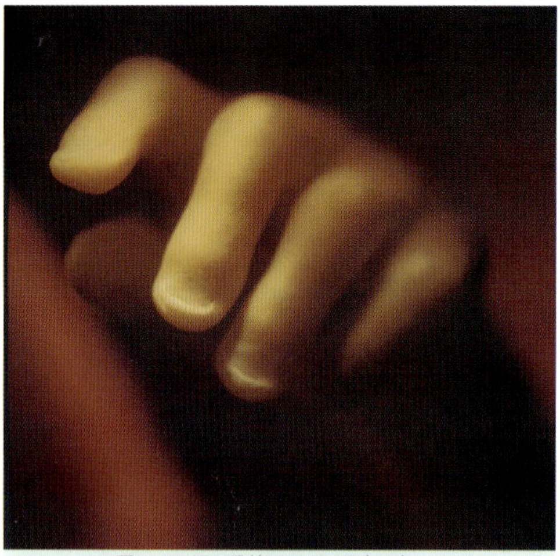
孕20周手指甲已经长出

健康小卫士箴言：

尽管胎儿在子宫内很早就有了，但开始你并不能感觉到。如果是生育第一胎的话，妊娠16~20周时才能开始感觉到胎动，多次妊娠则会提前1~2周出现。

培育优质生命需关注：

◆ 胎动反映了胎儿在妈妈子宫内的安危状态。

◆ 如果胎动出现异常，则很可能是出现胎儿宫内缺氧。

◆ 每个胎儿都有自己的"生物钟"，昼夜之间胎动次数也不尽相同，一般早晨活动最少，中午以后逐渐增加。

◆ 晚6点至10点胎动活跃。

◆ 大多数胎儿是在妈妈吃完饭后胎动比较频繁。

5. 孕18~20周

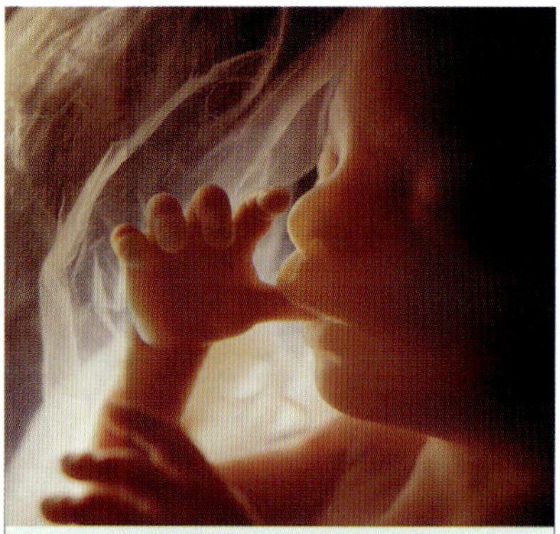
20周时可以吸吮手指

进入孕18周时，现在胎儿开始频繁地胎动了，在这一周，胎儿原来偏向两侧的眼睛开始向中间集中。胎儿的骨骼差不多已成为类似橡胶的软骨，并开始逐步硬化。胎儿的身长已经接近14厘米，体重大约200克。

19周时，胎儿大约有225克，身体比上个月长了两倍。在孕中期做B超时，你可以根据B超图画出胎儿的大致模样，当与你丈夫一起去做这项检查时，他可以看到胎儿在踢腿、屈身、伸腰、滚动。

20周时，现在胎儿的身长已经达到16.5厘米，体重达到250克。胎儿的感觉器官进入成长的关键时期，大脑开始划分专门的区域进行嗅觉、味觉、听觉、视觉以及触觉的发育。如果胎儿是个女孩，她的卵巢里现在大约有6百万个卵，在她出生时卵的数目将逐渐减少到1百万。到妊娠20周末，胎儿身长约25厘米，体重约300克。检查孕妇时可听到胎心音。此期你可以体会到第一次胎动的快乐。

点评：

本期关注：胎动和胎心的出现和规律。

点评：

影响胎动的因素有很多，每个准妈妈的身体情况不同，所以对胎动的感知也会不同，一般身材偏瘦、羊水少和再次怀孕的女性比较优先感受到胎动的美妙。

点评：

观测胎动最好每天早晨、中午、晚上各一次，每次连续计数1小时，再将3次计数之和乘以4，便可推算12小时的胎动次数。测胎动时最好取左侧卧位，全神贯注，平心静气地体会胎动次数。

点评：

发现胎动12小时少于20次，或每小时少于3次，则预示着胎儿缺氧，小生命可能受到严重威胁。

健康小卫士箴言：

妇女在怀孕时，胎动和胎心音能够反映出胎儿成长与健康的情况。测听胎动和胎心音是产前检查的重要项目。

培育优质生命需关注：

◆ 一般在怀孕 4 个月开始，孕妇自己能感到胎动，在妊娠 7 个月以后到 9 个月达高峰，一昼夜可达 130 次。

◆ 在整个妊娠期间，除了医务人员对孕妇进行系统的产前检查外，你还要进行自我监护，可使你了解自己胎儿的安危情况，及时发现异常，及时处理。

◆ 孕 20 周可测听到胎心音，正常的胎心比较快且强而有力，每分钟 120～160 次。

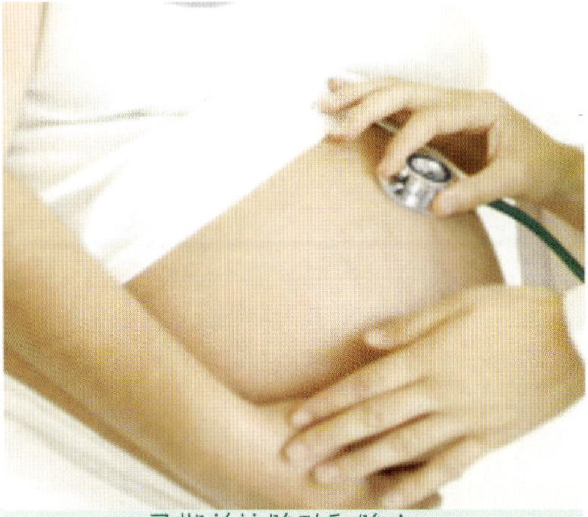

孕期关注胎动和胎心

6. 胎儿的晴雨表——胎动和胎心

当你知道怀孕的那一天，也许还没有深刻地感觉到，你即将当妈妈了！直到第一次听到胎儿的心跳，第一次感觉到胎动，才愈来愈有真实感，一个小生命在你的子宫里逐渐成长，你真的快要当妈妈了！根据研究，孕妇自己在家里测量胎动，确实可以降低胎死腹中的几率。

先说胎动。只要胎盘功能良好。输送的氧气充足、胎儿的生长发育正常。小生命就会有间歇地在子宫内活动自如，这就是胎动。一般在怀孕 16 周时，用听筒可以听到胎动，怀孕 18～20 周时，孕妇自己也能够感受到胎动了。临床统计表明，每次胎动约 3～5 次，12 小时内不应少于 30 次，通常孕期越长胎动越活跃。但到了怀孕末期，由于胎儿头部不降到母体的骨盆位置，故而胎动次数常常相对减少，这是一种正常现象。一般情况下，如果胎动次数减少，则表明胎儿的生活质量在下降；胎动逐渐减少，往往是胎儿重度窒息的警报。对此，孕妇及家属要给予高度的重视。

再说胎心音。将听筒置于孕妇腹壁的适当位置，可以听到胎儿心脏的跳动声，这就是胎心音。胎心音犹如枕边手表的滴答声，具有一定的规律。一般情况下，在怀孕 20 周时便可测听到胎心音了，它比胎动的出现要晚一些，正常的胎心率比较快，且强而有力，每分钟 120～160 次。怀孕中期，胎心率可达每分钟 160 次以上。产前检查，听胎心音是一项不可缺少的项目，通过这项检查，可以判断胎儿生长和健康状况。当胎心率突然变快或转慢，即出现了不规律的情况时，就应该引起重视。孕妇家属在家中可将耳朵贴在孕妇的腹壁上数胎心，怀孕 24 周后，且胎位正常时，听胎心音的正确位置是孕妇脐下正中部，或脐部的左右两旁。

点评：

一旦发现胎动不规律或胎心音微弱，就应立即采取必要的抢救措施，以防胎儿发生不测。

点评：

自妊娠 7 个月开始(孕 28 周)，每日早晨、中午、晚上在左侧卧位的情况下，各测一小时胎动，然后把测得的 3 次胎动数相加，再乘以 4，就是 12 小时的胎动数。

点评：

胎动不仅是胎儿在动而已，也是显示宝宝生命活力的重要指针，更是你们亲子间特殊的沟通方式；这时，千万不要忘记让爸爸也一起参与，你们之间的奇妙互动！

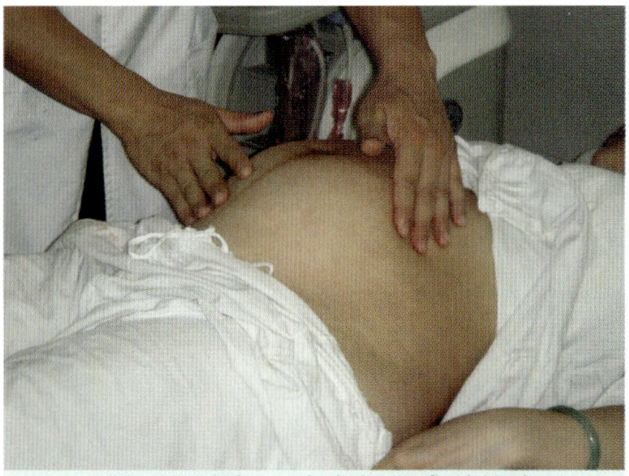

自 20 周起，应常规做产前检查

健康小卫士箴言：

骨盆体检分外测量和内测量，请你了解正常数据，对照自己的体检手册，决定分娩方式。如头盆不称建议提前 1～2 周住院剖宫产，以免意外。

培育优质生命需关注：

骨盆外测量

- 髂棘间径(IS)23～26 厘米
- 髂嵴间径(IC)25～28 厘米
- 骶耻外径(EC)18～20 厘米
- 出口横径(TC)8.5～9.5 厘米
- 出口后矢状径 8～9 厘米

骨盆内测量

- 耻骨弓角度大于80°～90°
- 对角径 12.5～13 厘米
- 坐骨棘间径 10 厘米
- 坐骨切迹宽度 5.5～6 厘米

7. 关注产前检查和你的骨盆

产前检查的时间

- 从确诊早孕时开始
- 妊娠 20 周起进行产前系列检查
- 妊娠 20~36 周期间：每 4 周检查一次
- 自妊娠 36 周起：每周检查一次（即妊娠 20、24、28、32、36、37、38、39、40 周共再做产前检查 9 次）
- 高危孕妇酌情增加产前检查次数

首次产前检查

病史

- □年龄
- □职业
- □推算预产期
- □月经史、既往孕产史
- □既往史及手术史
- □本次妊娠过程
- □家族史
- □丈夫健康状况

检查

- □ 全身检查
- □ 产科检查
- □ 腹部检查
- □ 骨盆测量
- □ 阴道检查
- □ 肛门检查及
- □ 绘制妊娠图

辅助检查

- □ 血常规
- □ 血型
- □ 尿常规
- □ 肝功
- □ B超
- □ 遗产学检查等

髂棘间径

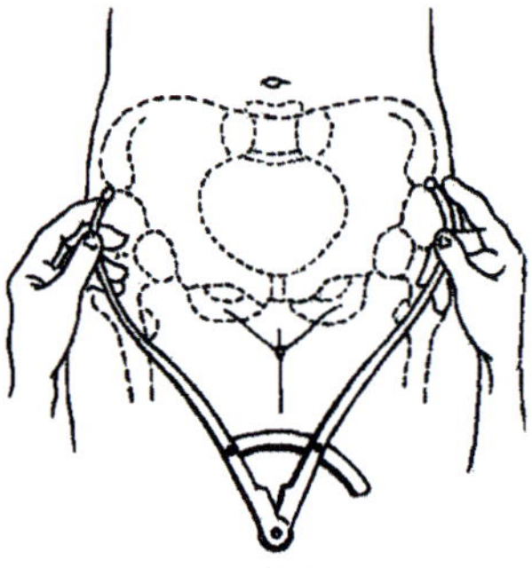

测量髂棘间径

孕妇取伸腿仰卧位，两髂前上棘外缘的距离，正常值为 23～26 厘米

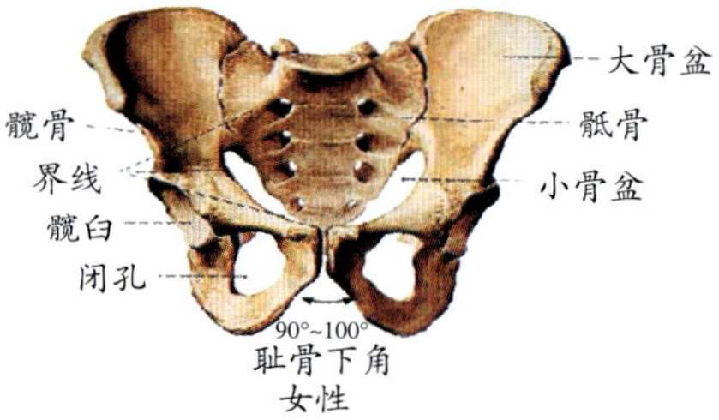

健康小卫士箴言：

请你了解这些测量数据，对照自己的健康状况。也可随时请教医生，听听医生的忠告，如果骨盆异常，影响自然分娩，请你在预产期的前 1~2 周及时到医院，接受剖宫产。

骶耻外径

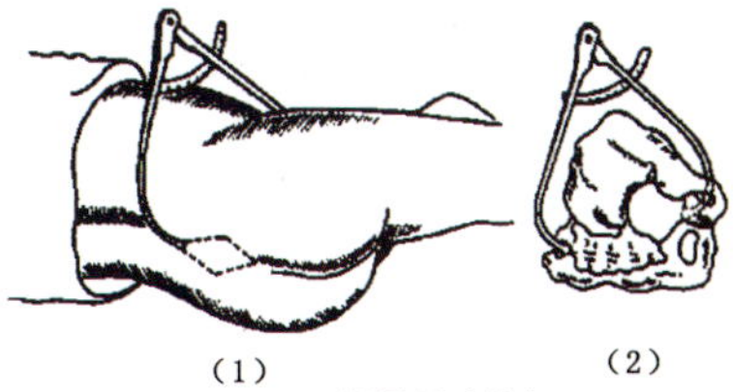

测量骶耻外径

第 5 腰椎棘突下至耻骨联合上缘中点的距离，正常值为 18～20 厘米

髂嵴间径

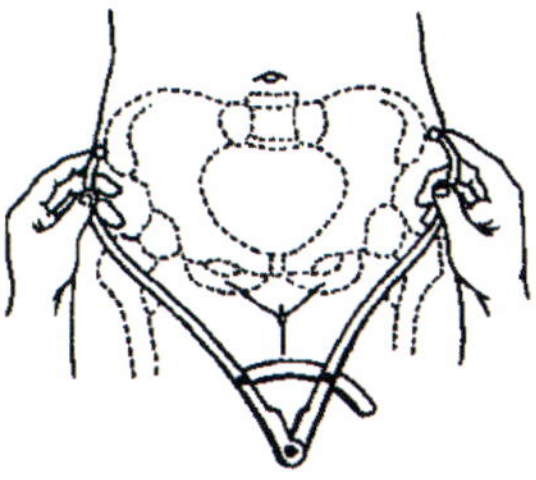

测量髂嵴间径

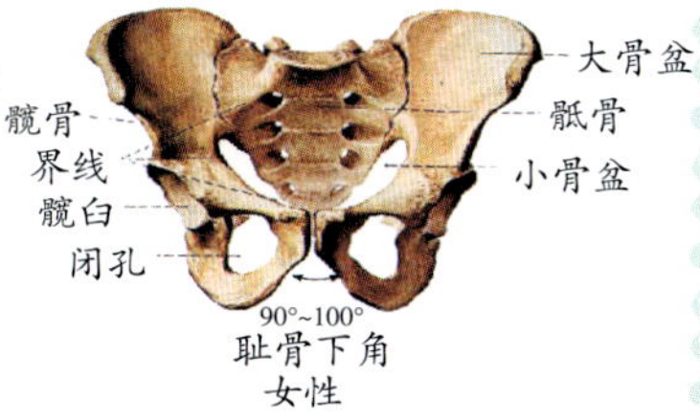

孕妇取伸腿仰卧位，测量两髂嵴外缘最宽的距离，正常值为 25～28 厘米

耻骨弓角度

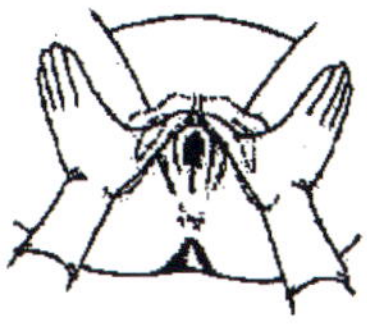

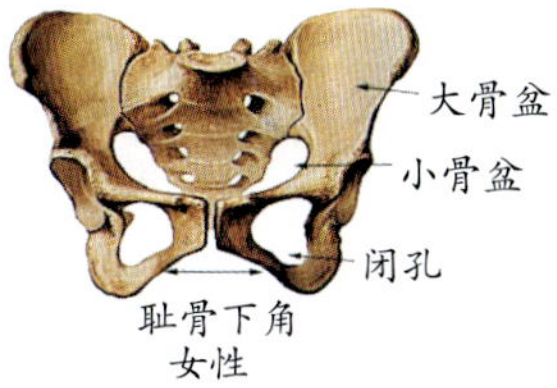

正常值为 90°，小于 80° 为不正常，此角度反映骨盆出口横径的宽度

出口横径

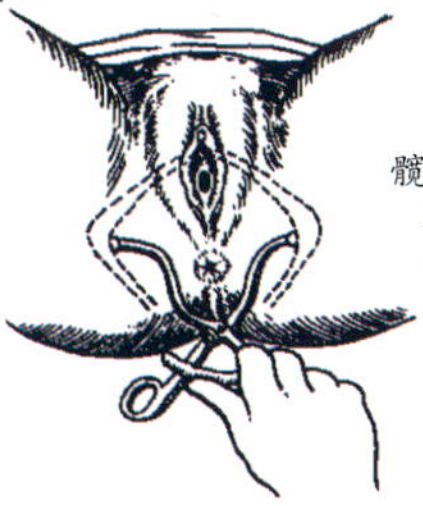

测量坐骨结节间径

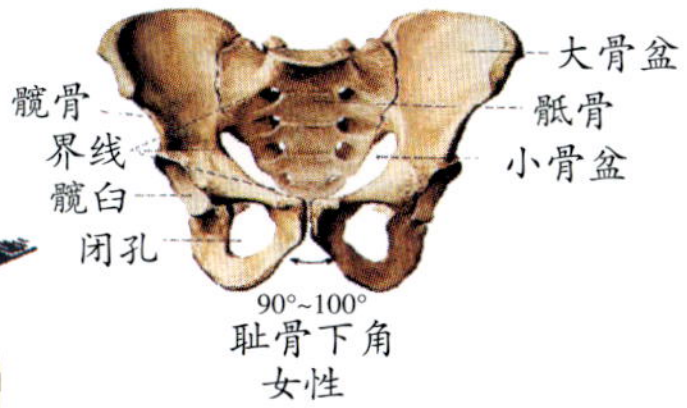

两坐骨结节内侧缘的距离，正常值为 8.5～9.5 厘米

出口后矢状径

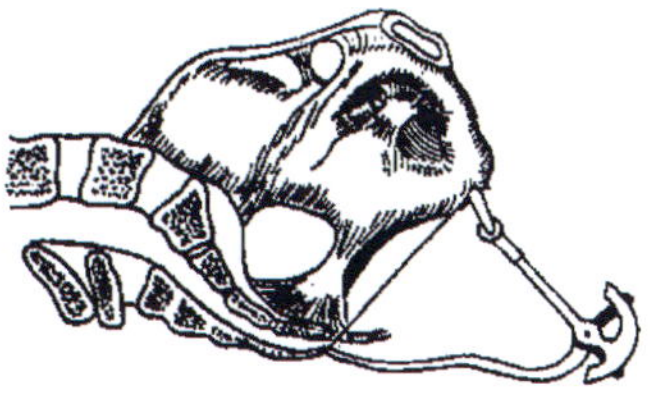

测量骨盆出口后矢状径

坐骨结节间径中点至骶骨尖端的长度，正常值为 8～9 厘米

健康小卫士箴言：

加强孕产期管理，确保母婴健康。

①实行孕产期系统保健的三级管理。

②使用孕产妇系统保健手册。

③加强对高危妊娠的筛查、监护和管理。

培育优质生命需关注：

①骨盆入口平面狭窄的处理

◆ 明显头盆不称：剖宫产。

◆ 轻度头盆不称：可试产。

◆ 出现胎儿窘迫：及时剖宫产。

◆ 中骨盆及骨盆出口平面狭窄。

②双顶径达坐骨棘水平或更低的处理。

◆ 双顶径未达坐骨棘水平，剖宫产结束分娩。

◆ 出现胎儿窘迫征象，剖宫产结束分娩。

◆ 骨盆出口平面狭窄。

◆ 出口横径与出口后矢状径之和>15厘米自然分娩。

◆ 两者之和<15厘米，剖宫产。

③骨盆三个平面狭窄的处理

◆ 胎儿不大，胎位正常，头盆相称，宫缩好，试产。

◆ 胎儿大，明显头盆不称，剖宫产。

④畸形骨盆的处理

◆ 骨盆畸形严重，明显头盆不称，及时剖宫产。

坐骨切迹宽度

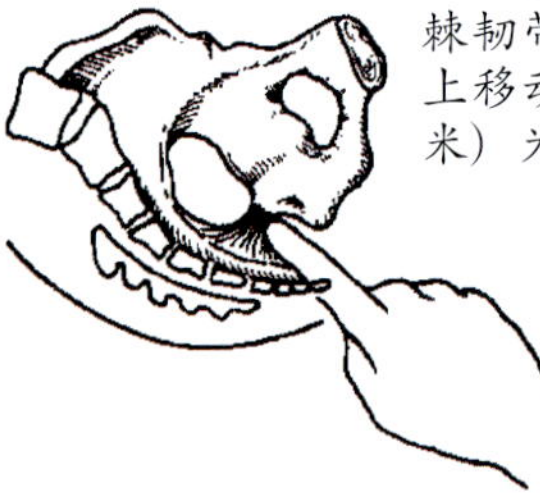

坐骨棘与骶骨下部间的距离，即骶棘韧带宽度，将阴道内的食指置于韧带上移动，若能容纳3横指（约5.5～6厘米）为正常，否则属中骨盆狭窄

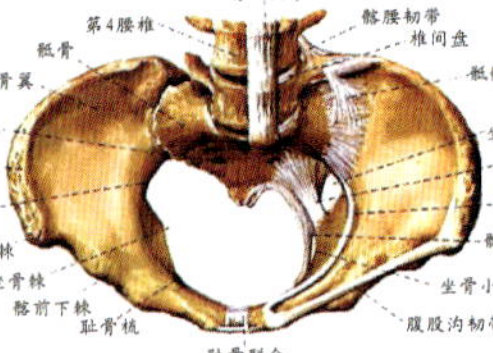

女性骨盆（上面观）

坐骨棘间径

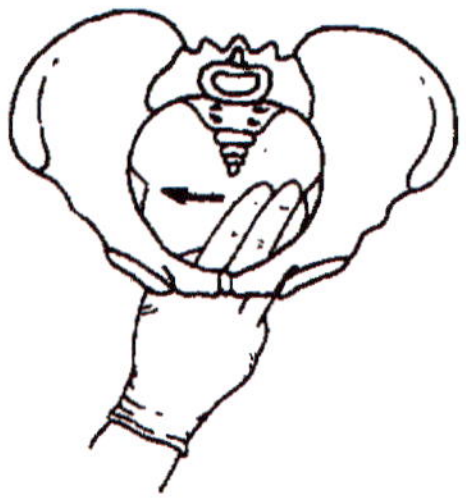

测量坐骨棘间径

两坐骨棘间的距离，正常值约为10厘米。

对角径

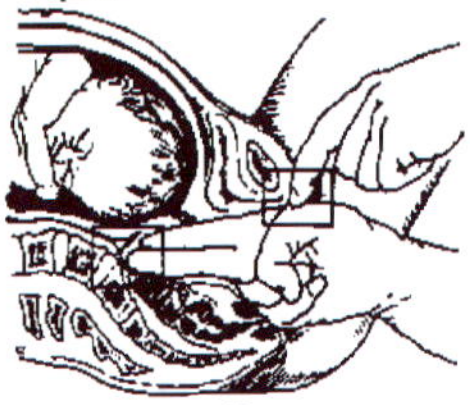

①

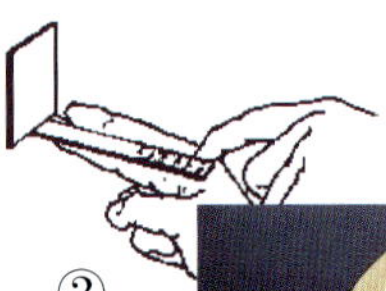

②

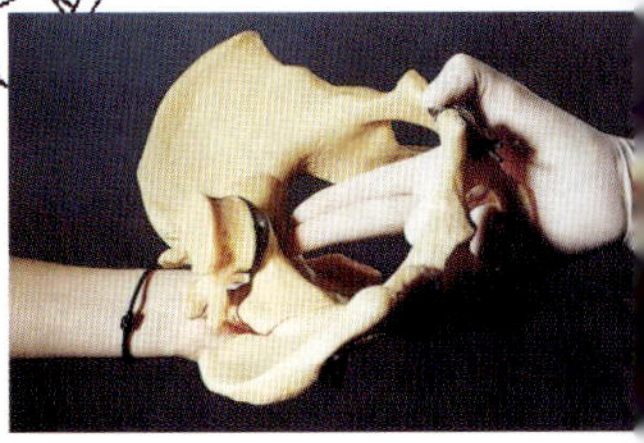

为耻骨联合下缘至骶岬上缘中点的距离，正常值为12.5～13厘米，此值减去1.5～2米为骨盆入口前后径长度，又称真结合径。

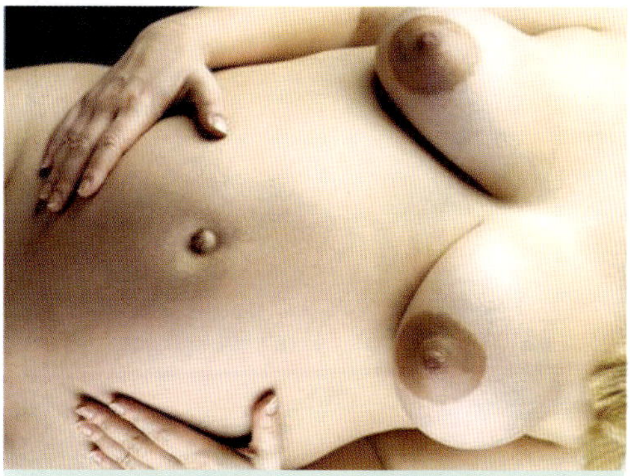

最好取卧位，双手放在膨隆的腹部进行自我检测

健康小卫士箴言：

当胎儿一开始活动时，孕妇就要注意胎动的频率及其活动方式。可作为判断胎儿在宫内健康的体征，提供胎儿健康状况的重要信息。准确判断胎儿的活动方式，要求每日监测胎儿活动。

培育优质生命需关注：

- 胎动是胎儿生长发育的晴雨表。
- 胎动是孕妇自己检测自己孩子健康的窗口。
- 胎动是母子交流的一种语言。

8. 如何记录胎动

胎儿宫内活动监测方法

围产期处理原则

- 计数胎动前 1 小时不要吸烟。
- 计数时平仰卧，最好左侧卧位或半坐位。
- 放一只手在肚子上，以便准确感受胎动。
- 注意开始计数的时间，1 小时后停止。
- 如果方便尽可能在每天同一时间进行。
- 按节律计数。
- 胎儿活动常有节律，如先翻一下再踢一脚。
- 半分钟内二次或以上的连续活动算一次活动。
- 1 小时内活动少于 4 次，继续数 1 小时。
- 2 小时内活动少于 6 次，通知医生。
- 在图表上记录胎动。
- 到门诊就诊时请带上胎动记录图。
- 产后将胎动图交于门诊，很有用。

围产期处理原则

点评：

胎儿宫内活动的监测应该贯穿自第一次胎动的整个孕期，特别是围产期，胎动的次数不仅反应胎儿的健康状况，同时也反应胎盘的功能，以及胎儿的入盆情况等。

点评：

孕妇于妊娠 18～20 周开始自觉胎动，胎动每小时约 3～5 次。随着孕期的增加，胎动的次数和强度也会增加，到胎儿入盆后胎动次数将减少。

点评：

胎动计数：约 3～5 次 / 时。早、中、晚各数一小时，12 小时的胎动总和应不小于 30 次。

【案例医评】：享受胎动的美妙

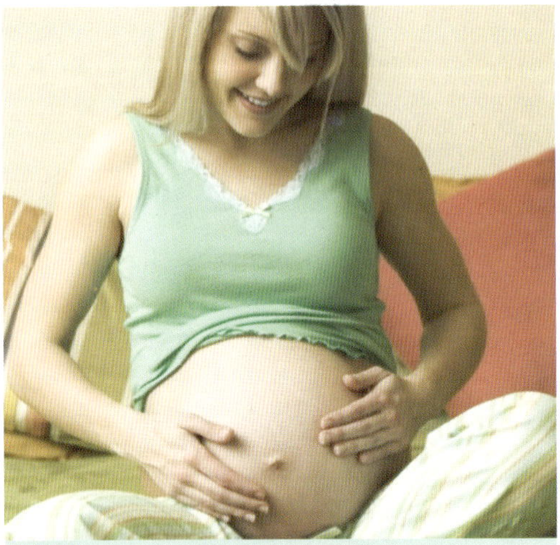

体会胎动的喜悦

健康小卫士箴言：

胎动是胎儿在宫内安危的一个重要指标，通过胎动计数和胎动的情况，可以了解胎儿在宫内的健康状况，是自我监护胎儿情况的一种简便、安全而又可靠的手段。

培育优质生命需关注：

胎动小常识——

最初的胎动很轻微，似肠子蠕动，随着妊娠的进展，胎动越来越强烈，孕妇感觉也越来越明显，到28～32周达高峰，37～38周后稍有减少，到了妊娠最后一个月，胎儿长大充满宫腔，胎动反而略有减少。

一个晴朗的夜晚，四周静悄悄的，偶尔有轻风拂过树梢的沙沙声，伴着秋虫轻柔的谈情说爱声。夜已深，窗外的路灯都熄了。月亮悄悄地隐去了，星星眨巴眨巴地闪亮着，她懒洋洋地抚摸着肚皮翻一个身。忽然觉得小腹里有个东西顶了一下肚皮，她马上清醒了，琢磨着，不是肠子的蠕动，肠子的蠕动怎么肚皮会有感觉。3分钟后，肚皮又被顶了一下，这次她真真切切地感觉到了，“是孩子，是我的孩子在踢我！”

“那一刻我的心情激动得无法形容。”她赶紧打开灯，用两手轻轻地摩挲着小腹喃喃地说：“宝贝，你踢妈妈了！你用的是左脚还是右脚啊？你舒服不舒服呢？你听到妈妈的讲话了吗？”她急忙拿起笔，记录下这美好的时刻……

早晨8点，老公下夜班回来了，她扑上去语无伦次地向他汇报：“老公，你儿子，不，或者女儿昨天晚上踢我了！”老公轻轻地揽着她的腰腹，轻轻地摸她的肚子，然后用唇吻着她的肚皮说：“好孩子乖，别淘气，乖乖的啊，别踢妈妈。”她急急切切地说：“不，不！我愿意让他踢，他踢得越欢我越高兴。”

上午，她一边听轻音乐、一边为宝宝整理那些漂亮的棉质花布，琢磨着给孩子做几套合适的被褥，出生时用的，三个月用的……不经意间，肚子里像有一串水泡冒出水面，“咕噜—咕噜”，就像小鱼在吐泡泡，她心里泛起一阵阵幸福的涟漪，这是宝宝和我的第一次“有声”的交流。“呵呵，宝贝又动了！”老公急忙冲了过来：“快，让我摸摸！”她双手抚摸着他的浓密的头发：“你摸不着呢，还得过些日子才能从肚子外边摸到。胎动的美好感觉目前只能我独享。”

点评：

您感觉到了吗？胎动的感觉真的是很美好。好像气泡向上冒，又好像蝴蝶轻轻扇翅膀。记录一下胎动的次数可以了解胎儿情况。

点评：

昼夜胎动变化规律为上午均匀，下午减少，夜间8～11点胎动最多。胎动与母体关系密切，如母体休息时胎动较多，运动时较少，母体情绪紧张时胎动减少，情绪平稳后胎动恢复正常，胎动与孕妇体位也有关。

点评：

宝宝的贴身衣物、被褥等，要选用纯天然棉制品，因为宝宝出生时皮肤娇嫩，非棉制品易造成皮肤过敏等。后面关于产前包裹的内容和知识，将给你一个详细的介绍和建议。

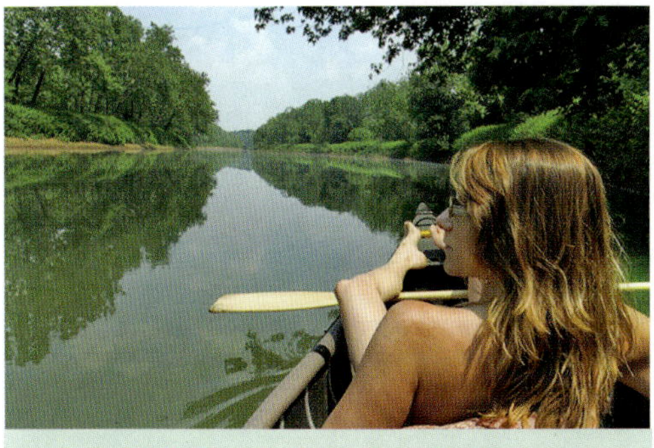

静静地享受大自然的清秀和弦音，让有益的胎教多样化

健康小卫士箴言：

按照胎儿感觉机能发育的顺序，给予胎儿适当超前的良性感官刺激，以促进神经系统的发育，让你的宝宝更聪明。

培育优质生命需关注：

◆ 怀孕3个月后，胎儿已具人形，对外界环境可以有感应。

◆ 可用轻柔的手法抚摸下腹部，或躺在摇椅中。

◆ 可以讲故事、唱歌、听音乐或者聊天等建立母子亲情互动。

◆ 这样可以促进胎儿神经系统的进一步发育。

9. 孕21～23周

胎儿已经21周了，这时他（她）的体重正在不断增加。这个小家伙现在看上去变得滑溜溜的，他（她）的身上覆盖了一层白色的、滑腻的物质，这就是胎脂。它可以保护胎儿的皮肤，以免在羊水的长期浸泡下受到损害。22周胎儿的体重大约已有350克，身长已有19厘米了。胎儿的眉毛和眼睑已经清晰可辨，10个小手指上也已长出了娇嫩的指甲。胎儿现在已经具有一定的听力，他可以听到你说话的声音和外界的一些音响。孕23周的胎儿看起来已经很像一个缩小的婴儿了，身长大约20厘米，体重在450克左右。但由于皮下脂肪尚未产生，这时胎儿的皮肤是红红的，而且皱巴巴的，样子像个小老头。皮肤的折皱是给皮下脂肪的生长留有余地。他（她）的嘴唇、眉毛和眼睫毛已清晰可见，视网膜也已形成，具备了微弱的视觉。胎儿的胰腺及激素的分泌正处于稳定的发育过程中。此时在胎儿的牙龈下面，乳牙的牙坯也开始发育了。

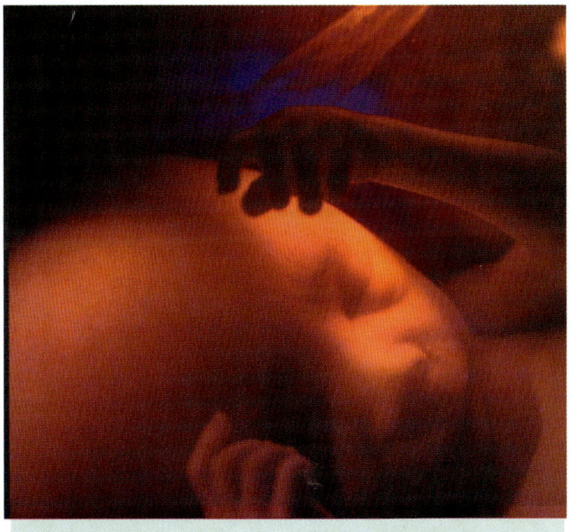

孕22周，眉毛和眼睑清晰可辨，小手也会抓来抓去

点评：

关注胎教。如果说之前你重视胎教，不如说主要是你自己调声调息，注意情绪稳定；那么真正意义的胎教在本期开始。

点评：

你可以给胎儿进行母子亲情互动，如果你为他（她）讲故事、唱歌、播放音乐或者跟他（她）聊天，他（她）都能听得见。

点评：

你希望你的宝宝将来成为一个文学家吗？那么现在起你就可以选择一些有趣的儿童名著，给声绘色地朗读给他听，最好是反复地讲同样的一个或几个故事，也可以给他听一些优美抒情的音乐。

点评：

这一时期，你要多补充些钙质，为宝宝将来能长出一口好牙打下基础。

【案例医评】：周文王母亲的胎教

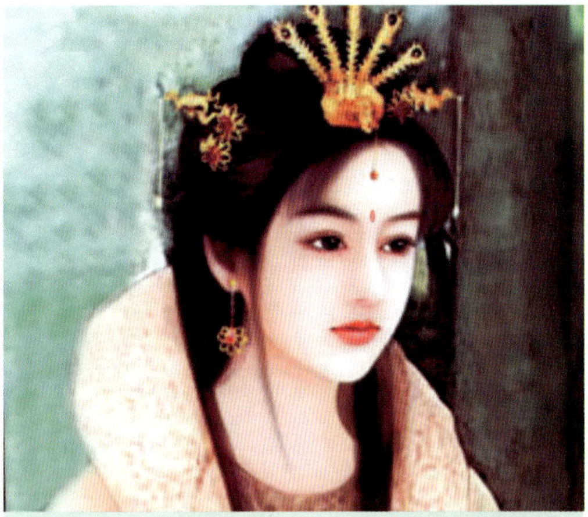
古典胎教：端庄、温雅是最好、最基本的胎教

健康小卫士箴言：

科学研究表明，人脑发育起源于卵子受精后1周内，大脑细胞分裂增殖有两个高峰期。第一个是怀孕的2~3个月，第二个是怀孕7~8个月。情绪的改变通过内分泌影响胎儿的发育。特别是怀孕2~3月，孕妇的健康愉快的心情是胎教的关键。

培育优质生命需关注：

◆ 品行端庄的你是胎教的最好的老师。
◆ 健康均衡的营养是良好胎教的物质基础。
◆ 温雅的性格和平和的情绪，可以给你的孩子营造一个神经发育的优美环境。
◆ 胎教应有父亲的参与，共同为宝宝营造一个优美环境，培育一个优质生命。

周文王母亲太任的胎教

周朝是历史上统治最长的朝代，以厚立国，以仁治国。可以说是和母亲后妃的德行分不开的。周文王的母亲太任生性端正温雅、待人以诚恭敬，凡事合乎仁义才会去想，凡事有利于道德才会去做。

古书上讲，太任怀孕的时候，眼不看邪曲不正的场景，耳不听淫逸无礼的声音，口不讲傲慢自大的言语。睡从不歪着身子睡，坐也不偏斜着坐，站不曾跛着脚站。不闻气味不正的食物，不吃日久变质的食物，不坐摆放不正的席子。所以文王生下来就非常地聪明，圣德卓著，太任教他一，他就识得百。君子赞叹说，这都是太任的胎教做得好。

据《尚书》记载，文王姬昌出生后不久，有一只"赤雀"嘴里衔着丹书，飞到了文王的屋子里。丹书上说："敬胜怠者吉，怠胜敬者灭，义胜欲者从，欲胜义者凶。凡事不强则枉，不敬则不正。枉者废灭，敬者万世。以仁得之，以仁守之，其量百世。以不仁得之，以仁守之，其量十世。以不仁得之，以不仁守之，不及其世。"这是文王出生时的瑞兆。由于他自幼就与众不同，因而深得祖父太王的疼爱，最终继承了王业的大统。

太任非常注重胎教的作用，她性情温雅，举止端庄。因此女子怀孕的时候，一定要注意自己所想和所做的。言语行为与善相应，就感召良善的孩子，与恶相应，就感召不善的孩子。儿女的性情容貌和万物相像的，都是母亲与万物相感的结果。

文王能够成为圣德的先君，奠定周朝八百年不衰的基业，这确实是母亲太任给予端良母教的结果。

点评：

目前胎教自西方流行影响颇深，殊不知中华民族的先哲早在西周王朝就已经注意到这一点。

点评：

孙思邈的医学巨著《千金要方》中关于胎教指出："应居必静坐，清虚和一，坐无邪席，立无偏倚，行无邪径，目无斜视，耳无邪听，口无邪言，心无邪念，无忘喜怒，无得思虑，如芬芳、恶秽臭，是谓外向而内感"。即要求孕妇静心养息，怡养性情，以安和气血。坐立、行走要保持正确的姿势；多接触美好的事物；始终保持精神愉快，情绪稳定；不得有惊恐、忧思、郁怒等刺激。

【案例医评】：温馨的西方胎教

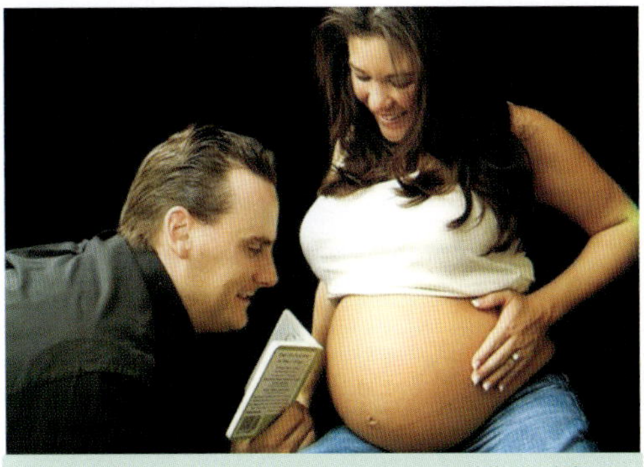

西方胎教：亲情游戏也是比较好的胎教

健康小卫士箴言：

每一对准父母都希望自己能有一个聪明、漂亮、活泼的宝宝。科学已证明：孕妇心理情绪变化对胎儿有明显的影响。

培育优质生命需关注：

◆ 有一种胎教经常会被人忽视，这就是怡情。它是指在孕妇怀孕的过程中，要保持良好的心境，不大喜、大悲、情绪波动。

◆ 爸爸同胎儿游戏所起到的作用是极其明显的，但为什么能起到这个作用的奥秘，目前还难以弄清。

"那天老公心情特好，中午打电话说晚上要给我一个惊喜！我这个人最沉不住气了，我要他马上告诉我什么事情，他说惊喜当然不能说了……"

晚上，他进来轻轻地拥拢着她，说请把眼睛闭上。然后开始脱她的衣服。她顺从他一任由他摆布，接着她的裤子袜子都脱个精光……他牵着她的手走走进了浴室说："Open your eyes"。"哇，好浪漫！好漂亮！"浴缸周围摆了七彩的蜡烛，地上燃着香薰炉。泡泡浴已经准备好，还洒了花瓣。他打开 DVD，飘出了轻柔的音乐，他说，"今天是你的 30 岁生日，我点燃了 30 支蜡烛。"她以为走进了电影里的浪漫场景。

他和她还有他们的孩子，共同沐浴在充满温馨的泡泡浴池中，共同享受着属于他们的幸福生活。他一边抚摸着她鼓鼓的小腹一边唱："小宝宝呀，小宝宝，你的小手在哪儿？伸出来让爸爸摸摸吧。小宝宝呀，小宝宝，你的小脚在哪儿？蹬一蹬让爸爸瞧瞧吧。小宝宝呀，小宝宝，你的脑袋在哪呢？……" 孩子在她的肚子里一定也很舒服，不时踢一下动一下，好像在提醒他们："爸爸妈妈，你们不要太浪漫啦，我可在看着你们哦！！"

他和她在浴池里泡得脸红红，还互相吹泡泡。她和她的孩子都很喜欢他的歌，也很喜欢那轻柔的音乐…… 后来，水都凉了，不得不起来了。他提议出去吃饭，她说："泡得浑身软软的，才不想出门呢。"结果他决定亲自下厨，做了咖喱鸡块、青椒炒肉丝、什锦豆腐、水煮菜心。哇！！味道真是好极了！

再后来，渐渐地每到晚上 9～10 点钟，腹中的宝宝就"急不可待"地伴随着他的声音动起来。这个孩子出生后，同爸爸妈妈的感情非常好。一年后，他们带着孩子去看医生，医生做了检测说，"这个孩子的智商、情商水平远远高于同龄孩子。"

点评：

应该为自己的小宝宝创造一个安定、舒适的环境；你更应该注意心理保健，控制各种过激情绪，始终保持开朗、乐观的心情。

点评：

为人父的你，应该千方百计地在精神上给你的妻子以安慰。

点评：

沐浴的温度不要过高（一般以 37～38℃为宜），高热可造成胎儿神经细胞死亡，使脑神经细胞数目减少，靠一些胶质细胞来代替。因而影响智力和其他脑机能，使孩子智力低下，反应力差。

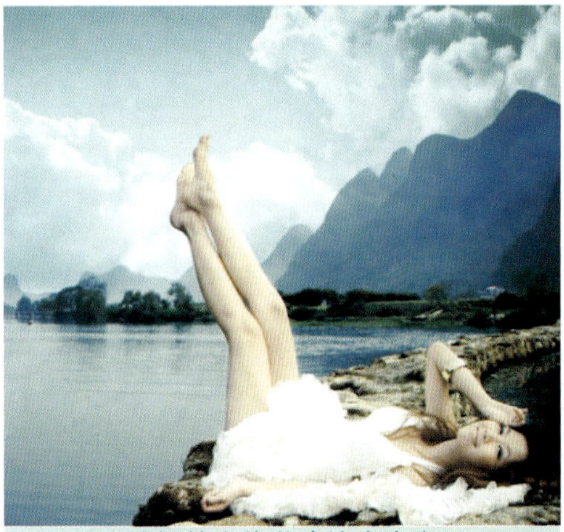
孕妇外出旅游应注意安全

健康小卫士箴言：

马上进入孕晚期（26～40周）了，由于你的腹部迅速增大，常会感到疲劳，出现腿脚浮肿、痔疮、静脉曲张等症状。离分娩已经不是很遥远了，请你着手参加分娩课培训，了解一下有关的知识了。

培育优质生命需关注：

◆ 子宫底已上升到肋骨下缘，顶压膈肌，你可能明显觉得呼吸有些困难。
◆ 腹部沉重，睡觉时最好左侧卧位。
◆ 着手乳头的养护，为母乳喂养做好充分的准备。

10. 孕24～25周

24周时的胎儿大约已有500多克。听力有所发展，他可以听到你发出的有些变形的说话声音、你心跳的声音和你的肠胃蠕动时发出的咕噜咕噜的声音。一些大的噪音胎儿也能听到，比如吸尘器发出的声音，这些声音都会使胎儿躁动不安。此时胎儿的呼吸系统也正在发育。尽管他（她）还在不断吞咽羊水，但是排大便通常要等到出生以后。指甲出现，已长出浅浅的眉毛，皮肤仍较薄且无皮下脂肪，因此皮肤显得红红的，皱皱的。

25周胎儿体重稳定增加，大约已有570克了，全身覆盖着一层细细的绒毛，皮肤很薄而且有不少皱纹，由于没有皮下脂肪皮肤显得透明。胎儿舌头上的味蕾正在形成。你知道吗？胎儿也有偏好甜食的特点呢。注意这时胎儿大脑细胞迅速增殖分化，体积增大，这标志着胎儿的大脑发育将进入一个高峰期。这时妈妈可以多吃一些核桃、芝麻、花生之类的健脑食品，为胎儿大脑发育提供充足的营养。

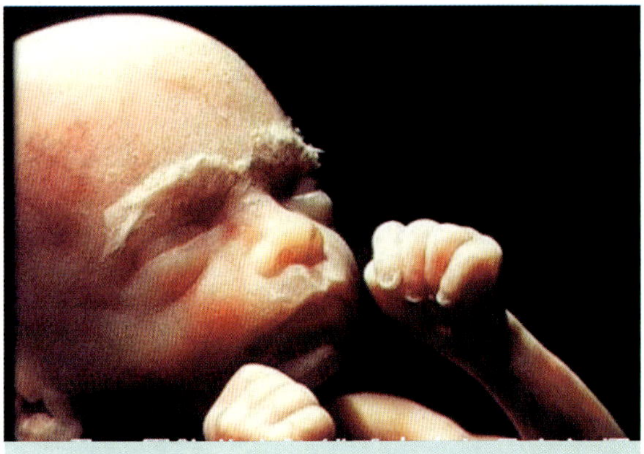
孕25周胎儿皮肤绒毛白白的且有皱褶

点评：

关注妊娠自我保健，防止妊娠高血压、下肢静脉曲张等。

点评：

坚持胎教，和胎儿“做游戏”，当你抚摸或回应宝宝的动作时，都会有明显反应。

点评：

胎教时你完全可以通过和胎儿对话、唱歌、诗歌朗诵、听轻音乐等刺激来增进胎儿大脑的发育。但切不可直接把扬声器对着腹部，以免胎儿听力损害。

点评：

研究发现，胎儿更喜欢优美抒情的古典音乐。你可以做个试验：当你给胎儿播放节奏强烈的现代音乐时，胎动会增加且幅度增大，而当你给胎儿播放轻柔舒缓的音乐时，注意一下胎儿的反应，宝宝是不是很快变得安静下来了？

11. 孕期乳头护理——呵护母子之桥

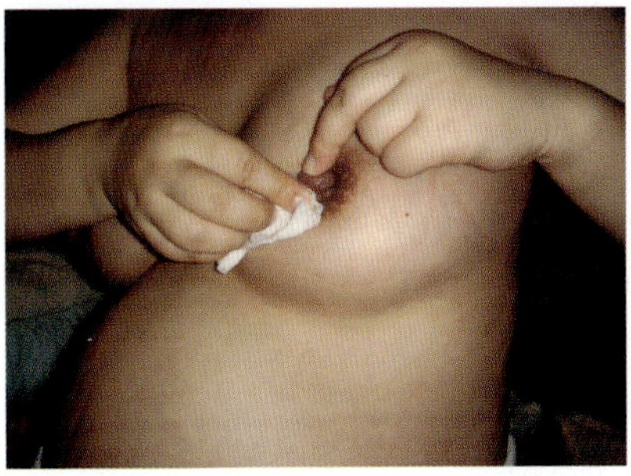

乳头，不仅是母亲供给孩子营养之桥，也是母子进行情感交流的桥梁。因此，要用心呵护这座母子桥。本文以图文并茂的形式，教会您孕期（6 个月后）乳头的护理。

健康小卫士箴言：

孕期乳头护理不仅是成功哺乳的关键，也是防治哺乳期乳腺炎、乳管淤积造成的并发症的关键。

培育优质生命需关注：

◆ 孕妇怀孕 3 个月后，乳头开始发育加速。洗浴时应该有意识地用小毛巾擦浴乳头。

◆ 孕妇怀孕 6 个月后，乳头开始脱落鳞屑，乳管发育。应该学会自我乳头护理。

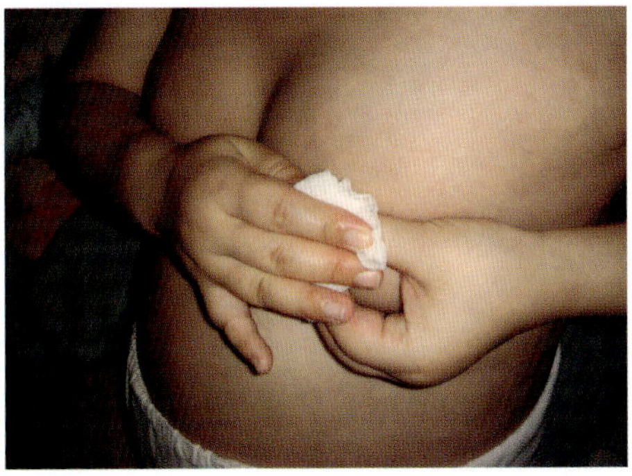

①用棉质小毛巾，或消毒的纱布蘸取温热水热敷乳头，反复热敷 10~15 分钟。目的是将乳头的鳞屑软化。

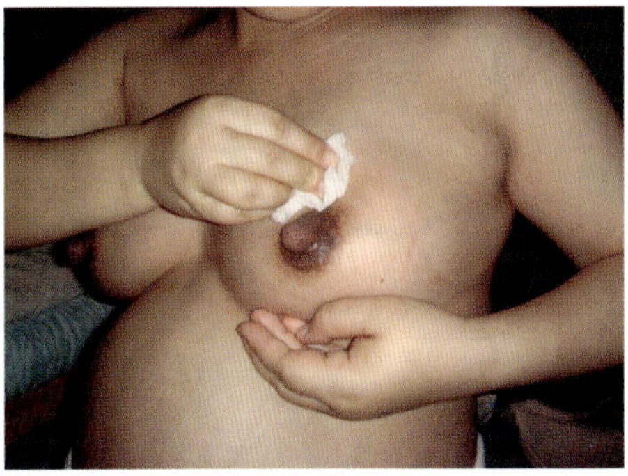

②先清洗乳晕周围的皮肤，再清洗乳头，由外向内清洗，因为乳晕乳头隐藏污垢。

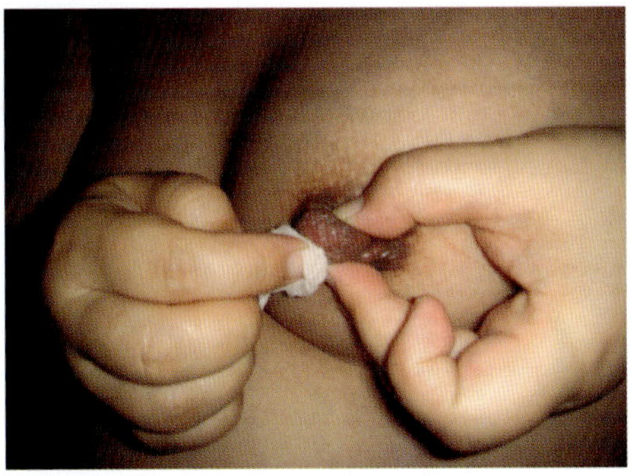

③重点清除乳头和乳晕交界处的皱襞。擦洗时注意用手将乳头牵开显露皱襞。

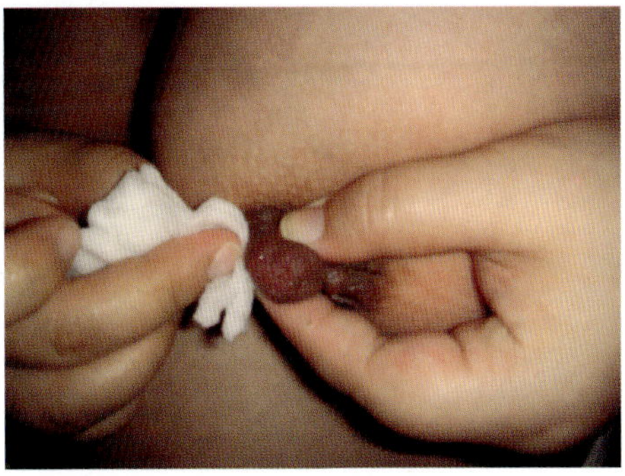

④乳头的清洗主要是将乳管开口处的鳞屑清除。可能要对着镜子细心一点。

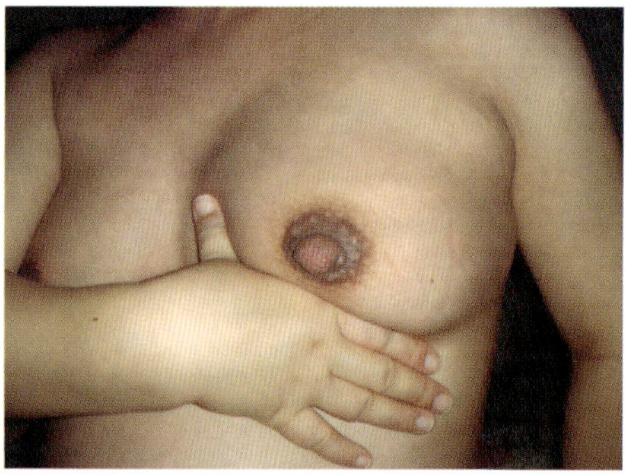

⑤将一只手轻轻放在对侧乳房下，用另一只手向上推挤贴在乳房下的手，反复进行3～5次。这套动作可使乳房下面的乳管通畅，同样也有防止乳房下垂的作用。

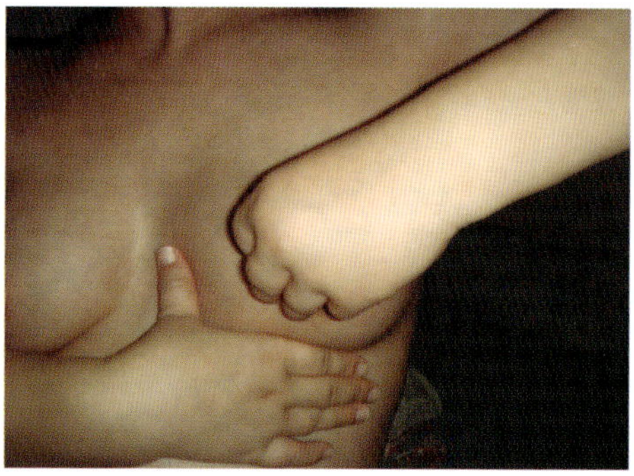

⑥两手同时按压住乳房，手掌仍呈中空状，顺时针按摩整个乳房3～5次，再逆时针按摩3～5次。

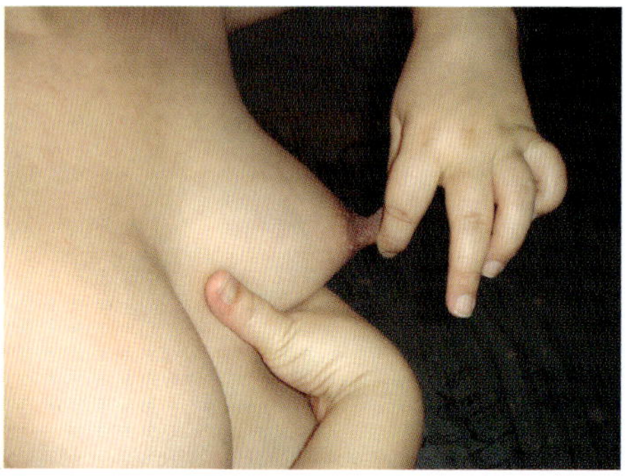

⑦用拇指和食指将对侧的乳房托起，其他手指和手掌贴于胸壁，让乳房充分放松。

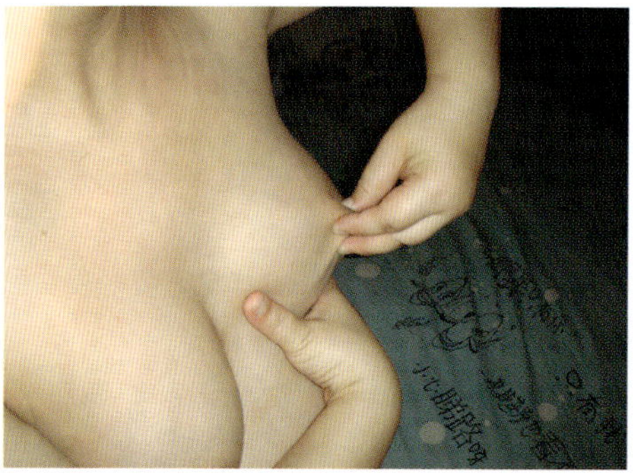

⑧用同侧手的拇指、食指和中指牵拉按摩乳头，用手腕的力量顺时针、逆时针各旋转乳头2～3次。

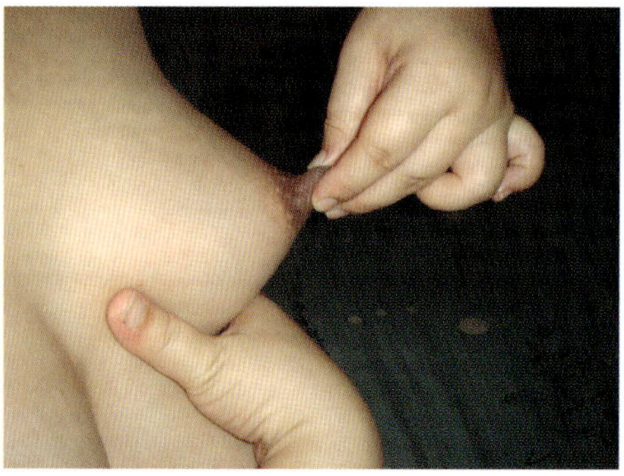

⑨用手指轻捻乳头2～3次。注意，乳头不能太强刺激，如有宫缩或胎动频繁立即停止。

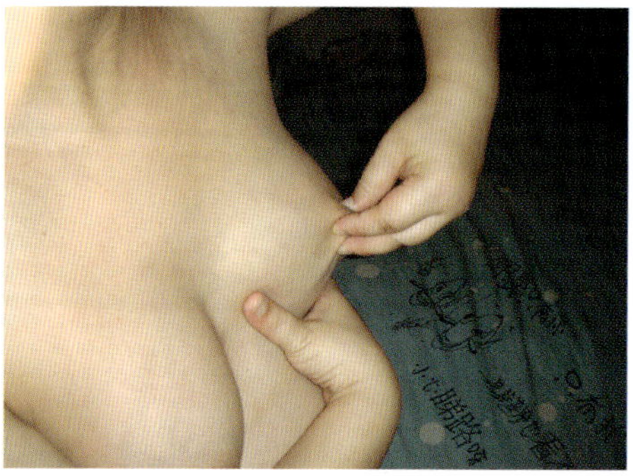

⑩用五指将乳头自乳晕外向中心乳头按摩牵拉3～5次。这套动作可使乳管畅通，特别是对有乳头内陷者成功哺乳有好处。

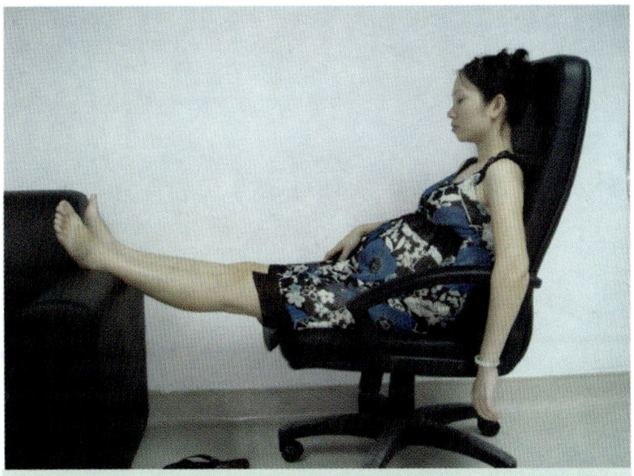
无论在办公室或者在什么地方，可以把腿抬高以减轻水肿和静脉曲张的发生

健康小卫士箴言：

孕期身体增加的负担很容易给您的腿部带来麻烦，最常见的是静脉曲张和浮肿。不过，它们并不是不可避免的。注意休息和一些生活的细节。

培育优质生命需关注：

下列情况应看医生——

◆ “病态性水肿”是由疾病造成。如：妊娠毒症、肾病、心脏病或肝脏方面的疾病，可能会影响到你和你的宝宝的健康。

◆ 病态性水肿不仅下肢水肿，双手、脸部、腹部等都可能水肿。如用手轻按肌肤时，多会呈现下陷、没有弹性、肤色暗蓝等。

12. 孕期如何减轻水肿和静脉曲张

经过临床研究发现，差不多有2/3的准妈妈到接近分娩的时候都会有轻重不一的水肿。经过躺下休息或者一夜的睡眠，症状就会有所减轻或全部消失，这是正常的生理性水肿。如何缓解浮肿的症状？

◆ 平躺，把脚抬高；如是坐位，把脚稍稍垫高。把脚稍稍抬高能够使血液更容易回到心脏，浮肿也就比较容易消除了。

◆ 适当地做散步运动。借助小腿肌肉的收缩力可以使静脉血顺利地返回心脏。

◆ 注意饮食平衡：过多的摄取盐分会引起浮肿。怀孕期间要注意控制盐分的均衡摄入。

◆ 按摩(让爸爸来帮忙吧) 自脚向小腿方向逐渐向上，从而有助于血液返回心脏。

静脉曲张：有些准妈妈在孕晚期外阴部、或腿上会出现一条条弯弯曲曲的“青筋”，在医学上称为孕期静脉曲张。一般静脉曲张会在分娩后自行恢复。主要是由于孕期内分泌的作用，使体内各处静脉瓣膜的功能与血管周围肌肉的保护作用受到影响。同时子宫增大，静脉压力增高后，导致静脉壁扩张而扭曲，多发生在外阴和腿部。如何缓解静脉曲张的症状？

● 不要长时间站立。要减轻工作量，并且避免长期一个姿势站立或仰卧。坐时两腿避免交叠，以免阻碍静脉的回流。

● 最好采用左侧卧位。在休息和睡觉的时候，采用左侧卧位有利于下腔静脉的血液循环，减轻静脉曲张的症状。

● 如果超重，会增加身体的负担，使静脉曲张更加严重。

● 如果你的腿和脚浮肿很厉害，合适的鞋子会帮助你减轻不适。鞋跟要低，宽松、轻便、透气性好的鞋较好。

● 利用预长弹性筒袜预防静脉曲张和浮肿，每天早上下床前最好穿上，能起到最好的保护效果。

点评：

不断增大的子宫压迫下腔静脉，使盆腔及下肢血管内的血液淤积，血流不畅，压力增加，便可形成浮肿和下肢静脉曲张。

点评：

怀孕后，激素分泌量增加，使准妈妈体内能够积累更多的钠盐，以至于吸收更多的水分滞留在身体里导致浮肿和静脉曲张。

点评：

如果通过休息和控制盐分的摄入后，浮肿仍不消退，而且还有加重的迹象，就应该尽快到医院就诊。

点评：

合适的衣着也是避免水肿和静脉曲张的条件。

13. 加强孕期锻炼有利安全顺产、防止产后和老年尿失禁

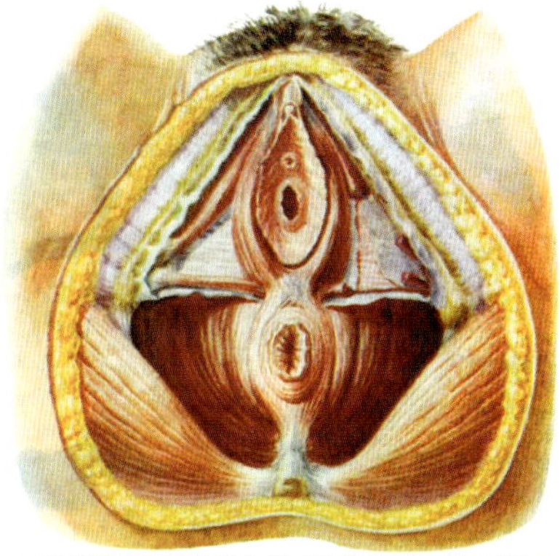

盆底肌解剖图

健康小卫士箴言：

孕期体操应有计划进行，重点是盆底肌的锻炼。孕期肛提肌的锻炼是预防老年尿失禁的有效手段，请你抓住时机进行有效的锻炼。

培育优质生命需关注：

◆ 肛提肌是支持膀胱、直肠最主要的肌肉。

◆ 肛提肌的恢复对预防尿失禁、提高生活质量起到非常重要的作用。

实际上，封闭最下边骨盆（小骨盆）不仅仅是肌肉，还有包绕肌肉的内外两层筋膜，医学上把封闭小骨盆的肌肉和筋膜叫做盆膈。于是，肌肉组织就叫做盆膈肌，分别由肛提肌和尾骨肌组成，肛提肌是最重要的肌肉，主要是用来控制大小便的肌肉。筋膜组织由于包绕肌肉的外面，因此有上下两层。当然中间有一裂孔，叫盆膈裂孔是尿道和阴道的出口，其下方还有一层叫做尿生殖膈的肌肉和筋膜组织。

在分娩的过程中，胎儿经过阴道，盆膈被延伸拉长，盆膈裂孔被撑大，肛提肌这块用来控制大小便的肌肉也被拉伸拉长。

如果肌肉强壮、有力，富有弹性的话，分娩时会阴的延展性好，不易损伤，分娩后较快的恢复至正常状态。

如果肌肉薄弱，分娩时肌肉筋膜被拉断，或者分娩不顺利在此停留时间过长，这些肌肉筋膜被压迫过久，就会导致缺血，造成坏死，从而引起尿失禁、子宫脱垂或膀胱阴道漏、直肠阴道漏等疾病的发生，造成大小便从阴道里流出，给生活带来诸多不便。

因此，如何将这些肌肉筋膜变得强壮有力且富有弹性呢？孕期体操就是一个较好的锻炼方法。注意，尤其是肛提肌的锻炼，孕妇要像憋尿那样用力收紧肌肉，尽可能地多坚持一些时间，然后放松，每天反复重复30次以上，才能达到较好的锻炼，感觉疲劳的时候可以休息一下。

值得一提的是，妇女的老年性尿失禁绝大多数就是由于分娩时肛提肌破坏造成的。这是因为，年轻时肌肉强壮，轻微的损伤不会造成其收缩功能的消减，随着年龄的增加，肌肉和筋膜也变得越来越松弛无力，如果年轻时分娩出现盆膈的损伤，这个时候就会表现出来，造成收缩无力尿失禁。

点评：

先介绍一下女性盆底的解剖结构，让你了解盆膈强壮富有弹性的重要性。

点评：

盆膈和尿生殖膈一起共同封闭骨盆出口，支持和承托骨盆腔内脏器官。如果这些肌肉和筋膜组织损伤就会患尿失禁、子宫脱垂或膀胱阴道漏、直肠阴道漏等疾病。

点评：

老年性尿失禁应从孕期锻炼开始，千万不要偷懒哦。接下来为你展示孕期体操练法和动作要领。

14. 孕期体操教程

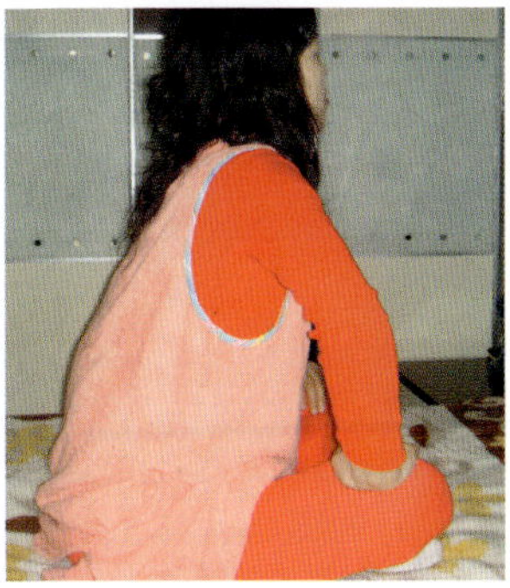

①锻炼盆底肌及膈肌，有利于自然分娩的顺利。动作要领是：双腿盘坐，两手放在双膝部，上身及两肘向前微微倾，吸气时收缩肛门，呼气时向下按压两膝部，放松肛门。反复进行 10～20 次。

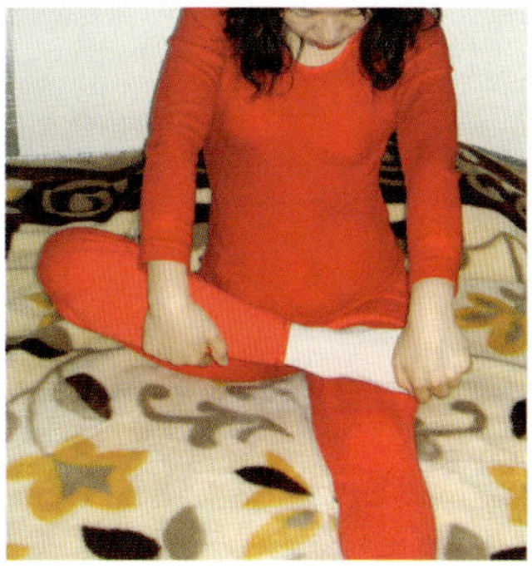

②锻炼盆底肌及逼尿肌。动作要领是：一腿伸直，另一腿屈曲放在股部，一手抱腿一手抱脚，如图所示向上向内搬动屈曲之腿，并收缩逼尿肌。

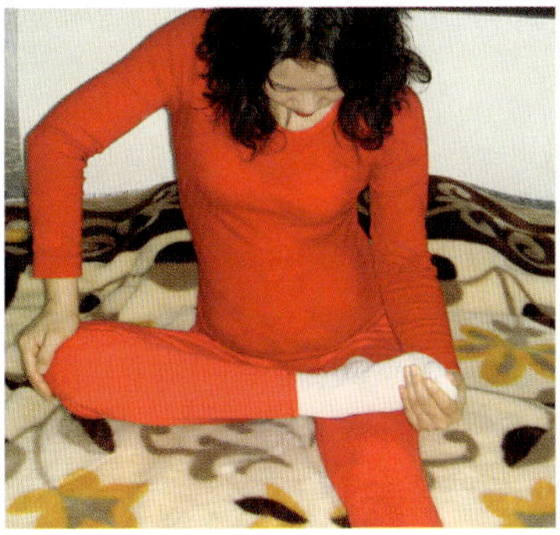

③一手向下按压膝部，另一手向内搬动足踝部，放松逼尿肌。反复进行 10～20 次。这套动作有利于预防产后及老年性尿失禁。

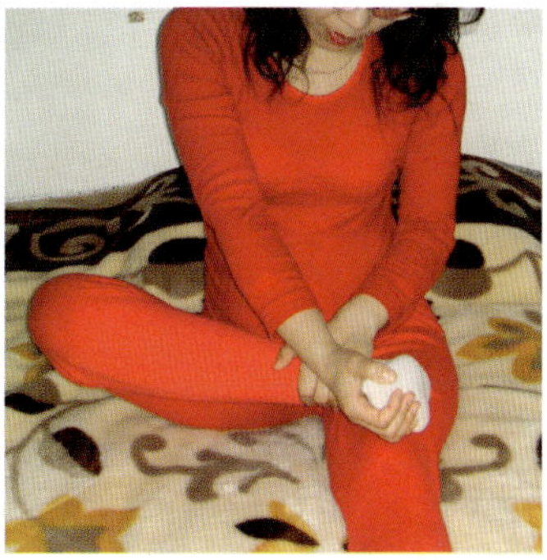

④两手交叉，一手向内搬动足踝，一手抓足尖，以足踝为中心旋转画圆。反复 20～30 次。这一动作可锻炼盆底肌，对防治足踝部水肿有效。

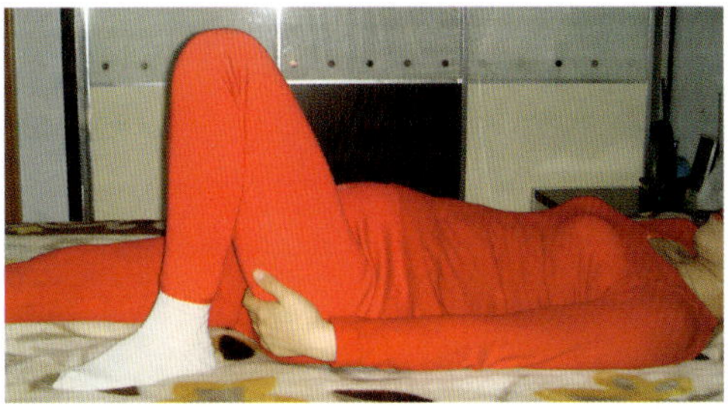

⑤单腿屈膝屈髋，另一条腿伸直，并用手抬高臀部，抬高时收缩提肛肌和逼尿肌，放下时放松提肛肌和逼尿肌，反复 20～30 次。

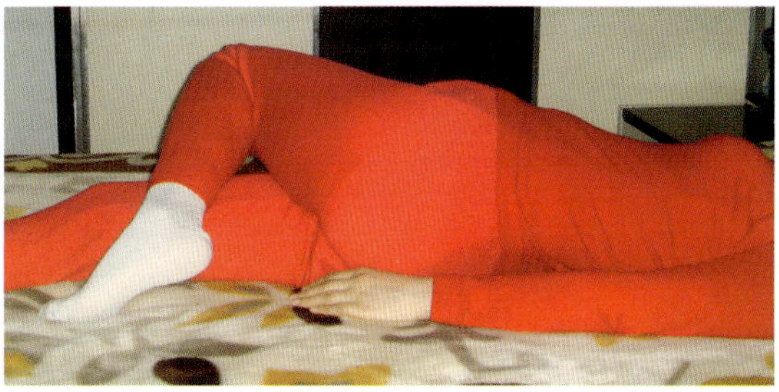

⑥左右摆动髋部，摆动时髋部腰部尽可能放松，双手手心向下，平放在身体两侧，并保持上身不动。

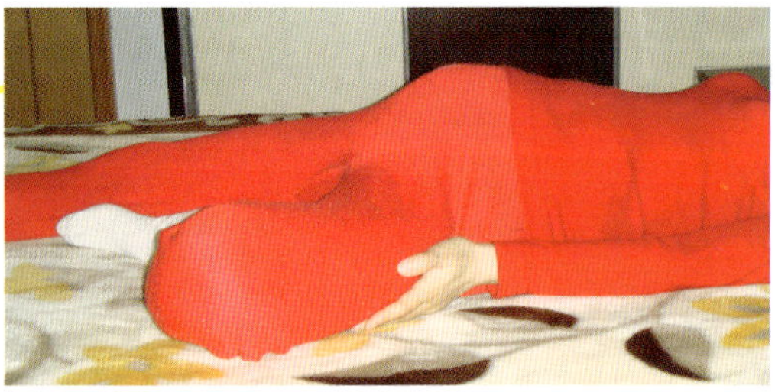

⑦这个动作可反复10～20次。可有效减轻腰背部的疼痛和疲劳。

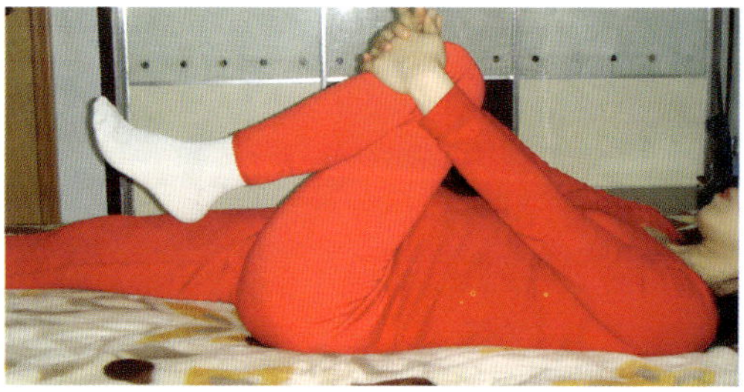

⑧平卧于床上，如图所示双手抱单膝部，左右摇摆髋部10～20次。这一动作有利于锻炼髋部肌肉和韧带，对成功自然分娩有帮助。

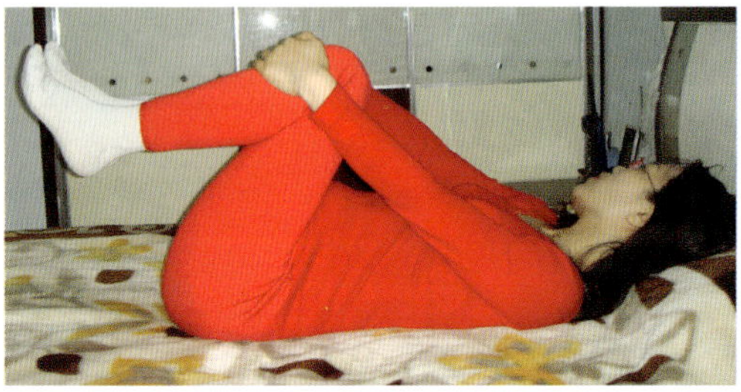

⑨双手抱膝，抬高臀部，收缩肛门，同时深吸一口气锻炼膈肌，呼气时放下臀部深呼气，放松肛门。

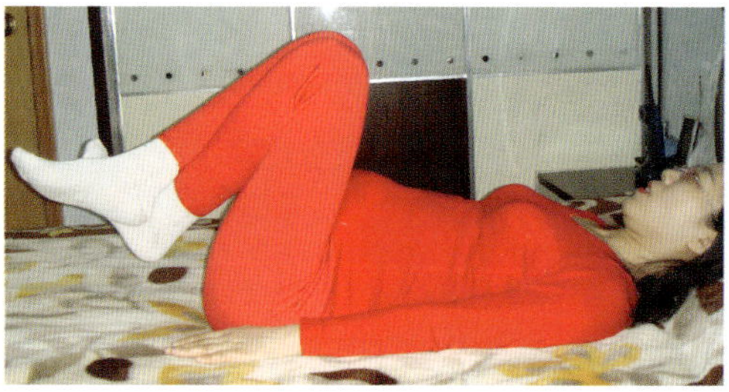

⑩交叉屈曲双腿抬高臀部，两上肢及手平放在床面，锻炼腹部及背部肌肉。有利于自然分娩。

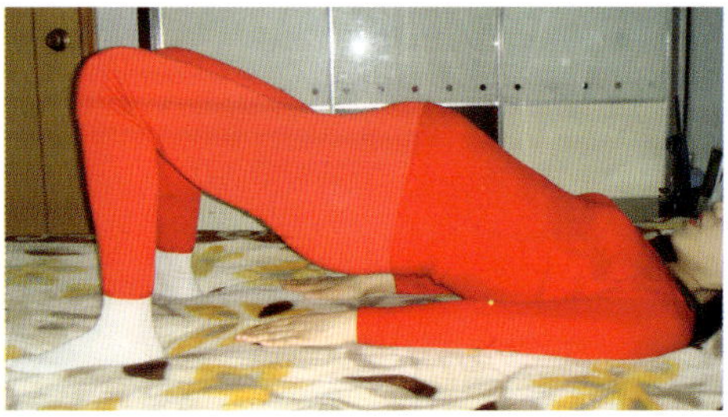

⑪双腿屈曲，双脚支撑，双臂膀支撑抬高臀部，可有效锻炼腰背肌肉，同时配合深吸气锻炼膈肌，下降时深呼气。这个动作相对消耗体力，锻炼次数因人而异。

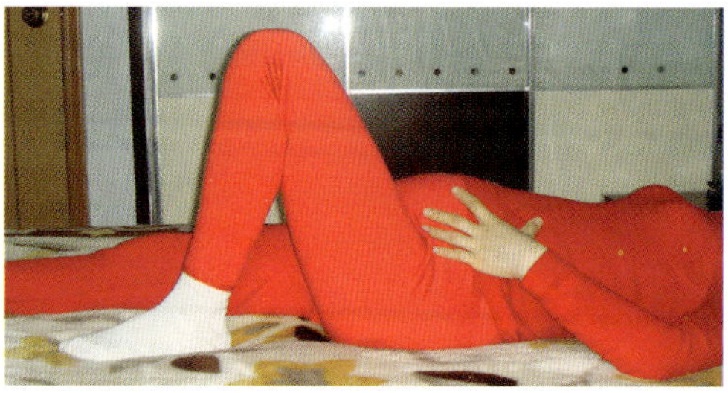

⑫如果你在做孕期体操时，胎动明显或有宫缩，可停下来将双手放在腹部，轻轻抚摸宝宝，稍事休息。

第七节　孕晚期呵护小常识

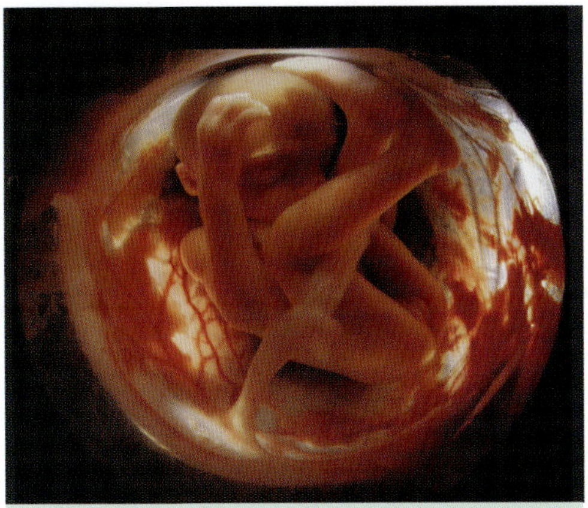

可眨眼，睫毛可见，皮肤仍薄无皮下脂肪

健康小卫士箴言：

从这个月开始到分娩，胎儿的体重增长迅速，胎儿需要更多的营养。每天应该增加全谷食物和豆类的摄入量，富含纤维和维生素 B 的食物有利于胎儿大脑的进一步发育，而且可以预防便秘。

培育优质生命需关注：

◆如孕妇的体重增加过多，易生出“巨婴”，且易患妊娠糖尿病、妊娠毒血症等疾病，在产后则容易肥胖。

◆如孕妇体重增加不足，胎儿会生长迟缓，也将使胎儿出生后因为体重过低，抵抗力不好，造成新生儿生命力降低。

1. 孕 26 ~ 29 周

26 周胎儿的体重在 800 克左右，坐高约为 22 厘米，这时皮下脂肪开始出现。胎儿的大脑对触摸已经有了反应，而且胎儿的视觉也有了发展，他的眼睛已能够睁开了。如果用一个打开的手电筒照射你的腹部，胎儿就会自动把头转向光亮的来处。27 周胎儿现在体重已有 900 克左右，身长大约达到 38 厘米。可以看到胎儿头上已长出了短短的胎发。男孩的睾丸尚未降下来，女孩的小阴唇已开始发育。气管和肺部还未发育成熟，但是胎儿的呼吸动作仍在继续。当然是在水中呼吸而不是在空气中，不过这对他将来真正能在空气中呼吸有确是一个很好的锻炼。28 ~ 29 周这个月的胎儿体重继续增加，胎儿身长约 35 厘米，体重约 1 000 克。

他（她）已形成了自己的睡眠周期。有趣的是，他（她）会把自己的大拇指放到嘴里吸吮。胎儿大脑活动在这时是非常活跃的，大脑皮层表面开始出现一些特有的沟回，脑组织快速增殖。此期出生若能加强护理，可能存活。

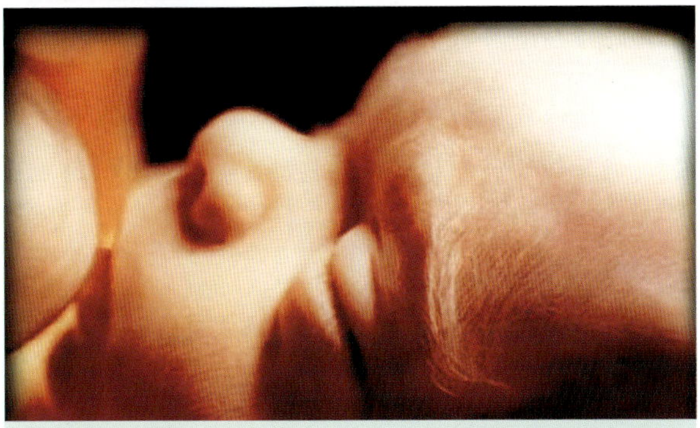

孕 28 周，胎儿已经有自己的睡眠周期了

点评：

本期关注：孕晚期均衡营养，避免巨大儿；关注胎儿大脑发育，继续关注胎教。

点评：

这时，胎儿的听觉神经系统也已发育完全，同时对外界声音刺激的反应也更为明显。你可以继续为他讲故事或者给他听音乐。

点评：

专家认为，胎儿从 28 周左右开始就会做梦了，那么他会做一些什么梦呢？谁也不知道。

点评：

你还在给你的胎儿讲故事或听音乐吗？你觉得他是不是有所反应呢？这时他应该已经非常熟悉你的声音了。你也可以让你的丈夫抚摸着你的肚子，和胎儿说说话，让未来的宝宝也熟悉一下爸爸的声音。

【案例医评】：孕期体重管理

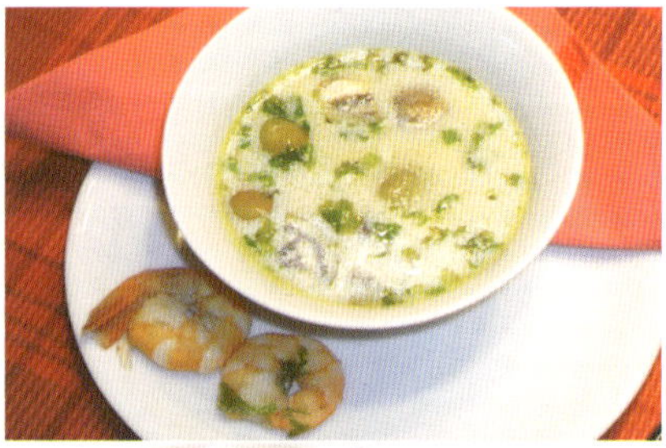

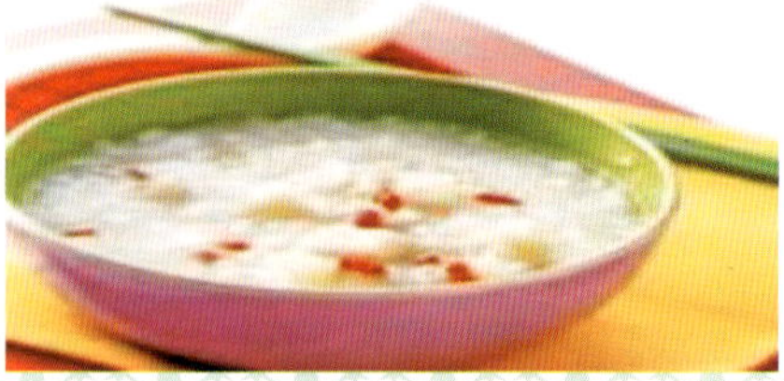

健康小卫士箴言：

衡量营养是否充分的标准就是体重。在孕吐期间，体重不会有所增加。自孕吐结束后，每周的体重大约会增加350克。自28周每周增加情况应做记录。当每周突然增加500～600克应及时检查。

培育优质生命需关注：

- 孕期合理均衡营养，控制体重。
- 加强孕期保健体操，适度锻炼。
- 适度操持家务有利身心健康。
- 避免孕期并发症如：肥胖、高血压、糖尿病等。
- 避免巨大儿的发生，确保母子平安。

已经是孕26周了，身体除了肚子大、胸大以外，别的部位都没有太大的变化。很庆幸我有一个医生朋友，她时常会在下班之余来看看我这位老同学，从她那里我学到了很多孕期营养的知识，还有一张营养要素表呢。以下和大家分享：

宝宝的体重超过4 000克(医学上称为巨大儿)，母体的难产率会大大增加。巨大儿的产生与孕妇营养补充过多、脂肪摄入过多、身体锻炼偏少有关。孕妇患有糖尿病，也会导致胎儿长得大而肥胖。理想的怀孕体重在孕早期怀孕3个月以内增加2千克，中期怀孕3～6个月和末期怀孕7～9个月各增加5千克，前后共12千克左右为宜。如果整个孕期增加20千克以上，就有可能使宝宝长得过大。

医生告诉我，每个月体重增加1千克是最好的。到产前体重增加12千克左右就差不多了。我现在差一天26周，体重增加了7千克。都是胎儿在长大，自己的脸啊腰啊腿啊手啊，哪里都没有长胖。也算符合了漂亮妈妈的标准，生产后不用减肥，多好啊，哈哈!! 我表弟的老婆，胎儿比我大20天，现在她已经长了15千克。因为她就像大多数人一样，孕妇想吃就吃，能吃多少就吃多少。还要专吃有营养的……不胖才怪了呢。在这里要提醒大家，每日最少吃5顿，每次进餐少量。这样才科学。一定要严格控制自己的体重，太胖只会害了自己的宝宝。

	营养重点	饮食建议	食物来源
孕早期	叶　酸	胚胎神经管发育的关键是孕早期，适量补充叶酸会有帮助，但你并不需要刻意增加过多营养	绿色蔬菜(花椰菜、菠菜与芦笋等)、豆类食物、动物肝脏、瘦肉、鱼、蛋
孕中期	钙质与铁质	此期为胎儿快速发育的阶段，您此时应注意补充丰富营养，如蛋白质、维生素、牛奶和矿物质	红肉(牛肉、猪肉与羊肉)、菠菜及黑芝麻等。适量的维生素C可以帮助吸收铁质
孕晚期	蛋白质、钙质、维生素B族和维生素C等	胎儿的发育相当快速，特别是脑的发育，此阶段更要适量地补充均衡的营养，避免肥胖儿。饮食要少盐多餐，有足够的水果及水分	肉类、蛋及豆类制品。糙米、麦片等全谷食品。蛋黄及牛奶等。这些食 物可促进新陈代谢，补充蛋白质和维生素

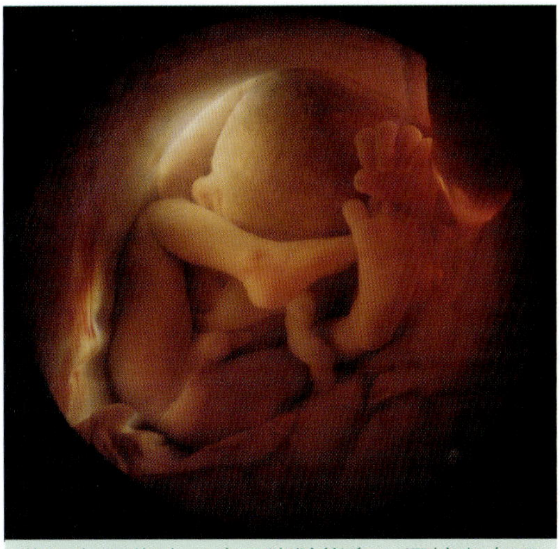

指甲长至指尖，皮下脂肪增多，男性睾丸开始下降

健康小卫士箴言：

如果你感到身体沉重，行动吃力，呼吸困难，胃部不适。甚至发生不规则宫缩应停下来休息，最好睡个午觉。

培育优质生命需关注：

◆ 子宫底已上升到横膈膜处，你会感到呼吸困难，觉得胃不舒服。等胎儿头颅下降入盆后，情况很快会有所缓解。

◆ 随着医学的发展，将会有越来越多的未足月胎儿能够安全生存下来，如你患有某种高危疾病而不宜继续妊娠，可考虑提前分娩。

◆ 关于早产知识后面将有详细讲解，请留意。

2. 孕 30～32 周

30 周胎儿约重 1 500 克，从头到脚长约 44 厘米。男孩的睾丸这时正在从肾脏附近的腹腔，沿腹沟向阴囊下降的过程中；女孩的阴蒂已突现出来，但并未被小阴唇所覆盖，那要等到出生前的最后几周。胎儿头部还在增大，而且这时大脑发育非常迅速。大脑和神经系统已发达到了一定程度。皮下脂肪继续增长。31 周胎儿身长增长减慢而体重迅速增加，肺部和消化系统已基本发育完成。眼睛时开时闭，他大概已经能够看到子宫里的景象，也能辨别明暗，甚至能跟踪光源。现在胎儿周围大约有 850 毫升的羊水，但随着胎儿的增大，他在子宫内的活动空间越来越小了，胎动也有所减少。32 周胎儿身长约 40 厘米，体重约 1 700 克。皮肤深红，生活力尚可。

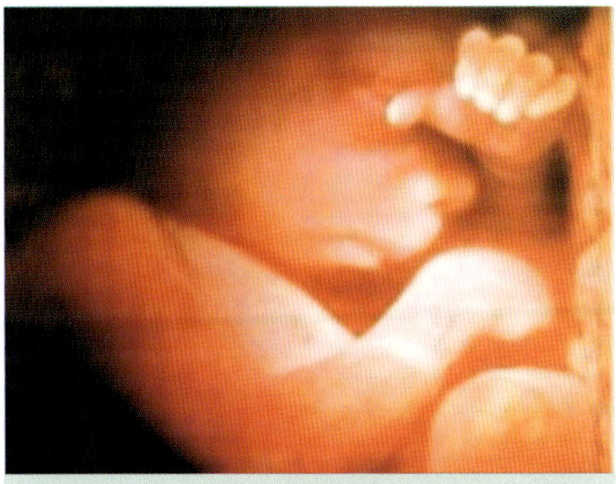

光线太强太刺眼了

全身的皮下脂肪更加丰富，皱纹减少，看起来更像一个婴儿了。胎儿的各个器官继续发育完善，肺和胃肠功能已接近成熟，已具备呼吸能力，能分泌消化液。胎儿喝进的羊水，经膀胱排泄在羊水中，这是在为他出生以后的小便功能进行锻炼呢。

点评：

关注孕期锻炼。一些研究者认为，孕妇在明亮的光线下袒露腹部，可以刺激胎儿的视觉发育。但这并不意味着宝宝一生下来眼睛就可以看清东西，新生儿最远只能看清距离 20~30 厘米处的人。

点评：

如果你用小手电照射腹部，胎儿会转过头来追随这个光亮，甚至可能会伸出小手来触摸。

点评：

有的胎儿的一个或两个睾丸在出生后才降入阴囊，别担心，绝大多数的男孩都会是正常的。如果接下来的时间里还没有降到阴囊，不妨看看泌尿外科医生。

【案例医评】：做孕期体操

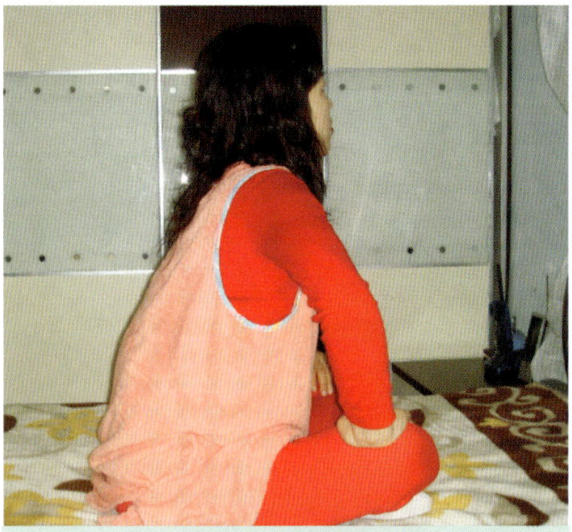

孕期锻炼受益终生

健康小卫士箴言：

孕期体操不但有利于控制孕期体重，还有利于顺利分娩。孕期体操可以在护士的指导下进行，也可以在家进行。

培育优质生命需关注：

1. 体操锻炼可以增加腹肌、腰背肌和骨盆底肌肉的张力和弹性，使关节、韧带松弛柔软，有助于分娩时肌肉放松，减少了产道的阻力，使胎儿能较快地通过产道。

2. 孕期体操可缓解您的疲劳和压力，增强自然分娩的信心。

我经常在家里做简单孕期运动。记得第一次去医院练习，一大早就起床，冒着冷冷的寒风赶出门，在早餐店里慌忙喝杯牛奶，吃了点点心和香蕉，匆匆忙忙赶到医院做孕妇操。护士小姐微笑着给我们示范，我躺在床上没多久，刚刚做了3个动作，就觉得头冒冷汗，胃里翻腾。我知道再做下去，就要吐出来了。估计就是那香蕉的错。我早上吃香蕉经常都会感觉不舒服的。我连忙告诉护士，“我感觉很不舒服，想吐了。”护士说：“要不要休息一下，我帮你倒杯茶。”我休息了片刻感觉好些了。护士说：“我们今天就不做了，您过两天再来做。”出了医院，吸入一些冷空气，我感觉舒服多了。最后还是在家补上了这一课。下面介绍一些我在家常做的孕妇操。

- 双腿抬高运动 【目的】①促进下肢静脉回流。
  ②伸展脊椎骨及臀部肌肉张力。
  【做法】①平躺仰卧双腿垂直抬高轮流屈曲双腿。
  ②足部抵住墙壁，维持约3～5分钟。
- 盘腿伸张 【目的】锻炼腹股沟肌肉及关节韧带张力。
  【做法】①盘腿而坐，双脚在脚踝处交叉。
  ②轻轻将膝盖往下压。
- 脊柱伸展运动 【目的】可减轻腰酸背痛。
  【做法】①平躺仰卧，双膝弯曲。
  ②双手抱膝关节下缘，头抬起让下巴尽量靠拢前胸。
  ③慢慢恢复原来姿势。
- 骨盆摇摆运动 【目的】减轻腰酸背痛。
  【做法】①平躺仰卧，双膝弯曲，双足平放于床上。
  ②利用足部与肩部的力量，轻轻抬高臀部与背部，如此上下反复。

点评：

一日三餐中，早餐是很主要的，特别注意补充水分，不可随便吃点了事。孕期早餐更为重要。

点评：

在做体操时要注意运动时间、运动量、热身准备，防止过度疲劳和避免宫缩。

点评：

有习惯性流产史、早产史、妊娠合并前置胎盘或严重内科合并症，不宜进行孕期体操。

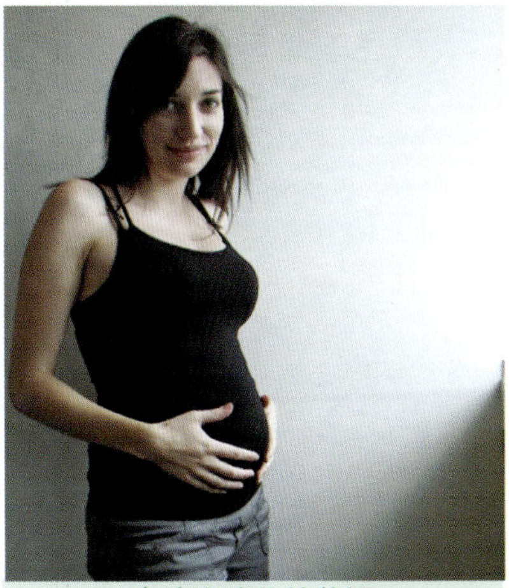

请关注胎儿的位置

健康小卫士箴言：

本期起应格外关注胎儿的位置，胎位是否正常直接关系到能否正常分娩。如果胎儿是臀位（即臀部向下）或是有其他姿势的胎位不正，你应配合医生采取积极措施进行纠正。

培育优质生命需关注：

◆ 孕妇现在会感到尿意频繁，这是由于胎头下降，压迫膀胱的缘故。

◆ 你还会感到骨盆和耻骨联合处酸疼不适，不规则宫缩的次数增多。

◆ 虽然你感觉腹部沉重、懒于行动，但还是要适当活动。

3. 孕 33~35 周

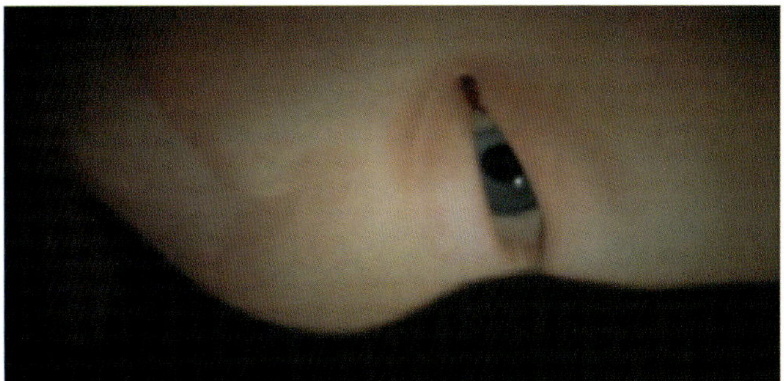

眼睛可有意识开闭，听力充分发育，35 周肺部发育成熟，大脑继续发育，约 99% 的胎儿出生可顺利存活

33 周的胎儿身长约为 48 厘米，身体开始变得圆润，子宫里的空间已显得很拥挤，胎儿的活动余地也小多了。头部已开始降入骨盆。男孩的睾丸很可能已经从腹腔降入了阴囊，如果是个女孩，她的大阴唇已明显隆起。

34 周时，你的胎儿体重大约 2 300 克，坐高约为 30 厘米。此时胎儿应该已经为分娩做好了准备，将身体转为头位，即头朝下的姿势，头部已经进入骨盆。胎儿的头骨还很柔软，但身体其他部分的骨骼已经变得结实起来，胎儿的皮肤也已不再那么又红又皱了。现在的胎儿一般已有 2 500 克重了，身长达到了 50 厘米左右。他越长越胖，变得圆滚滚的。胎儿的皮下脂肪，将在他出生后起到调节体温的作用。

35 周时，胎儿的听力已充分发育。绝大多数的胎儿如果在此时出生都能够成活，而且大多也不会发生什么大的问题，尽管胎儿的中枢神经系统尚未完全发育成熟，但是他的肺部发育已基本完成，存活的可能性为 99%。

点评：

关注胎位。若胎位不正要及时调整，也可请医生指导。

点评：

胎儿每块颅骨之间还留有空间。孩子出生后您会发现头颅的前囟还软软的。这是便于分娩时，头部可顺利通过狭窄的产道。

点评：

如果你是初产妇，这时胎儿的头部大多已降入骨盆，紧压在你的子宫颈口。你会有便意和腰部酸胀的感觉。而经产妇的胎儿入盆时间会较晚些，有的经产妇胎儿在分娩前才会入盆。

点评：

不要限止水分的摄入量，因为母体和胎儿都需要大量的水分。如果你发现自己的手或脸突然肿起来，那就一定要去看医生了。

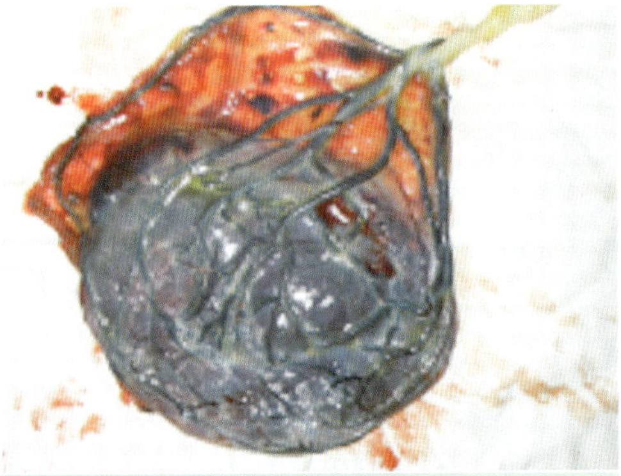

胎盘下出血造成胎盘早剥

健康小卫士箴言：

前置胎盘、胎盘早剥、先兆子宫破裂是孕晚期威胁母婴健康的3大疾病，请你了解相关知识，发生情况及时就医，积极配合医生果断救治。

培育优质生命需关注：

◆ 这3种疾病的共同点是：以阴道流血为主要症状。一旦出现阴道出血，病情进展快，应及时就诊。

◆ 救治要及时，否则将严重威胁母婴安全。

◆ 注意孕期保健、注意安全、按期体检、积极就医，是避免悲剧发生的四大法宝。

4. 产科急重症小常识

	前置胎盘	胎盘早剥	先兆子宫破裂
与发病有关因素	经产妇多见	常伴有子病前期或外伤	有头盆不称、分娩梗阻或剖宫产史
腹痛	无	发病急，腹痛剧	强烈子宫收缩，烦躁不安
阴道流血	外出血，出血量与全身症状呈正比	内、外出血，出血量与失血不呈正比，严重时可有血尿	少量阴道流血，可出现血尿
子宫	软，与妊娠月份一致	板样硬，可比纤娠月份大	子宫下段有压痛，可见病理性缩复环
胎位胎心	胎位清楚，胎心一般正常	胎位不清楚，胎心弱或消失	胎位尚清楚，常有胎儿窘迫
阴道检查	胎先露与手指之间有软组织感	胎先露与手指之间无软组织感	胎先露与手指之间无软组织感
胎盘检查	无血块压迹，胎膜破口距胎盘边缘 < 7 厘米	早剥部分有凝血块压迹	无特殊变化

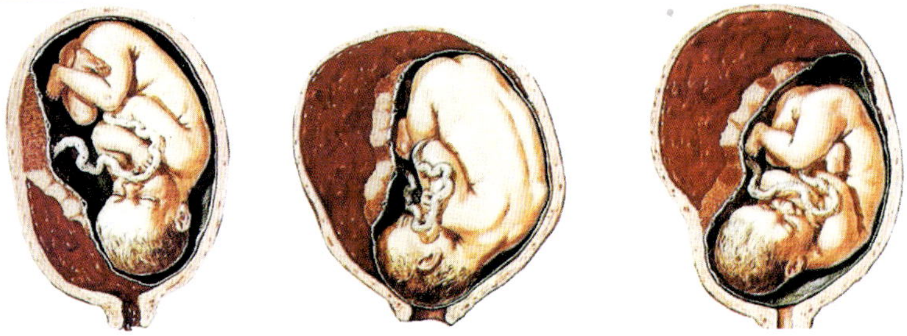

胎盘早剥图

【案例医评】：永远的伤痛

健康小卫士箴言：

妊娠 20 周后或分娩期，正常位置的胎盘在胎儿娩出前，部分或全部从子宫壁剥离，称为胎盘早剥。

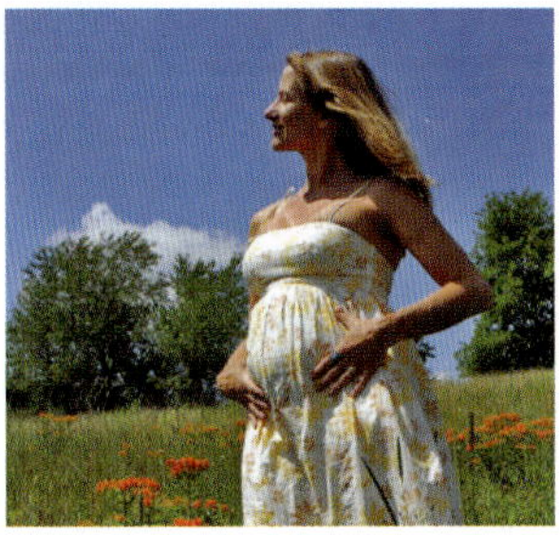

培育优质生命需关注：

救治原则：

◆ 一旦确诊须及时终止妊娠。

◆ 方法：根据胎次、早剥的严重程度，胎儿宫内状况及宫口开大等情况而定。

◆ 方式：①经阴道分娩。

②剖宫产。

胎盘早剥时需剖宫产的适应证：

◆ B 超示胎盘血肿，胎心消失。

◆ 重型胎盘早剥，尤其是初产妇不能在短时间内分娩者。

◆ 胎盘早剥虽属轻型，但胎儿窘迫。

◆ 重型胎盘早剥，胎儿已死，产妇病情恶化，但不能立即分娩者；破膜引产后，产程无进展者。

他和她是中学的同学，由于生活所迫，新婚燕尔后他们双双从大山沟来到了风景秀丽的南方大都市，投入到浩浩荡荡的打工队伍。他们进了同一间工厂，为了省钱租了一处相对偏僻的小屋。同乡送给他们一辆旧自行车，这样即省了住房费又省了路费，同时还可以自己烧饭，节省了生活费。这么掐指一算，到年底两个人可余一万多元呢。

由于没有避孕知识，她发现进厂不久就怀孕了。他对她百般体贴，他让她回老家，她不肯。她说："我身强力壮，不要太溺爱我，好不好?"

那一天，对他们是个永久的灰色，老板急着赶活，要求工人加班一直到凌晨 1 点。他们像往常一样骑着单车……一不小心，他们连人带车跌倒在马路边。她感到腹部一阵剧痛……急救车把她送到急救中心，立即组织专家会诊：以"腹部撞伤后腹痛伴阴道流血 2 小时"入院。收缩压为 70mmHg，舒张压测不出，腹部压痛明显，板样硬。诊断胎盘早剥并失血性休克，必须立即手术……

后来，孩子没能保住，她总算平平安安。出院时他们欠下了一万元的住院费，他们无力支付如此昂贵的医疗费。医生说："没办法，救死扶伤是医生的神圣职责，我们很高兴能为大众、为国家承担这一份义务，只是医生承担的压力太大。前不久同样的病患，病人来院太晚，没有救治成功，最后母婴死亡，医院还捞下了一门医疗官司。不过这个病人和家属还比较通情达理，表示打个欠条以后慢慢偿还……"

点评：

胎盘早剥常见原因：

◆ 孕妇血管病变。

◆ 机械因素：外伤；脐带牵引；宫压骤减。

◆ 子宫静脉压骤升。

点评：

胎盘早剥救治不及时常见并发症：

◆ 凝血功能障碍；

◆ 出血性休克；

◆ 羊水栓塞；

◆ 急性肾功能衰竭；

◆ 胎死宫内。

点评：

预防措施：

◆ 加强产前检查，防治子痫前期；

◆ 高血压病、慢性肾炎等高危妊娠应加强管理；

◆ 妊娠晚期避免仰卧位及腹部外伤；

◆ 胎位异常转胎时，操作必须轻柔；

◆ 羊水过多或双胎分娩时，避免宫内压骤降。

【案例医评】：性生活让她突然休克

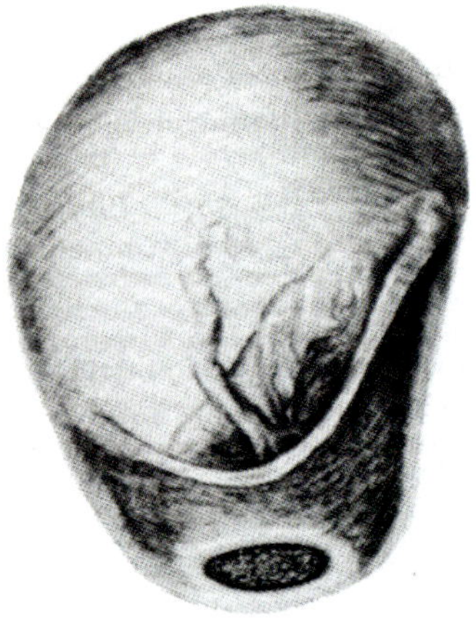

前置胎盘 X 线摄影图

健康小卫士箴言：

孕 28 周后，若胎盘附着于子宫下段，甚至胎盘下缘达到或覆盖宫颈内口称前置胎盘。无诱因、无痛性、反复阴道流血，应及时就医。

培育优质生命需关注：

出现前置胎盘的常见原因：

◆ 内膜损伤：产褥感染、多产、人工流产、刮宫、剖宫产造成胎盘血供不足，为摄取营养胎盘伸展到子宫下段。

◆ 胎盘面积过大：多胎。

◆ 胎盘异常：副、膜状胎盘。

◆ 受精卵发育迟缓。着床时继续下移至子宫下方。

【病历讨论】：患女，34 岁，因“停经 33 周，无诱因反复阴道流血半月，加重半天”入院。既往月经规律，婚前曾人流 3 次，婚后 5 年未孕，停经 40 天查尿酶免试验（+），半月前无诱因出现阴道流血，半天前阴道流血增多，总量约 400 毫升，伴腹痛、腹下坠感。入院查体：贫血貌，胎心正常，宫缩频，有间歇，阴道流血较多，色鲜红。急诊 B 超显示，胎盘位于子宫后壁，胎盘下缘部分覆盖宫颈内口；血红蛋白 90 克 / 升。

入院诊断：部分性前置胎盘。

入院处理：治疗绝对卧床、抑制宫缩，止血、输血纠正贫血，预防感染、促胎儿发育、促胎肺成熟—期待治疗。病情稳定。孕 35 周时，因性生活突然出现阴道大流血，15 分钟出血 1 000 毫升，病人出现多汗、四肢湿冷、脉搏细速、血压下降，遂急诊剖宫产术，胎儿娩出顺利，胎盘粘连，手法剥离后剥离面出血不止，加强宫缩、缝扎、宫腔填塞后好转。

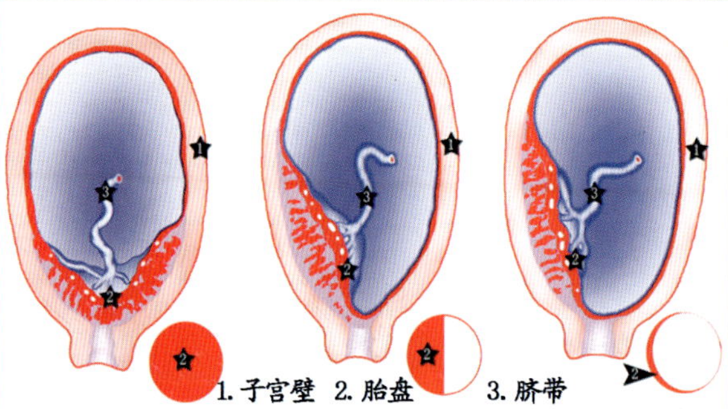

A. 完全性前置胎盘　B. 部分性前置胎盘　C. 边缘性前置胎盘

阴道流血的发生时间、发生次数、出血量多少，与前置胎盘类型有关。一旦明确诊断，应绝对禁止性生活和阴道检查。

点评：

产后出血：子宫下段的胎盘血窦不易缩紧闭合，致产后出血。

植入性胎盘：因子宫蜕膜发育不良，胎盘绒毛可植入子宫肌层，使胎盘剥离不全而发生大出血。

产褥感染：细菌易从阴道侵入胎盘剥离面，易发生感染。胎儿早产，围产儿死亡率高。

点评：

预防措施，推广避孕、避免多次人流、引产或宫内感染，减少子宫内膜损伤和炎症。及时诊断、正确处理。

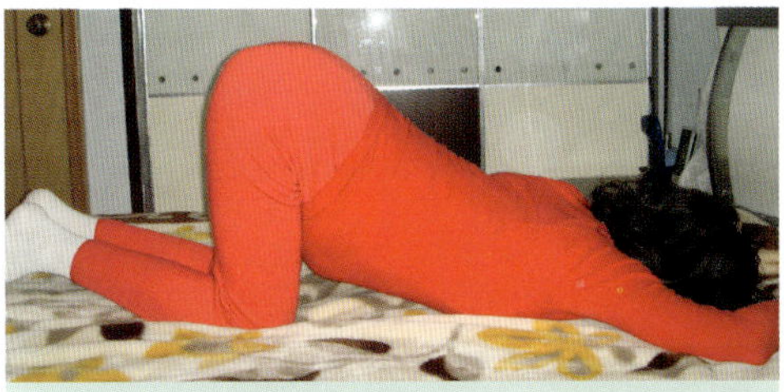

纠正胎位常用的体位——胸膝卧位，每次约 10~15 分钟

健康小卫士箴言：

胎位是指胎儿先露的指定部位与母体骨盆前、后、左、右的关系，正常胎位多为枕前位。妊娠 30 周后产前检查，若发现臀位、横位、枕后位、颜面位等谓之胎位不正(malposition of fetus)，其中以臀位为常见。胎位不正如果不纠正，自然分娩时可造成难产。

培育优质生命需关注：

◆ 本节介绍的胎位不正疗法，如果你试用后胎位仍未能纠正，请不必紧张，因为现代医学已经有较为先进的方法保障胎儿及孕妇的安全。

◆ 如果胎位不正，可在预产期前 1～2 周住院待产，由医生根据孕妇的具体情况决定分娩方式。

5. 关于胎位不正的纠正方法

通常，在孕 7 个月前发现的胎位不正，只要加强观察即可。因为在妊娠 30 周前，胎儿相对子宫来说还小，而且孕妇宫内羊水较多，胎儿有活动的余地，会自行纠正胎位，在孕 30 周后，大多能自然转为“头位”。然而一般而言，若在妊娠 30~34 周还是胎位不正时，就需要矫正了。可采取以下措施解决：

（1）膝胸卧位操：在妊娠 28 周前，可以通过做操纠正，每天早晚各 1 次，每次做 10 分钟，连续做 1 周，胎位可以转正。其姿势是，在硬板床上，胸膝着床，臀部高举，大腿和床垂直，胸部要尽量接近床面。注意：做操前要松开裤带。

（2）用艾卷炙两小脚趾外侧的至阴穴，每日 1 次，每次 1～20 分钟，连续做 1 周。注意：艾卷离皮肤不要太近，以免烧伤皮肤。

（3）医生帮忙手法转胎：羊水量适中、胎儿的背部在两侧、产妇体重适中，而且胎儿臀部并未进入骨盆深部等条件下，才适宜施行外转术。进行人工外转胎位时，医生通常会给予孕妇以子宫放松的药物，然后由医生在 B 超监测下，进行外转胎位术。外转胎位术有一定的风险性。操作时，会导致脐带缠绕或胎盘早剥等。因此，在科学技术发达、有条件做剖宫产的地区，这个方法并不流行。

（4）验方自疗法：

◆ 车前子利尿疗法，车前子烘干研成粉，每次 9 克，温水吞服。1 周后复查，未转胎，再服 1 次。最多服 3 次。无效改用他法。

◆ 苏叶、黄芩各 6 克。水煎服，每日 1 剂。

◆ 当归、黄芪、党参、白术、白芍、川断、枳壳、熟地、甘草各 10 克，川芎 6 克，每日 1 剂，分 2 次煎服。

◆ 饮水利尿疗法，适用于胎周较小的胎儿。方法是：每小时饮 1 碗水，每天 10 碗，连饮 3 天后休息 3 天，再做检查，看胎位是否纠正。

（5）注意事项：

◆ 患妇不宜久坐久卧，要增加散步、揉腹、转腰等轻柔的活动。

◆ 胎位不正是常事，而且完全能校正。怀孕妇女不必焦虑愁闷。情绪不好不利转变胎位。大便要畅通，最好每日大便一次。

◆ 忌寒凉性及胀气性食品，如西瓜、螺蛳、蛏子、山芋、豆类、奶类等。

【案例医评】：我的虚惊——胎位不正

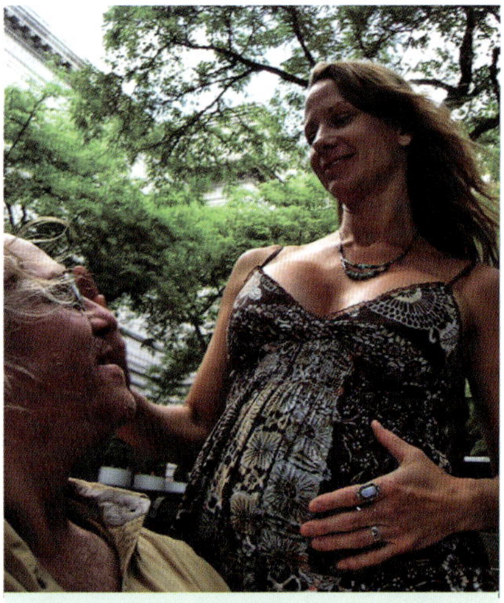
胎位不正多可纠正

健康小卫士箴言：

宝宝的胎位直接关系到分娩方式的选择。如果胎位不正，分娩时可能会给母婴带来危险，因此孕 31 周起应关注胎位，如胎位不正，必要时可在医生的帮助下及时纠正。

培育优质生命需关注：

- 胎位不正在不同的怀孕周数有不同的发生率。
- 5 个月时，约有 33%的胎儿是属于胎位不正的；
- 8 个月时，胎位不正的发生率下降至 8.8%；
- 9 个月只有 5%左右的孕妇被诊断为胎位不正。

星期天，一个月朗星稀的夜晚，老公揽着我的腰漫步在西子湖畔，微风迎面吹来，湖面泛起粼粼的银光。我们一边散步、一边谈论着关于宝宝胎位的问题。自怀孕以来，我都是想争取顺产的，一来对我对宝宝都好；二来恢复得也比较快；三来肚子上也不会留下一道疤；四来老公陪着进产房生，我不会那么害怕；五来想体验一下生孩子的痛和快乐……

我对老公说："明天见到医生的时候，我要问问她的意见，你也要给我好好听着，如果医生都说转胎位没什么危险的话，你就别再反对了。"没给他开口机会，我接着又说："儿子是我们两个人的，所以我们两个都有决定权。你不同意人工转胎位，我同意，所以是 1∶1，明天我们就要听医生的意见了。"

老公无奈地说："以前听别人说过，要胸膝跪跪看怎么样，也可以在睡觉前把腿放在墙上十几分钟什么的。"

"可是医生告诉我，那些方法没作用啊"。我说。

"既然医生都说没有用，干吗白费苦工呢？我看还是放弃吧，一切随其自然，真不行剖宫产算了。"

"还是听听医生的意见吧，不行的话，就人工转转胎。就说那个跪吧，超不舒服的，屁股朝上，胸贴在地上，真的是受罪，我真的也坚持不下去。还有把那个腿放在墙上，我就想不通这对宝宝转身有什么帮助，所以也没做了。"

第二天，到医院做 B 超，我怀着忐忑不安的心情躺了上去，脑子一片空白，仪器打开以后，医生直接把探头压在我的小腹下面，就听到她说："头在下面"。当时我的心情，真的不知道怎么形容。老公后来告诉我，在做 B 超过程中，我就一副傻笑的表情。

点评：

大多数胎儿在 33 周左右就差不多转好了胎位，胎儿只有少数转得比较晚些，越晚就越难转过去。其实，除了人工转胎位以外，还有一些办法帮助胎儿转胎位的。下一页将有详述。

点评：

胸膝卧位是一种有效的方法。关键是一要早，即在 31 周以前开始。二要坚持，不能三天打鱼两天晒网。

点评：

关于分娩方式的选择，最好听听医生的意见。自然的分娩方式对母婴的健康都是有益的。参见分娩方式指南。

【案例医评】：奇妙的胎儿入盆感觉

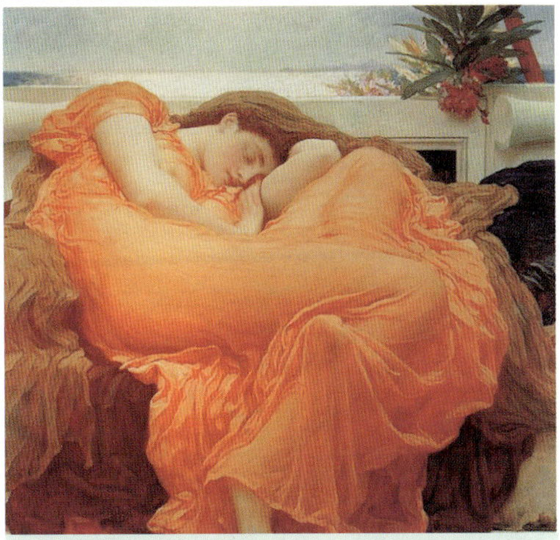
清除孕妇焦虑心理，改善睡眠

健康小卫士箴言：

孕晚期往往有很多妇女产生焦虑的心理，有时为了知道某种临产的感觉如入盆，甚至无法入睡。本期课堂为你提供相关知识，请不必焦虑。

培育优质生命需关注：

◆ 入盆是胎儿向下头部进入骨盆的过程。

◆ 你会体会到耻骨膨胀的感觉，小便的次数变得比以前多了许多。

◆ 胎动比以前也变得少了，还会有不规则性的宫缩现象。

我和她是在孕期课堂认识的，她是一个感情细腻的女人。那天她的老公陪着她在听课，只见她柳叶眉紧锁着，轻轻的呻吟声惊动了教授和护士，护士停下了讲课，详细地问她哪里不适，护士说可能是胎儿入盆前的症状，然后抚摸着她的头安慰她，让她躺在休息室休息，可她坚持要听课，护士要她斜靠着丈夫躺一躺。

接着，护士就这一话题讲述关于临近入盆的知识：许多孕妇越临近分娩越感到紧张，此时可以和丈夫或较好的亲友多聊聊天，可以缓解一下自己内心的压力。此阶段胎儿的听力已充分发育，准父母应继续坚持用孩子的语气与胎儿说话，细而高的音调更能吸引胎儿的注意，对其出生后的智力发展有益处。一般初产妇入盆两到三周就可以分娩。当胎儿入盆时，初产妇常常感到腹部阵阵发紧和坠胀。胎儿入盆后，小便更加频繁，而且时常会有不规律的宫缩。最后，护士微笑着说："别担心，我们盼望了 40 个周，不就是盼望这一天的到了吗？要有愉快的心情迎接宝宝的到来。自身愉快的心情就是一个良好的胎教呢。"

下课后，我问她，刚才她胎儿入盆的感觉，她说："刚才腹中的孩子好像是脚和手在动，我明显感觉到宝宝的头在扭啊扭的，盆腔部位胀胀的很难受。"我笑着说："什么时间我也有这种感觉就好了。"我问她现在感觉怎么样了，她说："我现在好多了，以前我胸口一直很闷，现在突然就觉得不闷了，本来吃得很少，吃不下东西，现在好想好想吃东西。呵呵!""哦，还有一点，我本来已经紧紧的文胸突然松了好多了耶。"我握着她的手祝福她："希望早点和您的宝宝见面!"

后来，我们成了好朋友，相互交流着做妈妈的体会和感觉；相互交流着养育孩子的快乐和幸福。

点评：

如果有入盆的感觉让你难受可以躺下休息片刻，也可以斜躺在躺椅中休息一下。

点评：

孕妇临近分娩时，应消除各种不利的情绪，因为不良情绪也会引起难产的发生。如第二产程无力等。

点评：

案例中出现的症状并不是要分娩的征兆。入盆的征兆应该和临产的征兆分开。一般分娩的征兆是见红和规则性宫缩。入盆后会感觉腹部突然一下子很轻松。

第八节　临产期呵护小常识

健康小卫士箴言：

现在，你需要每一周做一次产前检查了。你会发现胎儿动得少了，你应该请教医生，如何正确监测胎心和胎动。

培育优质生命需关注：

◆ 每周一次的体检应注意检查胎儿是否已经入盆；估计何时入盆；胎位是否正常，是否已经固定等。

◆ 医生已经可以通过 B 超或触诊估计出胎儿的体重，最后 4 周内胎儿体重可能还会增加不少。

◆ 如果胎位不正，还是有机会纠正的，应采用积极的态度。

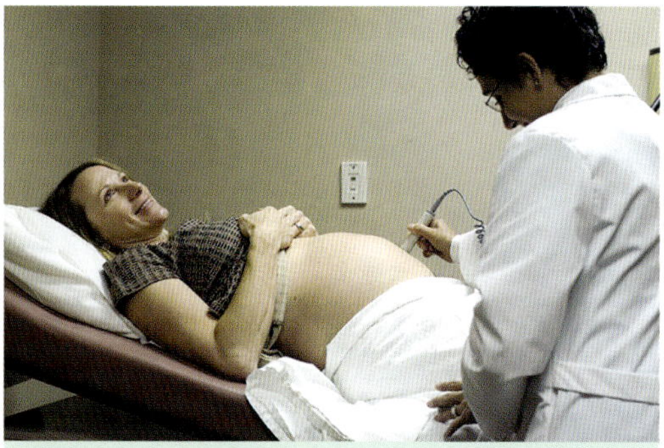

临产再即，每周应行产前检查

1. 孕 36 ~ 37 周

36 周的胎儿大约已有 2 800 克重，身长约为 46~50 厘米。胎儿身体逐渐变胖，胎毛开始脱落，趾甲长至趾尖，皮肤显得细腻，皱纹消失。此时出生基本可以存活。这周胎儿的指甲又长长了，可能会超过指尖。两个肾脏已发育完全，他的肝脏也已能够处理一些代谢废物。这时，每当胎儿在你腹中活动时，他的手肘、小脚丫和头部可能会在你的腹部明显凸出，这是因为此时的子宫壁和腹壁已变得很薄了，而且因此会有更多的光亮透射进子宫，使胎儿逐步建立起自己每日的活动周期。

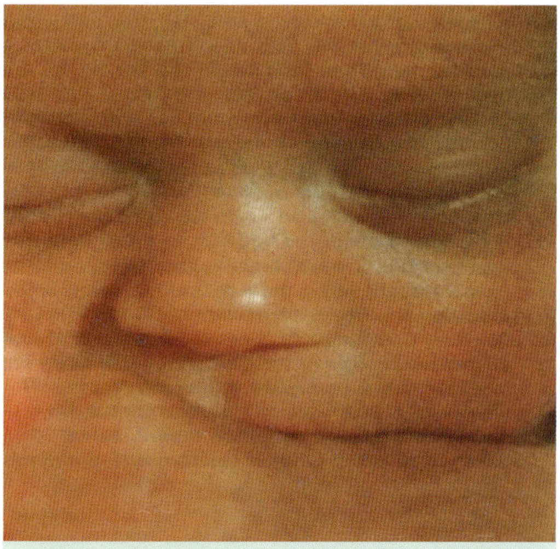

胎儿已接近成熟，并有自己每日的活动周期

37 周时，子宫内的羊水比例减少，胎儿所占的体积增加，现在的胎儿已是当初胎芽体积的 1 000 倍。可见母体为自己的胎儿提供了如此多的营养。现在胎儿重量大约 3 000 克，身长 51 厘米左右。胎儿之间的差别还是比较大的，有的胖一些，有的瘦一些，但一般只要胎儿体重超过 2 500 克就算正常。

点评：

而母体体重的增长也已达到最高峰，大约已增重 11 至 13 千克。你会发现自己的肚脐已变得又大又突出。

点评：

如果此时胎位尚不正常，胎儿自动转为头位的机会还会有，如果医生也无法纠正，那么很可能会建议你采取剖宫产，以保证你和宝宝的安全。

点评：

这时，胎儿在母体腹中的位置在不断下降，下腹坠胀，不规则宫缩频率增加。孕妇会不断地想上厕所，便次增加，阴道分泌物也更多了，要注意保持身体清洁。现在最重要的是要充分休息，迎接随时可能来临的分娩。

【案例医评】：爱的奇迹

健康小卫士箴言：

早产是指妊娠满 28 周至不满 37 周间分娩者，占分娩的 5%~15%。早期婴儿的死亡约 75%与早产有关。因此应防治早产的发生。

培育优质生命需关注：

◆ 出现早产症状时立即到医院，不可等待流水见红时再就诊。

◆ 治疗原则：①胎儿存活，无畸形，无绒毛膜羊膜炎，胎儿窘迫，无严重妊娠合并症/并发症，宫口<2 厘米，早产预测阳性者，延长孕周，防止早产。②早产不可避免时，设法提高早产儿存活率。

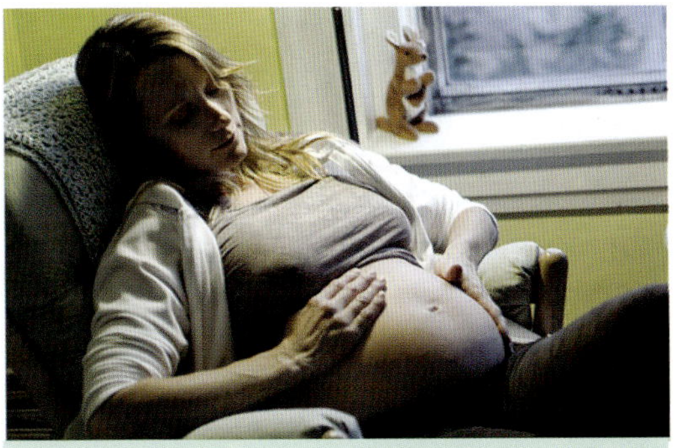

防止早产——注意休息

她是一个要强的女人，带着一个孩子的她还拼命考研，研究生毕业她离开了不思进取的老公，独自带着 3 岁的儿子只身到广州打拼，在一家外企工作。那年，缪斯特别关照她，她又嫁给了一个和她同龄的“老外”。不久，她发现怀孕了，上下班他都特意关爱她和她的儿子，他给她的儿子起了一个好听的名字，叫罗西。她和儿子都觉得很幸福。

一晃就到了孕 35 周，不巧的是他因为公司业务需要被指派到新西兰。他临走时告诉儿子：“罗西，你长大了是不是，5 岁了，你要照顾好你的妈咪和妹妹，你还坚持给妹妹唱歌吗?”原来每天，罗西都会贴近妈妈的大肚子唱歌给妹妹听。虽然妹妹还没有出生，他已经很爱她了。

那天晚上已经是 9 点了，老板要求她对员工进行紧急培训。这对她来说简直是个天大的难题，因为她发现自己的小腹隐隐作痛。开始出现规律宫缩，间隔 5~6 分钟，持续 30 秒以上。后来她感到下边湿湿的，流水见红、阵痛，同时腰背部疼痛……

凌晨 2 点钟，她被送到了医院。她经过一段长的时间生产，罗西的妹妹终于出生了。遗憾的是，她的状况坏透了！进入深切治疗部的第二周，一般人都认为小女婴命不久矣！“我要看我的妹妹，我不会走的，除非见到过妹妹!”罗西坚持着。

护士把罗西带到氧气箱旁，他凝视着那个正在跟死神搏斗的妹妹。凝视了数秒后，他开始以自己细小的声音歌唱：“你是我的太阳，我唯一的太阳。就算天阴地暗，你燃亮着我…”就在此时，婴儿好像有反应。脉搏开始下降和稳定下来。护士鼓励罗西继续唱。“亲爱的，你难道不知道我多爱你啊。”正当罗西歌唱时，婴儿原来困难的呼吸变得顺畅。

翌日，罗西的妹妹开始康复，过了数天，便出院了……。

健康都市报把这个故事题名为：“一位兄长歌唱的奇迹”。而医护人员则称之为：“爱的奇迹”。

点评：

早产儿存活率：24 周 20%；25 周 50%平均每天增加 4%。早产对新生儿的影响很大，大多都会出现致命性的疾病如颅内出血、硬肿、脑瘫等，出生体重越低，预后越差。

点评：

案例中她的症状实际上是早产的症状。

点评：

造成早产的原因：

1. 胎膜早破，绒毛膜羊膜炎：占 30%~40%。
2. 下生殖道感染。
3. 妊娠合并症/并发症，如妊高症等。
4. 子宫过度膨胀/胎盘因素：多胎、羊水过多，前置胎盘等。
5. 子宫畸形：纵隔，双角畸形等。
6. 宫颈内口松弛。
7. 吸烟、毒品，体重增长不足，高龄等。

【案例医评】：我想无痛分娩

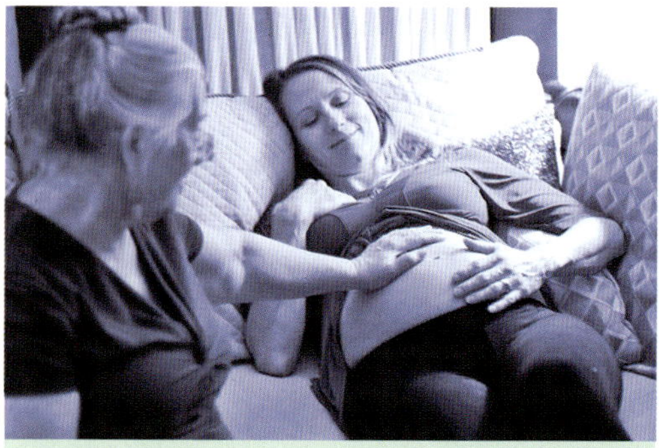
清除孕妇分娩焦虑，多方了解分娩知识

健康小卫士箴言：

无痛分娩是你的权利。随着医学技术的进步和服务模式的转变，安全、无痛的分娩已不仅仅是一种愿望，而是作为每一位产妇及胎儿的权利加以关注。

培育优质生命需关注：

“生孩子有多痛？没事给一刀，你什么感觉？可生孩子在你的会阴部切一刀，那个柔软而敏感的部位，你竟然一点都感觉不到。所以有人说，在监狱里叛变的人都是没生过孩子的人……那是种对人意志力及生理上的自然分娩呼吸法适应证。

老公今晚夜班，就剩下我和婆婆。婆婆非常会疼爱人，她是个营养师，我的饮食基本上都是婆婆调理的。晚饭后，我帮忙洗刷完毕，她就开始整理BB的小衣物。我问分娩痛不痛，她慈祥地笑着，讲述她当年的体会。她说：“当年所谓的无痛分娩就是吸入笑气。医生要求我痛的时候才吸，不痛的时候要休息。那一阵阵的宫缩真的让我难受，当时那个情况我不可能听医生的话，我抱着吸管不放，拼命吸个不停，结果像喝醉酒了一样，晕晕的，全身无力了，呵呵！不过有一点是很肯定的，笑气在妈妈身上有效果，我不痛了……‘笑气’分娩，在我们这里是免费提供的。就是利用口罩或面罩吸入氮氧化物和氧的混合体，不过吸这个笑气有人说有用，有的人说没有用。有的人还说只能轻微缓解疼痛，而且会令你感觉恶心。我听有的女人说，当你宫缩很厉害的时候，你什么都不顾了，就算当时要给你打毒针，你都不会反对，只要能止痛，呵呵！”

“打毒针？是不是静脉注射麻药，就是往静脉注射毒剂？我估计就是杜冷丁之类的。我觉得这对胎儿肯定不好，我不会选择注射这个的”。我说。

婆婆说：“不过听说还有呼吸法叫拉梅兹呼吸法，听说蛮有效的。”

“呼吸法？我在产前培训班学习过，就是用鼻子吸气嘴巴呼气。胸腔不动，腹腔起伏。这个绝对不能说是无痛分娩。它只能帮助你保持体力，可能正确的呼吸方法，可以减轻一点点的疼痛。不过那一点点，可以说是完全没有帮助。”我答道。

婆婆说：“书上说，目前硬膜外麻醉效果最好也很安全。它是后腰处扎个针。它能令腰以下失去知觉；低剂量使用时腿部会稍有知觉。一般会在15到20分钟后起作用。优点是可以完全止痛。不知针扎进去的时候痛不痛，而且你完全不能动，如果针刺到脊柱别的地方，你会有很大的麻烦。”

“我想无痛分娩。”我抚摸着圆圆的大肚子幸福地说。

点评：

吸入“笑气”目前很少医院采用，已基本淘汰。

点评：

静脉注射杜冷丁：如果婴儿出生前4小时注射，将引起新生儿呼吸窘迫，早产儿慎用。

点评：

硬膜外麻醉是在腰椎2~3或3~4水平进针，置管于硬膜外间隙，可用输液泵给连续硬膜外持续加给药，其禁忌症是：患有脊柱疾患者、血液病患者，如血小板水平很低，以及硬膜外区域皮肤感染等等，都不适合做这种分娩镇痛。另外，胎儿宫内已经呈现缺氧也不适合，但是绝大多数孕妇还是可以接受无痛分娩的。

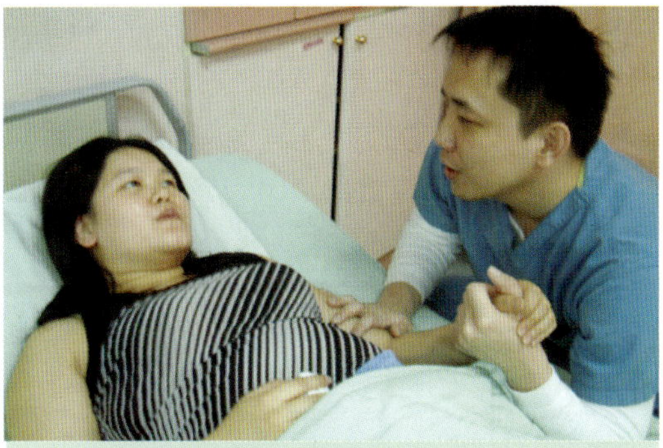

夫妻携手锻炼有利成功自然分娩

健康小卫士箴言：

了解临产征兆与生产过程、各产程可能会遇到的问题，如何运用控制技巧，减轻产痛不适感。强调在整个生产过程，必须是夫妻两人共同渡过、分享人生旅程，它是一段非常珍贵的生产经验。

培育优质生命需关注：

自然分娩呼吸法适应证——

① 胎位正常无妊娠合并症者。

② 建立基本生产之概念，以配合呼吸技巧应用。

③ 需怀孕满 7 个月后，开始重复练习至技巧熟练。

④ 需丈夫一起陪伴接受训练与练习。

⑤ 切实掌握，到时运用。

2. 拉梅兹呼吸法简介

拉梅兹呼吸法最早是由 Dr.Fernand Lamaze（法国妇产科医师）所发明。就是孕妇于待产——生产进程过程中，可经由多次的呼吸训练，减轻对生产时的疼痛。这种呼吸法成为生产教育上最受欢迎的生产方式之一。

拉梅兹呼吸法呼吸技巧如下：

（1）慢式廓清式呼吸(不规则阵痛时)

慢式呼法，鼻子吸、嘴巴呼。

练习时每次 60 秒—吸—吐(两手按摩腹壁)，

收缩开始—吸 234 吐 234 至宫缩结束。

丈夫帮忙边喊口令鼓励与支持。

（2）积极阵痛呼吸(规则阵痛时)

眼睛固定一点，随着阵痛强度调节(60 秒收缩结束)。会觉得头晕口渴可作呼吸缓解之。

收缩开始 hi-hi-hi（好像笑）……至宫缩结束。

配合腹部按摩。丈夫帮忙喊口令鼓励与支持。

（3）喘息式呼吸(阵痛紧密子宫颈口开 8 ~10 厘米)

收缩开始 -hi-hi-hi-hi-hu……至宫缩结束。

配合腹部按摩。丈夫帮忙喊口令鼓励与支持。

（4）用力推呼吸——(子宫颈口全开)

手按膝关节，手臂微开，头抬起来。

收缩开始——专心作吸气……憋气头抬高，下巴缩，双眼看肚脐，腹部用力推，直到想换气，马上再吐气—深呼吸—憋气—用力——至宫缩(肚子痛)结束。丈夫在旁边数，1、2、3、4、5、6、7、8、9……

气放松(胎头娩出)，嘴巴哈气 - 哈 - 哈 - 哈 - 哈 - 手放开—全身放松。丈夫在旁边擦汗，共享分娩成果。

拉梅兹呼吸口令：

(1) ①收缩开始(肚子痛)
②深呼吸
③吸、2、3、4
④吐、2、3、4
⑤深呼吸
⑥收缩结束(肚子痛消失)

(2) ①收缩开始(肚子痛)
②深呼吸
③吸、2、3、4，吐、2、3、
④吸、2、3，吐、2、3
⑤吸、2，吐、2
⑥吸、吐、吸、吐
⑦收缩结束(肚子痛消失)

(3) ①收缩开始(肚子痛)
②深呼吸
③吸、吸、吸、吸、吐
④吸、吸、吸、吸、吐
⑤深呼吸
⑥收缩结束(肚子痛消失)

(4) ①收缩开始(肚子痛)
②深呼吸
③吸气、憋气、往下用力、用力、吐气
④吸气、憋气、往下用力、用力、吐气
⑤深呼吸
⑥收缩结束(肚子痛消失)

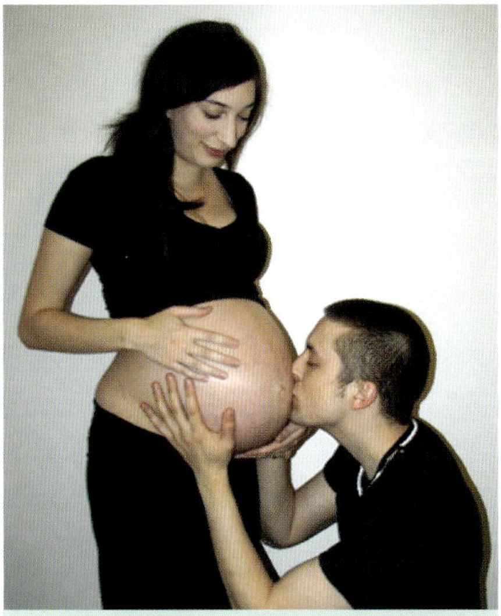
别只顾高兴，忘记准备产包了

健康小卫士箴言：

现在该向你表示祝贺，因为你已进入怀孕的最后阶段，到这周末你的胎儿就可以称为足月儿了（38 周到 40 周的新生儿都称为足月儿）。这意味着，你的宝宝随时可能降临人间，你们母子很快就要见面了！

培育优质生命需关注：

◆ 你的小宝宝现在已经准备好向这个世界报到了，你准备好了吗？
◆ 你的产包准备了吗？
◆ 你的婴儿用品准备了吗？
◆ 你的心理准备好了吗？
◆ 你打算采用什么分娩方式呢？

3. 孕 38 ~ 39 周

38 周胎儿 3 000~3 200 克重，身长约 44~50 厘米，坐高 36~45 厘米。胎儿的头在你的骨盆腔内摇摆，周围有骨盆的骨架保护，很安全。这样也腾出了更多的地方长他的小胳膊、小腿、小屁股。很多胎儿这时头发已长得较长较多，大约有 1~3 厘米长。现在胎儿身上原来覆盖着的一层细细的绒毛和大部分白色的胎脂逐渐脱落、消失，胎儿的皮肤变得光滑。这些物质及其他分泌物都被胎儿随着羊水一起吞进肚子里，贮存在他的肠道中，变成黑色的胎便，在他出生后的一两天内排出体外。

39 周的宝宝就已经是足月儿了。胎儿现在的体重应该已有 3200~3400 克。现在体重在 3500 克以上的新生儿也很常见，甚至 4000 克以上的新生儿和巨大儿也增多了，这跟人们营养状况的改善有很大关系。这个小家伙的身体各部分器官已发育完成，其中肺部是最后一个成熟的器官，在宝宝出生后他才能建立起正常的呼吸模式。胸部发育较好，乳腺略微凸出，男性睾丸已经位于阴囊内了。

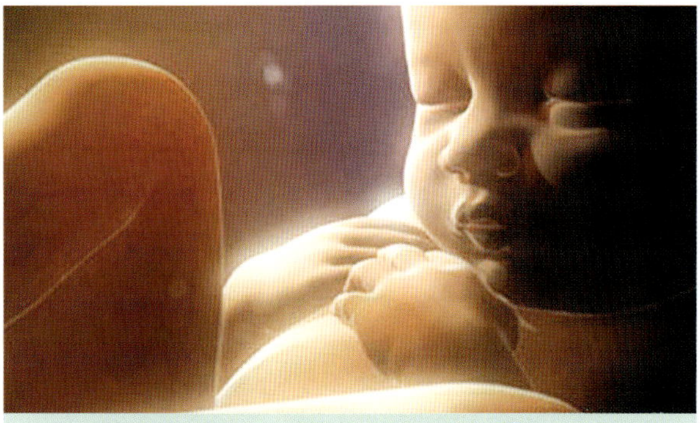
胎儿已经足月，孕 38 周出生和孕 40 周出生基本没有区别

点评：

如果父母中某一方头发是自来卷的话，你的胎儿很可能是个小卷毛头。有的胎儿的头发又黑又多，有的胎儿头发就有些发黄，除了营养因素外，遗传也是重要原因之一。

点评：

男孩比女孩的平均体重略重一些。胎儿现在还在继续长肉，这些脂肪储备将会有助于宝宝出生后的体温调节。

点评：

尽管你巴不得马上见到他，可他却好像安静了许多，不太爱活动了。这是因为到这时胎儿的头部已固定在骨盆中，他更多地将会是向下运动，压迫你的子宫颈，想把头伸到这个世界上来。

【案例医评】：她不幸子宫破裂了

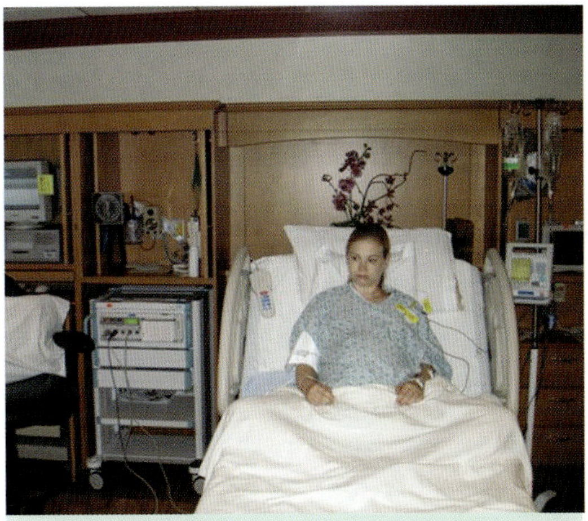
有剖宫产史请提前 1~2 周到医院待产

健康小卫士箴言：

子宫破裂是严重威胁母婴生命的妊娠晚期的并发症。先兆子宫破裂高危信号：下腹剧痛难忍、烦躁不安、呼叫、排尿困难、血尿；腹部可见病理缩复环子宫下段膨隆、压痛明显可触及子宫圆韧带、有压痛，胎心改变或听不清。完全子宫破裂时，先突感撕裂样腹剧痛后骤减，稍后全腹呈持续性疼痛；伴休克，胎心消失，阴道可能有鲜血流出。

培育优质生命需关注：

◆ 先兆子宫破裂：抑制宫缩（静脉全麻）尽快行剖宫产术。

◆ 完全子宫破裂：抢救休克同时手术；子宫次全切术、子宫全切术修补术。

羸弱的她，生性乖巧，安静。父母早亡，造就她吃苦，忍耐。26 岁，她嫁给了家境贫寒的他，他很爱她，什么都关爱着她，虽然家境贫寒，但她觉得很幸福，在他们温暖的小巢里，她安详快乐地生活着。她怀孕后，他倍加爱护他。定期到卫生院检查，她被告知骨盆狭小及时做了剖宫产。剖宫产高昂的医疗费，给原本不富裕的家庭带来了不大不小的灾难。他不得不离开了温暖的小家，离开了他可爱的刚刚出世的孩子，离开了相依为命的她，外出到工地打工养家糊口……

随着一声“轰隆”巨响，她再也没有看到她心爱的他了。后来她被迫改嫁，嫁到了更为边远的山区。她 29 岁的那年，妊娠 38 周，感觉腹部阵发性的剧烈疼痛，她呼叫着丈夫，可是他不在家，硬撑了 2 个小时，被急急忙忙送到了当地医院就诊，医生说先兆子宫破裂要急诊剖宫产，正准备做手术准备时，医院突然停电了……转院，立即转院，途中她突感撕裂样腹部剧痛，再也无法忍受，她嗷嗷惨叫……

县医院，值班医生汇报：“病人下腹剧痛难忍、烦躁不安、呼叫、排尿困难、血尿；体征：病理缩复环子宫下段膨隆、压痛明显可触及子宫圆韧带、有压痛胎心率改变或听不清。查体：血压 40 / 10mmHg（5.33/1.33kPa），脉搏不清，呼吸困难，全腹有压痛及反跳痛，在腹壁下可扪及胎体，胎心消失。诊断：子宫破裂并休克；胎心消失”。

妇科主任指示立即组织急诊手术，病人没有费用，请示院长，院长指示：“不惜一切抢救生命。”……

但最终，她，还有她的孩子，在他和家人号啕的送别声中，告别了这个她曾经眷恋的世界……

点评：

造成子宫破裂的原因：胎先露下降受阻；子宫疤痕；手术创伤；子宫收缩剂使用不当。

点评：

骨盆狭小绝对适宜剖宫产。

点评：

有剖宫产史者，第二次怀孕应在 5 年以后较好；如果怀孕，应提前 2~3 周住院待产。

点评：

先兆子宫破裂首先抑制宫缩，尽快剖宫产。

点评：

子宫破裂的预防措施：

◆ 加强围产期保健，做好产前检查；

◆ 有高危因素者，应在预产期前 1~2 周入院待产；

◆ 提高观察产程能力，及时发现异常、及时处理。

◆ 严格使用宫缩剂。

健康小卫士箴言：

高危妊娠：是指妊娠期有某种并发症或致病因素可能危害孕妇、胎儿与新生儿或导致难产者。早期筛选高危孕妇，重点监护胎儿、孕妇两方面的情况，及早作出医学干预，防止危害母婴健康的事件发生。

培育优质生命需关注：

◆ 范畴：孕妇不满 18 岁或超过 35 岁；有异常孕产史；各种妊娠并发症；可能发生分娩异常者；胎盘功能不全；妊娠期接触大量放射线；盆腔肿瘤或曾有手术史。

◆ 高危儿：孕龄不满 37 周或超过 42 周；出生体重不足 2 500 克；小于或大于孕龄儿；出生 1 分钟 A-pager 评分 0~3 分；产时感染；高危孕妇、产妇的新生儿；手术产儿；母体有生育高危儿史者。

◆ 高危孕妇：具有高危妊娠因素的孕妇。

4. 常见高危妊娠举例

◆ 妊娠合并高血压；
◆ 妊娠合并心脏病；
◆ 妊娠合并糖尿病。

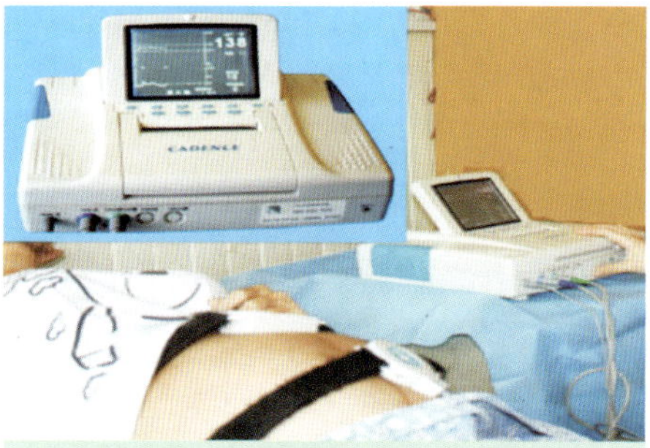

胎心监护仪连续监测胎儿心跳

妊高征病因：

（1）中枢神经系统功能紊乱者；

（2）寒冷季节或气温变化过大，特别是气压升高时；

（3）年轻初孕妇或高龄初孕妇；

（4）有慢性高血压、慢性肾炎、糖尿病等病史的孕妇；

（5）营养不良；

（6）体型矮胖；

（7）子宫张力过高；

（8）家族中有高血压史。

妊高征临床表现：

（1）轻度：血压轻度升高，可伴轻微蛋白尿和(或)水肿。

（2）中度：血压≥150/100mmHg（19.99/13.33kPa），但不超过 160/110 mmHg(21.33/14.66kPa)；24 小时尿液中蛋白量≥0.5 克；无自觉症状或有轻度头晕。

（3）重度：病情进一步发展。血压高达 160/110mmHg（21.33/14.66kPa）或更高；24 小时尿液中蛋白量≥5g；可有不同程度的水肿；并有一系列自觉症状出现。此阶段可分为先兆子痫和子痫，子痫一旦发生，将危及母子生命安全，请及时住院治疗。

妊高征终止妊娠的指征：

（1）先兆子痫孕妇经积极治疗 24~48 小时无明显好转者；

（2）先兆子痫孕妇，胎龄已超过 36 周，经治疗好转者；

（3）先兆子痫孕妇，胎龄不足周，胎盘功能检查提示胎盘功能减退，而胎儿成熟度检查提示胎儿已成熟者；

（4）子痫控制后 6~12 小时的孕妇。

点评：

高危妊娠期自我监护：

胎动：妊娠 18～20 周，3～5 次 / 小时；12 小时胎动总和应大于 30 次。

胎心音：妊娠 18～20 周，120～160 次 / 分。

中晚期妊娠合并下列征象应及时看医生：①体重增加每周不少于 0.3 千克，不大于 0.5 千克。②头晕、目眩。③阴道出血。④胎膜早破。⑤寒战、发热。

点评：

妊高征是常见的高危妊娠，如病情得不到控制可能造成抽搐即子痫，严重威胁母婴健康。如果你的血压居高不下，请及时看医生，防止子痫发生。

点评：

妊高征还会出现 HELLP 综合征：妊高征基础上出现溶血，血小板降低及肝转氨酶升高的一组临床综合征。

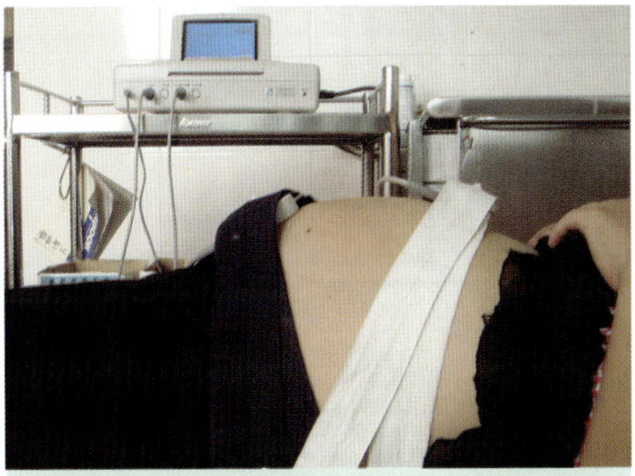

持续性胎心监护(每次监测不少于 20 分钟)

健康小卫士箴言：

妊娠和分娩都对心脏病有影响，因为妊娠期血容量增加，心排出量增加，心率加快，心肌耗氧量加大，显著加重了心脏负担；分娩期为心脏负担最重的时期；产褥期在产后 3 日内，仍对心脏有较重负担。

培育优质生命需关注：

有下列心脏病时应在医生的指导和监控下妊娠。

◆ 先天性心脏病分为无紫绀型和紫绀型两类。

◆ 风湿性心脏病以单纯性二尖瓣狭窄最多见。①二尖瓣狭窄。②二尖瓣关闭不全。③主动脉瓣狭窄。④主动脉瓣关闭不全。

◆ 妊高征心脏病。

◆ 围生期心肌病；心肌炎。

5. 患了心脏病能否继续妊娠

◆ 给你的心脏病功能分分级：

Ⅰ级：一般体力活动不受限制。Ⅱ级：一般体力活动稍受限制，活动后心悸、轻度气短，休息时无症状。Ⅲ级：一般体力活动显著受限制，休息时无不适，轻微日常工作即感不适、心悸、呼吸困难，或既往有心力衰竭史者。Ⅳ级：不能进行任何活动，休息时仍有心悸、呼吸困难等心衰表现。

◆ 妊娠期早期出现下列情况，即可诊断为心力衰竭：①轻微活动后即出现胸闷、心悸、气短。②休息时心率每分钟超过 110 次，呼吸每分钟超过 40 次。③夜间常因胸闷而坐起呼吸，或到窗口呼吸新鲜空气。④医生听诊肺底部出现少量持续性湿啰音，咳嗽后不消失。

◆ 患了心脏病能否继续妊娠：①可以妊娠：心脏病变较轻，心功能 Ⅰ~Ⅱ级，既往无心衰史，亦无其他并发症者，妊娠后经密切监护、适当治疗多能耐受妊娠和分娩。②不宜妊娠：心脏病变较重、心功能Ⅲ级或Ⅲ级以上、既往有心衰史、有肺动脉高压、紫绀型先心病、严重心律失常、活动风湿热、心脏病并发细菌性心内膜炎者，孕期极易发生心衰，不宜妊娠。

◆ 防止：

（1）不宜妊娠的心脏病者在孕 12 周前行人工流产。

（2）预防心力衰竭：①定期产前检查；②应避免过劳及情绪激动；③低盐饮食；④积极预防和及早纠正各种妨碍心功能的因素。

（3）妊娠晚期心衰者原则是待心衰控制后再生产。

（4）阴道分娩适合于心功能 Ⅰ~Ⅱ级，胎儿不大，胎位正常，宫颈条件良好者；剖宫产适合于胎儿偏大，产道条件不佳及心功能在Ⅲ级及Ⅲ级以上者。

点评：

妊娠合并心脏病对胎儿的影响：流产、早产、死胎、胎儿宫内发育迟缓、胎儿窘迫及新生儿窒息的发生率均明显增高。

点评：

妊娠前有心脏病的病史及风湿热的病史。出现心功能异常的有关症状，应及时看医生明确诊断。

点评：

如果你被诊断为妊娠合并心脏病，只有心功能正常可在医生的指导下继续妊娠。孕晚期和分娩期应特别注意，到有条件的医院及时就医。

点评：

如果你的心脏病严重有不宜妊娠，请不要逞强。若已妊娠，应在妊娠早期及时治疗并行人工流产。

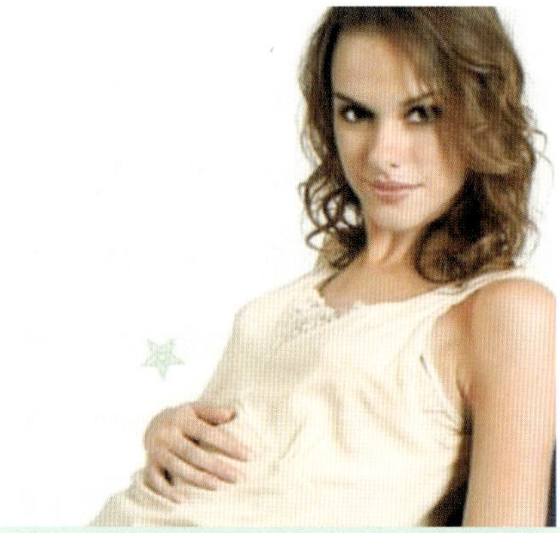

饥饿、消渴、多尿、体重不增、易疲劳是妊娠糖尿病常见症状

健康小卫士箴言：

妊娠期糖尿病（GDM）：妊娠中晚期由于胎盘抗胰岛素的分泌显著增加，如果胰岛素的分泌功能不足，则导致糖耐量异常或糖尿病。

培育优质生命需关注：

◆ 有反复流产、死胎或死产史、新生儿死亡、巨大儿、胎儿畸形等病史，与糖尿病的存在有一定关系。应进行尿糖筛查，以便确诊。

◆ 妊娠期体重可以骤增、明显肥胖，或出现三多一少（多食、多饮、多尿和体重减轻）症状。

◆ 可出现外阴瘙痒、阴道及外阴念珠菌感染等。

◆ 重症时可出现酮症酸中毒伴昏迷，甚至危及生命。

6. 妊娠糖尿病的确诊和筛诊方法

正规糖耐量试验（OGTT）：禁食10~16小时后查空腹血糖，后口服葡萄糖后再检测血糖。OGTT两项或两项以上达到或超过标准，即可诊断；筛诊：口服50克葡萄糖1小时检测，血糖≥7.8mmol/L可诊断50克葡萄糖筛查试验异常。

表23-1 口服葡萄糖（100克）耐量试验后糖尿病诊断标准

时间(小时)	0.5	0	1	2	3
静脉血浆糖（mmol/L）	6.9	11.1	10.5	8.3	6.9
静脉血浆糖（mg/dl）	125	200	190	150	125

说明：有典型糖尿病症状，空腹血糖>7.2mmol/L（130mg/dl）和（或）餐后2小时>8.9mmol/L（160mg/dl），不必作OGTT即可诊断。

糖尿病妊娠时分娩时间及分娩方式的选择：

分娩时间：糖尿病孕妇应于妊娠40周前入院引产，引产前应对血糖、血压、肾功能、眼底病变及胎儿发育情况综合评价。分娩方式：产前估计胎儿体重≥4 000克时，可首选剖宫产分娩；对于糖尿病控制佳，无血管并发症，宫颈条件好的孕妇，胎儿情况良好，可延长至妊娠40周阴道分娩。

糖尿病妊娠终止妊娠及注意事项：

条件：①母体方面：如糖尿病经治疗后不能有效控制，或伴有先兆子痫、羊水过多、眼底动脉硬化、肾功能减退时，应考虑终止妊娠。②胎儿方面：糖尿病时胎儿往往在孕36~38周时死亡，因此一般在37周左右终止妊娠。

注意：①控制血糖接近正常水平，及时纠正代谢紊乱。②阴道分娩或剖宫产过程中使血糖不低于5.6mmol/L。③阴道分娩者避免产程延长。④剖宫产麻醉选择硬膜外麻醉。⑤产后24小时内胰岛素应减至原用量一半。⑥产后注意电解质平衡预防产后出血，应用抗生素预防感染。

点评：

整个妊娠期对胎儿和母体的监护。胎儿产前监护，包括腹部扪诊及常规超声测胎儿双顶径以了解胎儿生长。在孕16周胎体用超声检查以除外先天性畸形。计划分娩前48小时测定L/S比值。

点评：

饮食治疗：是糖尿病的一项基础治疗，不论糖尿病属何类型和病情轻重或有无并发症，是否在用胰岛素治疗，都应严格执行和长期坚持饮食控制。

点评：

妊娠终止妊娠的目的是确保母婴健康，如果能两全其美更好，如果不能做到，应确保母体健康为主。

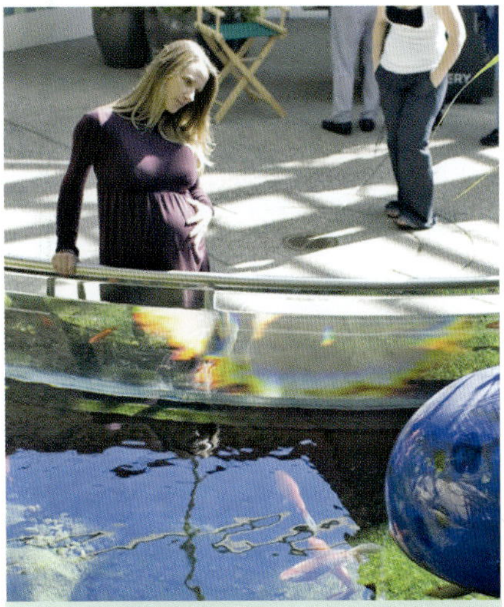
注意休息,避免胎膜早破

健康小卫士箴言：

现在你需要注意的是避免胎膜早破，即通常所说的早破水。提前破水是指还未真正开始分娩，胎膜就破了，阴道中的细菌会侵入子宫，给胎儿带来危险。

培育优质生命需关注：

◆ 正常情况下只有当宫缩真正开始，宫颈不断扩张，包裹在胎儿和羊水外面的卵膜才会在不断增加的压力下破裂，流出大量羊水，胎儿也将随之降生。

◆ 要特别注意，孕期的最后阶段一定要避免夫妻生活，避免对子宫的任何压力。

7. 孕 40 周

妊娠 40 周末：胎儿身长约 50~52 厘米，体重约 3 400~3 800 克。发育成熟，胎头双顶径值 9 厘米。出生后哭声响亮，吸吮能力强，能很好存活。大多数的胎儿都将在这一周诞生，但真正能准确地在预产期出生的婴儿只有 5%，提前两周或推迟两周都是正常的。这时胎儿所处的羊水环境也有所变化，原来的羊水是清澈透明的，现在由于胎儿身体表面绒毛和胎脂的脱落，及其他分泌物的产生，羊水变得有些浑浊，呈乳白色。

胎盘的功能也从此逐渐退化，直到胎儿娩出即完成使命。你生命中那个重大时刻就要来临了，为了让胎儿顺利产出，你的宫口变得更加柔软而湿润，且更加富于弹性。十月怀胎，一朝分娩，所有的辛苦等待即将结束，期待已久的小生命很快就要投入你温暖的怀抱中。

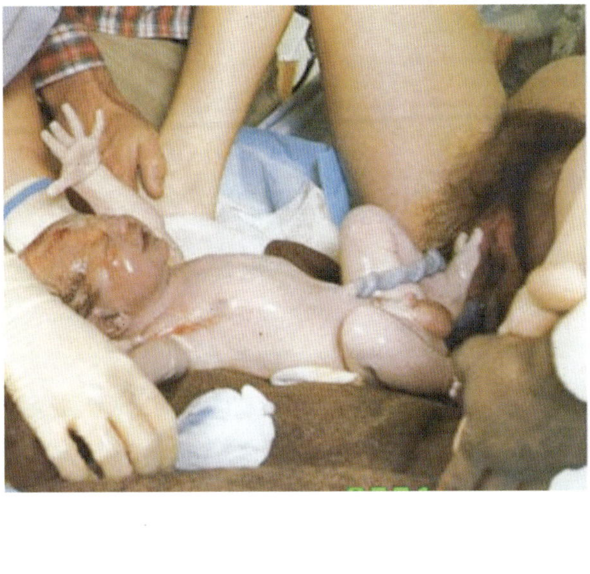

点评：

如推迟两周后还没有临产迹象，那就需要采取催产等措施尽快生下胎儿，否则胎儿过熟羊水浑浊也会有危险。

点评：

根据胎儿和你的身体情况确定分娩方式。研究显示，经过阴道分娩是最健康的分娩方式，其儿童期肺部感染等方面的问题，发生率也会低于直接行剖宫产分娩的后代。不要因为怕疼或为保持体形而选择剖宫产。

点评：

对于母体来讲，经过阴道分娩的自然过程，尽管产妇可能会经受宫缩来临的疼痛，但是阴道分娩产后恢复得比较快。

【案例医评】：孕妇为何晕倒在街头

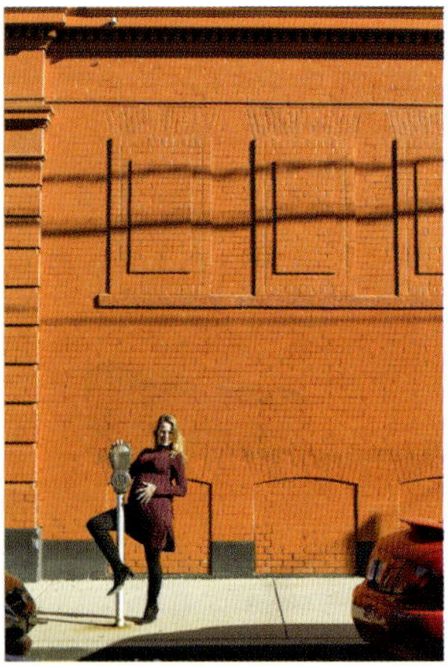

健康小卫士箴言：

在妊娠24周后，出现水肿、高血压、蛋白尿，并兼有头痛、眩晕、呕吐、上腹不适、视力障碍或血压收缩压在160mmHg（21.33kPa）以上者，称为先兆子痫。

培育优质生命需关注：

1. 情绪应安宁，勿劳心劳力过度。
2. 饮食清净、少盐而富于营养。可以多吃益气补肾、通利小便的食品，如赤豆、冬瓜（带皮最好）、鲤鱼、甲鱼、泥鳅、鲫鱼等。
3. 睡眠充足。左侧卧位，可改善肾、子宫血液循环。
4. 有子痫家族式史注意保健，定期检查。
5. 坚持每天散步2次，每次不少于15分钟，以利活动气血。

第一次认识她，是在一个特定的环境中认识的。那天天气很热，空气像闷罐一样沉重。见一个孕妇在公交车站突然倒地，职业的习惯告诉我，她是不是患有妊高征子痫突发，只见她头向一侧扭转，牙关咬紧，继而口角及面部肌肉开始颤动，全身及四肢肌肉强直，双手紧握，双臂直伸，迅速发生强烈的抽动。抽搐时呼吸暂停、面色青紫。

我跑上去检查，见她眼球固定、瞳孔放大，鼾声呼吸。就急忙将她的下颌托起改善通气。人群中好几个人蹲下来帮忙的，有的抓住她的胳膊，有的压住她的腿，想抵抗肌肉的抽搐活动。我大声呵斥叫停，因为这会造成孕妇更多的损伤，甚至发生骨折。有的人用诧异的眼光看我，我说："我是医生，快呼叫120。"并用拇指掐她的人中，很快她停止了抽搐，紫绀口唇开始红润了。

这时，一个大学生样的小姑娘蹲下身说："是不是中暑了？"拿着矿泉水瓶想让她喝点水。我给她开玩笑说："呵呵，靓女，电视剧中给昏迷病人喝水，病人很快就清醒了，那是演戏。昏迷病人是绝对禁止吃药喝水的，这样，水易呛入气管中引起窒息。还不如把水交给我喝呢，说句老实话，我快要中暑了。"她不好意思地望着我点点头，把矿泉水交给了我。

5分钟后，120救护车赶到，急诊科的小王下了车，看到我守候在病人身边问："谷老师是您呀？她是……？"我说："刚好路过。现在抽搐停止了，准备入院治疗吧。该孕妇突然倒地癫痫发作，可能是妊高征合并子痫。"

大家急急忙忙地将孕妇抬上救护车，我正准备离开。"谷老师，能认识您真高兴。我是咱们医科大学医疗系大一的学生，希望以后能得到您的教导……

点评：

如在妊娠6个月后出现高血压、水肿、蛋白尿，伴见头痛头昏、眼花耳鸣、烦躁失眠，严重时还可见到肌肉抽搐，这些征象称作妊娠高血压综合症，简称妊高征。

点评：

妊高征时，你若再出现头痛、眼花、恶心、胸闷甚至呕吐症状时，说明抽搐随时可能发生，这样的状况称为先兆子痫。此时必须提高警惕，尽早入院治疗，防止子痫的发生。

点评：

发生子痫后，胎儿的生存将直接受到危害。随着孕妇的抽搐时间延长，胎儿的缺氧将越来越重，严重的子痫胎儿窒息而死亡。因此妊高征时要避免在炎热和寒冷的条件下活动。

点评：

妊高征时，由于孕妇全身肌肉的强烈抽搐，可引起子宫收缩而发生早产。

【案例医评】：我怎么会过期妊娠

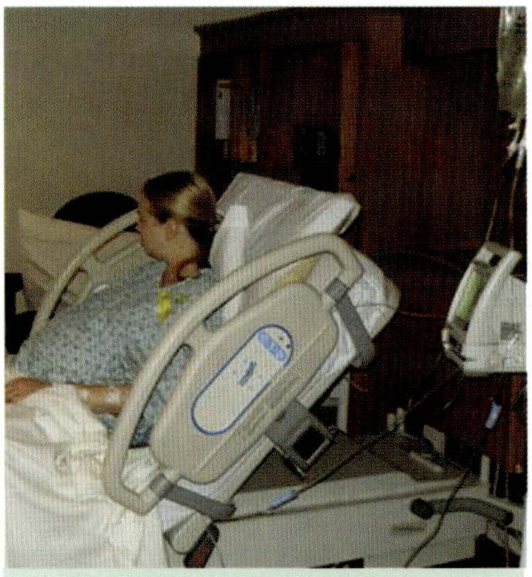
如果确诊是过期妊娠
可通过医学干预促生

健康小卫士箴言：

妊娠达到或超过42周，称为过期妊娠。其发生率约占妊娠总数的5%～12%。过期妊娠的胎儿围产病率和死亡率增高，并随妊娠延长而加剧。

培育优质生命需关注：

有下列情况之一，应终止妊娠：

◆ 宫颈已成熟；胎儿＞4 000克。

◆ 每12小时内胎动计数＜10或NST（—），CST为（±）。

◆ 羊水中有胎粪或羊水过少。

◆ 有其他并发症如妊高征等。

◆ 妊娠已达43周。

注意：胎粪吸入是最严重的并发症。产前检查发现胎粪吸入可能时，要保证分娩时有熟练新生儿复苏的人员在场；避免宫内胎粪吸入，一旦发现，应尽快结束分娩。

已经是孕41周了，胎儿一点动静都没有，无可奈何，冒着辐射的风险上网查查关于胎儿入盆的信息，我很想知道胎儿入盆到底是个怎么样的感觉。可是网上关于胎儿入盆的消息很少，而且说得都不是很清楚。有人说，入盆以后耻骨会痛，我看了以后不知道耻骨在哪里。我就去百度搜索。当我输入“趾骨在哪里？”时，没注意把“耻骨”打成“趾骨”，搜索出来一看，“趾骨”是“脚趾骨”。然后还跑去告诉老公：“好奇怪哦，有人说入盆以后趾骨会痛。”我还把脚抬高，指着趾骨说：“怎么会这里痛呢？”老公当时的样子很奇怪，他问，“谁在骗你？”哈，笑死人了。

已经是孕42周了，孩子还没有出世的意思。我现在担心是不是预产期搞错了，反复核查了多少次。老公曾拿着书告诉我说有人研究发现，如果孕妇从妊娠39周起，每天用湿热的软布敷乳房，并轻轻按摩，这样会刺激脑垂体分泌催产素，从而使过期妊娠的发生率降低至5%。但应两侧乳房轮流热敷按摩，每15分钟交替，每天进行3次，每次1个小时。我还笑老公是个书呆子，没有去认真做一做，现在想起来好后悔。

我咨询了医生，她说：“过期妊娠由于胎盘‘老化’，胎儿不能继续从母体摄取足够的营养物质，从而产生营养不良造成小样儿。由于营养摄入的不足，使胎儿个体比足月产的要小，对母体子宫的刺激相应变弱，使产妇的产程延长，产后出血过多。如果胎盘功能正常将造成巨大儿，引起难产。只要宫颈成熟可采用人工破膜，破膜时羊水多而清晰，可在严密监护下经阴道分娩；宫颈未成熟者可先静脉滴注催产素引产。如胎盘功能不良或胎儿有危险者，则不论宫颈是否成熟，均应直接实行剖宫产。”看来我真的要选择剖宫产了。

点评：

现知无脑儿或重度肾上腺发育不全的胎儿过期妊娠的发生率增高。

点评：

妊娠43周时，围产儿死亡率为正常3倍。44周时为正常5倍。初产妇过期妊娠胎儿较经产妇者危险性增加。

点评：

①认真核实末次月经；②月经不规则者，根据早孕反应及胎动出现日期推算，或早孕期妇科检查子宫大小情况，综合分析判断；③B超检查；④临床检查子宫符合足月孕大小，孕妇体重不再增加，或稍减轻，宫颈成熟，羊水逐渐减少，均应考虑过期妊娠。

第九节　关注多胞胎

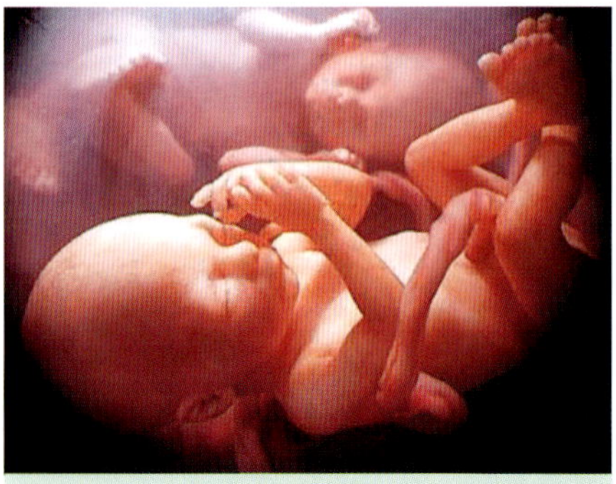

多胎妊娠

健康小卫士箴言：

一次妊娠同时有两个以上胎儿者称为多胎妊娠，其中以双胎妊娠最多见。多胎妊娠为高危妊娠，孕妇合并症，并发症多，围产儿死亡率高，应重视孕期及分娩期处理。

培育优质生命需关注：

近年来，多胎发生率增高的主要原因是不孕不育症的治疗，如：

◆ 促排卵治疗，多胎妊娠发生率增至 20%~40%。

◆ 克罗米酚使多胎妊娠率 5%~10%。

◆ 双胞胎的种类有单卵双胎和双卵双胎，单卵双胎性别、外貌、血型一样；双卵双胎性别外貌不一定一样。

一次妊娠宫腔内同时有两个或两个以上胎儿时称多胎妊娠，不包括输卵管多胎妊娠或子宫、输卵管复合妊娠。这均属高危妊娠，其合并症多，如妊高征、贫血、羊水过多、胎儿畸形及前置胎盘发生率高；为改善妊娠不良状况，除早期确诊外，应加强孕期保健，并重视分娩期处理方式的选择。

孕期保健：确诊为多胎妊娠后，应根据孕妇营养状况，建议调整食谱，以增加热量、蛋白质、矿物质、维生素及必须要脂肪酸的摄入为原则，并适当补充铁剂及叶酸。孕中期后积极防治早产：①卧床休息，增进子宫血流量而增加胎儿体重；可减低子宫颈承受的宫内压力而减少早产发生率。②宫缩抑制剂。③促进胎肺成熟，积极防治妊娠期并发症。B 超监测胎儿生长发育情况（3~4 周一次）。加强产前检查，及早发现并发症，如贫血、妊娠高血压综合征等；双胎孕妇于 35 ~ 36 孕周住院，3 胎及以上之多胎妊娠孕妇，孕中期即住院及卧床休息，酌情应用宫缩掏剂，选择性施行子宫颈环扎术；孕后期应用肾上腺皮质激素促胎肺成熟。

分娩方式的选择：关于双胎的分娩方式，围绕分娩启动时的孕周及胎先露组合类型颇多争议。一般建议剖宫产的颇多，原因是关注的焦点往往是第二胎的分娩，及时第一胎分娩进展顺利，也很难保证第二胎的进展是否顺利。有下列情况之一者，建议采用剖宫产：

◆ 双胎的第一胎不是头位。

◆ 前置胎盘。

◆ 胎儿发育停止。

◆ 第二胎体重大于第一胎。

◆ 有畸形者。

◆ 双胎共用一个胎盘者。

◆ 连体儿。

点评：

母体：早孕反应重；流产发生率高；孕早期多胎中一个或多个胎儿会发生生长受限，并逐渐被吸收消失；孕晚期发生呼吸困难、静脉曲张等。分娩期宫缩乏力，产程延长。胎膜早破，脐带脱垂。第二胎儿胎位变动。胎盘早剥。胎头交锁及胎头碰撞。产后出血，产褥感染。

点评：

胎儿：约 50%双胎并发早产；胎儿宫内发育迟缓；双胎输血综合征；胎儿畸形。

点评：

保健措施：早诊，选择性减胎（孕 7~8 周即可进行）。积极治疗妊娠剧吐，预防流产。孕中晚期注意营养和休息。产期选择合适的分娩方式。

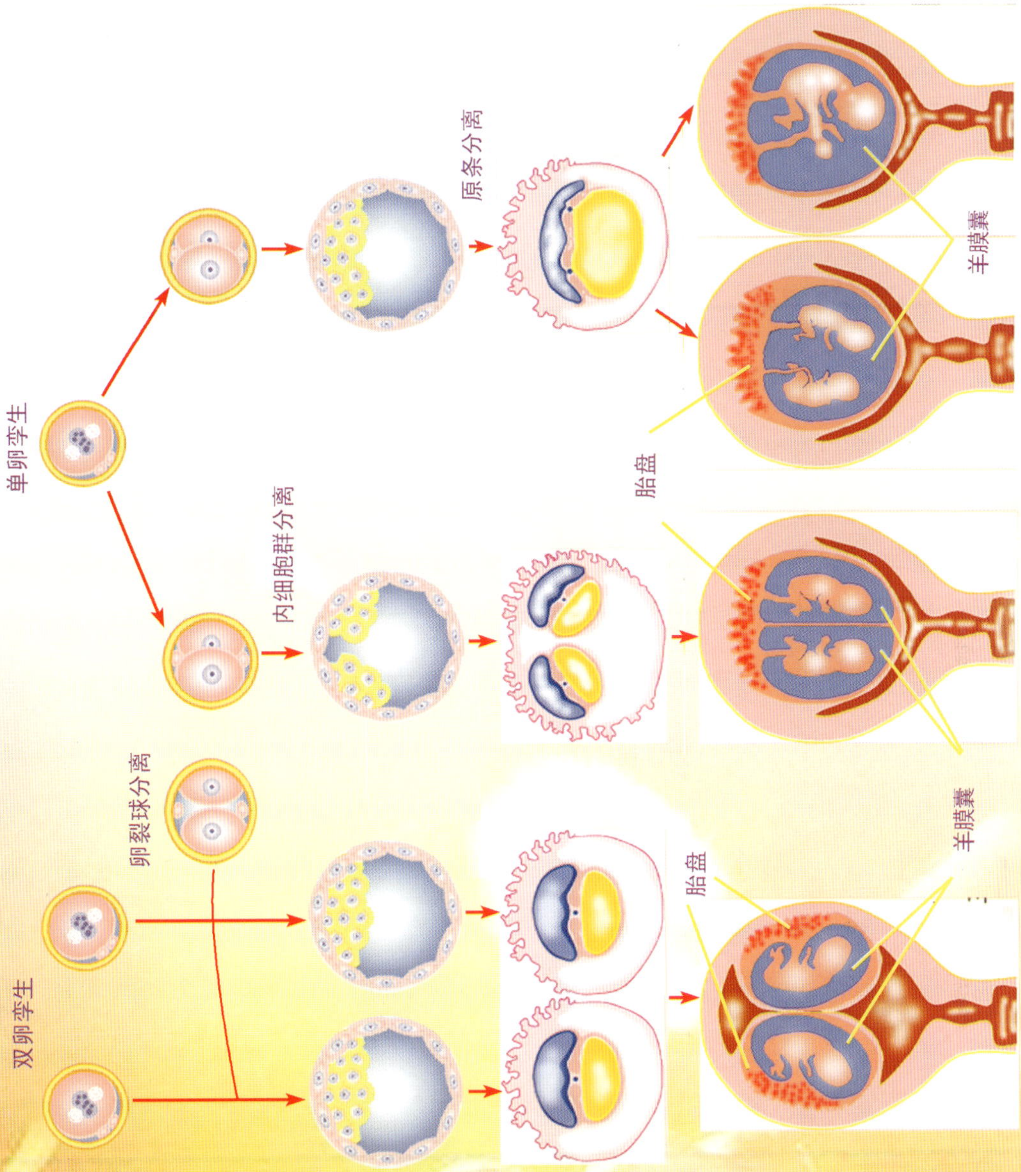

双胎形成机制

第四编

优娩编

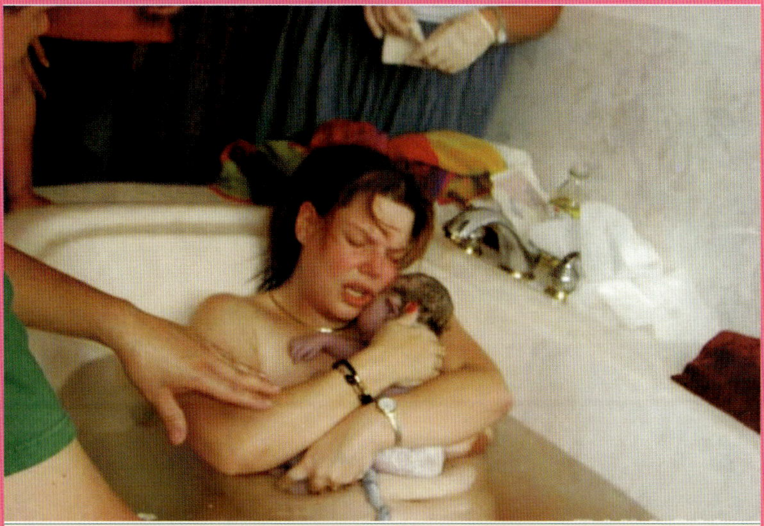

编前话语

大自然赋予生命充足的灵气，新生命的降生犹如绿叶上的一滴小露珠的滑落，是那样的自然和惬意；蒲公英的种子在一丝清风的吹生下，轻轻地飘离妈妈，飘洒在不同的土地上。

一个个新生命分娩，同样是大自然赋予人类延续生命的规律。

本编以图文并茂的形式教会您如何让这一美好的过程，更完美并使其更流畅。

第七课　分娩前准备

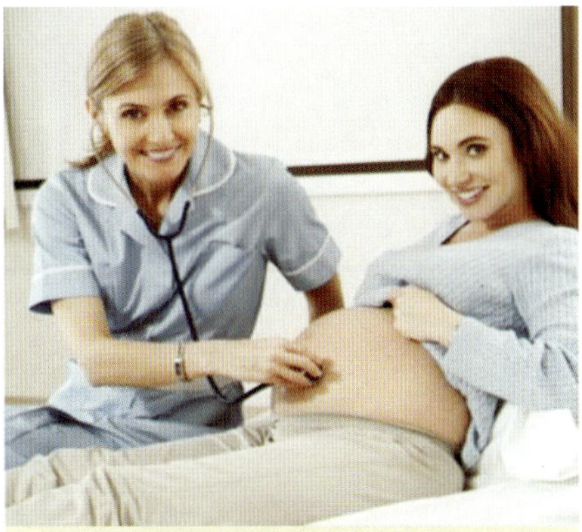

分娩前准备必不可少

健康小卫士箴言：

了解分娩应激心理和生理的变化，正确看待分娩，做好产前的准备，包括物质上的和心理上的准备，这是顺利生产的前提。

培育优质生命需关注：

生产前你要做的：

◆ 了解有关临产前的症状和分娩的相关知识。

◆ 掌握分娩的有关技巧，如拉梅兹呼吸法。

◆ 选择适合你的分娩方法。

◆ 如果你有妊娠和分娩的不良事件，请提前到医院接受分娩，如头盆不称、胎位不正等。

第一节　分娩心理

分娩是一个自然生理过程，很多初产妇，没有经验，容易出现复杂的心理，产生应激事件，对分娩产生不良的影响。即将临盆前做好精神上和物质上的准备，才能够从容应对忙乱和意外事故的发生。不良情绪如下：

◆ 对怀孕后身体的生理变化不适应，尤其是妊娠早期。胎儿作为一种异物刚刚被接受，加上妊娠反应引起的呕吐不适等，孕妇对怀孕及分娩有不同程度的恐惧心理。

◆ 过于关注怀孕过程，如经常担心妊娠不顺利；担心胎儿发育不正常。研究表明，消极的态度，忧虑的情绪，会使孕妇在孕期容易发生并发症，分娩时也常常更危险。

◆ 担心分娩不顺利、害怕手术，害怕分娩时的宫缩痛。

◆ 害怕陌生的分娩环境；害怕周围产妇痛苦的呻吟。

◆ 为胎儿性别烦恼，担心分娩后遗症；担心胎儿不能存活；担心产后无人照顾及经济费用等。

分娩将导致生理和心理的双重反应，二者可相互影响。

（1）分娩时生理反应特点表现为——

◆ 血压升高、心率加快、血糖升高、肌肉紧张等。

◆ 内分泌系统发生变化，尤其是垂体—肾上腺皮质系统，使得肾上腺素分泌增加，导致子宫收缩乏力而难产。

（2）分娩时心理反应特点表现为——

◆ 焦虑、恐惧、抑郁都是心理应激最常见的反应。适当的焦虑，可提高个体适应环境的能力，而过度焦虑则不利于适应环境，并易导致子宫收缩乏力。这是增加助产率和产后出血的一个可能因素。

◆ 不良的情绪反应可使痛域下降，加重疼痛。紧张—疼痛综合征可使产程延长，同时减少子宫血流，使胎儿缺氧。

◆ 应激状态的产妇心理承受能力下降，缺乏自信。

◆ 应激使产妇分娩的自控力降低或丧失。

点评：

分娩能否顺利完成，取决于产力、产道、胎儿这3个基本的要素。其实，你的很多担心是没有必要的。

点评：

据研究表明，精神心理因素对分娩过程影响很大，被认为是第四要素。4个要素中任何一个不正常，都会影响产程顺利进行。只有4个要素相互协调，才能顺利分娩。

点评：

产时心理保健，应该从孕期开始时就逐步消除对分娩的紧张恐惧心理。许多不良心理应激反应延续到产时，并逐渐加重。这将对分娩过程产生巨大的影响。

点评：

产生分娩应激的主要原因是：孕妇对分娩这一自然过程缺乏认识。本课将详细描述有关分娩的知识，旨在消除你的焦虑心理。

第二节　分娩前的物品准备

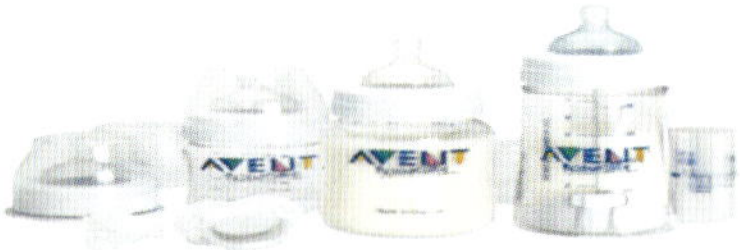

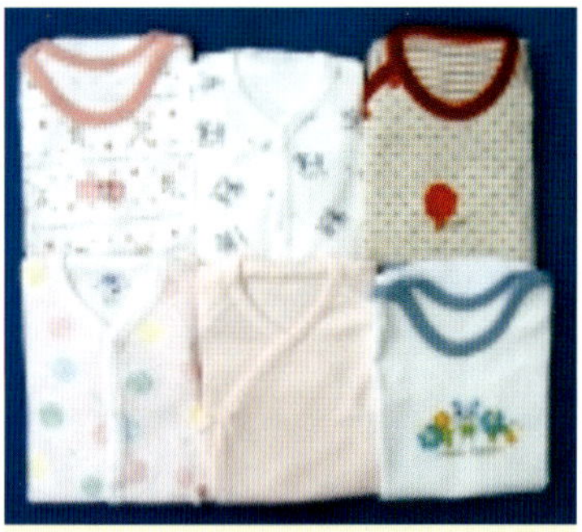

宝宝物品准备

健康小卫士箴言：

在选择婴儿用品时，注意以婴儿安全、舒适、健康为原则。并配合季节及经济状况选择使用物品。

培育优质生命需关注：

◆ 怀孕8个月以后，就可以开始为你即将诞生的宝宝准备用品及衣物了。

◆ 预产期是对产期的估计，很多孕妇可能会在预产期前发作，预先准备好住院物品，以免突然发作时忙乱、出错。

新生儿物品准备参考清单

（1）哺育用品

1）小奶瓶：2~3支，120毫升左右（注：如果母乳喂养，可以少准备一些）。

2）奶瓶、奶嘴刷：各1个。具抗菌功效。

3）暖奶器：1个。方便加热牛奶、恒温保存。

4）奶粉盒：1个。外出用使用方便，以便奶粉随冲随吃。

5）小勺：2个。最好是不锈钢的或竹制品。

（2）妈妈用品

1）为分娩准备的食物：巧克力、饼干点心、红糖；如果是自己生产，这些东西在待产时是很必要的。

2）漱口用具、餐具各1套；带吸管的塑料杯：1个。

3）吸乳器：1个。可吸出多余的乳汁，减轻乳房胀痛。

4）防溢乳垫：1打。建议使用一次性乳垫，卫生方便，保持干爽。

5）束腹带：1个。可帮助子宫收缩，产后体形修复，可塑身（有的医院会给产妇发1个，但质量一般）。

6）抗菌棉质内裤：若干。贴身透气，抗菌防臭，干净卫生（最好买男式大码纸内裤）。

7）产妇用卫生纸，卫生巾：若干。

8）纯棉、前开扣的哺乳胸罩：2~4件。

9）毛巾或纱布：若干，用来清洗或擦洗。

10）纯棉、肥大的产妇棉质内衣或睡衣：2~4套。

11）产妇专用盆：2个。

12）拖鞋1双。

13）通讯工具——笔、纸、电话。

14）身份证、医疗保险证书、交通工具。

（3）清洁保养用品

1）纸尿裤NB号：1包。

2）洗脸小毛巾：若干。

3）浴盆：1个。新生儿洗澡专用。

4）婴儿专用洗发精、沐浴露：各1瓶。不含香精、色素、防腐剂；产品温和，无泪配方。

5）洗澡纱布：2~4条。100%纯棉，质地柔软，吸水，要常更换，以免损伤宝宝肌肤。

6）大浴巾：2条。100%纯棉，吸水，不伤肌肤。

7）爽身粉或痱子粉：1盒。婴儿专用。

8）粉盒、粉扑：1套。质感柔细。

9）医用棉花棒：1~2罐。用于清洁婴儿耳、鼻。

10）纱布手帕：3~6条。100%纯棉，质地柔软，吸水，不刺激宝宝肌肤。

11）湿纸巾：1盒。宝宝刚出世的时擦洗胎粪，普通纸巾是擦不掉的，而且会损伤宝宝稚嫩的皮肤。

12）婴儿护臀膏：1支，搽宝宝小屁股，防尿布疹。

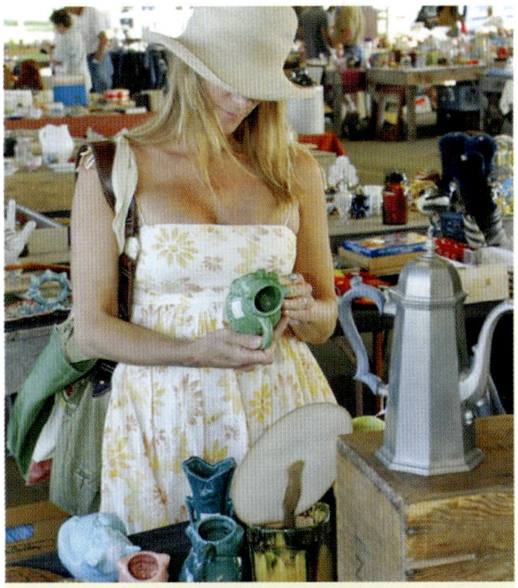

精心挑选母婴用品

健康小卫士箴言：

选择的衣服以纯棉、柔软、舒适、易脱穿、易洗、耐穿，夏天能吸汗，冬天能保暖为原则。

培育优质生命需关注：

◆ 纯棉的衣物不易造成婴儿皮肤过敏。

◆ 化纤衣物不要作为婴儿的内衣。

◆ 哺育用具每天要消毒，最好蒸煮 15 分钟。

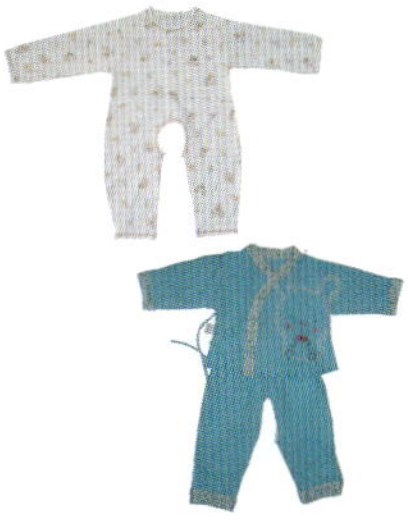

（4）衣物用品

1）新生儿纱布内衣：4~6 件。100%纯棉，吸汗性能良好，透气性，伸缩性强。全开襟和尚衫。

2）新生儿护脐带：1 件（可多买 1 件备用）。

3）哈衣：1~3 件。也叫连体衫。预防宝宝晚上踢被子着凉。如盖 1 张大毛巾外加 1 张毯子易被宝宝蹬掉，所以穿哈衣睡觉最好。

4）婴儿帽：1~2 顶。

5）小鞋子、短袜：2~3 双。

6）包巾或包被：2 套。外出使用，100%纯棉，柔软。要根据季节选择薄厚。

7）尿布：30 片。个人认为白天还是别让宝宝用纸尿裤，因不透气对宝宝皮肤很不好，也很容易红屁股。最好是白天用尿布，晚上才用尿裤。

8）隔尿垫：2 件。吸水性强，表层纯棉的最好，宝宝可直接放在上面。防止尿便外漏，弄脏床或衣物等（建议买隔尿垫，因为宝宝长得快，隔尿裤很快就不合穿了）。

9）适合不同季节的小裤子、小被子。100%纯棉，吸汗性能良好，透气性，伸缩性强。

10）医用纱布口罩。如果带宝宝外出，最好备用 1~2 个，每次用前都应消毒。

（5）居家用品

1）婴儿床：1 张。带蚊帐和摇篮，最好可加长，小床栅栏可打开，以方便照顾宝宝。

2）睡袋：1~2 件。纯棉，外罩可拆卸。睡袋可防止宝宝踢被受凉。

3）婴儿枕：2 个。柔软透气，最好买定型枕，可防止宝宝脑部睡偏。

4）婴儿被、被套：各 1~2 条。

5）垫被、垫被套：各 1~2 条。

6）婴儿床床围：1 套。防止宝宝受风或撞伤。

（6）临产包清单

1）父母双方身份证、户口本、结婚证、产检证明、准生证。

2）内衣、睡衣各 2 套；加厚袜子 2 对；拖鞋 1 对；外衣 1 套（出院时穿）；戴帽外套 1 件。超长卫生巾 1 包。

3）带转弯的吸管 2 条（生产时吸水用）、巧克力若干。

4）产妇专用毛巾 1~2 条。

新生儿内衣裤 4 套；毛衣、棉衣各 2 套；抱毯 2 件；奶瓶、奶粉；纸尿裤 NB 码 1 包；新生儿袜子 2 对。

5）体温表、纱布、棉棒、50%聚维酮碘。

第八课　分娩方式

第一节　分娩方式选择指南

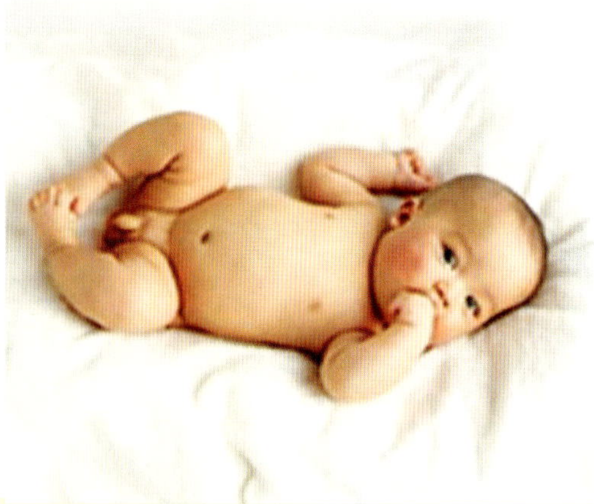

聪明的宝宝，请选择正确分娩方式

健康小卫士箴言：

分娩方式的选择主要取决于母、婴两个方面。妊娠晚期，要和医生沟通，了解自己的骨盆和胎位的情况等，并在医生的帮助下，确定能否阴道分娩。

培育优质生命需关注：

◆ 经产妇或者做过中期引产的孕妇，从临产到分娩的时间比较短暂，应适当早一点到医院。

◆ 只要出现规律的宫缩就马上去医院，不能等到宫缩很频繁后才到医院。

◆ 到妊娠晚期，如果孕妇的住处离医院比较远，也可以预先和医生沟通，适当地提早住院。

1. 分娩方式根据情况而定

随着医学的发展，目前可供选择的分娩方式越来越多，究竟选择哪种方式才适合自己？在分娩前，应做哪些必要的准备呢？分娩方式的选择主要取决于母、婴两个方面。

首先，孕妇的骨盆应正常。一般情况下，在妊娠38周后再做一次最终评价骨盆和胎儿情况，骨盆出口横径达8厘米或8厘米以上就属于正常。如果孕妇本身的骨盆比较狭窄，就不适合胎儿阴道分娩。另外，胎儿的位置和大小也十分重要。如果胎儿是臀位、甚至横位，就不适合阴道分娩，这种异常胎位，阴道分娩并发症将会增加。还有胎儿的大小，现在随着人们生活水平的不断提高，孕妇营养过剩的现象普遍存在，很多胎儿的体重过重，给阴道分娩带来一定的困难。最后，就是分娩时的产力。分娩时候产力主要来自于宫缩，产力的好和不好要提前预测，主要在分娩的过程中，根据宫缩的情形来判定。妊娠晚期，要与医生沟通，了解自己的骨盆是否正常，胎位的情况等，并在医生的帮助下，确定能否阴道分娩。

如果孕妇本身患有严重的疾病，也不能耐受产程，可能需要剖宫产。比如患有严重的心脏病，或者严重的高血压等。如果胎儿发生了宫内缺氧，就需要尽快分娩，多数情况下需要借助剖宫产。阴道分娩需要在规律宫缩的作用下，宫口逐渐开大到10厘米，然后，胎儿娩出，一般需要十几个小时的过程，如果母婴的任何一方出现问题，都不会顺利完成阴道分娩。

经产妇如果原来是阴道分娩的，最好还是选择阴道分娩；如果原来是剖宫产的孕妇，应该提前1～2周住院待产。不可在家等待，以防不测，如子宫破裂等不良事件的发生。

点评：

头盆不称的问题是相对而言的。有的在妊娠31、32周头显示稍微大，但到孕38~39周时，胎儿大小也就中等，甚至偏小。

点评：

有的早期骨盆显示偏小，但多数情况下，38周复查，骨盆可能是正常的。

点评：

如果你的骨盆在临界值，医生建议你试产，等待宫口开全后，如果生不下来再选择剖宫产，这是一种上等的选择策略。

点评：

高危妊娠的妇女，请你提前到1～2周到医院待产。

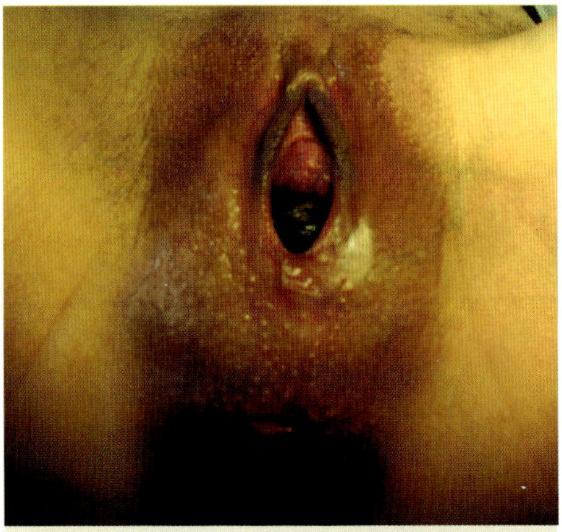

分娩标志：着冠，胎头显露

健康小卫士箴言：

目前国际上公认，不用麻醉的自然分娩对母婴最为有利。这也许是水中分娩在西方社会得到崇尚的原因。

培育优质生命需关注：

◆ 有研究显示，经过阴道分娩的孩子，其儿童期感染、系统功能失调等问题的发生率也会低于剖宫产分娩的孩子。

◆ 尽管产妇可能会经受宫缩来临的疼痛，但是阴道分娩产后恢复得比较快。

◆ 阴道分娩，有利于产后很快进行母乳喂养。

2. 选择怎样的分娩模式最有利于母婴

对于分娩，大多数产妇难免会有不同程度的恐惧感。为了提高产时质量，对自然分娩有足够认识，目前，许多医院已提出转变产时服务模式，将以医生为主体的医疗化分娩模式转变为以产妇为主体的服务模式，并推广导乐陪伴分娩。

目前，国际上认为，不用麻醉的自然分娩对母婴最为有利，即开展精神无痛分娩法，减少不必要的干扰。临产时，医护人员加强对产妇的产程观察，提供必要的生理心理支持，丈夫或家属能在旁陪伴，并允许产妇在临产后活动；分娩时，由产妇熟悉的医务人员接生。实践证明，这样的方式不仅受到产妇的欢迎，也有利于降低手术产率和胎儿宫内窘迫等并发症。

减少干预，回归自然。前面讲述了拉梅兹呼吸法，最早是由法国妇产科医师 Dr.Fernand Lamaze 所发明并应用。通过多次的呼吸训练，在分娩的过程中，通过呼吸配合减轻分娩时的疼痛。这种呼吸法成为分娩教育最受欢迎的分娩方式之一，其原因是没有麻醉手术等的干预，回归自然。

我国妇产科界的专家针对我国剖宫产率逐年提高的问题提出忠告，剖宫产手术作为一种手术，不但有手术并发症发生的危险，对新生儿亦有一定的影响，决不可因怕疼或为挑选吉日而要求手术。世界卫生组织倡导的爱母行动，口号就是“减少干预，回归自然”，并明确规定“除有医学指征之外，对产妇不使用药物镇痛和手术”，即所谓剖宫产手术分娩和注射药物的无痛分娩，只是适合妊高征、心脏病、甲亢、骨盆狭窄、胎位不正，以及严重产痛等产妇的一种选择性、补救性手术。

点评：

凡能经阴道分娩者，应尽量争取阴道分娩，只有那些符合剖宫产适应证者，才应选择适当的时机施行剖宫产。

点评：

通过孕期的运动和训练，可以使得腹肌得到一些锻炼，产程中宫口开全时，可以很好相互协助，有利于胎儿分娩出。

点评：

据国内外数据统计显示，剖宫产产妇死亡的相对危险度比阴道分娩高 7 倍以上，死亡的主要原因是麻醉意外、出血及栓塞性疾病。

【案例医评】：选择分娩方式

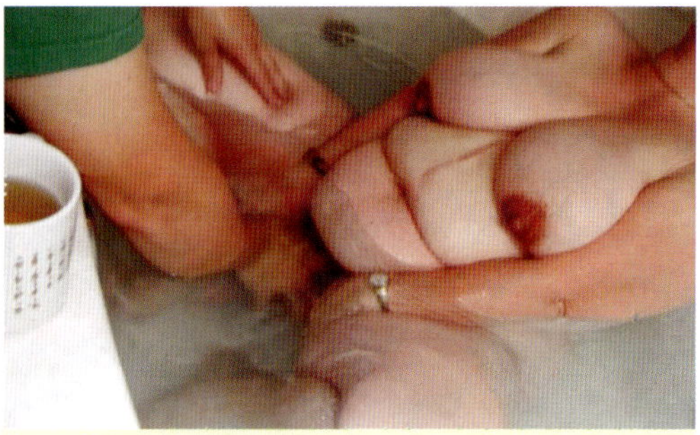
水中分娩在全球似乎有走热之趋势

健康小卫士箴言：

分娩方式的选择往往是困扰父母的问题，分娩方式主要有阴道分娩和剖宫产。无痛分娩和水中分娩都是针对阴道分娩而言，而剖宫产应掌握严格的适应证，不可因怕痛或怕改变体型盲目随从。

培育优质生命需关注：

无痛分娩有很多种，其中包括以下几种：

- 吸入性的分娩镇痛的方式。
- 针灸麻醉来达到分娩镇痛。
- 镇痛效果比较好的为椎管内麻醉，主要有硬膜外麻醉或联合麻醉镇痛。
- 静脉注射麻醉等。

刚刚怀孕那阵，我和老公学习了很多关于怀孕和分娩的知识。分娩包括自然分娩、无痛分娩、水中分娩、剖宫产等。马上快分娩了，我心中还没有底。老公温和地说：“到时候你还是去水中分娩吧，书上说水中分娩既安全，又不会痛。”因为老公知道我怕痛，他不想我太受苦。老公这么有心，真让我感动。说是这样说，但是我没想过要在水中分娩。先不说水中分娩是自费的，我总觉得这个怪怪的，也不知道是不是真的没那么痛。

有一次，我在地铁报上了解到并不是每个孕妇都适合水中分娩的，介绍说水中分娩优势与风险并存。同时报道英国就有两个孩子因为水中分娩而死去了。我把这个报纸拿给老公看，只见他认真阅读这篇报道后，长长地叹了口气说：“以前都说水中分娩是最安全的方式，现在又说有两个孩子死了，简直是胡闹。”

后来，他再也不提水中分娩了。于是我完全放弃了水中分娩。

我对老公开玩笑说：“要是你能替我生下这孩子该多好，这样我就不痛了。”老公说：“那倒好，我很乐意。不如来个无痛分娩吧，这样你不痛，也省得我替你了。”

点评：

水中分娩是法国产科医生的温柔分娩方法，在全球显得有些狂热。中国的第一个水中分娩出自上海。水中分娩无论在国外或国内，开展得都相对比较少，毕竟水中分娩尚存有一定的问题，不适合临床广泛开展。

点评：

主要是因为这种分娩方法可以减轻分娩的疼痛，并给人以舒适感，其安全性得到狂热者的肯定。

点评：

目前水中分娩比较崇尚，但并不是所有的孕妇都适合水中分娩。如胎膜早破、胎位不正，骨盆狭小就不适合水中分娩了。

第二节 自然分娩小常识

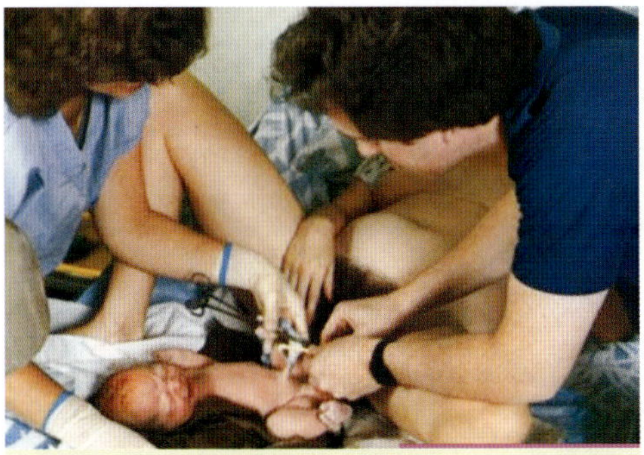

娩出后处理脐带

健康小卫士箴言：

经过阴道的分娩过程，是生理的过程，对胎儿和孕妇都有很多益处。如果没有特别禁忌证，请你选择阴道分娩。

培育优质生命需关注：

需要住院的指证：

- 正常临产选择医院生产者。
- 胎膜早破。
- 胎儿宫内窘迫。
- 产妇合并症：妊高征、肾病、糖尿病等。
- 过期妊娠：>41 周或 42 周。
- 既往异常产史：急产等。
- 死胎。

1. 自然分娩——人类本能的分娩方式

阴道自然分娩是最常见的分娩方式。人类阴道自然分娩方式经长期的进化，早已适应胎儿的娩出，是十分安全的。这种分娩方式无论对产妇或对胎儿都有许多的优点。

（1）分娩过程中子宫的收缩，能让胎儿肺部得到锻炼，让表面活性剂增加，肺泡易于扩张，出生后发生呼吸系统疾病少。

（2）子宫的收缩及产道的挤压作用，使胎儿呼吸道内的羊水和黏液排挤出来，新生儿窒息及新生儿肺炎发生率大大减少。

（3）经过产道时，胎儿头部受到挤压、头部充血，可提高脑部呼吸中枢的兴奋性，有利于新生儿出生后迅速建立呼吸。

（4）分娩阵痛使子宫下段变薄，上段变厚，宫口扩张，产后子宫收缩力更强，这不但有利于恶露的排出，也有利于子宫复原。

（5）免疫球蛋白 G（lgG）在自然分娩过程中可由母体传给胎儿，自然分娩的新生儿具有更强的抵抗力。

（6）胎儿在产道内受到触、味、痛觉及本位感的锻炼，促进大脑及前庭功能发育，对今后运动及性格均有好处；孕妇分娩时体内会分泌催产素，它能促进乳汁分泌，增进母子之间的感情。

围产期处理原则

自然分娩禁忌证

1. 绝　对	2. 相　对
1）横位	1）多胎
2）绝对头盆不称	2）宫颈条件差
3）前置胎盘	3）胎位异常
4）疤痕子宫	4）宫颈癌
5）生殖道疱疹病毒感染活动期	5）子宫过度膨胀，羊水过多

点评：

应该强调的是自然分娩是最健康、最安全的分娩方式。但孕妇和胎儿要具备自然分娩的条件。

点评：

自然分娩好处多多，但也应该在有条件的医院里分娩，如果你想选择在家生产时，一定要有熟练的助产士的帮助才能进行，尤其是初产妇。

点评：

并不是每一个孕妇都可以选择正常自然分娩的。选择自然分娩时应注意，必须是你和你的胎儿的各项生理指标均正常。本章介绍了自然分娩的绝对禁忌证和相对禁忌证供你参考。

2. 自然分娩体位大全

半卧位

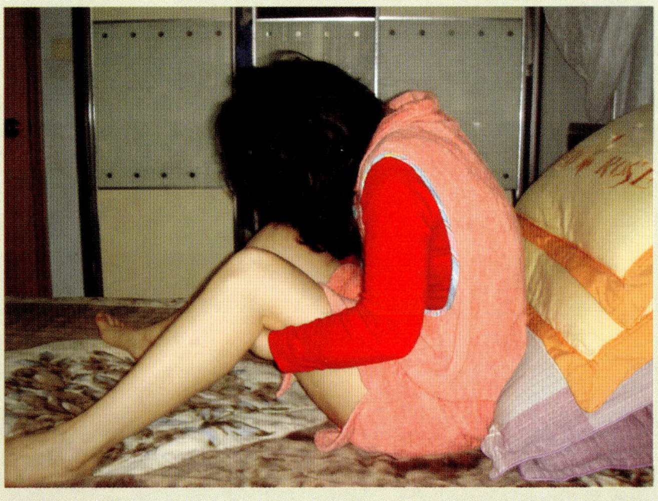

常见的有半卧位、
蹲位和跪式分娩等

跪位

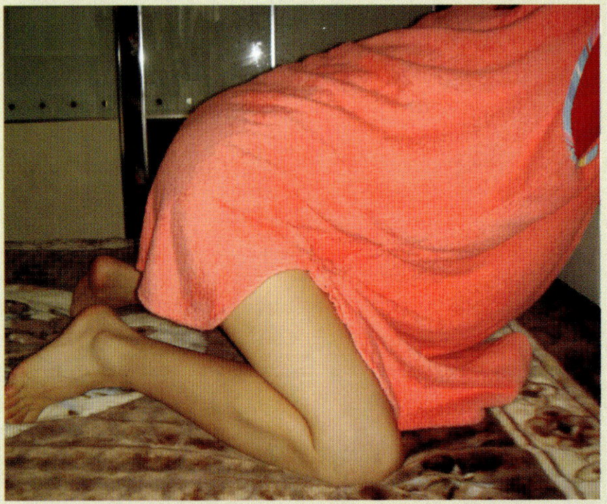

根据需要可选择不同的体位

蹲位

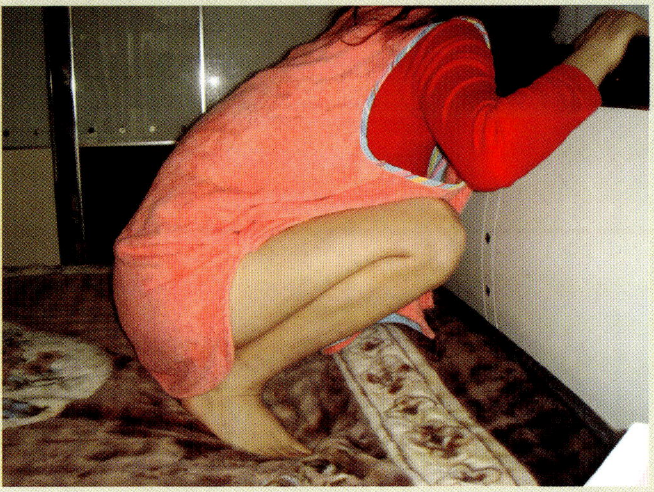

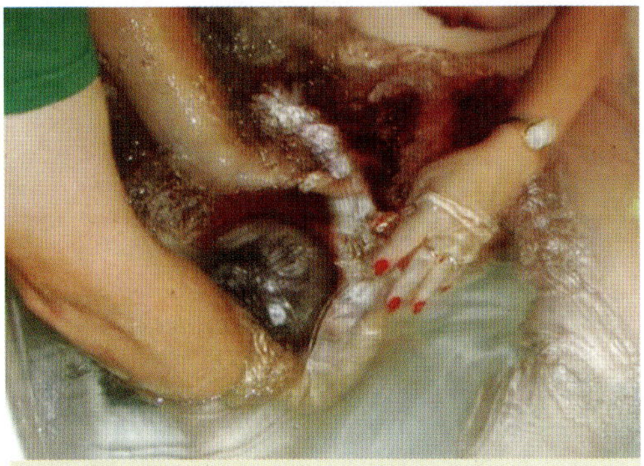

胎头娩出后必须尽快浮出水面，以防新生儿窒息

健康小卫士箴言：

怎样的产妇适合“水中分娩”呢？按照我国产妇的一般情况，胎儿最好在 3 000 克左右，而且待产产妇身体各方面情况正常，属于顺产的才有资格。

培育优质生命需关注：

◆ 水中分娩适宜的水温能使产妇感到镇静，促使腿部肌肉放松，宫颈扩张。

◆ 水的浮力有助于产妇身体发挥自然节律，便于翻身和休息。

◆ 分娩时出血量少，会阴也很少有破损。

◆ 分娩时间相对较短，产妇体力消耗甚小，产后恢复也明显优于其他分娩形式。

3. 自然分娩新选择——水中分娩

水中分娩通常是在一个分娩池中进行，分娩池类似一个大浴缸。里面装满了温度适宜、经过严格消毒的水，水温一般在 36℃左右。水中分娩所用的浴缸很普通。让孕妇在第一产程——阵痛明显时泡在温水里，让宝宝在水中出生，或者临产前的那一刻，让产妇把宝宝生在“岸”上的一种分娩方式。

泡在温水里，人的身心一般会比较镇静放松，由于阵痛，体内引起血压升高、产程延长的应激激素分泌就会减少。水的浮力让人肌肉松弛，可以把更多的能量用于子宫收缩，这些都可加速产程，缩短生宝宝的时间。温暖的水温可以消除人的紧张肌肉和心情；可以缓解生产时的疼痛。另外，在水中借助浮力的作用，活动也比在产床上自如，采取一些不同的姿势帮助骨盆松弛、盆底肌肉放松、促进宫颈扩张，让胎儿更容易通过产道，使水中分娩的时间缩短，从而减少对产妇的伤害和婴儿缺氧的危险。但这种分娩方式也存在着风险。

必须强调的是，新生儿肚脐以上的身体一露出母体，胸腔的呼吸机构就开始工作了，如果这个时候婴儿还在水中，可能将会带来严重后果。新西兰的妇产科专家发现有新生儿在水中分娩时几乎被溺毙，出现中、重度的呼吸问题，虽然经过抢救，没有造成永久性伤害，但仍然要引起重视。因此有研究指出，婴儿出生后，在水中的停留时间不能超过一分钟。另外，从产妇身体里流出的血液和分泌物可能导致细菌感染。

如果事先检查发现胎儿不健康或胎位不正就不能在水中分娩。或者在生产过程中，如果出现感染、胎儿心跳不正常等现象，产妇需要马上离开产盆，上产床去处理。

点评：

中国首例水中分娩引人注目。上海一名 27 岁的教师成为中国最早实践水中分娩的孕妇。2003 年 3 月 1 日，在上海长宁区妇幼保健院，她通过水中分娩顺利产下了一个新生命。产后一周，母子俩平安出院。

点评：

在充满温水的分娩池中分娩，可以减少孕妇在整个分娩过程中的疼痛。由于分娩池与母亲子宫内的羊水环境类似，因此胎儿在离开母体以后，会很适应这一新的外部环境。

点评：

水中分娩这一新型的分娩方式，并非人们想象的那样万无一失。

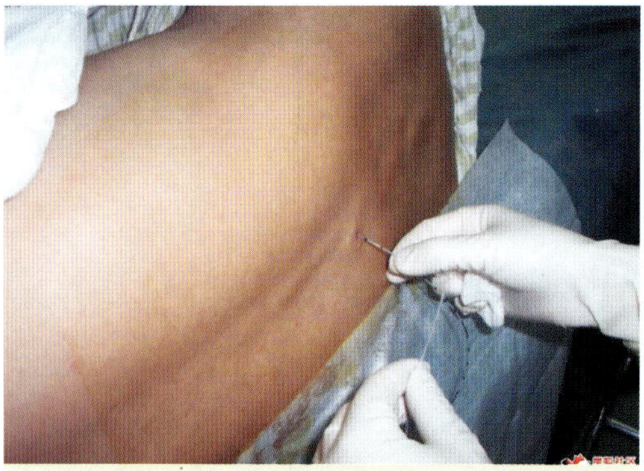
在背柱后插一根硬膜外麻醉导管是目前最好的无痛分娩的方法

健康小卫士箴言：

无痛分娩是现代医学带给现代孕妇的福音。

培育优质生命需关注：

◆ 如果你有这个愿望，愿意经历一个无痛分娩。

◆ 怀孕过程没有很明显的并发症、或者是胎儿没有特别的情况，一般都可以接受硬膜外麻醉。

◆ 硬膜外麻醉操作是在后背脊椎上进行的，患有脊柱疾患者、血液病患者，如血小板水平很低，以及硬膜外区域皮肤感染等等，都不适合做这种分娩镇痛。

4. 让自然分娩不再可怕——无痛分娩

在正常阴道分娩过程中，从规律宫缩开始，到胎儿娩出过程中，每次宫缩时，孕妇都会感觉到阵发性的疼痛，这种产时疼痛存在个体的差异。产痛是绝大多数产妇所经受的，分娩时的侧切更使产妇疼痛深刻。怎么样才能快乐地分娩呢？随着医学的发展，已经有一些方法可以帮助产妇减轻顺产时的疼痛。

笑气镇痛：笑气指的就是一氧化二氮，它是一种毒性最小的吸入性麻醉剂，它通过抑制中枢神经系统起到镇痛的作用。吸笑气以后，孕妇很放松，而且效果很好。但是还有一部分孕妇效果不好，吸了以后会感到头晕，但是宫缩的疼痛存在。一般只要吸入30～50秒即可起效，而停止吸入后几分钟，作用就能消失。运用笑气镇痛，产妇可始终保持清醒，配合完成分娩。由于这种笑气镇痛效果好，能缩短分娩时间，对母婴无不良影响，也不会增加产后出血量，因此在临床上应用较广。

腰麻及硬膜外麻醉镇痛：分娩的疼痛的原理是因为子宫收缩，传入到中枢神经系统，从脊髓传入进去，传到大脑，大脑感到疼痛。硬膜外麻醉是通过阻断疼痛信号的传导通路来完成镇痛的。它的作用部位就是在脊髓平面内将传到大脑的感觉通路切断。当宫口开大2～3厘米时，孕妇取左侧卧位，双膝屈向胸部，于第2、3腰椎间隙或第3、4腰椎间隙穿刺硬膜外腔成功后，取出长针迅速置入硬膜外导管，接微量注射泵。麻醉平面控制在第10胸椎平面以下，待腰麻作用减弱时，用微量注射泵向硬膜外腔以每小时10毫升的速度泵入麻醉药液。宫口开全后停止注药。其优点是可以连续给药，延长麻醉时间，减少感染和损伤机会。

点评：

1847年就有医生开始使用乙醚，乙醚是很老的麻醉药，是用来吸入的，病人吸进去以后，她的大脑神经受到抑制，她对痛觉不那么敏感，最早的无痛分娩是从这里开始的。随着分娩镇痛这项技术的不断的发展，很多人的观念有了很大的改变。

点评：

分娩镇痛可以让分娩更顺利，让分娩的过程不中断。

点评：

近20年，人们公认的最好无痛分娩的办法是采取硬膜外麻醉技术。

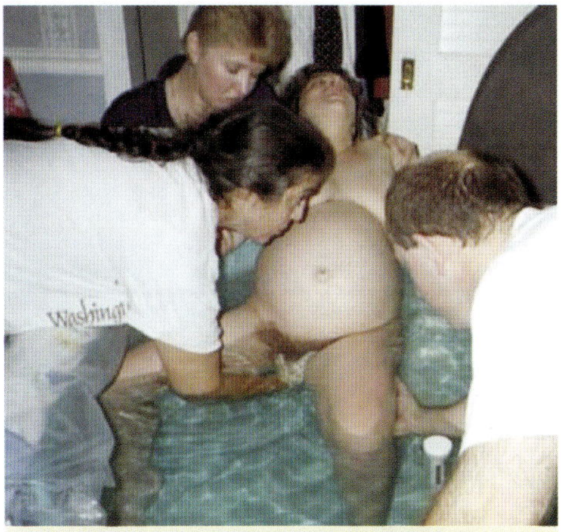
水中分娩也有不尽如人意的地方

健康小卫士箴言：

人工辅助阴道分娩比自然分娩稍困难些，但医生的帮助也会使你顺利分娩。如果你认为此分娩方式有一定的风险，可选择剖宫产。

培育优质生命需关注：

◆ 决定正常分娩的 4 大因素：产力－产道－胎儿－心理。

◆ 任何 1 个或 1 个以上因素发生异常，或 3 个因素间相互不能适应将导致异常分娩，可通过人工辅助的方法进行分娩。

5. 人工辅助阴道分娩

在自然分娩过程中出现子宫收缩无力、或第二产程时间拖得过长时，适当加一些加速分娩的药物以增加子宫收缩力，缩短产程。如遇到胎儿太大或宫缩无力、产妇体力不够时，就要用会阴切开、胎头吸引器及产钳帮助分娩。如果阴道分娩时间过长，没有做任何的干预处理，盆底长时间受压，有可能造成尿道瘘等疾病的发生。

会阴切开常用于以下情况：

（1）初产妇会阴紧，分娩时常有不同程度撕裂，切开会阴是为防止不规则撕裂和损伤肛门。

（2）手术助产为便于操作，防止会阴裂伤，大多数产妇需做切开。

（3）有胎儿窘迫时应迅速娩出，切开会阴达到快速结束分娩的目的。

（4）早产儿胎儿虽小，但为了避免损伤娇嫩的胎儿，有必要会阴切开。

胎头吸引器及产钳助产：

（1）胎儿吸引器是利用负压吸住胎头进行牵引和旋转，以扩张产道加速分娩；

（2）产钳利用两个钳叶夹持胎头的两侧颧骨部分，牵引出胎儿，偶然也可旋转胎头，以纠正胎头位置不正。在自然分娩中，使用产钳的几率是非常低的，在万不得已时才会使用。

出现下列这些情况才考虑使用上述两种助产器材：

（1）第二产程延长。

（2）妊娠高血压综合征或心脏病等患者需缩短第二产程。

（3）宫口开全胎儿宫内窘迫需迅速娩出胎儿。

（4）疤痕子宫，预防子宫破裂。

（5）前置胎盘或胎盘早剥，可用吸引器牵引压迫止血。

点评：

会阴切开指征：会阴过紧或胎儿过大，估计分娩时会阴撕裂不可避免者，或母婴有病理情况急需结束分娩者。

点评：

胎儿窘迫是指胎儿在宫内因缺氧和酸中毒，危及胎儿健康和生命的综合症状。

点评：

第二产程是指宫口开全到胎儿娩出的整个过程。第二产程包括胎头拔露、胎头着冠、胎头娩出、胎儿娩出。一般时间 <2 小时，如果 >2 小时提示第二产程延长。

点评：

17 世纪 Chamberlen 发明产钳密传四代。1720 年 Vischer 购得全部产钳并公之于世。目前产钳已很少应用，如阴道分娩有风险，可选择剖宫产规避。

第三节　分娩的补救措施——剖宫产

健康小卫士箴言：

剖宫产作为现代处理难产的主要医学手段，可有效的保障母婴安全。那么是否剖宫产优于自然分娩呢？回答是否定的。

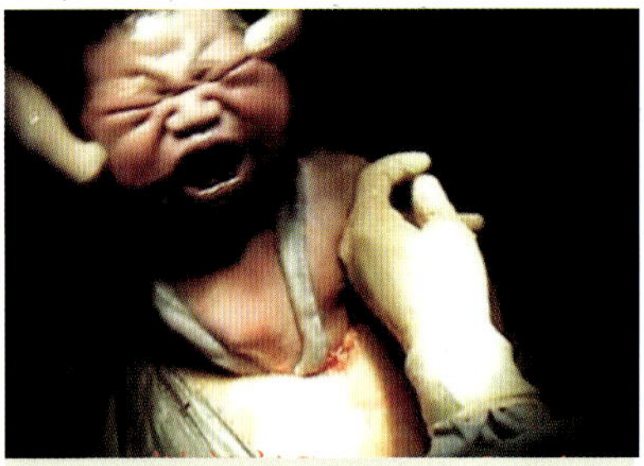

剖宫产

培育优质生命需关注：

剖宫产手术医学指征——

- 胎儿的指征

①胎儿过大，头盆不称。

②胎儿窘迫，短时间难分娩。

③胎位异常，如横位、臀位等，持续性枕后位等。

④产程停滞，胎儿娩出困难。

- 准妈妈的指征

①骨盆狭窄或畸形，头盆不称。

②软产道异常，如梗阻瘢痕等。

③妊高症无法承受自然分娩。

④高龄初产或有多次流产史。

⑤前置胎盘或胎盘早剥等。

⑥严重的妊娠合并症，如心脏病、糖尿病、慢性肾炎等。

剖宫产的优点：①由于某种原因不能经阴道分娩时、或胎儿窘迫时，为了挽救母婴的生命，采取紧急施行剖宫产手术。②如果是选择剖宫产，在宫缩未开始前，应施行手术，可以免去产妇遭受阵痛之苦。③如果妊娠合并卵巢肿瘤或浆膜下有肌瘤，剖宫产则一举两得，在取出胎儿的同时，可切除肿瘤和肌瘤。④在实行剖宫产的同时，可行绝育手术，即输卵管结扎术。如果有严重感染、不全子宫破裂、多发性子宫肌瘤而不宜保留子宫时，也可同时切除子宫。⑤剖宫产可以很快将胎儿娩出。

剖宫产的缺点：①剖宫产手术对母体精神和肉体上都是个创伤。②手术时麻醉意外一旦发生，对母婴的生命威胁很大。③剖宫产产妇的死亡率比正常经阴道分娩的产妇的死亡率略高。④剖宫产的出血量比正常经阴道分娩的要多，同时还有可能发生大出血和损伤等。⑤剖宫产即便平安无事，手术后也可能发生腹壁伤口感染，长期不愈合，或腹壁窦道形成。子宫切口感染，或子宫切口愈合不良而发生产后晚期大出血者，如果保守治疗无效就得再次手术切除子宫。⑥术后子宫及全身的恢复都比经阴道分娩慢。⑦术后产妇发生盆腔炎、月经不调、腰痛、异位妊娠等现象的发生率较高。⑧再次妊娠和分娩时，有可能从原子宫切口处裂开，从而发生子宫破裂，直接威胁母婴的生命。如果再次妊娠，需行人工流产，易发生子宫穿孔等。⑨剖宫产的新生儿，缺乏自然分娩中产道对胎儿的必要挤压过程，极有可能发生呼吸窘迫综合征、颅内出血、吸入性肺炎；其抵御疾病的免疫力要比正常分娩的新生儿低，而且情商低于正常分娩的孩子，表现在人际交流、社会适应能力较差，有些孩子长大后易患失调综合征等疾病。⑩住院时间长，费用高。

点评：

剖宫产是一种手术，早在4个世纪以前，就因为它的神秘和惊人的死亡率成为外科领域中的热门话题，到21世纪又因它的普通及惊人的使用率而再次被热炒。

点评：

剖宫产降低了孕产妇及围产儿的死亡率。但剖宫产本身带来的手术死亡率及并发症明显高于自然分娩，约为3~7倍。别把剖宫产当成分娩捷径，不要因择吉日或怕疼，或为了生产更顺利等原因而选择剖宫产。剖宫产只能作为保障母婴安全的一种手段来使用。

点评：

选择剖宫产时应严格掌握医学适应证，不可盲目扩大使用。

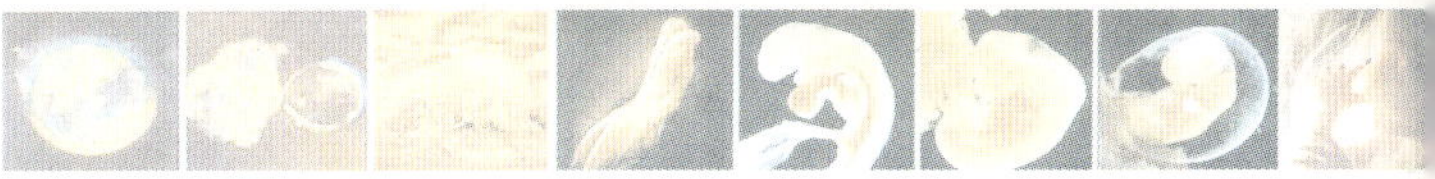

第九课　重视产前胎儿窘迫

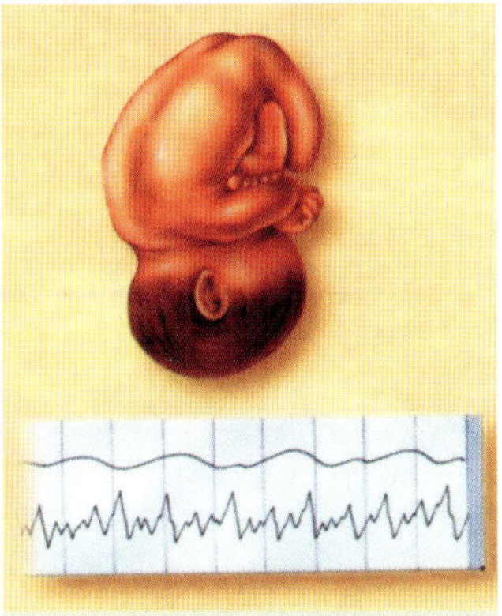

胎儿宫内窘迫

健康小卫士箴言：

胎儿窘迫是指胎儿在母体内缺氧，酸中毒引起的危及胎儿健康和生命的一系列症候群。主要发生在临产过程中，发生率：2.7%～38.5%。

培育优质生命需关注：

◆ 智力低下的新生儿中，90%为产前、产时或产后缺氧；10%为遗传因素。

◆ 重度窒息的新生儿中，4.1%有智力异常。

◆ 窒息20分钟后好转的新生儿，36.4%智力异常。

◆ 宫高腹围均小于正常。

胎儿窘迫是围产儿死亡首要的因素，儿童智力低下的主要原因。主要发生在临产过程，也可发生在妊娠后期。发生在临产过程者，多发生在妊娠后期的延续和加重。

（1）慢性胎儿窘迫的诊断：

①胎盘功能检查：测定 24 小时尿 E3 值并动态连续观察，若急骤减少 30%～40%，或于妊娠末期连续多次测定 24 小时尿 E3 值在 10 毫克以下者，表示胎盘功能减退。

②胎心监测：连续描述孕妇胎心率 20～40 分钟，正常胎心率基线为 120～160 次 / 分。若胎动时胎心率加速不明显，基线变异率 <3 次 / 分，提示存在胎儿窘迫。

③胎动计数：近足月时，胎动 >20 次 /24 小时。胎动减少是胎儿窘迫的重要指标。每日监测胎动可预知胎儿的安危。

④羊膜镜检查：羊水混浊黄染至深褐色。

（2）急性胎儿窘迫的诊断：

①胎心率变化：胎心率是了解胎儿是否正常的一个重要标志：A. 胎心率 >160 次 / 分，尤其是 >180 次 / 分，为胎儿缺氧的初期表现（孕妇心率不快的情况下）；B. 胎心率 <120 次 / 分，尤其是 >100 次 / 分，为胎儿危险征；C. 出现胎心晚期减速、变异减速或（和）基线缺乏变异，均表示胎儿窘迫。

②羊水胎粪污染：由于胎儿缺氧，引起迷走神经兴奋，肠蠕动亢进，肛门括约肌松弛，使胎粪排入羊水中，羊水呈绿色、黄绿色，进而呈混浊的棕黄色，即羊水污染分Ⅰ度、Ⅱ度、Ⅲ度。破膜后羊水流出，可直接观察羊水的性状。若未破膜可经羊膜镜窥视，透过胎膜以了解羊水的性状。若胎先露部已固定，前羊水囊所反映的可以不同于胎先露部以上后羊水的情况。前羊水囊清而胎心率不正常时，视情况若能行破膜者，可经消毒铺巾后稍向上推移胎先露部，其上方的羊水流出，即可了解羊膜腔上部的后羊水性状。

点评：

胎动次数是判断胎儿窘迫的既方便又准确的方法。胎动：频繁→减弱→消失；12 小时胎动计数<10 次为异常。计算胎动方法：早、中、晚自行监测各 1 小时胎动次数，3 次的胎动次数相加乘以 4，即为接近 12 小时的胎动次数。

点评：

应注意：胎动消失后，胎心在 24 小时内也会消失，以免贻误抢救时机。胎动过频往往是胎动消失的前驱症状，也应予以重视。

点评：

胎心率异常时应详细检查原因。胎心改变不能只凭一次听诊而确定，应多次检查，并改变体位为侧卧位后再持续检查数分钟。

健康小卫士箴言：

慢性胎儿窘迫多发生在妊娠末期，往往延续至临产并加重。急性胎儿窘迫主要发生于分娩期。治疗要及时果断。

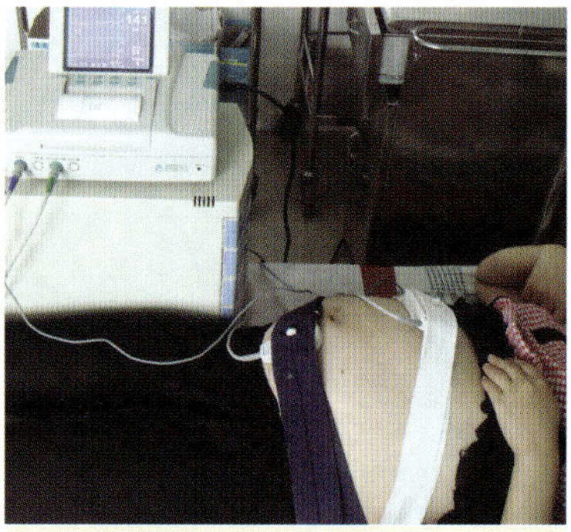

正在进行胎心监护

培育优质生命需关注：

◆急性胎儿窘迫——

①积极寻找原因并予以处理。

②持续高流量吸氧。

③尽快终止妊娠。

A. 宫口开全：尽快阴道助产。B. 宫口未开可剖宫产。

◆下述情况之一者应剖宫产——

①胎心率≤120或≥180，伴羊水胎粪污染Ⅱ度。

②羊水过少胎粪污染Ⅲ度。

③胎儿电子监护：CST或OCT频繁晚期减速和变异减速。

④胎儿头皮血pH<7.20。

◆慢性胎儿窘迫——

①一般处理：左侧卧位，定时吸氧，积极治疗合并症。

②终止妊娠：接近足月，胎儿可存活，剖宫产。

③期待疗法：未足月者保守治疗以延长孕周。争取胎儿成熟后终止妊娠。

羊水Ⅰ度、Ⅱ度污染，胎心始终良好者，应继续密切监护胎心，不一定是胎儿窘迫；羊水Ⅲ度污染者，应及早结束分娩，即使娩出的新生儿Apgar评分（P254详解）可能≥7分也应警惕，因新生儿窒息几率很大。羊水轻度污染，胎心经约10分钟的监护有异常发现，仍应诊断为胎儿窘迫。

（3）胎动：急性胎儿窘迫初期，先表现为胎动过频，继而转弱及次数减少，进而消失。

（4）酸中毒：破膜后，检查胎儿头皮血进行血气分析。诊断胎儿窘迫的指标有血pH<7.20，PO_2<10mmHg（1.3kPa），PCO_2>60mmHg（8.0kPa）。

【治疗措施】

（1）慢性胎儿的窘迫：

①能定期作产前检查者，估计胎儿情况尚可，孕妇应多取侧卧位休息，争取胎盘供血改善，延长孕周数。

②情况难以改善，接近足月妊娠，估计在娩出后胎儿生存机会极大者，可考虑行剖宫产。

③距离足月妊娠越远，胎儿娩出后生存可能性越小，则可将情况向家属说明，尽量保守治疗以期延长孕周数。实际胎儿胎盘功能不佳者，胎儿发育必然受到影响，所以预后较差。

（2）急性胎儿窘迫：

①宫口开全，胎先露部已达坐骨棘平面以下3厘米者，应尽快助产经阴道娩出胎儿。

②宫颈尚未完全扩张，胎儿窘迫情况不严重，可予面罩吸氧，同时嘱产妇左侧卧位，观察10分钟，若胎心率变为正常，可继续观察。若因使用催产素宫缩过强造成胎心率异常减缓者，应立即停止滴注，继续观察是否能转为正常。病情紧迫或经上述处理无效者，应立即行剖宫产。

点评：

虽然羊水轻度污染不能诊断胎儿窘迫，但还是要足够重视，如果合并胎动减少，更应警惕。往往有一些年轻的临床医生仅仅重视检验指标，忽视孕妇的胎动减少而痛失抢救时机。

点评：

子宫胎盘血循环或脐带血循环障碍造成胎儿急性缺氧：①前置胎盘、胎盘早剥。②子宫收缩过强、过频及不协调。③脐带脱垂、真结、扭转、绕颈。

点评：

母体血液氧含量不足造成慢性胎儿窘迫：心、肺疾病，严重贫血子宫胎盘血运受阻。妊高征、高血压、肾炎、糖尿病、过期妊娠。

胎儿运送及利用氧能力降低：严重心血管畸形、溶血性贫血。

第十课　临产在即

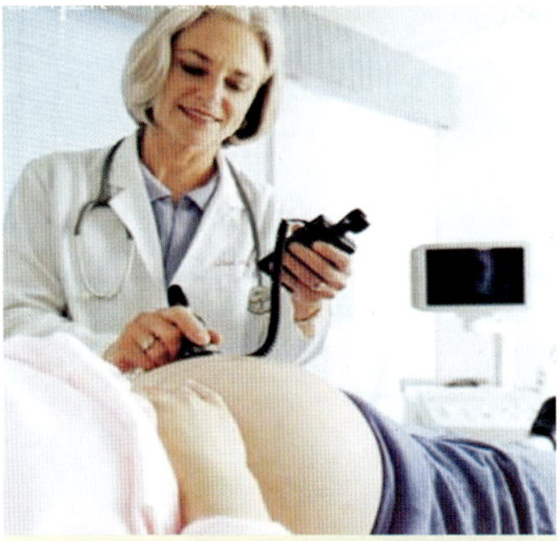

临产在即须认识真假临产

健康小卫士箴言：

临产期首先注意自己胎动的情况，孕晚期突然出现胎动减少或者胎动过频，提示胎儿在胎内状况不佳，应立即去医院。可能出现假临产的情况，应和临产征兆相区分。

培育优质生命需关注：

◆ 如果确认是临产征兆：子宫底下降；见红；有规律的子宫收缩且宫缩逐渐增强；破水等。

◆ 如果你打算去医院待产，请及时出发。

◆ 如果你打算在家生产，请及时请助产士到家。

第一节　怎么知道该分娩了

在预产期前 2~3 周，有些孕妇会出现不规律的子宫收缩，有时几分钟一次，有时半小时一次，每次宫缩时间在几分钟到半小时不等，并不会逐渐增强，反而逐渐减弱而消失，宫颈并未开大，这种情况称为“假临产”。它会在夜间出现，使孕妇睡眠欠安。出现这种现象最好到医院检查，看看宫口是否开大。确认是假临产就可以回家好好休息，积聚精力，直到有规律的宫缩出现，且越来越强，就应马上去医院。如果曾有合并症者，如高血压、糖尿病、甲亢或胎位不正，则应提前住院。

认识临产征兆

子宫底下降：在分娩前数周，因胎头入盆，你会感觉上腹部轻松了一些，呼吸和胃口也明显好转，但小便次数增多，走路也不太舒服。这是子宫底下降的原因。

见红：孕妇临产前，常有少量暗红色或咖啡色血液，夹着黏液白带从阴道流出，俗称见红。这是子宫收缩牵动宫颈，使子宫颈内附近的胎膜与子宫壁分离，毛细血管断裂，宫颈黏液栓脱落，血性黏液自阴道流出。子宫颈扩张的征兆，一般发生在阵痛和破水的前 1~2 天。

有规律的子宫收缩：孕妇产程一旦开始，子宫的收缩便十分有规律，初期间隔时间大约是每隔 10 分钟一次，持续 25~30 秒钟，以后疼痛的持续时间逐渐延长至 40~60 分钟，程度也随之加重，间隔时间逐渐缩短到 3~5 分钟。

破水：就是有淡黄色或白色的羊水从阴道内流出，即所谓的破膜，俗称破水。这是由于子宫的羊水压力骤然增加羊膜囊的破裂，羊水夺孔而出。多数产妇在破膜后不久，便开始产生规律宫缩，正式进入产程，此时应立即送往医院。应减少走动，最好能平躺休息，以防止脐带滑出子宫而受压迫。注意羊水颜色及是否有异味，并立刻到医院检查。

点评：

初产妇：单纯落红不代表立刻要生产，还不需住院；但若有下列情况，请到医院检查。①合并规则阵痛；②出血量多于月经。

经产妇：因产程进展较快，建议到医院检查。

点评：

有规律的宫缩出现，是临产的标志。一般来讲，规律的宫缩是指每 3～5 分钟出现一次，每次宫缩持续半分钟以上，并随着时间的推移，宫缩越来越强，间隔的时间越来越缩短，这说明已经开始临产了。

点评：

阴道有一些清亮的液体流出来，提示发生了胎膜破裂，这时一定要到医院就诊。一旦发生胎膜破裂，随着破膜时间延长，有可能会导致宫内感染。个别孕妇破膜的时候，大量羊水流出，还会发生脐带脱垂，造成胎儿窘迫威胁生命。

第二节 什么时间该去医院待产

健康小卫士箴言：

往往很多初产妇一出现阵发性腹痛就慌了手脚，急急忙忙赶到医院发现是假临产。你不妨先休息一下看是否是真的阵痛。

培育优质生命需关注：

- 你应该明白什么情况下要到医院检查。
- 要对分娩的疼痛有充分的思想准备。
- 分娩是自然的生理现象，分娩痛是生理性疼痛，一般人都可以忍受。
- 如果没有充分的思想准备，你也许被疼痛打垮。
- 如果临产时就感到疼痛剧烈，那就需要尽早接受无痛分娩。

真假临产阵痛特点

假性阵痛	真阵痛
无规则性	规则性，约 3~5 分钟一次
改变姿势或休息可减轻	疼痛越来越强烈，改变姿势或休息无改善
痛位于限下腹及腹股沟	痛延伸到背部、尾骶骨
无合并便意感	合并便意感
子宫颈无改变	宫颈变薄、扩张（落红）

出现阵发性腹痛时，最好先躺下休息片刻，或寻找一个舒适的体位，在放松的状态下进行深呼吸，可以缓解疼痛。若疼痛消失即为假性临产。真性临产的疼痛随着一阵阵的宫缩会越来越强烈，并伴有便意感。

阵痛的来院时机

- 初产妇：
  - 规则 3~5 分钟痛一次，持续约半小时
- 经产妇：
  - 规则 5~10 分钟痛一次，持续约半小时
  - 合并便意感
- 从阵痛至子宫颈扩张 4cm 称潜伏期
  - 初产妇平均需 6~8 小时
  - 经产妇平均需 4~6 小时

其他应来院检查的状况

- 胎动减少
- 有便意感，肛门不由自主地想用力
- 阴道大量出血
- 全身性的水肿
- 持续头痛，视力模糊
- 剧烈呕吐
- 剧烈腹痛

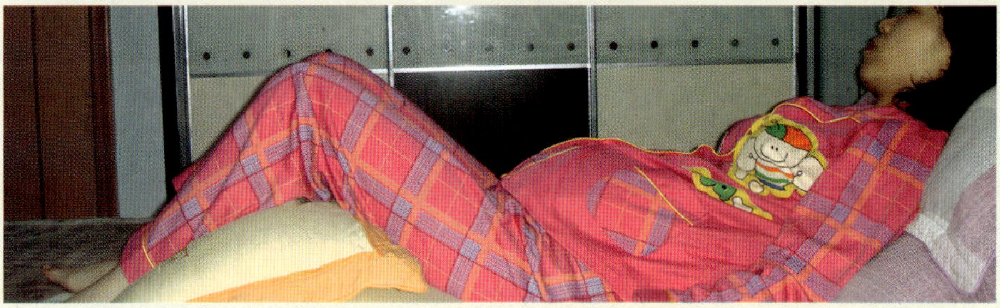

出现阵发性腹痛时，最好先躺下休息片刻，寻找一个舒适的体位，在放松的状态下进行深呼吸

【案例医评】：不幸的艾滋病孕妇

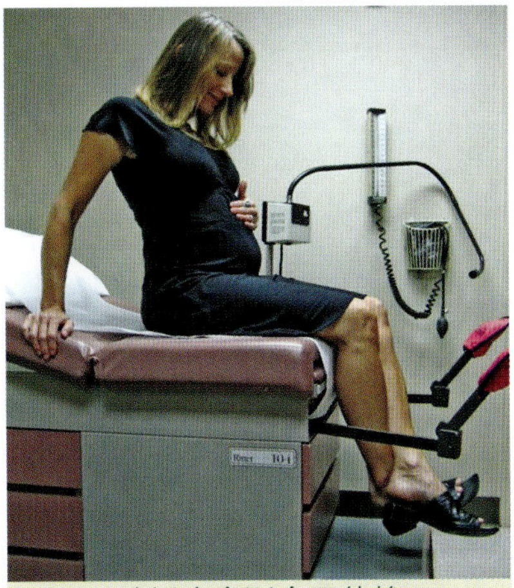
结婚生育别忘了体检

健康小卫士箴言：

婚（同居）前、孕前、产前检查是保证母婴健康的三大法宝，不可偏废。常规的产前筛查是降低某些传染病母婴传播的关键，包括 HIV 阳性者。

培育优质生命需关注：

◆ 在西方国家，大多数 HIV 感染出现在男性同性或双性恋和吸毒者之中。

◆ 在英国伦敦中部，孕妇 HIV 感染的患病率不到 1%。

◆ 非洲国家，妊娠期患病率已经超过 40%。

拿着沉甸甸的血化验单，我一下子懵了，真不知道随后的工作如何来做，许久我才回过神来，她毕竟是临产的孕妇，我怎么告诉她？还是先告诉她的老公，也顺便说服她老公抽血化验，毕竟 HIV 阳性我还是第一次遇到。

“都是我害了她，我害了她，也害了我的孩子……”他抓着自己的头发，捶打着自己的头部，喃喃地说着。等他冷静下来后，我安慰他，虽然目前艾滋病还没有治愈的可能，但通过医学干预，还有可能避免母婴传播……这时他的情绪好多了。后来，他向我诉说了他俩的爱情故事……

他曾是一个罪犯，他的犯罪源自吸毒，他的戒毒源自他的犯罪，还有她不计前嫌和无私的爱……他说，他到死都不会忘记那个美好的月夜……

那天，月光像一层淡淡的、薄薄的轻纱，轻轻地笼罩在街心公园，微风吹来，矮小的小树林发出细细的沙沙声，像春蚕吐丝，又好像是轻纱一样的月光被小树的枝叶拨弄着发出的声响。啊，一切都是那样的美好；一切都是那样的惬意。他和她经人介绍第一次约会，他诚恳地请求她的谅解，她神色凝重地点点头，说：“你能给我讲述你的过去，我很感动，说明你从心灵的深处愿意走出人生的沼泽……”

“后来，我们结婚了。她很善良又很勤劳，我在外拼命挣钱，我发誓不要让这样善良的女人受任何委屈，可是，到后来，还是我害了她。如果当初她不选择我，我也不会憎恨她的。我知道像我这样罪恶不赦的人是没有任何奢望的，既然这样，医生，我求你不要告诉她检验的结果……”

过了几天，他的抽血化验结果也出来了，HIV 阳性。当我把他的检验结果告诉他时，他显得很平静……

点评：

目前 HIV 是威胁人类健康的病毒，有人称之为超级癌症。

点评：

吸毒是 HIV 传播的途径之一，HIV 感染最常见的传播途径是通过性接触，还有使用被污染的注射器或输入被感染的血液和血制品。

点评：

婚前检查往往可避免悲剧的发生。

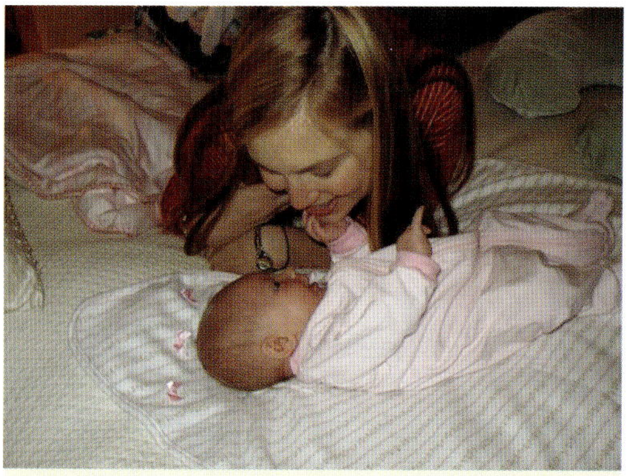

感染HIV病毒不能尽享母子亲情

健康小卫士箴言：

常规的产前筛查和对HIV阳性孕妇给予治疗能够显著降低母婴传播，并且可延缓母体的发病时间，促进母体长期生存。

培育优质生命需关注：

- 在妊娠的最后几个月里，使用抗病毒药物要综合疗法治疗HIV阳性孕妇。
- 分娩时选择剖宫产。
- 避免母乳喂养。
- 积极治疗新生儿。
- 可使感染HIV的婴儿从20%降到2%。

她的临产期越来越近了，我动员她做剖宫产，她怎么都不愿意，尽管我找了许多个理由，最后还是落了个你们医生就是想多赚钱的骂名，但最后她还是同意了剖宫产手术。

签字那天，她要亲自找我谈话。我认真的给她谈了剖宫产的适应证和并发症，并就她提出的问题耐心细致地做了回答。最后，她拿起了笔，接过了病历，却向后翻看化验单。

点评：

剖宫产是减少HIV母婴传播的有效方法。

我一下子惊觉起来，说："对不起，病历不能随便乱看的。"她惨淡的一笑，似乎嘴角的皮肤抽动了两下，说："哦，我不是随便乱看的，我很认真。"

"别紧张，医生，其实我也不懂，只是想知道一下自己的血型而已。"

我轻轻地舒了一口气，见她麻利地在手术知情同意书上签了自己的名字。

点评：

避免母乳喂养对减少母婴HIV传染同样重要。

手术后，她住进了特需病房并进行了隔离。她似乎对此没有提出任何异议，尽管原来和她一起进手术室的其他孕妇没有进特需病房，她显得很平静，术后恢复很快。第二天，她就在我的建议下下床活动了。第三天，肛门排气后就开始进食了。她始终没有要求给孩子喂奶……

出院那天，她悄悄地来到我的办公室，非常拘谨、非常诚恳的对我说："谢谢你，医生，我知道你对我好。可是有一句话在我心里窝得发慌，是不是我老公不让你告诉我化验结果？"我一下子茫然了，语塞得竟没说一句话。

点评：

HIV感染在中国主要是血液污染造成的。河南的艾滋病村已经得到政府的高度重视。

她接着说："他的检查结果是不是也是阳性？他是不是很忏悔？"我点点头。只见她的泪水悄悄地流下了她的脸颊。

我拍拍她的肩膀，安慰她，无论如何，您的孩子已经远离了HIV。听到这话后，她那含着泪花的双眼放出一丝光彩。

临走时，她说："我早就听说了，我的第一个男友，由于卖血已经染上了艾滋病去了……

第三节 孕妇临产前应该怎么吃

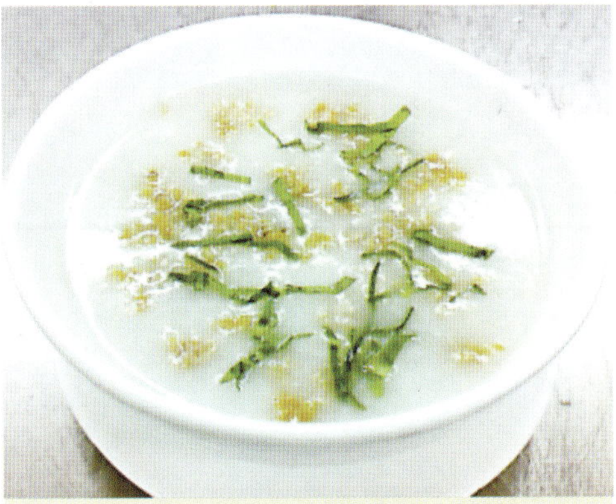
粥，围产期最好的选择

健康小卫士箴言：

分娩过程中，产妇处于强体力劳动，整个产程一般需10个多小时，此时能量的需要大大增加。孕妇临产前，应该怎么吃才能保证分娩所需能量，从而避免因分娩的能源缺乏而导致的难产呢？

培育优质生命需关注：

- 应少量多次进食。
- 流食或半流质饮食。
- 易消化，高热量、少脂肪。
- 丰富碳水化合物及蛋白质。
- 补充足够的水分。

自然生产相当于一次重体力劳动，产妇必须有足够的能量供给，才能有良好的子宫收缩力，宫颈口开全才有体力把孩子排出。临产前，若孕妇进食不佳，则“供不应求” 。其后果也可能是极为严重的，如易引起产妇体能的衰竭，由于缺乏分娩的能源，子宫收缩无力，可导致滞产，产程延长，胎儿宫内窘迫，新生儿窒息，甚至分娩过程中死亡。即使经产钳、胎头吸引或剖宫产等手术助产，产妇也可能因极度的衰竭，产后子宫无法收缩，发生致命的产后大出血。因此，临产时产妇要吃饱喝足，对母婴双方的健康及分娩能否顺利进展，有着特殊的重要意义。不过，临床上这种可能性发生的几率还是比较小的，有经验的妇产科医生会给你静脉注射葡萄糖来补充能量，但即使这样也不能完全代替饮食的支持。

点评：产程中的饮食有其特殊性，产妇要听从产科医生及护士的意见，在产程中摄入足够的热量，以充沛的精力和体力顺利分娩。

优质巧克力。每100克巧克力中含碳水化合物约55～60克，脂肪30～38克，蛋白质15克，还有铁、钙以及维生素 B_2 等。巧克力中的碳水化合物吸收迅速，食用方便，便于分娩过程中补充体力。

巧食促顺产。临产时食用以下两款菜粥，能加快产程，减少准妈妈的痛苦。

● 空心菜粥：空心菜、糙米、精盐少许，清水适量。取锅，放入清水、糙米，煮至粥将成时，加入空心菜适量、精盐少许，再继续煮至粥成。该粥的特点是，清淡而易于补充能量。

点评：空心菜粥效用：清热，凉血，利尿。孕妇临盆食之，能滑胎易产。

● 冬苋菜粥：冬苋菜、糙米、精盐少许，清水适量。取锅，放入清水、糙米，煮至粥将成时，加入冬苋菜、精盐，再旺火煮沸即成。该粥的特点主要是巧用了冬苋菜，不但补充能量，还能够增加子宫的收缩力。

点评：冬苋菜粥效用：清热，滑窍，顺胎产。孕妇临产时能使胎滑易产，但孕期不宜食用，以防流产。

第四节　临产时孕妇应该吃什么

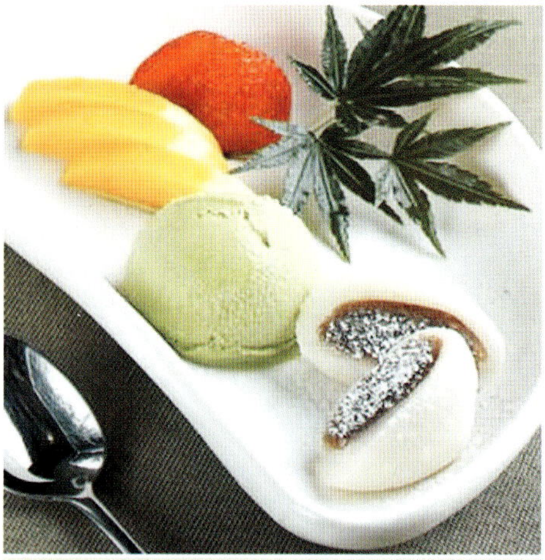

临产饮食根据爱好选择

健康小卫士箴言：

临产时孕妇吃什么呢？这是每位产妇及其亲人非常关心的问题。临产时，由于阵阵发作的宫缩痛，常影响产妇的胃口。产妇应学会运用宫缩间歇期进食的“灵活战术”。

培育优质生命需关注：

◆ 第一产程初期：

在宫缩间歇期抓紧时间进食，少量多餐，同时要保持良好的情绪，做到能吃能睡。

◆ 第一产程末期或第二产程：

要进食高热量饮食，如巧克力，少量多次饮水。

临产饮食应以富于糖分、蛋白质、维生素、易消化的食物为主。根据产妇自己的爱好进行选择。

（1）选择营养价值和热量高的食品。

营养价值和热量高，吸收快的食品，如鸡蛋、牛奶、瘦肉、鱼虾和大豆制品，蛋糕、面汤、稀饭、肉粥、藕粉、点心。

（2）食物要少而精，每日进食4~5次。

应尽量少吃多餐，选择容易消化、低脂肪的饮食，可防止胃肠道充盈过度或胀气，以利于顺利分娩。

（3）以半流质为主，适当选择水果等。

分娩过程中消耗水分较多，因此，临产前应多吃含水分较多的半流质饮食，如面条、大米粥、蛋糕、面包、牛奶等。可选择果汁、苹果、西瓜、橘子、香蕉、巧克力等多样饮食。

（4）忌食油炸食品。

临产前不宜吃过于油腻的油炸、油煎食品。主要是这些食品容易造成孕妇肠胀气，影响分娩。

民间习惯于临产前让孕妇吃白糖(或红糖)卧鸡蛋或肉丝面条、鸡蛋羹或多喝些糖水等，这些都是临产前较为适宜的饮食。也有些妇女不懂营养学，认为“生孩子时应多吃鸡蛋长劲”，于是便一顿猛吃十个八个，甚至更多。这种做法往往适得其反。殊不知人体吸收营养并非是无限制的，当过多摄入时，则“超额”部分经肠道及泌尿道排出。多吃浪费是小事，更重要的是加重了胃肠道的负担，还可能引起“停食”、消化不良、腹胀、呕吐，甚至更为严重的后果。产妇每顿吃1~2个鸡蛋足够，可再配些其他营养品。

点评：

临产期间，因为宫缩的干扰及睡眠的不足，产妇胃肠道分泌消化液的能力降低，蠕动功能也减弱，吃进的食物从胃排到肠里的时间也由平时的4小时增加至6小时左右，极易存食。因此，产妇最好不要吃不易消化的油炸或油腻食物。

点评：

注意既不可过于饥渴，也不能暴饮暴食。

点评：

果汁、水果、糖水及白开水可补充体内由于体力消耗而丧失的水分。

第十一课　自然分娩直击

第一节　第 一 产 程

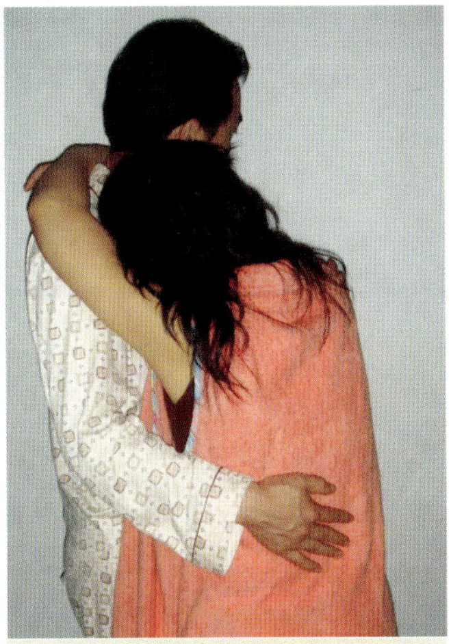

丈夫关爱可缓解阵痛

健康小卫士箴言：

第一产程是指从有规律的宫缩至宫颈口完全扩张达 10 厘米，能使胎头娩出为止。产妇注意要配合呼吸，不宜提早用力，以免子宫颈及产道裂伤。

培育优质生命需关注：

出现阵痛时妻子斜扶在丈夫的肩胸，丈夫轻轻揽着妻子的腰部，并按摩腰背部。记住，一定要鼓励妻子，给她信心和力量。

分娩时随着子宫的收缩，子宫腔内压力一阵阵增加，迫使胎儿逐渐下降、经子宫口、阴道娩出，再到胎盘的产出全部时间，称为总产程。共有 3 个产程组成。

第一产程可分为两个阶段：潜伏期：宫缩逐渐加强，宫颈管消失至宫口开大到 4 厘米。这段时间初产妇因子宫颈较紧，开大时间较慢，一般需要 5～8 个小时。如果初产妇的第一产程超过 20 小时，则被认为是异常。活跃期：宫口自 4 厘米至开全，先露部进入中骨盆，此期产妇约持续 5 小时。当先露部进入骨盆后，产妇开始感到有向下屏气的迫切要求。当宫颈未开全时应避免向下屏气，以防宫颈撕裂和浪费体力。

第一产程的配合：消除惧怕心理，保持镇静乐观；按时进食，吃好喝好，补充足够的营养；按时排尿，每 2~4 小时一次，使膀胱空虚，以免阻碍胎头下降；如果胎膜未破，经医生同意，你可在待产室内行走活动；宫缩时也可做一些辅助的减痛动作，如丈夫可帮助按摩腰背部和臀部。

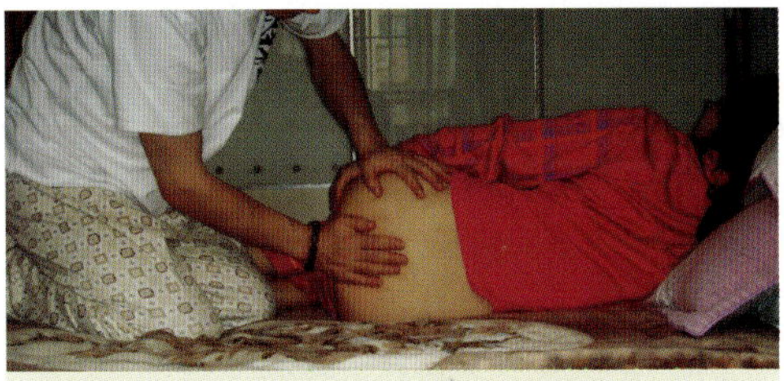

丈夫可帮助按摩骶尾部缓解疼痛

注意：第一产程要学会很好地休息，没有宫缩时，该吃就吃、该喝就喝，如果 10 多小时都处在高度紧张状态，到第二产程，即使想用力，也很疲惫。

对准爸爸的提醒：你的陪伴和鼓励很重要，一起坚定自然分娩的信心。对比较脆弱的准妈妈，你不仅从语言上而且要从行动上多安慰，在阵痛间隙你给她端水，阵痛时拿毛巾给她擦擦汗，不要表现出丝毫的厌烦情绪，尽可能留在她身边。

点评：

尽量运用有帮助的非语言交流技巧，帮助产妇树立自然分娩的信心。在子宫收缩间歇下床或站起来走动一下，可以帮助产妇减轻产痛，但要尽量放松。

点评：

在子宫收缩间歇，产妇要多注意喝一些饮料及吃一点食物，以补充能量，注意及时排尿。

点评：

随着疼痛加重，产妇的恐惧不断增加，依赖性更强，丈夫和陪护者要给予她更多的关心和支持。丈夫或陪护者要不断地给予产妇表扬和鼓励，增强她的自信心。温习或示范肌肉松弛及呼吸技巧。

第二节 第 二 产 程

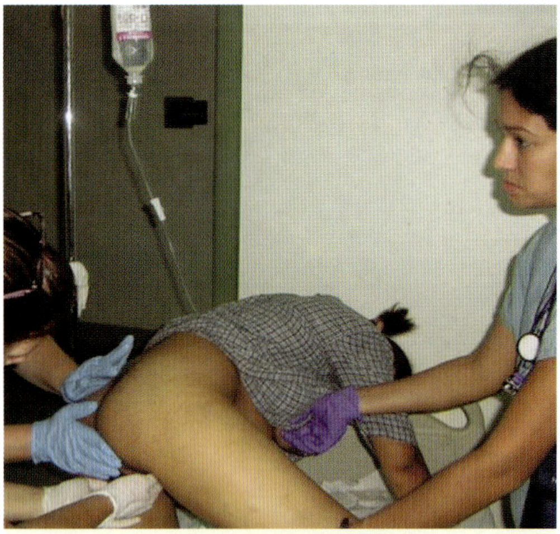
分娩可采用多种体位

健康小卫士箴言：

初产妇第二产程平均约持续 2 小时，经产妇约在 1 小时内，如用硬膜外镇痛，时间可延长。第二产程过长会造成很多并发症：如产妇尿瘘、粪瘘；胎儿窘迫综合征等。

培育优质生命需关注：

◆ 会阴撕裂的诱因是会阴水肿、会阴过紧缺乏弹力、耻骨弓过低、胎儿过大、胎儿娩出过快。

◆ 第二产程过长的常见原因是子宫收缩无力，分娩时配合不好。

◆ 会阴过紧或胎儿过大，估计分娩时会阴撕裂者，或母儿有病理情况急需结束分娩者，应实行会阴切开术。

第二产程——从宫口开全到胎儿娩出。此时，子宫收缩最强、最勤，但产妇会感觉宫缩痛减轻。因胎头下降达骨盆底压迫直肠和膀胱，会有不由自主的排便感。自然分娩时，在宫缩的同时学会正确屏气向下用力，调动腹直肌和肛提肌的力量帮助胎儿顺利娩出。宫缩接近时，用胸式呼吸法往胸里吸满八成气，当宫缩最剧烈时，屏气 3~4 秒钟，向肛门方向用劲。边用劲边将吸入的气呼出。宫缩间歇停止用力，抓紧休息。

当胎头即将娩出时要张嘴哈气，分娩第二期终了之际短促的呼吸，放松腹部，使胎儿头部缓缓露出。避免用力过猛使胎头娩出过快，造成会阴撕裂。

此时，医生进行阴道检查以明确胎位，并指导产妇在每次宫缩时配合用力屏气，使胎头逐渐下降，经过盆腔，逐渐扩张阴道口。宫缩时，接生者用左手掌覆于胎头上控制胎头的进展速度。右手手指弯曲保护会阴部，协助胎儿娩出，接生者对胎头娩出速度的控制是分娩安全的关键。

当胎头娩出后，胎体旋转，轻压胎头，前肩自耻骨弓下娩出。胎头略抬高，后肩从会阴处娩出，最后胎体相继娩出。当助产士清理新生儿的呼吸道，吸尽口、鼻、咽的黏液和羊水，刺激新生儿的脚心时，你就能听见宝宝第一声响亮的啼哭了。

接着，进行脐带处理，最后将新生儿放置于温暖的婴儿床或母亲怀中。这时你就能够看到宝宝的样子了。很多母亲看到宝宝后会有些失望，这个血糊糊，黏糊糊的小东西和自己想象中的宝宝的样子完全不一样！别忘了，宝宝刚刚降临人世，还没有好好地洗个澡呢，宝宝每天的变化都是很大的。

点评：

宫口开全即进入第二产程，此时，需要产妇进行适当的配合，有宫缩来临，孕妇要深呼吸，正确使用腹压。宫口开全后，有宫缩的情况下，孕妇协助慢慢用腹压，帮助胎儿娩出。

点评：

作为丈夫的你，应陪伴在妻子身边，指导她配合宫缩屏气用力。

点评：

作为丈夫的你，应在妻子身边多称赞与鼓励，使她增强信心。待胎儿头部将要娩出时，告诉她短促呼吸，放松腹部，避免娩出太快撕裂会阴。

第三节　直击自然分娩

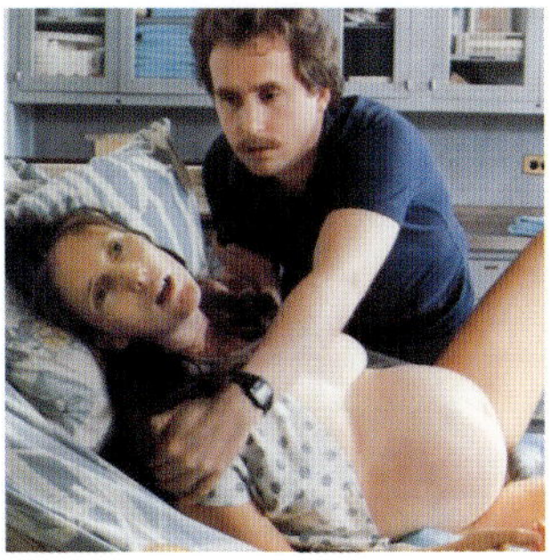

①临产前兆：出现由强到弱的阵发性腹痛，要多鼓励消除太太的恐惧心理，马上去医院或请助产士到家。

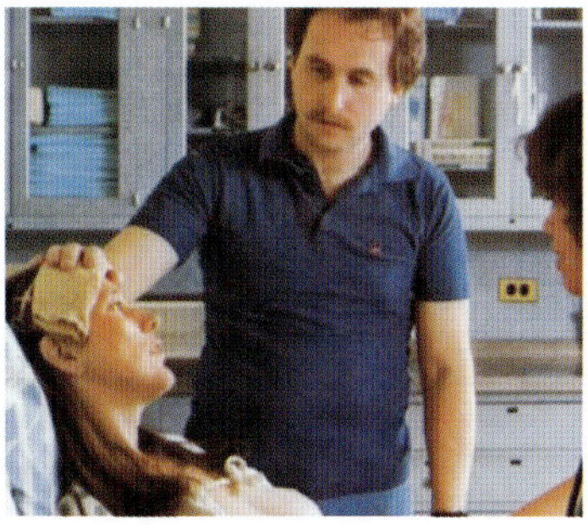

②助产士再次检查胎位、胎心和产妇的一般状况，若在家自然分娩有风险，应及时到医院住院分娩。同时安慰鼓励产妇，消除恐惧焦虑心理，并可热敷头部等。

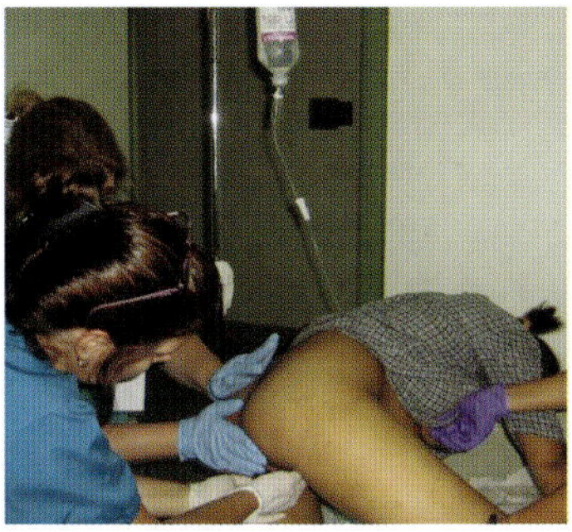

③可试着改变体位，易利于胎头着冠，并不断刺激乳头以增强宫缩的力量。

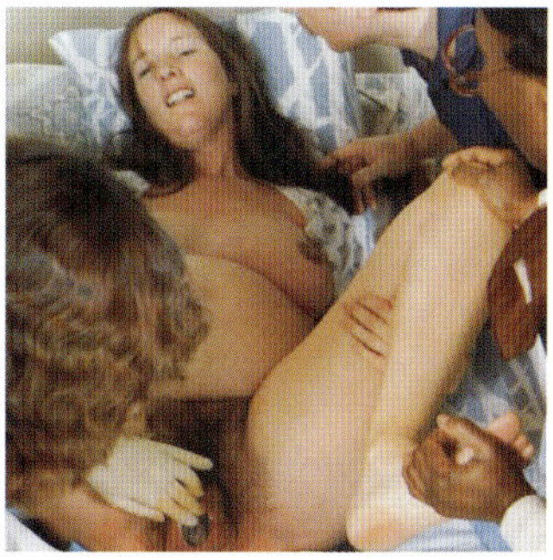

④第一产程：丈夫在旁边多鼓励，喊口令配合缓慢呼吸；等待宫口开全。要学会休息，没有宫缩时可在室内散步，该吃吃该喝喝，积蓄力量迎接第二产程的到来。

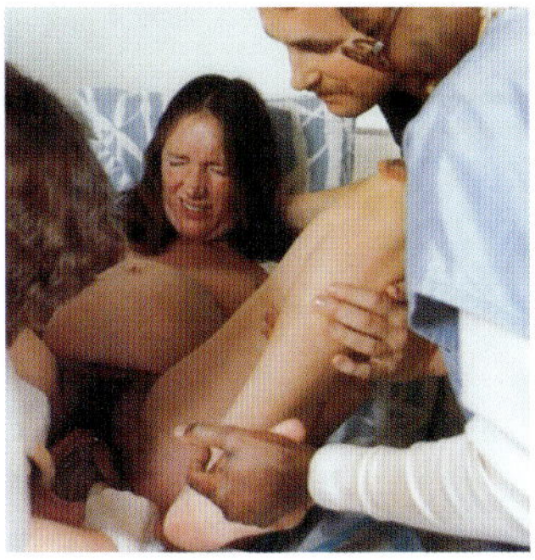

⑤第二产程：有宫缩时配合深呼吸，正确使用腹压；不宜提早用力，以免子宫颈及产道裂伤。检查软产道判断分娩时是否会造成损伤。

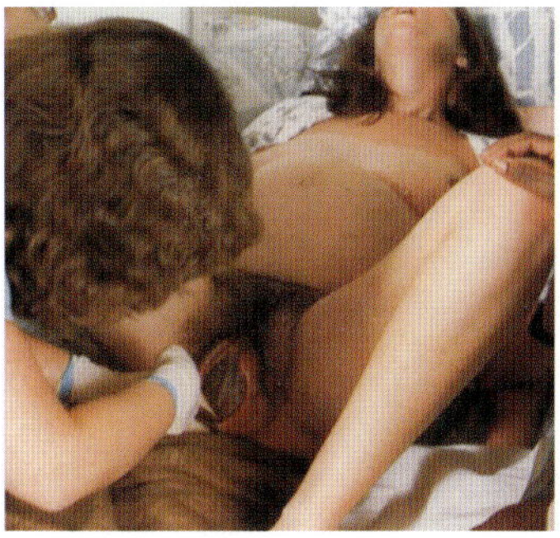

⑥如果胎头过大可行会阴侧切（图：助产士正在行会阴侧切术）。

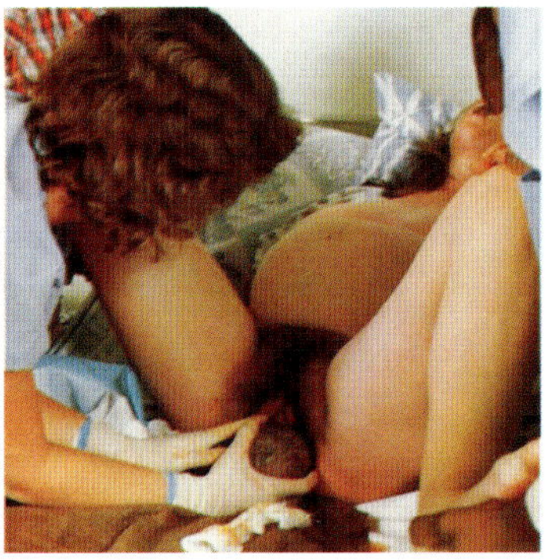

⑦胎头即将娩出时可配合哈气，避免过分用力，造成胎头娩出过快，防止产道裂伤。助产士或丈夫可提醒配合呼吸。

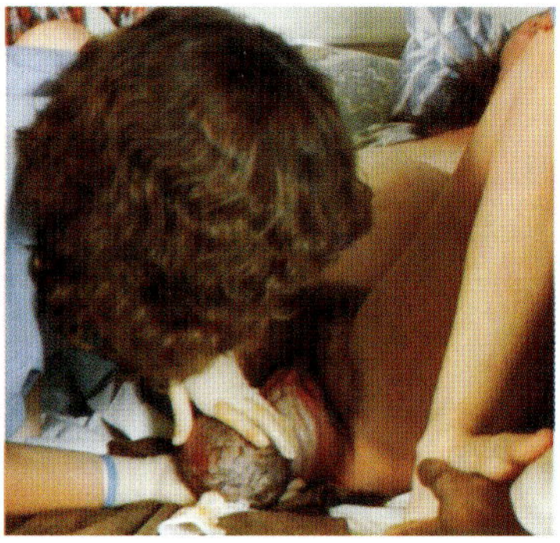

⑧胎头娩出旋转胎体，继续配合医护人员的口令闭气用力娩出双肩。同时保护会阴防止裂伤。

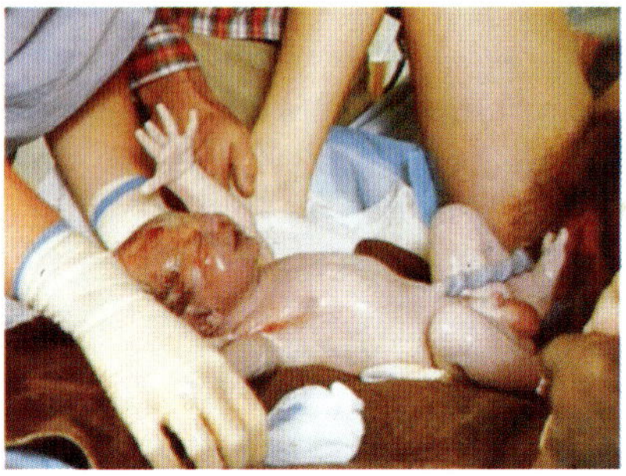

⑨清理新生儿的呼吸道，吸尽口、鼻、咽的黏液和羊水，避免误吸，造成新生儿吸入性肺炎。当呼吸道黏液和羊水确已吸净而仍无啼哭时，可用手轻拍新生儿足底促其啼哭。新生儿大声啼哭，表示呼吸道已畅通。

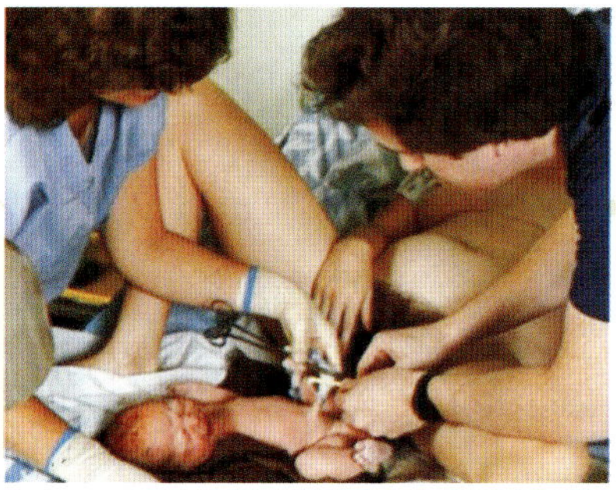

⑩第三产程：处理脐带，娩出胎盘。进行新生儿评分，如果新生儿情况不好，应进行特需观察。

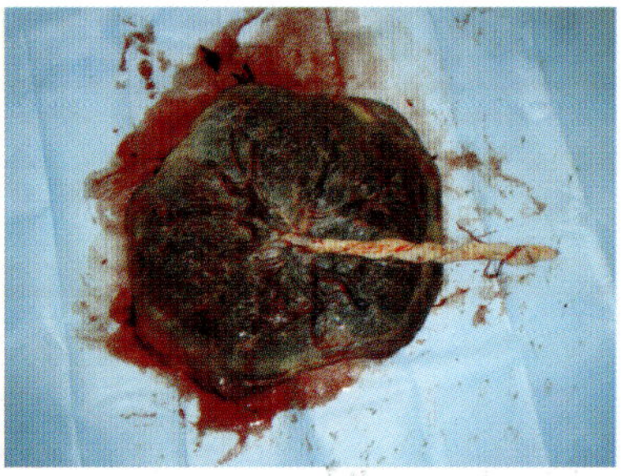

⑪检查胎盘面是否剥离完整，避免因胎盘组织残留造成产后出血。

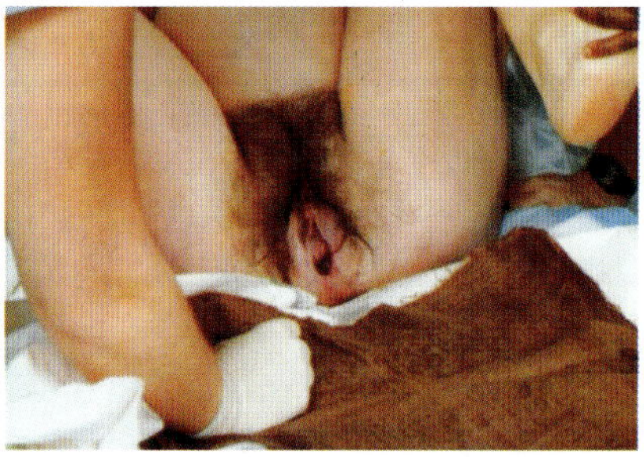

⑫注意会阴护理：可每天用1‰的新洁尔灭消毒2~3次。侧切的第5天后，可常规拆线。保持会阴清洁及干燥。会阴水肿者，50% $MgSO_4$湿热敷，感染者提前拆线引流扩创，定时换药。

第四节　第三（四）产程

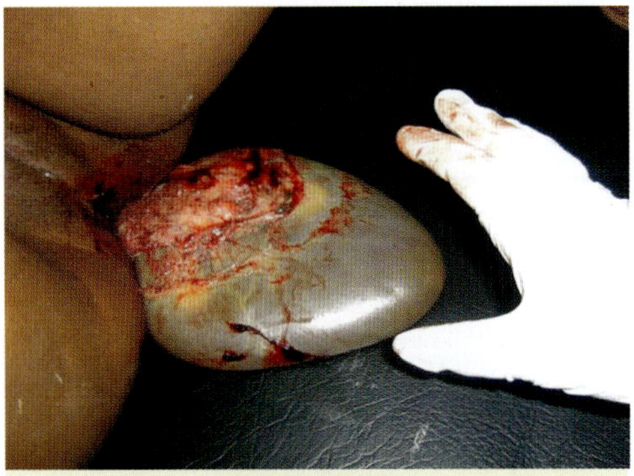
胎盘完整娩出

健康小卫士箴言：

胎盘娩出期。指从胎儿娩出到胎盘娩出，约需5~15分钟，不超过30分钟。若超过30分钟胎盘仍未娩出为“胎盘滞留”。

培育优质生命需关注：

◆ 当胎儿娩出后，产妇和新生儿将一同回到病房。

◆ 此时的产妇自觉腹内空空，产道如释重负，身心疲惫不堪，但内心充满了幸福及自豪。

◆ 此时新生儿的父亲不仅要共同分享产妇的喜悦，同时还要协助产妇进食，饮水，排尿。

第三产程——始自胎儿娩出直至胎盘娩出。胎儿娩出后，宫体变硬呈球形，宫体呈狭长形被推向上，宫底升高达脐上；在1~2次宫缩后胎盘开始剥离；出现少量出血，剥离的胎盘降至子宫下段，阴道口外露的一段脐带自行延长。若证实胎盘已经完全剥离，在医护人员的指导下用力屏气，协助胎盘娩出。通常在30分钟内，胎盘会完整的娩出，如胎儿娩出后45~60分钟胎盘仍未娩出，则需徒手剥离。注意子宫收缩程度，尽量按摩子宫，避免产后大出血。剥离后，医生会检查胎盘是否完整，因为胎盘组织残留宫腔会引起产后出血，甚至感染。如胎盘不完整，需探查宫腔。等到缝合会阴切开伤口后，母亲可以和新生儿一起进入产后观察室。此时母亲就可以将宝宝放在怀里开始哺乳，并促进与宝宝的感情交流。医务人员观察产妇出血，血压及一般情况约1小时后，如情况良好便可将其转到普通病房。

第四产程——胎盘娩出至产后4小时。多数并发症在此期发生，需严密观察。如产后大出血，多数可用拳头压迫法止血。具体方法是：一只手经阴道顶住子宫前壁，另一只手在腹壁压迫子宫后壁。

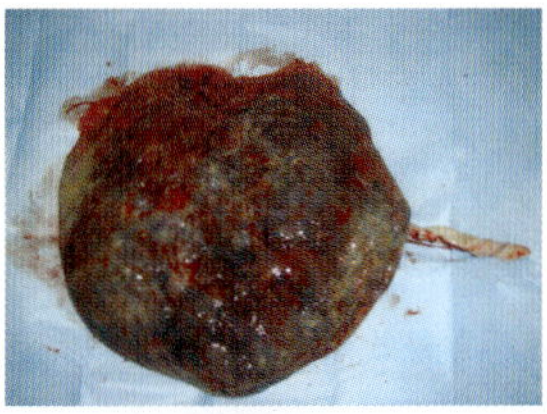

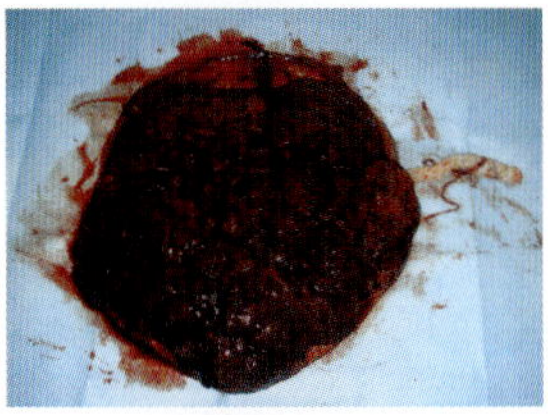

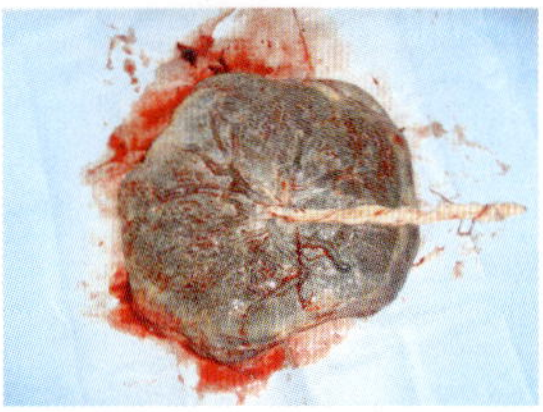

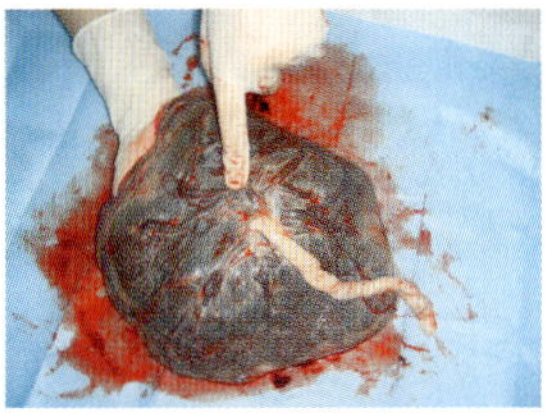

点评：

胎盘娩出：胎儿娩出后宫腔容量缩小，而胎盘不能相应缩小，胎盘母体面与子宫壁发生错位而剥离，随着子宫继续收缩，剥离面不断增加，至胎盘剥离娩出。

点评：

胎盘娩出后，应常规检查胎盘胎膜是否光滑，如胎盘组织残留宫腔会引起产后出血。

点评：

检查软产道是否有损伤，若有损伤，应及时处理。产后用洗必泰擦洗外阴，每日2~3次；保持会阴清洁及干燥；会阴水肿者，50%硫酸镁湿热敷；产后3~5日拆线。感染者提前拆线，换药。

点评：

拳压法是一种安全、有效、快捷的止血方法。压迫劳累时，腹部压迫可换人轮回压迫。

【案例医评】：她在列车上分娩

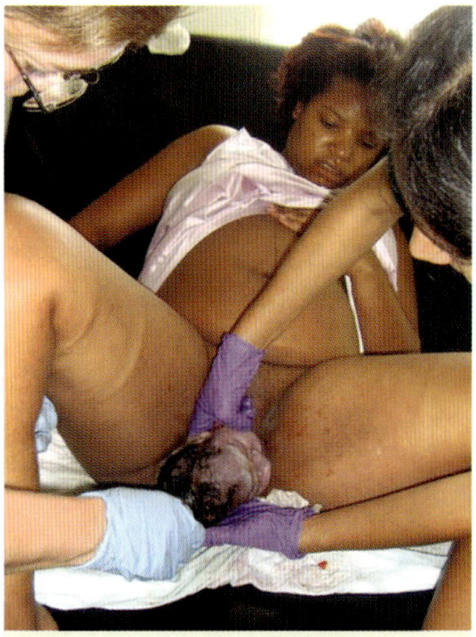

胎头娩出，标志着分娩成功

健康小卫士箴言：

医生应对产妇做详细的检查，检查胎位是否正常，估计分娩时胎儿有多大，测量骨盆大小是否正常等，如果一切正常，就采取自然分娩的方式。

培育优质生命需关注：

◆ 医生的安慰胜过他人的安慰鼓励；作为医生请不要金言银语；心理治疗似一剂良药。

◆ 产前的焦虑、恐惧、紧张等负性情绪是顺利分娩的大敌。

◆ 第一产程积蓄力量，注意休息；第二产程配合呼吸，配合用力，可让你安全轻松分娩。

生命之门在血光中开启，爱的手在危难中伸出……

“各位旅客请注意，有哪位是妇产科医生，请你速到第八号车厢列车医务室，这里有一位旅客即将分娩；各位旅客请注意，有哪位是妇产科医生，请你速到第八号车厢列车医务室，这里有一位旅客即将……”

在奔驰的列车上，列车员那急促的声音一遍又一遍的播放着，我虽不是产科医生，但我是妇科肿瘤医生。我年轻时下基层也曾帮助乡下妇女接生，我给自己鼓鼓气，还是急急忙忙赶到了第八号车厢。和我几乎同时赶到的是一位朴实的乡村妇女，她看到我怯怯地问：“老师，您也是来关照这位产妇的吗？”我微笑地点点头。她声音细细地说：“我是我们村的助产婆。听到广播后过来看看。”这时，有几个旅客拿着崭新的小褥也来了，她们不是医生，但她们想小孩生下后要有保暖的小褥……

产妇看到有医生赶来，情绪稳定多了，她一个劲地拉着我的手说谢谢。我们临时搭建了产房和产床，我粗测了她的骨盆，检查了胎位。然后示意那个乡村助产士也查一查，她检查完毕我们相视一笑。我对产妇说：“请你放心，你的胎位，还有你的身体状况都很正常，应该能够顺利安全生产的。”听到这，她脸上露出了微笑……

为了分散她的紧张情绪，我给她聊一些其他话题。她告诉我，她这次着急赶路，是为了奶奶的 80 岁大寿，原本是要提前赶回的，由于要兑现一个承诺才拉下了几天，想不到宝宝急着凑热闹，其实按预产期还有 10 天的时间呢……

点评：

故事发生在特殊的地点，特殊的人群。当产妇需要时，作为医生我你都责无旁贷。

一人有难，万人伸出友爱之手。

点评：

产前焦虑，紧张等负性情绪，往往会造成难产。作为医生，你首先要做的是安慰病人的情绪，这比什么都重要。第一产程应该让产妇放松，好好休息，积蓄精力迎接第二产程。

点评：

距离预产期 10 天实际上已经到了围产期，这时产妇旅游很不安全。

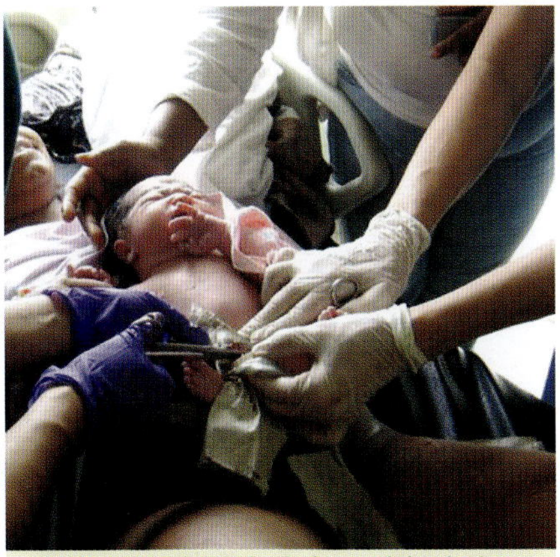
脐带处理应严格消毒，避免感染和破伤风

健康小卫士箴言：

在正常情况下，自然分娩对母亲的伤害最小，对婴儿也有很好的影响。

培育优质生命需关注：

◆ 自然分娩中，孕妇的第一次宫缩便是对胎儿的第一次实实在在的按摩，对日后小孩皮肤感官系统的形成很有帮助。

◆ 通过正常产道的挤压，可以使胎儿把吸入肺里的羊水吐出，减少娩出后窒息发生的危险性等。

这样聊着，她的宫缩一阵比一阵强，她免不了又有些紧张了，担心火车上缺医少药的。我安慰她很多外国孕妇选择在家分娩感觉是一种时尚。那个一直在旁边微笑的助产士开始给她讲了在中国的偏远乡村，很多妇女多是在家分娩的。还说她常常就被乡亲们叫到家中，帮人接生，并且大都是免费的……

宫口开全了，开始看到胎头了，我示意助产士给她接生，她涨红着脸不好意思地说："我怎么敢班门弄斧呢。"我忍不住呵呵笑了："助产还是我年轻时候下乡做过，你经验丰富，这方面你是老师，我来给你当导乐啰。"我一手握着产妇的手，一手给她擦汗，说："听我的口令做，深吸一口气——屏气——用力……很好，再来……"分娩进展得很顺利，已经可以看到胎头了。我说："胎头马上就要娩出来了，请张口哈气，吸—哈—哈；吸—哈—哈……好，很好。胎头娩出来了。"我给她擦擦汗，鼓励她："胎头娩出来就等于成功了。不要松劲儿，再用力，用力……"很快，助产士麻利地将小孩抱了出来，只听一声洪亮的哭声打破了"临产房"的"寂静"……

我踏着"这是爱的呼唤，这是爱的奉献……"的节拍下了火车，走向月台。这时，太阳已经下山了，落日的余晖将西边的天空的云染成了彩色。抬头望望天，月亮的清辉洒向晴空。是哦，生命之门在血光中开启，爱的手在危难中伸出……我庆幸我有今天的经历，我感恩上帝的造化。作为医生，我甘心为产妇、为新生命付出。

点评：

对大多数孕妇来说，自然分娩是非常安全顺利的。

点评：

宫口开全意味着第二产程的到来，应配合医生进行有效的呼吸，对缓解疼痛，安全顺利生产非常有效。

点评：

胎头将娩出时，注意不要过分用力，以免软产道损伤，如阴道撕裂伤等。

点评：

作为医生，上帝赋予我们神圣的职责，让我们仰视生命的虔诚、上苍的敬畏和感恩，用我们的技术与爱心献给天下那些需要拯救关爱的生命！

第十二课　直击水中分娩

【案例医评】：水中分娩，让我疼痛减轻

健康小卫士箴言：

水中分娩是一种安全、舒适的分娩方法，这里列举一案例，看看她的切身感受，并了解水中分娩的全过程。

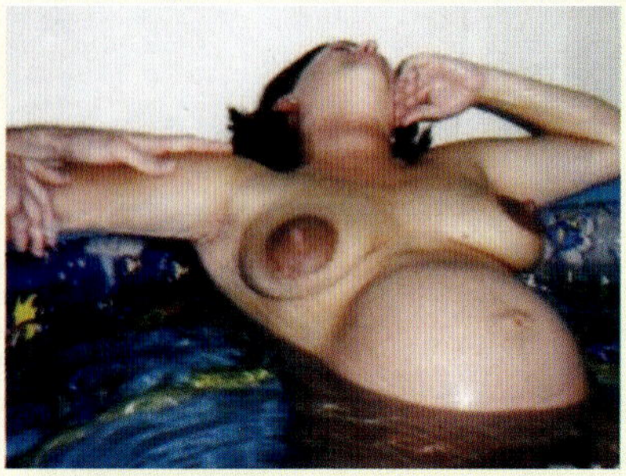

①一阵阵的腹痛让我好难受，等水完全放好后，我就迫不及待地脱光了衣物跳进水里。水里很温暖、很舒服，水的浮力轻轻把我托起来，这时宫缩的疼痛大大减低了。老公扶着我的胳膊，不断地在我身上泼热水，并不时安慰我，说我在他心目中是天下最优秀的女人，是最坚强、最勇敢的女人……医生让我慢慢用力，不要太紧张，说宫口刚刚开3指，并说我的各项指标都正常，完全适合在水中分娩。

②我安心地躺在水中，享受着痛与乐的交响乐，享受着上苍赐予女人的经历。老公用手托着我的头让我放松，我也不想说话，疼痛已经不会那么厉害了，所谓的宫缩间隙已经是3～4指的时候的疼痛感觉了。

腹部一疼，老公就叫我深呼吸，然后用嘴巴吐气，老公说按着拉梅慈呼吸法……接着，就有了拉大便的感觉，并且很强烈，吐气的时候也拼命往下用力。我很担心大便拉在分娩池中对我的宝宝有伤害。医生告诉我，这是胎头下降，头盆衔接压迫直肠造成的，让我不要太多担心，这个时间无论如何是不会拉大便的，那仅仅是一种感觉。

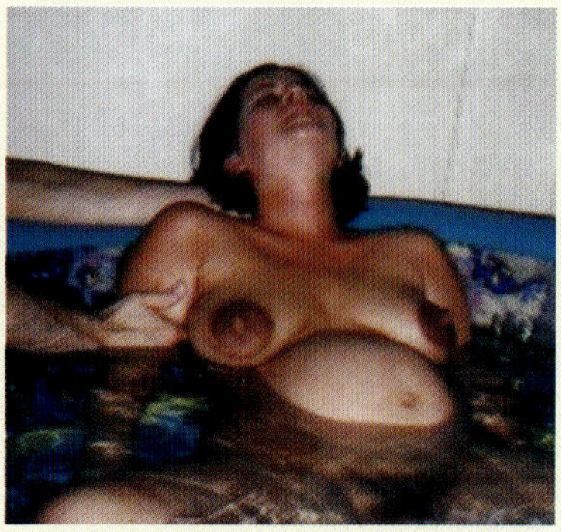

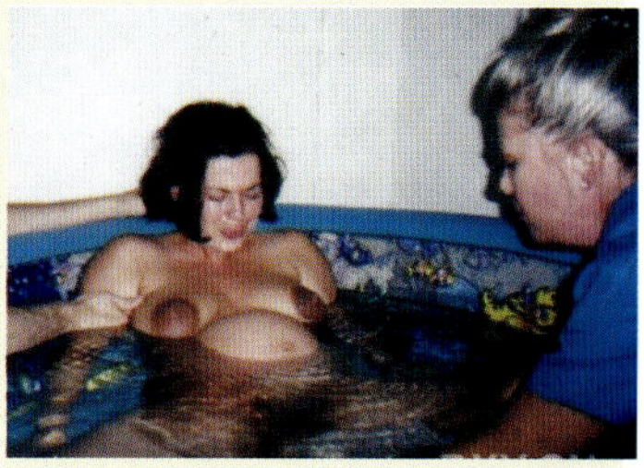

③这时，我不知道是不是到了该用力的时候了，因为想大便的感觉更强了，已由不得人了。妈妈看我无助的样子便急忙叫医生。医生检查后安慰我说："快了，宫口已经开全了，请不要担心，过不了很久孩子就会出来了……当你感觉宫缩厉害时，听我的口令开始用力。"

于是，我按照医生的口令开始用力，这个时候的疼痛就是阴道被撕裂的疼痛了，我已经能感觉到宝宝半个头都出来了……

医生微笑着不断的夸奖我说："OK，OK，你做得很好，很到位，用力，OK，再用力……"

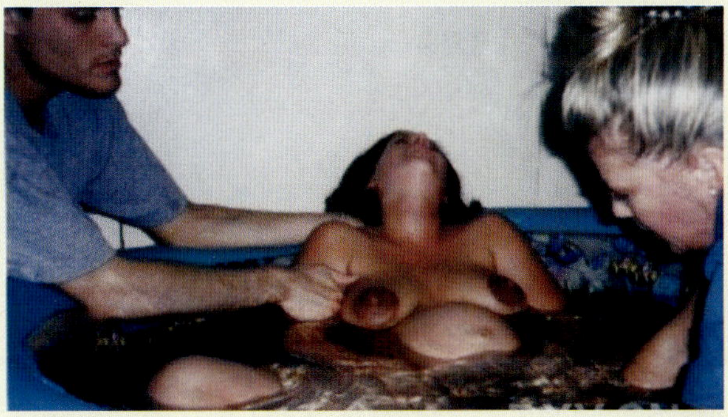

④接着医生让我张嘴哈气，说：“胎头快娩出来了，不要太用力，免得胎头娩出过快造成阴道裂伤……”

于是，我仰着头，张嘴哈气放松……

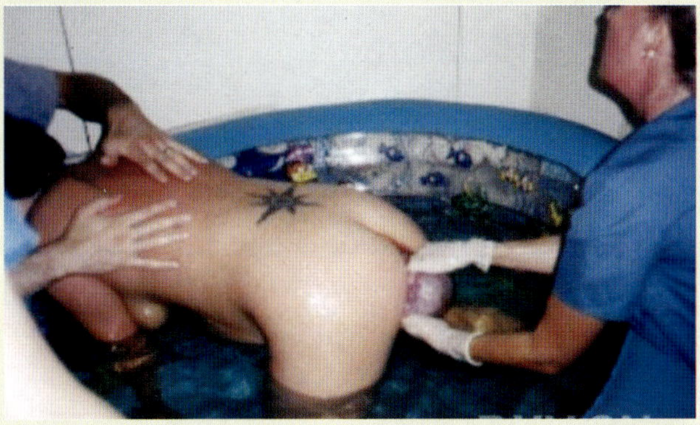

⑤医生用手帮我检查，建议我采用跪式分娩，胎头娩出后，医生鼓励我继续用力……

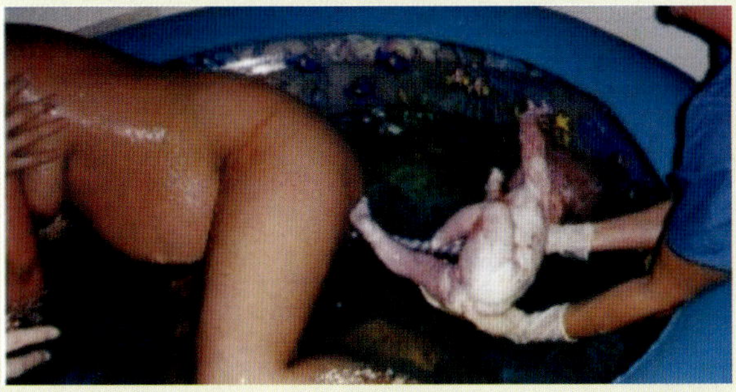

⑥最后，我“啊”的大叫了几声，就听到周围人说，出来了！出来了！我一阵轻松(天啊，从未有过的轻松感觉啊)，医生眼明手快地把宝宝从水里捞起来送到我胸前。

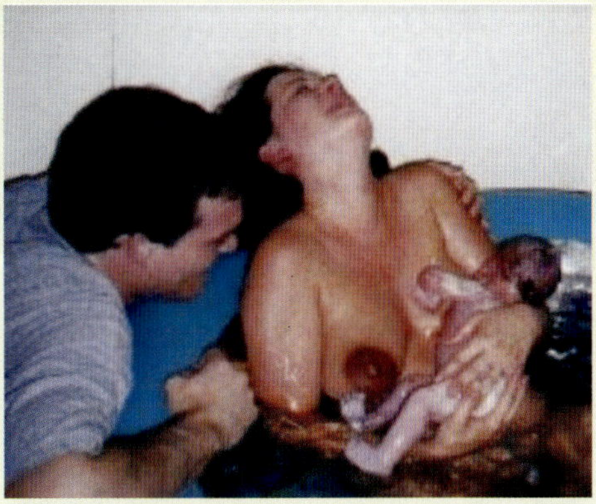

⑦我抱着宝宝长长地舒了口气，根本没有精力看她一眼。老公说：“是个像你一样漂亮的女孩啊！”然后，医生剪断了脐带，就把宝宝抱到育婴房了。

第十三课　异常分娩(难产)

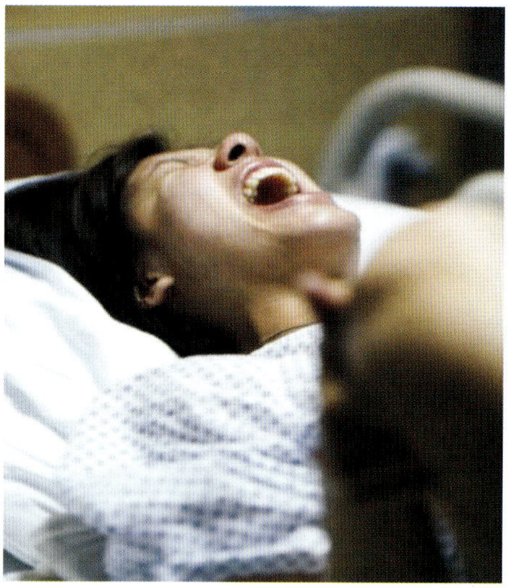

健康小卫士箴言：

产力、胎儿及产道中，因任何一个或数个因素不正常，得不到纠正时，分娩就可能发生困难，称“异常分娩”，俗称“难产”。

培育优质生命需关注：

◆ 难产常见的3大原因——
①产力异常。
②产道异常。
③胎位胎儿异常。

◆ 分娩时，产力、胎位、胎儿及产道间存在着一定的矛盾，在正常情况下，这些矛盾经过一系列转化统一后，胎儿就能顺利娩出；反之，如矛盾得不到转化统一将造成难产。

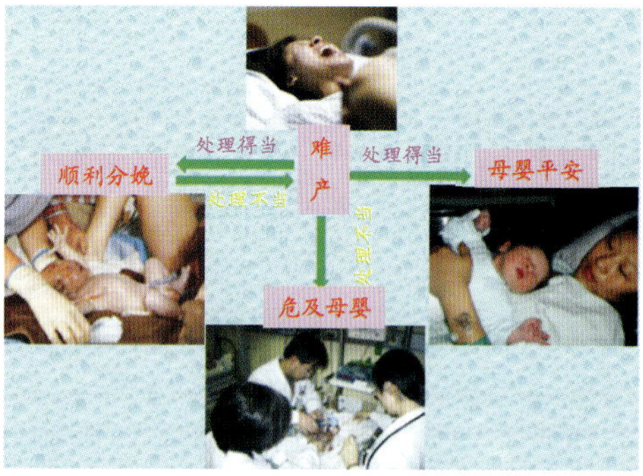

越靠近预产期，准妈妈就越担心可怕的难产会发生在自己身上！究竟自己会不会发生难产？如何应对及防范？其实只要在设备完善的医院做好妥善的产前检查与及时处理，难产并不是那么可怕！力争做到早发现造成难产的各种病因，及时处理。如产力方面的宫缩无力可采用刺激乳头、注射催产素等干预，如是产道方面的因素，建议立即中转手术治疗。如果存在问题发现过晚，将直接威胁母婴的健康。

母亲方面的危害：宫缩乏力、脱水、酸中毒、低钾血症、膀胱阴道瘘、尿道阴道瘘、生殖道感染、产后出血。

胎儿方面的危害：增加手术产机会、颅内出血、感染、骨折、胎儿窘迫、胎死宫内。

预防难产的四大法宝：

（1）控制好胎儿因素。

（2）做好骨盆测量、超声波检查等产前检查，了解产道是否异常。

（3）产前做好宣传教育，消除焦虑心理。

（4）分娩前注意补充营养，并及时排空大小便等。

点评：

分娩能否顺利完成，取决于产力、产道、胎儿，这3个基本要素。如果其中一个因素发生异常，将导致难产。

点评：

正常的分娩首先要有产妇的产道，包括骨盆和软产道均应正常，胎儿和胎位正常的解剖和物质基础，然后是产力正常有力，子宫收缩有规律且逐渐增强，持续30秒或以上，间歇5~6分钟，同时收缩协调性正常，即收缩是自宫底向下进行的。

点评：

发现难产时，应查找原因及时纠正，必要时应适当应用镇静剂、宫缩抑制剂或收缩剂以协调宫缩，适时助产或剖宫产。

第一节　产力异常

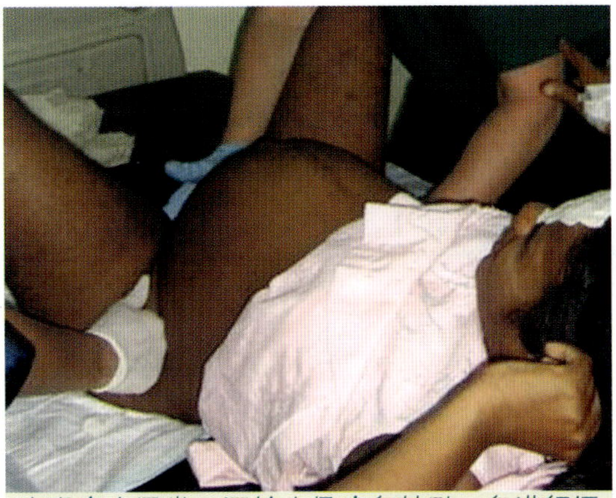
出现产力异常，医护人员应多鼓励、多进行语言暗示，以增强产妇信心，还可以刺激乳头增强宫缩，必要时静滴催产素以增强宫缩力量。

健康小卫士箴言：

在分娩过程中，子宫收缩的节律性、对称性及极性不正常或强度、频率有改变，称之为子宫收缩力异常。

培育优质生命需关注：

宫缩乏力较常见原因是——

- 头盆不称或胎位异常。
- 子宫因素。
- 精神因素。
- 内分泌失调。
- 药物影响及其他。

子宫收缩力贯穿于分娩的全过程。产力异常多表现为宫缩乏力，少数为宫缩亢进；胎儿异常以胎位不正为主，如臀位、枕后位、横位及颜面位等；产道异常以骨盆狭窄较多见，软产道异常少见。

临床表现：多为产程进展缓慢、先露部不下降、宫口不开或开大缓慢。一般情况下，当产程进展缓慢，经检查胎儿及产道均属正常、而先露部迟迟不下者，主要矛盾多在产力方面。初产妇高张性宫缩乏力多见，其特点为子宫收缩波由下向上扩散，收缩波小而不规律，频率高，不协调；宫缩时宫底部不强而下段强，宫缩间歇期子宫壁也不完全松弛，这种宫缩不能使宫口如期扩张，不能使胎先露下降，属无效宫缩。

不良后果：产妇方面可致：①全身衰竭，产后出血及感染；②分娩梗阻引起强直性宫缩，可能造成子宫破裂；③先露部压迫产道软组织如历时过久，可导致组织坏死，形成膀胱或直肠阴道瘘。胎儿方面：①手术产的机会增加，胎儿受损的机会也因而增加，如颅内出血及骨折等；②胎膜早破，可发生脐带脱垂或感染；③胎儿在产道内受压迫过久或因并发脐带脱垂等，易发生窒息，甚至死亡。

预防措施：做好产前工作，异常分娩发生率可大为减少。胎儿及产道异常，在产前检查时可以发现。胎位不正者，应设法纠正；骨盆狭窄者及时剖宫产。产前纠正贫血，改善营养，防治妊高征及其他妊娠并发症等。

处理原则：有严重的机械性梗阻，如头盆不称及（或）胎位不正，致胎儿不能娩出，或分娩时出现任何足以威胁母子安全的紧急情况，如发生胎儿宫内窘迫、脐带脱垂、或有子宫破裂先兆者，均应采取积极措施，结束分娩。

点评：

在造成产力异常的诸多因素中，只有精神因素你可以掌控。

产程延长易引起疲劳，应多安慰与鼓励。倘若宫缩正常而分娩发生困难，则问题多在胎儿或产道方面，前者多胎位不正，后者多以骨盆狭窄为常见。

点评：

尽快结束分娩常用的方法是：乏力者可增强宫缩；胎位异常者可行产钳等助产；头盆不称、产道异常者可行剖宫产。

第二节 胎位异常

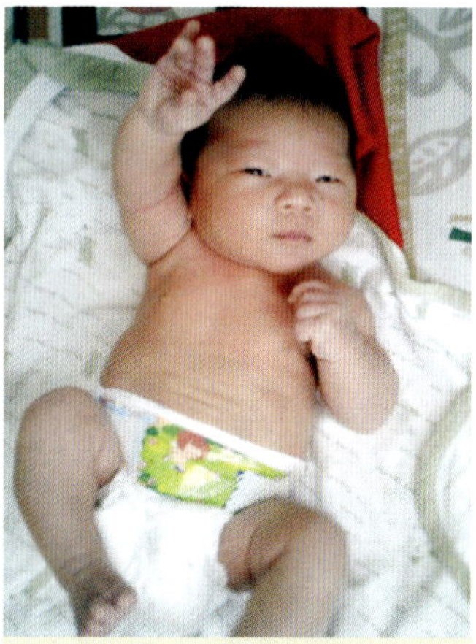
您好，再见

健康小卫士箴言：

胎位异常是造成难产的常见因素之一，约占10%，其中胎头位置异常居多。一般应在孕30周孕检时，发现胎位不正予以及时纠正。

培育优质生命需关注：

- 胎头在骨盆腔内旋转受阻的持续性枕横(后)位。
- 因胎头俯屈不良，呈不同程度仰伸的面先露。
- 胎头高直位、前不均倾位等。
- 胎产式异常的臀先露占3%~4%。
- 肩先露已极少见，此外还有复合先露。

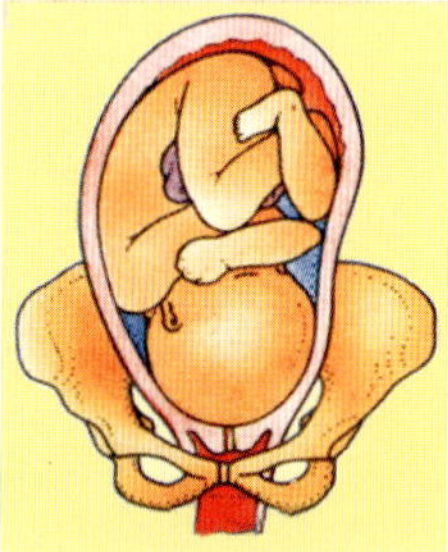
持续性枕后位

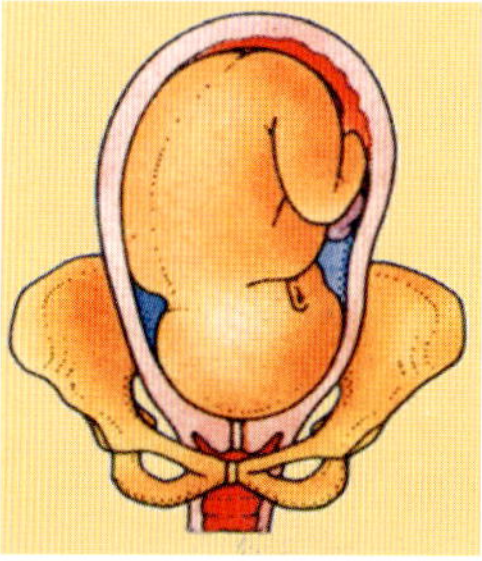
持续性枕横位

在分娩过程中，抬头以枕后位与枕横位衔接。在下降过程中，有5%~10%胎头枕骨持续不能转向前方，直至分免后期仍位于母体骨盆后方或侧方，致使分娩发生困难。积极处理多可顺利分娩，如有异常应积极剖宫产补救。

点评：

产妇：继发性宫缩乏力、软产道损伤、产后出血、产褥感染、生殖道瘘；胎儿：胎儿窘迫、新生儿窒息、甚至死亡。因此要积极应对，必要时行剖宫产手术。

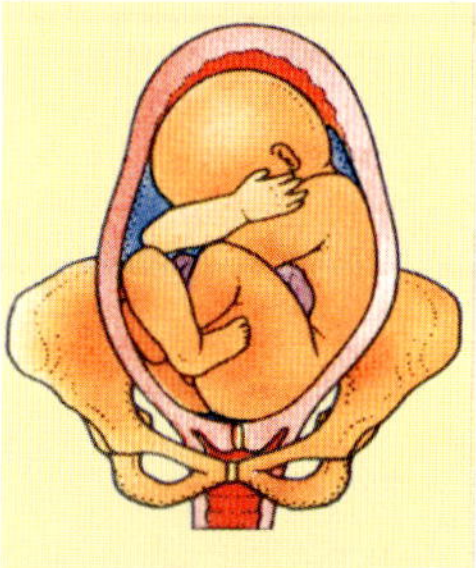
臀位

臀位是最常见的胎位异常，阴道分娩有一定的困难，为保证母婴安全往往采用剖宫产。

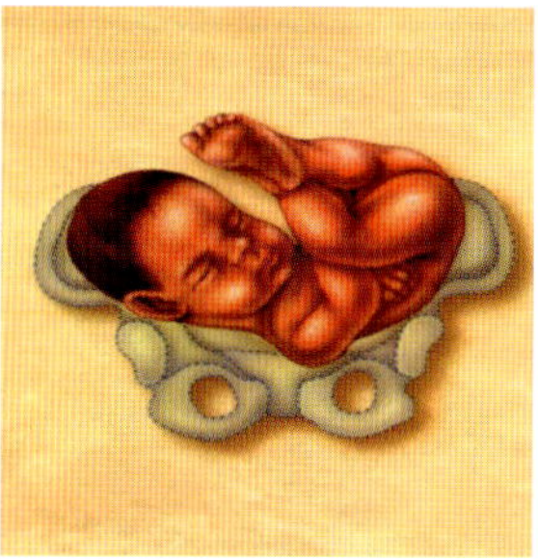
横位

横位少见，发现足月后及时剖宫产。胎膜早破甚至胎儿死亡；若胎儿已死，宫口开全行碎胎术或断头术。

点评：

这两种情况产妇往往表现为胎膜早破、继发性宫缩乏力、产后出血、产褥感染、软产道撕裂。胎儿方面常至胎膜早破、胎儿窘迫甚至死亡、臂丛神经损伤及颅内出血、围产儿的发病率与死亡率均增高。因此为保证母婴安全，孕期检查如果发现这两种情况，建议提前1～2周住院待产，及时行剖宫产手术以防不测。

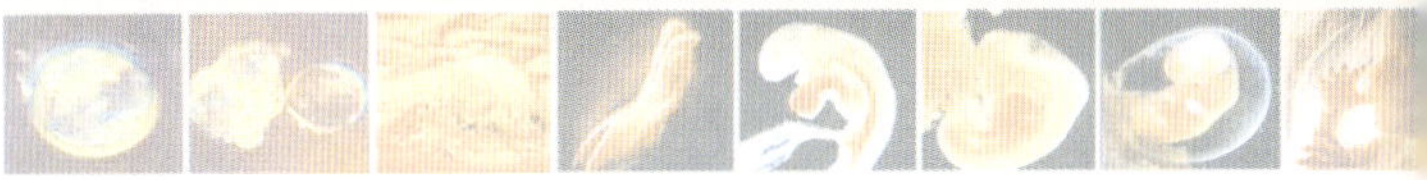

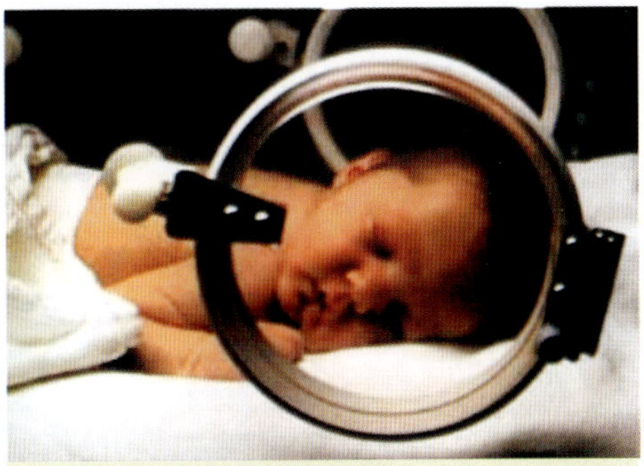

暖箱中熟睡的婴儿

健康小卫士箴言：

巨大儿造成的头盆不称，是近年剖宫产手术上升的主要原因之一，因此应给予足够的重视。

培育优质生命需关注：

◆ 孕期建议均衡饮食，避免营养过剩造成的巨大儿。

◆ 有孕期体重健康管理的意识。

◆ 适度进行孕期锻炼及分娩常识的学习等。

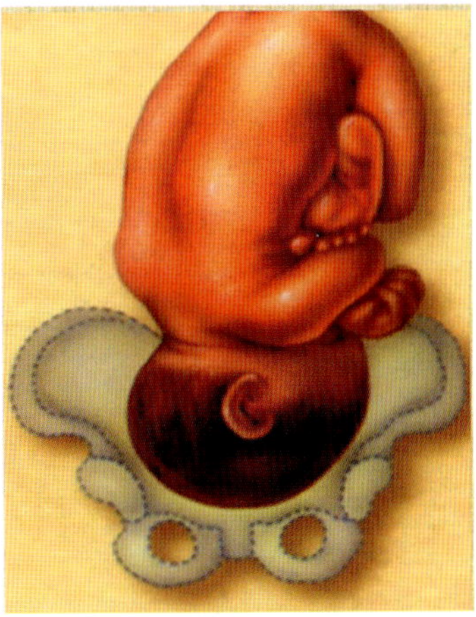

大胎儿和小骨盆

高直位以头盆不称多见，其次腹壁松弛、胎膜早破。如骨盆入口平面狭小，胎头大、巨大儿等导致胎头不下降或下降缓慢，宫口扩张缓慢，产程延长，耻骨联合部位疼痛。头盆不称一般应积极采用剖宫产手术。要在积极做好术前准备的情况下尽早手术。

巨大儿是高直位胎位不正的主要原因之一。巨大儿常常造成头盆不称，导致胎头不能正常下降或下降缓慢，产程延长危害母婴健康，因此孕期应做好体重管理，防止巨大儿的发生。

随着宫缩的进展，产妇自觉肛门坠胀难忍及排便感，而协调性宫缩却较正常乏力，宫口扩张比较缓慢。检查可发现宫颈前唇水肿，活跃期、晚期以及第二产程均表现延长。高直后位以枕前位娩出的可能性极小。胎头无法入盆，这必须行剖宫产。

点评：

目前，随着人们生活水平的提高，孕妇常常有一些错误的认识，如为了让宝宝“健康”常常拼命吃，这势必造成巨大儿的发生；再者，现在的年轻产妇多为独生女，一旦怀孕，双方父母轮流侍奉，造成孕妇锻炼不足，往往也是难产的原因。

点评：

产妇：继发性宫缩乏力、软产道损伤、产后出血、产褥感染、生殖道瘘；胎儿：胎儿窘迫、新生儿窒息、死亡。因此应积极准备及早行剖宫产手术。

第三节 产道异常

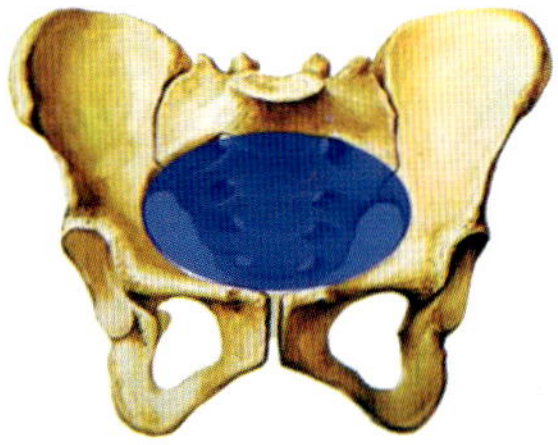

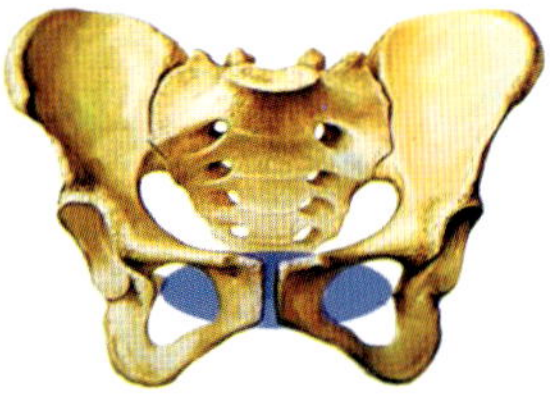

女性盆腔阴影指示部分：上（下）图为大（小）骨盆平面，骨盆平面的大小决定能否自然分娩

健康小卫士箴言：

产道异常包括软产道异常和骨产道异常。其中骨产道异常比较常见，并且对母婴安全威胁最大，值得重视。

培育优质生命需关注：

◆ 重视产前检查，在产前检查及临产检查中，医生都会详细检查您的骨盆情况，注意有无异常，以便正确选择分娩方式。

◆ 如果在产前检查中发现产道有问题，你一定要提前入院，择期作剖宫术。

产道是指宝宝分娩时的“通道”，它主要是由妈妈的骨盆大小以及形状所决定的，也就是通常所说的骨产道及软产道。两者中有任何一种异常，都会造成难产。

（1）软产道异常常见有子宫畸形(如双子宫，可发生胎位不正或一侧子宫阻塞产道)、子宫肌瘤、子宫颈肌瘤、子宫颈水肿、阴道横隔或纵隔、外阴严重水肿或瘢痕等，均可阻碍胎儿通过。另外，位于盆腔的卵巢囊肿也可阻塞产道。

（2）骨产道异常可分以下4种情况：

1）入口平面狭窄：骶耻外径＜18厘米（18~20），入口前后径＜10厘米（11），对角径＜11.5厘米（12.5~13）。

临界性狭窄（Ⅰ级）：绝大多数可自然分娩。

相对性狭窄（Ⅱ级）需试产再决定是否可阴道分娩。

绝对性狭窄（Ⅲ级）：必须剖宫产。

从形态上又分为单纯扁平骨盆及佝偻病性扁平骨盆。

2）中骨盆及骨盆出口平面狭窄：从形态上又分为漏斗骨盆及横径狭窄骨盆。

3）均小骨盆：入口、中骨盆、出口平面均小于正常值2厘米。

4）畸形骨盆。

（3）临床表现：

1）入口平面狭窄：①胎头衔接受阻。②如为临界骨盆可致胎头不均倾入盆或胎头入盆迟致胎膜早破、继发宫缩乏力。绝对性狭窄者胎头不入盆致梗阻性难产。

2）中骨盆狭窄：①胎头能正常衔接，但因内旋转受阻致枕横位、枕后位、继发宫缩乏力，活跃后期及第二产程延长或停滞。②胎头中骨盆受阻影响胎儿甚至子宫破裂。

3）出口狭窄：第二产程停滞、继发宫缩乏力。

点评：

产道异常对母体的影响：入口狭窄影响胎头衔接。中骨盆狭窄影响胎头内旋转，导致持续性枕横位、枕后位，增加产瘘发生。严重梗阻性难产处理不及时可致子宫破裂危及生命。

点评：

产道异常对胎儿的影响：头盆不称易致胎膜早破、脐带脱垂、胎儿窘迫甚至胎儿死亡。产程延长胎头受压、缺血缺氧导致颅内出血。产道狭窄导致手术机会增加、易发生新生儿产伤及感染。

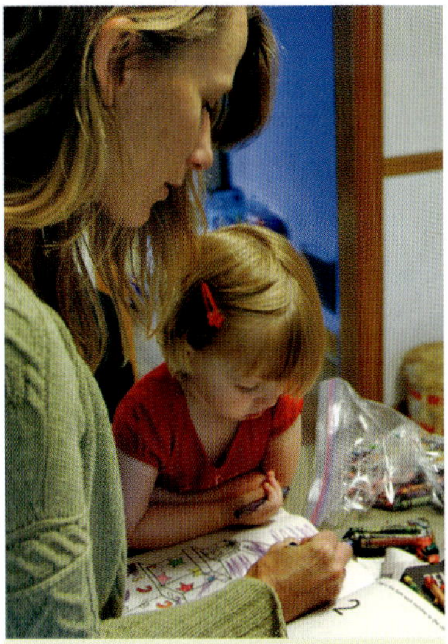
产道异常，请提前走进医院

健康小卫士箴言：

骨产道由骨盆各关节、盆底肌群、盆底隔膜和尿生殖隔膜等形成。骨产道的大小、形状与分娩密切相关，如果骨产道有狭窄、畸形，胎儿就不能顺利娩出。

培育优质生命需关注：

◆ 如果产前检查发现严重骨产道异常，应提前住院积极做好剖宫产前的各项准备，及早手术取婴。

◆ 医生应再次评价，若是轻度异常可试产。

◆ 在分娩过程中，如出现如胎儿窘迫等不安全情况，立即中转剖宫产。

产道异常处理

产道异常明显，一般建议及早行剖宫产手术，若产道轻度畸形也可以考虑试产，在试产过程中应密切注意母婴情况，一旦情况有变及时中转手术。

（1）不同的产道情况，应选择不同的分娩方式。

1) 轻度头盆不称（骶耻外径 16.5~17.5 厘米、入口前后径 8.5~9.5 厘米）足月胎儿体重小于 3 000 克，应试产（正常宫缩、宫口开大 3~4 厘米、已破膜为开始，2~4 小时、观察胎头入盆情况）。失败则剖宫产。

2) 明显头盆不称（骶耻外径小与 16 厘米、入口前后径小于 8.0 厘米）足月活胎不能入盆，应剖宫产。

3) 中骨盆狭窄如宫口开全、双顶径达到或已过坐骨棘可阴道助产。

4) 出口横径加后矢壮径大与 15 厘米多数可经阴道分娩，13~15 厘米需助产。

5) 胎儿不大的均小骨盆可试产，胎儿较大应剖宫产。

6) 畸形骨盆不严重应剖宫产。

（2）其他情况应手术治疗，常见的有：

1) 试产失败。

2) 骨盆明显狭窄或畸形。

3) 胎位异常：横位、颏后位、腿直臀位、足位、或臀位伴有骨盆狭窄。

4) 先兆子宫破裂。

5) 软产道高位畸形或狭窄，或做过修补手术者。

点评：

在试产的过程中，如出现胎儿窘迫，胎心不好应立即中转手术。

点评：

现代医学比较发达，剖宫产已不是一种十分复杂的手术方法。

点评：

剖宫产是产道异常保证母婴安全的得力措施，根据异常的类型、程度、胎儿、产力、产程进展、破膜与否、结合年龄、产次、既往分娩综合判断，决定是否行剖宫产。

第十四课　直击剖宫产

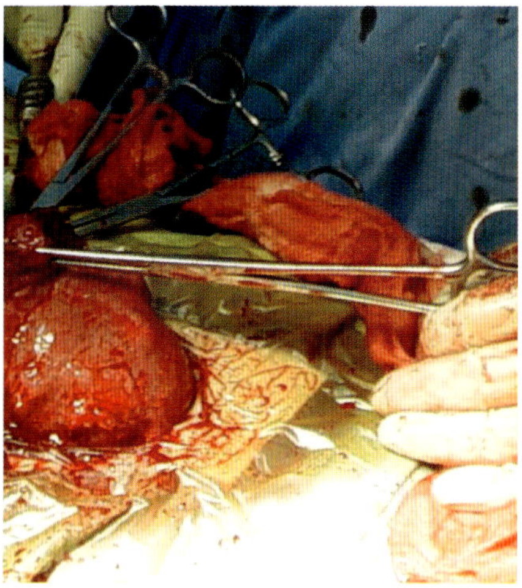

健康小卫士箴言：

目前剖宫产率在不断上升，主要是基于手术的安全性在不断提高，另外胎儿电子监护仪的普及，胎儿宫内窘迫的发现率明显增加。

培育优质生命需关注：

◆ 美国及大多数国家剖宫产率已达15%～20%，个别国家高达25%～30%。

◆ 剖宫产毕竟是中型手术，其孕产妇的死亡率明显高于阴道分娩。

◆ 手术麻醉也是主要的危险。

图解剖宫产的指征

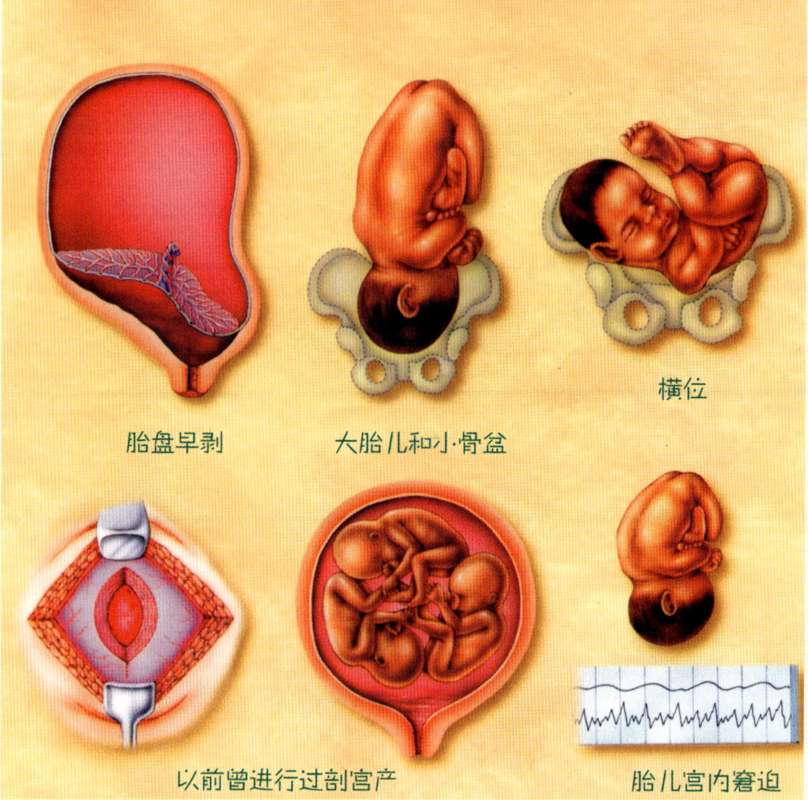

健康小卫士箴言：

如果你迫不得已选择了剖宫产，请配合医生帮你共渡难关，顺利完成分娩，确保母子平安。本图解为你介绍剖宫产的全过程，以便帮助你消除焦虑和恐惧的心理，主动配合好医生。

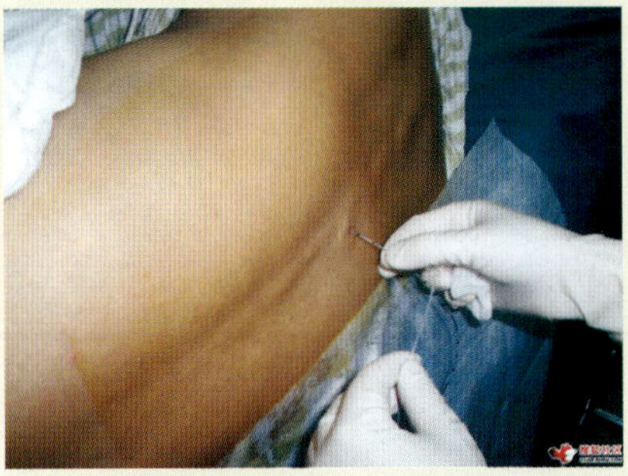

①请你侧身躺，身体像虾米一样屈曲，配合麻醉师放置硬膜外麻醉导管。因为该导管是放置在硬膜外腔隙中的，这是一个潜在的生理性腔隙，它和脊髓腔还有一层像厚书纸的膜即硬膜，所以你不必担心损伤脊髓。通过这个小小的导管注入“利多卡因和布比卡因”混合液后，麻药就会沿着硬膜外腔隙扩散，从而将神经的痛觉通路给阻断了，痛觉就会消失，医生便可以实施手术了。

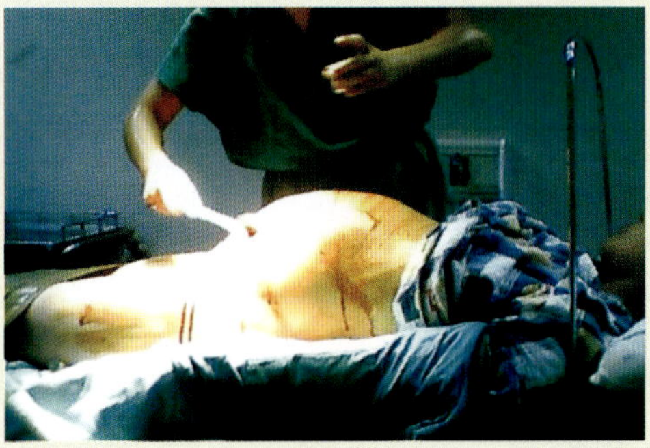

②麻醉师将硬膜外导管固定好后，会让你睡平，然后向导管内注射实验计量的麻药，并用细细的针刺激你的皮肤，看你的痛觉有无消失及其消失的范围。

等你的麻药起效后，妇产科手术医生便开始给你的腹部进行消毒，目前一般是用安尔碘消毒液，常规消毒3次，然后医生在手术范围给你铺上无菌的剖宫单。消过毒后你就不要乱动了，以免受污染。

如果你恐惧可告诉你的麻醉医生，给你静脉用一些帮助睡眠的药物，不过最好少用这些药物，因有些药物可能对胎儿有影响。因此你要告诉自己：再过30分钟，我就可听到可爱的宝宝的第一声哭声了，如果你睡着了就听不到了。

手术会很安全的，你和宝宝都会平安无事的。

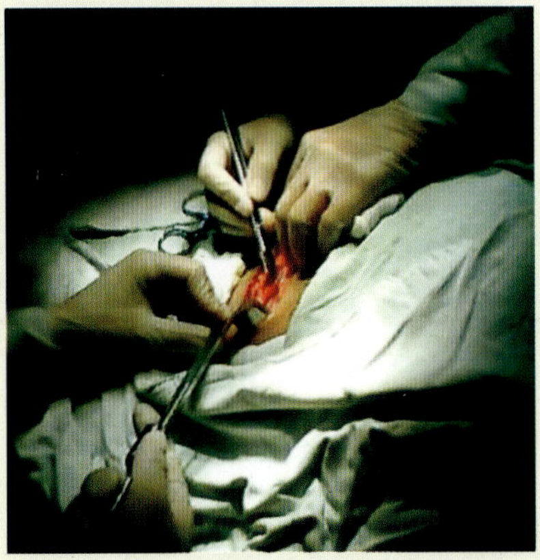

③一般手术医生会在手术前用镊子夹一下你的皮肤问你的痛觉反应的。肯定有感觉，但不会痛，如果感觉到疼痛，你要告诉医生，可能是麻醉还没有起效。

手术的切口目前常用水平的横切口，这样的切口和皮纹一致，术后遗留的疤痕较小、比较美观，另外横切口和血管神经的走形一致，可以最小限度的减少损伤，利于手术后的恢复。

如果你需要，缝合切口时可以用无创伤可吸收线，这样术后就不用再遭受拆线之苦了。

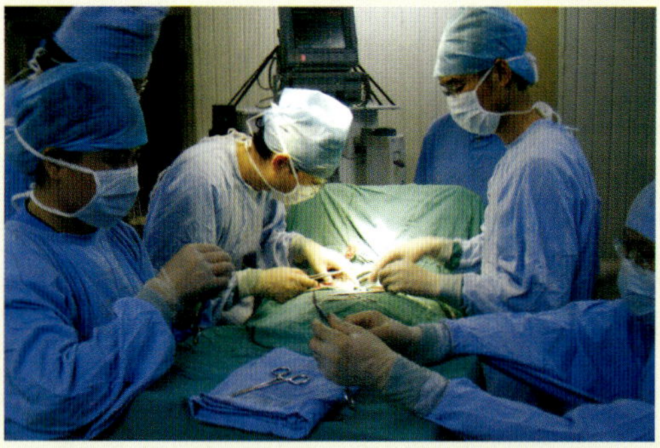

④已经进入腹腔，准备切开子宫了。一般是在增大的子宫颈部横型进行切开，因此术后随着子宫颈的缩小，子宫遗留的疤痕也会缩小。但应注意由于手术疤痕的原因，一般建议在剖宫产术5年后才可再次妊娠。

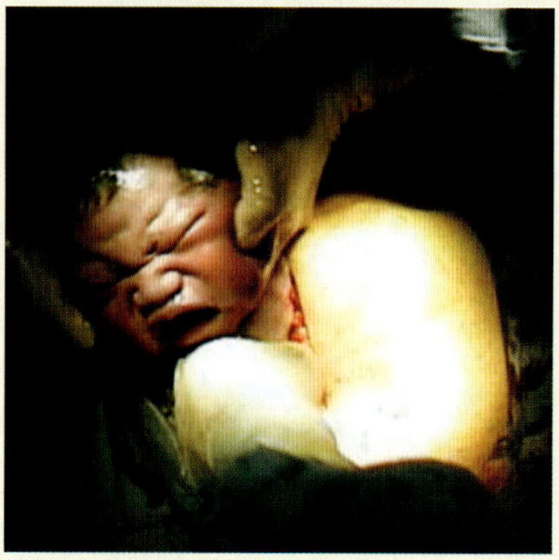

⑤取出胎头时应首先将胎儿的口腔的分泌物清洗干净，避免误吸造成的新生儿肺炎。

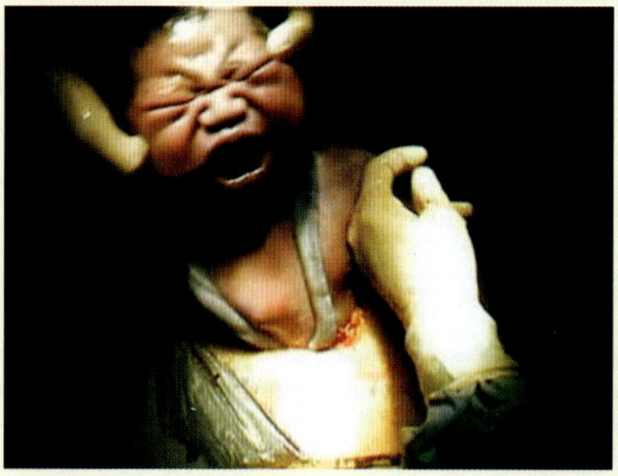

⑥取出胎儿，医生会在子宫体部注射催产素10u及麦角新碱0.2毫克，子宫收缩剥离胎盘。医生缝合子宫逐层关腹。

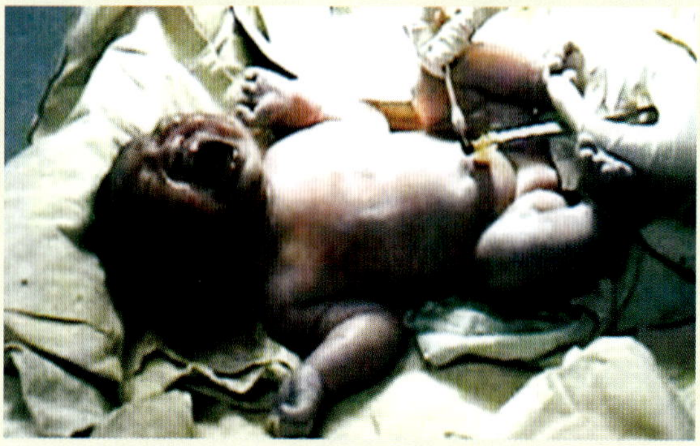

⑦胎儿取出后，你会听到一声清脆响亮的哭声，向世界宣布新生命的诞生。台下助产士进一步处理脐带，进行新生儿评分。

【案例医评】：她与死神擦肩而过

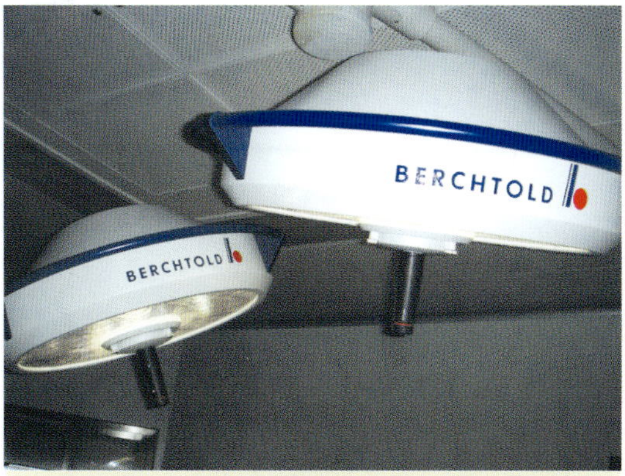

手术无影灯

健康小卫士箴言：

羊水栓塞是指在分娩过程中，羊水进入母体血循环引起的肺栓塞、休克和弥散性血管内凝血等系列病理改变。

培育优质生命需关注：

◆ 羊水栓塞是严重的分娩并发症，发病率：1：5 000～1：8 000；产妇死亡率高达 70%～80%。几乎全部死亡病例在发病 5 小时内。

◆ 羊水栓塞的诱因：早破膜、宫缩过强、宫颈撕裂伤、死胎、手术产。

◆ 羊水进入母体血循环途径：①裂伤的宫颈黏膜静脉；②胎盘附着处血窦（前置、早剥、剖宫产切口等）；③死胎，胎膜渗透性增加。

她是那种极富女人味的女孩，如瀑的黑发，柔美的身段，似雪的肌肤，长长的弯弯的睫毛，当她微微一笑时，她那秋水般澄清透亮的眸子，像平静的秋湖泛起的层层波纹，让人浮想联翩……

26 岁的她，就要当妈妈了，老公对她百般照顾，百依百顺。他和她都怕自然分娩影响了她姣好的身材，于是决定剖宫产，尽管医生苦口婆心地对她讲，自然分娩如何如何好……

9 月 9 日，刚好在她的预产期内，上午 9 时是他和她选定的好日子、好时辰。她安静地躺在手术床上，硬膜外麻醉后行剖宫产术，上午 9 时胎儿取出，是个宝贝儿子，他高兴得手舞足蹈。

手术室内，她突感寒战、恶心，胸闷、呼吸困难，既而烦躁不安。麻醉医师说：“产妇情况不好，监护仪显示心率 130 次 / 分，血压 100 / 50mmHg（13.3/6.6kap），血氧饱和度 88%。”主刀的妇科主治医师说：“警惕羊水栓塞，必须尽快结束手术，立即请示老主任医生积极组织抢救。”

术后复苏室内，空气凝重，抢救工作紧张而有序。老主任医生现场指挥组织抢救。“患者，血压升压药维持，血氧饱和度进行性低下，心率快而弱，肺部听诊可听到大量湿性啰音，子宫出血不止。”住院医生紧张地汇报着病情。

老主任医生分析病情：“该患者诊断明确，羊水栓塞，多发生于剖宫产、胎膜早破、宫缩过强等，该病起病急，进展快，死亡率高。其典型临床的表现可分 3 个阶段：休克期、出血期、肾衰期。病人的死亡原因常常是难以纠正的低氧血症，大出血，DIC 等。抢救应注意：抗休克补充血容量，输注新鲜血液；大剂量地塞米松静推；积极改善呼吸、纠正微循环；缓解肺内高压……”

点评：

羊水栓塞重在预防：

人工破膜时应在宫缩间歇；当宫内窘迫，羊水混浊要用缩宫素时，应避免过强宫缩、避免产伤、子宫破裂、子宫颈裂伤等。

点评：

羊水栓塞多发生在胎儿娩出前；产妇不安、寒战、青紫、呼吸困难是其前期症状。应积极抢救，迅速剖宫产结束分娩。

难以控制的大出血需行子宫切除，以防止羊水继续进入，解除胎盘剥离面出血。

点评：

产妇不能怕影响身材冒风险选择剖宫产，毕竟剖宫产的相关并发症较自然分娩高得多。

第十五课　产褥期的保健

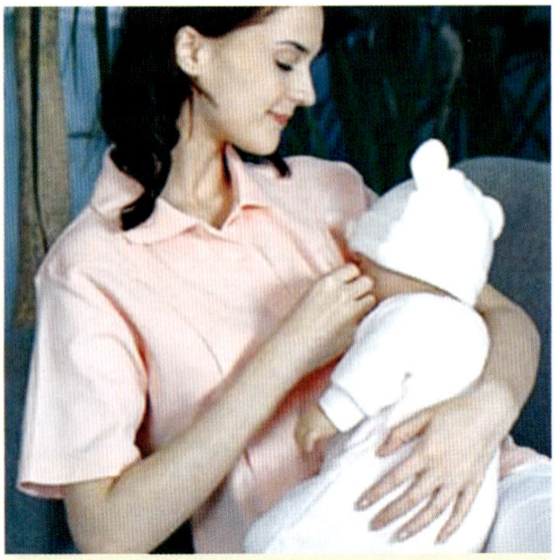

产褥期关爱母婴健康

健康小卫士箴言：

从胎盘娩出至产妇全身各器官（除乳腺外）恢复，或接近正常未孕状态所需的一段时期，称产褥期，一般规定为6周。产褥期应注意饮食、卫生、锻炼等，促使体能，尽快恢复。

培育优质生命需关注：

◆ 预防产后出血。

◆ 娩后半小时内让婴儿吸吮乳头，尽早建立催乳反射，促进乳汁分泌。

◆ 娩后4小时起床排尿。避免发生尿潴留。

孩子出生后，你的体重大约要减轻5千克，其中包括孩子的重量、分娩中流出的羊水和胎盘的重量。

分娩后的24小时，体温略有升高，不超过38℃；脉搏70次/分左右；呼吸16次/分左右；血压变化不大，如果是妊高征血压也会明显下降。

在分娩后阴道会流血，大约300毫升。胎儿娩出24小时内，阴道出血量达到500毫升应处理。

在孕妇怀孕期间，心脏、肝脏、胃和肺被子宫顶压向上，在分娩后便开始逐渐地回归原位。

子宫收缩素仍然在血液中循环，它会引起子宫在产后收缩，而使新产妇感到一种类似于阵痛的疼痛感。分娩后子宫在宫缩素的作用下会从如健身球一般大缩成甜瓜大小。子宫上的韧带仍然保持伸展的状态，恢复正常仍需一些时间。子宫在产后10天进入骨盆，从腹部已摸不到子宫；子宫口关闭。到产后第6周，子宫恢复到孕前大小，重50~60克。

产后几天内，新妈妈外阴阴道充血和水肿逐渐消退，骨盆底肌肉、筋膜逐渐恢复张力；分娩时的子宫内膜随血性分泌物排出，此时再生长一层新的内膜；胎盘剥离面要6~8周才能修复。

产褥期的保健应做遵守循序渐进的原则。自然分娩的你应该在6~12个小时后起床做轻微活动，如在床上翻身活动，半卧位伸展肢体。第二天可以在室内散散步，做做产后保健操。

点评：

300毫升的出血量是在怀孕期间储存下来的，对身体不会造成什么不良影响。如出血达到500毫升，应请医生处理。

点评：

由于分娩时体内分泌一种叫内菲肽的止痛激素，这种激素的含量在分娩后仍然令人眩晕。因此分娩后身体会感觉到有些无力、虚弱。

点评：

大部分产妇仍感下腹部阵发性疼痛而不愿活动，这是不对的，实际上积极主动的活动可以帮助你尽快恢复健康。

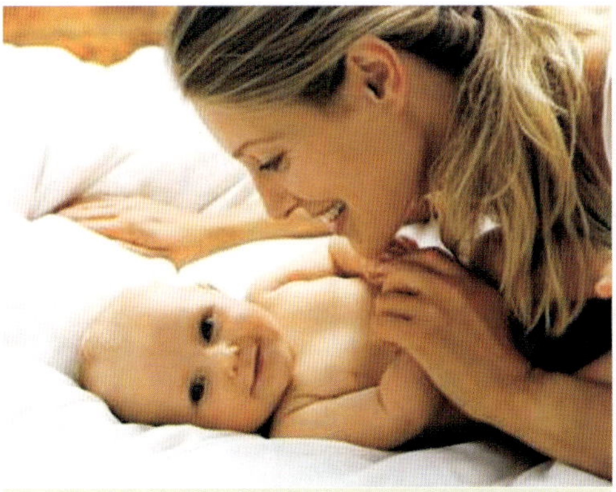
面对面情感交流

健康小卫士箴言：

因产妇在分娩时体能消耗过多，加上产后出血，元气耗伤，稍有不慎易患疾病，因此要特别注意产褥期的保健。

培育优质生命需关注：

◆ 睡眠休息是产妇产后恢复的基础。

◆ 产后要多补充液体和吃些青菜水果，以防便秘。

◆ 注意清洁卫生，防止产褥期感染。

◆ 避免过早重体力劳动，以防子宫脱垂。

◆ 及早做保健操锻炼，以防尿失禁。

《产孕集》指出：产后气虚血少，脉络空乏，肢节倦怠，腠理张开，皮毛不实，营卫不固……因此做好产褥期的保健，要注意以下几个方面：①布置好休息环境，心情愉悦。②注意饮食，第一天应进流质饮食或半流质饮食。③注意清洁，饮食前及喂奶前应洗手。④便后注意清洁，防止便秘。⑤注意乳房卫生。⑥适度活动，避免蹲站过久。⑦性生活可在6周后进行。应做到“3宜”、“3忌”。

“3宜”：

◆ 宜合理、丰富的营养：以蛋白质、糖、钙、铁、维生素丰富的食品为主，如鱼肉兼顾、蔬菜、粥汤齐备，每日5~6次。

◆ 宜注意卫生：每天用稀释1∶2 000新洁尔灭液清洗外阴，勤换无菌卫生巾；注意乳房护理；可梳洗、刷牙、擦浴，勿盆浴。

◆ 宜劳逸结合。保证8~9小时睡眠兼有午睡；鼓励早下床，对体力恢复有益。此外，每天锻炼1~2次，每次10~15分钟。

“3忌”：

◆ 忌捂：夏天气温高，室温有时与人的体温接近或稍高，体弱的产妇及婴儿容易受热、中暑。

◆ 忌受风、冷水：产后分解代谢旺盛，出汗多，毛孔经常开着。若有穿堂风或电扇直吹，母、婴易受凉感冒。若用冷水洗手、洗衣物等，容易引起肌肉、关节酸痛，以温水为宜。

◆ 忌不活动：产后长期卧床，活动量少，不仅不利于身体的康复，也会影响食欲。但不宜做重体力劳动。

点评：

分娩后，产妇仍感下腹部阵发性疼痛，这叫做“产后宫缩痛”，一般在2~3天后会自然消失。

点评：

母乳喂养既能使婴儿得到最理想的营养，又能增加母子感情交流。

点评：

注意产褥期保健做到“3宜”、“3忌”。有利于你恢复健康。

第一节　产妇生殖器变化

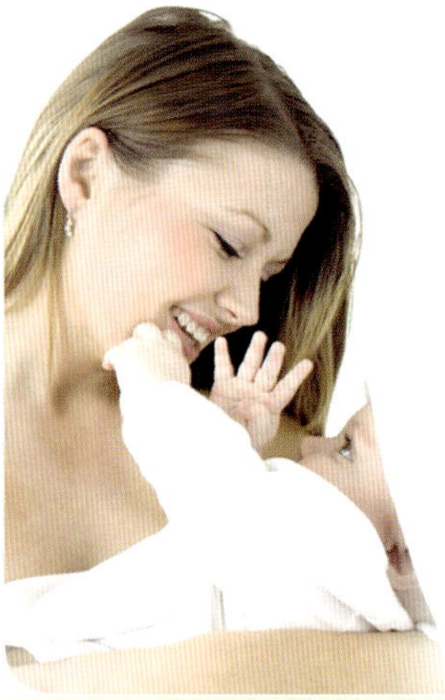

培养亲情

健康小卫士箴言：

产妇产后变化最大的是生殖器。子宫复旧、恶露排除、阴道回缩、会阴盆肌恢复，乳腺泌乳等。

培育优质生命需关注：

产妇产褥期应注意以下几点：

- 产后2小时注意产后大出血。
- 膳食营养分步进行。
- 警惕产后尿潴留。
- 重视便秘。
- 观察子宫复旧及恶露。
- 注意会阴及乳房护理。

产妇分娩后子宫的变化：胎盘娩出后，子宫圆而硬，宫底约在脐下1横指；产后第1天，因宫颈外口升至坐骨棘水平，使宫底稍上升，平脐以后每日下降1~2厘米，产后10日缩小降入骨盆腔内。子宫复旧不是肌细胞数目减少，而是肌细胞缩小，随着肌纤维不断缩复，宫体逐渐缩小。

观察恶露情况：胎盘从蜕膜海绵层分离排出后，胎盘附着面立即缩小，面积仅为原来一半，导致开放的螺旋动脉和静脉窦压缩变窄，在正常凝血功能影响下形成血栓，出血逐渐减少直至停止。其后创面表层坏死组织脱落自阴道排出（即恶露排除），产褥期应注意恶露。残存的子宫内膜基底层逐渐再生新的功能层。产后3周，胎盘附着部位以外的宫腔表面均由新生内膜修复。产后6周胎盘附着部位全部修复。若胎盘附着面因复旧不良出现血栓脱落，可引起晚期产后出血。

胎盘娩出后宫颈的变化：宫颈呈袖口状，产后2~3日宫颈口仍可通过2指；产后1周：宫颈外口恢复至未孕状态；产后10日：宫颈内口恢复至未孕状态；产后4周：宫颈完全恢复至正常形态。外口由圆形变为“–”字形。

分娩后阴道的变化：阴道腔扩大；阴道壁松弛；肌张力低；阴道黏膜皱襞因过度伸展而减少甚至消失。产褥期阴道腔逐渐缩小；阴道壁肌张力逐渐恢复；产后3周重新出现黏膜皱襞；但于产褥期结束时，尚不能完全恢复至未孕时的紧张度。

外阴变化：分娩后轻度水肿，产后2~3日内，自行消退；创伤于3~5日内愈合；处女膜痕。

盆底肌及其筋膜：因分娩过度扩张使弹性减弱，且常伴有肌纤维部分断裂；若盆底肌及其筋膜发生严重断裂，造成骨盆底松弛，加之产褥期过早参加重体力劳动，可导致阴道壁膨出，甚至子宫脱垂。尿道括约肌及盆底肌松弛将造成老年性尿失禁。

点评：

子宫：分娩结束时1千克；

产后1周：妊娠12周大小500克。

产后10日降至骨盆内。

产后6周比孕前稍大。

点评：

若子宫复旧不全，或宫腔内残留胎盘、多量胎膜，或合并感染时，恶露量增多，血性恶露持续时间延长，并有臭味。

点评：

正常恶露有血腥味，无臭味，持续4至6周总量250~500毫升，个体差异较大。

血性3日——浆液2周——白色3周。

点评：

产后健身操的重要性不仅体现在塑造优美的体型，同时有利于对盆底肌及其筋膜的锻炼和修复，避免阴道壁的膨出和老年后的尿失禁等问题。应注意产褥期避免过早重体力劳动。

第二节　产后健美塑身操

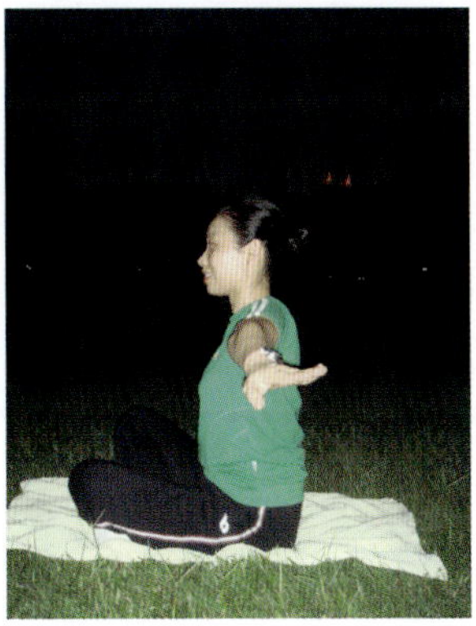

塑身健美是每个女性的追求。怀孕生子使腹壁肌肉松弛、盆底肌筋膜松弛、脂肪堆积，造成身材变化。本套塑身健美操是根据人体的解剖结构，以及孕产妇的生理变化特点，由医学专业人士所设计，可促使你的身材婀娜多姿。希望你认真学习锻炼。

健康小卫士箴言：

自然分娩的产妇在分娩后6~12个小时就要起床做轻微活动，第二天可以在室内走动，做适宜的产后保健操。

培育优质生命需关注：

◆ 锻炼会阴配合呼吸，用鼻子缓缓地深吸一口气，收缩会阴；再从口慢慢地吐气，放松会阴。

◆ 活动四肢先手后腕，先肘后肩。先上肢后下肢。注意旋转屈曲等兼顾。每次5分钟。

◆ 活动躯干先颈部后腰部，先前后再左右，最后旋转。

全身放松收腹锻炼会阴

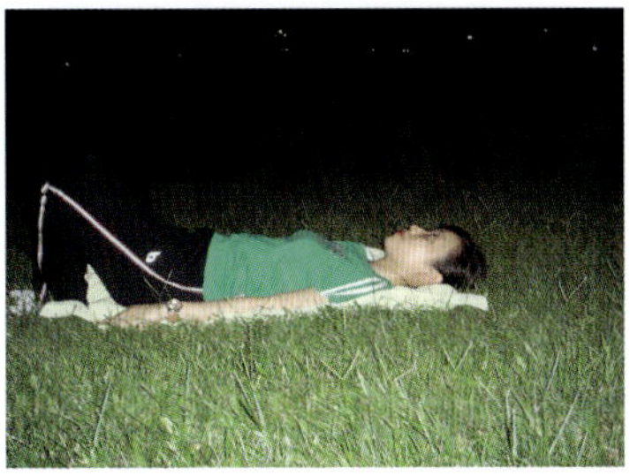

①躺下时，双手置于身体两侧，肩部放松，小腹收紧，骨盆与地板平行。收缩腹部64次。

②鼻子轻轻地吸气，同时下颌向下微微收紧。只要有一点点角度就OK了。收缩会阴64次。

仰卧起坐恢复腹部弹性

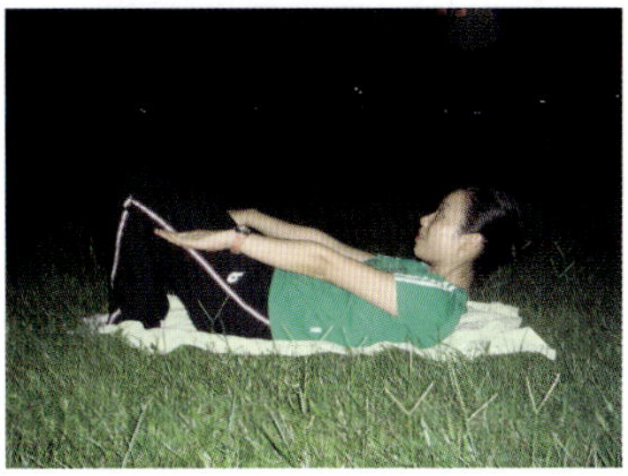

③吸气的同时，将上身连同肩部一起抬起。手尽量向正前方伸，平视前方，用力收缩腹部肌肉起身。若感觉费劲，可在头下垫一个垫子。

仰卧起坐恢复腹部弹性

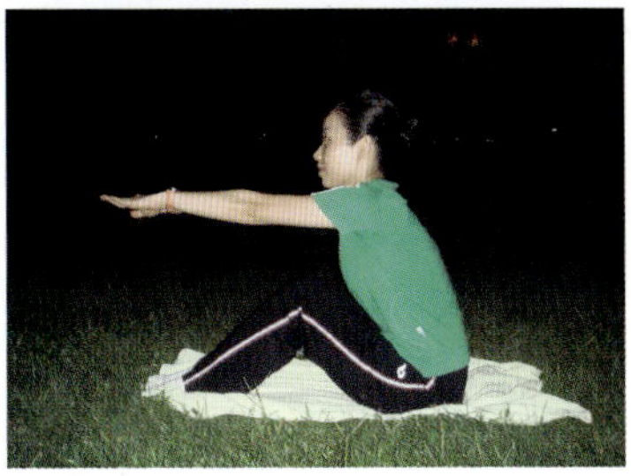

④坐起后，保持手向前伸直，目视前方吐气，放松腹部将腹部隆起，平静呼吸数次。先吸一口气准备躺下。

仰卧起坐恢复腹部弹性

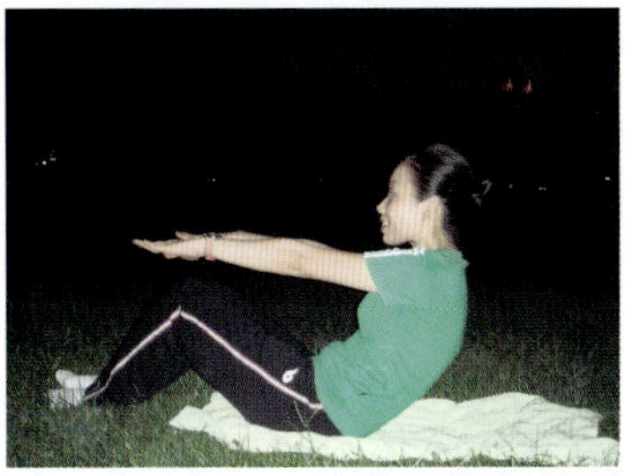

⑤躺下时一边吐气、一边将两脚跟分开，上身向后倾倒。骨骼按照骨盆、腰椎、背骨的顺序依次着地。手向正前方伸出放在身体两侧，放松腹部肌肉。这套动作可有效防止腹部松弛，以及腹部脂肪沉积。

仰卧起坐恢复腹部弹性

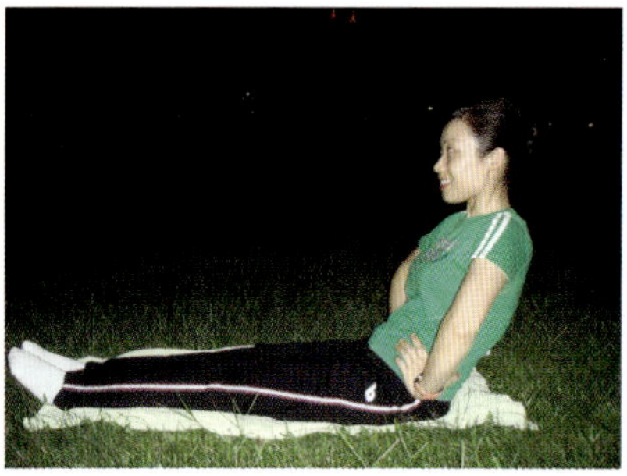

⑥如果体力较好，同样可双手叉腰做本套仰卧起坐动作。

伸腿屈髋屈身可美臀

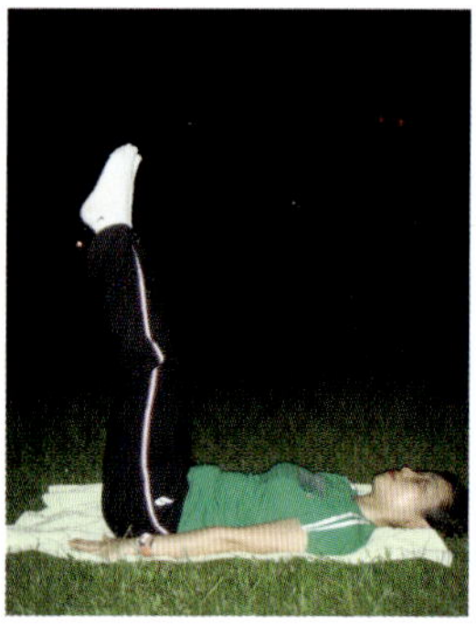

⑦双腿并拢伸直，脚尖绷紧绷直，两手平放身体两侧，抬高放下臀部10~20次。

伸腿屈髋屈身可美臀

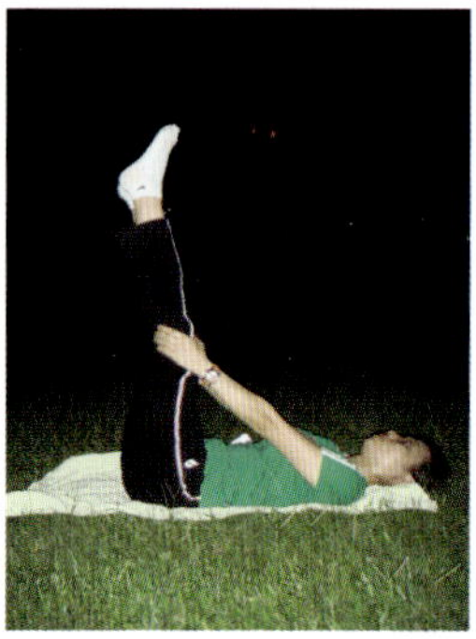

⑧双手搬动膝部向前用力，抬高头部和臀部，然后还原，反复10~20次，这套动作可锻炼臀部及腰腹部肌肉，防止臀部肌肉下垂。

锻炼背部肌肉和韧带

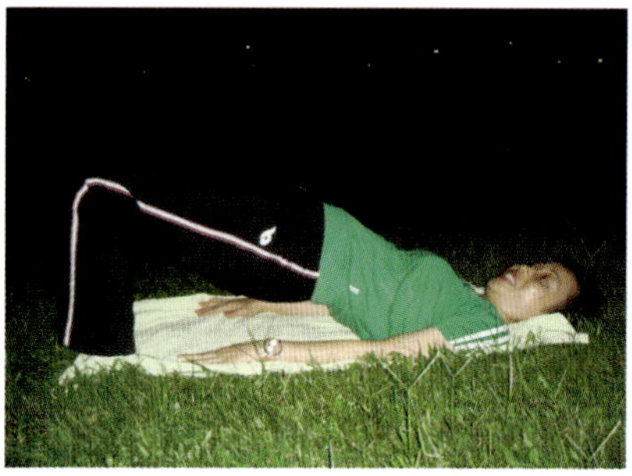

⑨两手平放在身体的两侧，双脚平踏地面屈膝，吸气抬臀，靠四肢的力量支撑起身。然后，呼气放下身体。反复10次左右。本套动作可锻炼腰背肌肉，防止脂肪在腰部堆积。

身体前后组肌肉锻炼

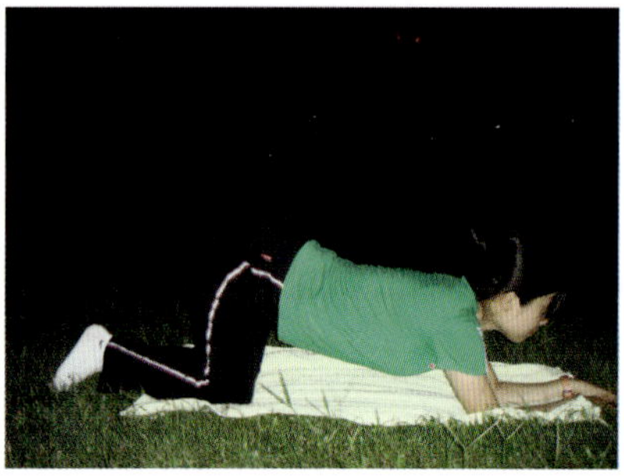

⑩肘部及膝部触地，手臂向前，两手平放在地面，放松背部，可缓解腰部疲劳。

身体前后组肌肉锻炼

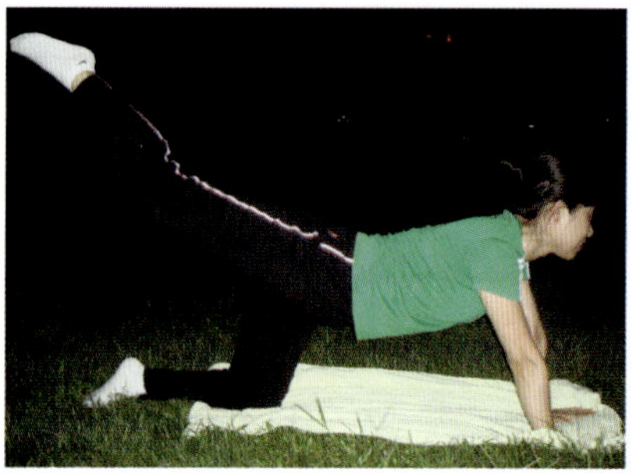

⑪吸气，用手和单膝触地，起肘抬单腿，并抬头目视前方，腿部绷直。然后，呼气放松恢复原状。反复10次换另外一侧腿再10次，可有效锻炼身体前后肌肉。

锻炼腰部侧方肌肉可束腰

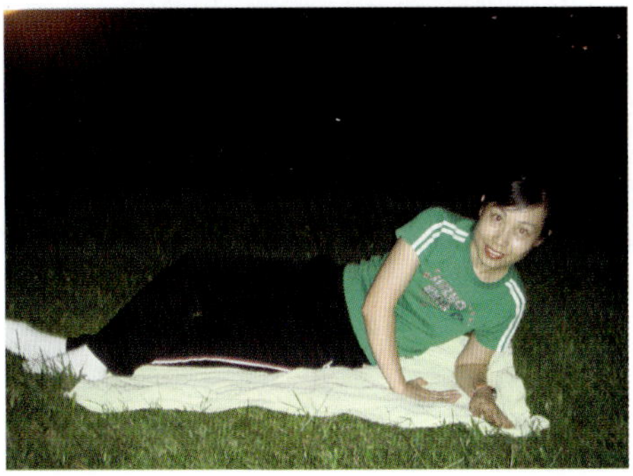

⑫侧卧于地，一腿先前屈曲交叉，上面的手支撑地面，下面的肘支撑地面如图。

锻炼腰部侧方肌肉可束腰

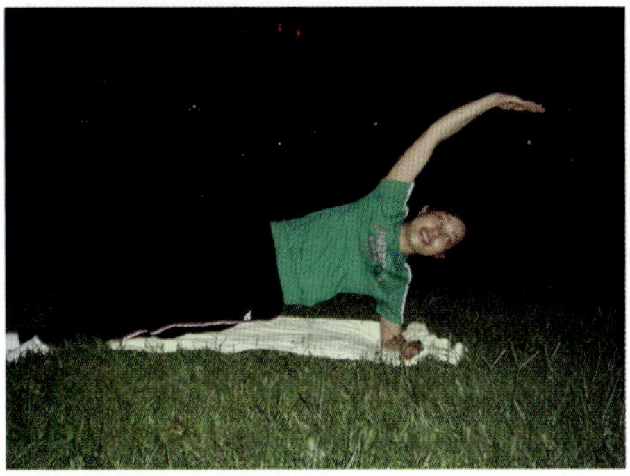

⑬吸气抬高臀部及腰部，上面的手臂轮转伸向前方，呼气放松恢复原状；反复10次换对侧。本套动作可锻炼身体的侧方肌肉，防止脂肪在腰部堆积。

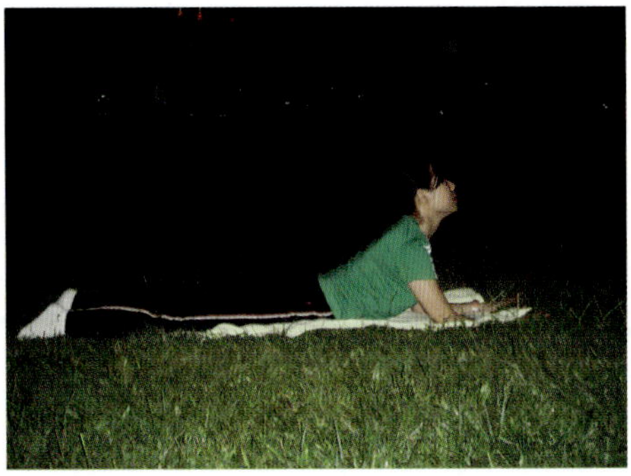

⑭俯卧，双手前臂支撑地面，抬头挺胸持续5分钟，可锻炼胸部肩部肌肉，保持乳房健美。

点评：

本套健美操，是根据人体的解剖结构，按照孕妇身体生理变化的特点设计的，很有针对性，只要坚持锻炼，可帮助你恢复少女般的婀娜身材。

第三节　产妇产褥期的饮食

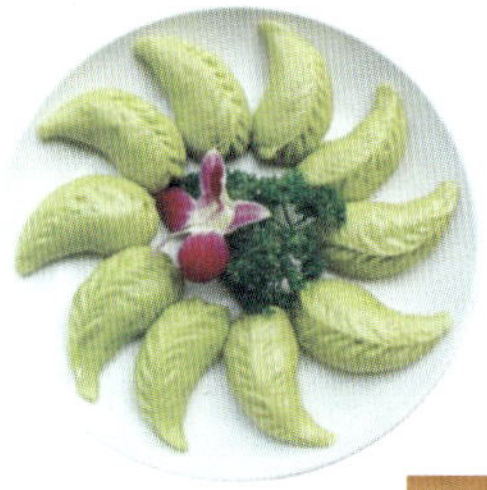

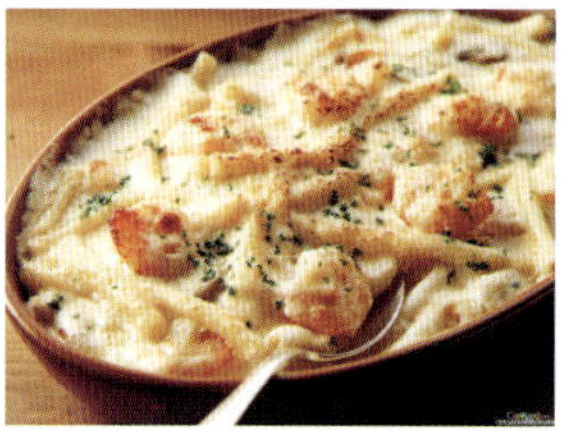

产褥期饮食分阶段调养

健康小卫士箴言：

分娩后，营养对于产妇来说更为重要，需要量也较孕期为高，但不宜过度。产后一周饮食的要点是开胃而不是滋补。

培育优质生命需关注：

◆ 产后第一周：开胃为主，拒绝油腻、口味要清爽。

◆ 产后第二周：补血为主，多进食补血食物和维生素；

◆ 分娩半月后进行催奶，催乳期要多喝汤水，吃汤料。

在刚分娩后，脾胃功能尚未恢复，乳腺开始分泌乳汁，乳腺管还不够通畅，不宜食用大量油腻催乳食品；在烹调中少用煎炸，多取易消化的带汤的炖菜；食物以偏淡为宜，遵循“产前宜清，产后宜温”的传统，少吃寒凉食物；避免进食影响乳汁分泌的麦芽、麦乳精、啤酒等。

在产后的第一周里，可以吃些清淡的荤食，如肉片、肉末、瘦牛肉、鸡肉、鱼等，配上新鲜蔬菜一起炒，口味清爽营养均衡。橙子、柚子、猕猴桃等水果也有开胃的作用。本阶段的重点是开胃而不是滋补，只有胃口好，才会食之有味，吸收也好。

下列食疗方可在产后一周左右选用：

（1）丝瓜鲫鱼汤：活鲫鱼 500 克，洗净，背上剞十字花刀。两面略煎后，烹入黄酒，加清水、姜、葱等，小火焖炖 20 分钟。丝瓜 200 克，洗净切片，投入鱼汤中，旺火煮至汤呈乳白色后加盐，3 分钟后即可起锅。根据口味和习惯，将丝瓜换成豆芽，效亦相仿。

（2）清炖乌骨鸡：乌骨鸡肉 1 000 克，洗净切碎，与葱、姜、盐、酒等拌匀，上铺党参 15 克、黄芪 25 克、枸杞子 15 克，隔水蒸 20 分钟。

（3）芪肝汤：猪肝 500 克，洗净切片，加黄芪 60 克，放水适量同煮。烧沸后加适量黄酒、盐等调料，用小火煮 30 分钟。

（4）花生炖猪手：猪手 2 只，洗净，用刀划口。花生 200 克，盐、葱、姜、黄酒适量，加清水用武火烧沸后，再用文火熬至烂熟。

（5）母鸡炖淮山药：母鸡 1 只，洗净，将黄芪 30 克、党参 15 克、淮山药 15 克、红枣 15 克，置入鸡肚内，在药上浇入黄酒 50 克，隔水蒸熟。1~2 天内食完。

（6）熘炒黄花猪肾：猪肾 500 克，剖开，去筋膜臊腺，洗净，切块。起油锅，九成热时放姜、葱、蒜及肾花爆炒片刻。待猪肾熟透变色时，加入黄花菜 50 克，盐、糖适量煸炒片刻，加水、生粉勾芡，加味精即成。

点评：

最近的研究发现，被大家认为最有营养，煲了足足 8 小时的广东靓汤，汤里的营养仅仅是汤料的 20%左右！所以科学的观点是汤水要喝，汤料更不能舍弃。

点评：

①丝瓜鲫鱼汤：具益气健脾、清热解毒、通调乳汁之功。

点评：

②清炖乌骨鸡：主治产后虚弱，乳汁不足。

点评：

③芪肝汤：适宜气血不足之少乳者。

点评：

④花生炖猪手：阴虚少乳有效。

点评：

⑤母鸡炖淮山药：可用于脾胃虚弱少乳者。

点评：

⑥熘炒黄花猪肾：有补肾通乳的作用。

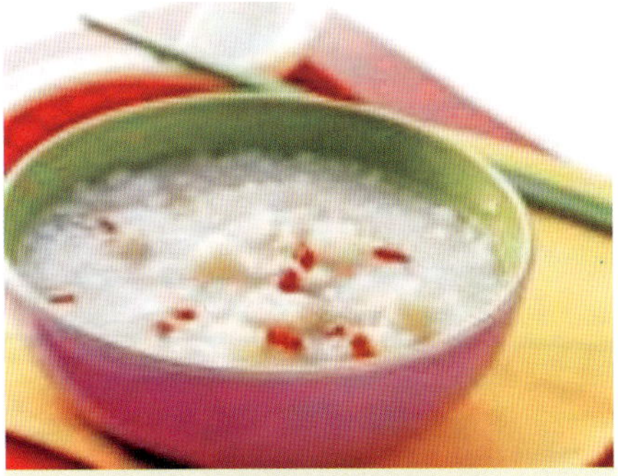
汤、粥易于消化吸收

健康小卫士箴言：

宝宝长到半个月以后，吃奶量逐渐增加。两餐奶之间很安静，就说明母乳是充足的。如你担心母乳不够吃，可适当饮食调理和中药调理。

培育优质生命需关注：

◆ 常用催乳中药方：党参 30 克、当归 12 克、路路通 15 克、穿山甲 20 克、王不留行 12 克、香附 9 克、通草 9 克。每日一剂，连服 3 剂。

月子的第二周，产妇的伤口基本愈合了。经过上一周的精心调理，胃口应该明显好转。这时可以开始尽量多吃补血食物，调理气血。苹果、梨、香蕉能减轻便秘症状又富含铁质，动物内脏更富含多种维生素，是完美的维生素补剂和补血剂。比如麻油炒猪心、大枣猪脚花生汤、鱼香猪肝等，加入少许枸杞子、淮山药、茯苓等，也是不错的补血、补充维生素的食谱。这时可以开始吃催奶食物了，比如鲫鱼汤、鲶鱼汤、猪手汤、排骨汤都是公认很有效的催奶汤。如果加入通草、黄芪等中药，效果更佳。下面介绍几种适合给产妇进补的营养食物。

（1）红糖、红枣：营养特点：补中益气，含铁量高，补气补血。

营养作用：含多种微量元素和矿物质，能够利尿、防治产后尿失禁，促进恶露排出。

（2）鸡蛋、鹌鹑蛋：含蛋白质丰富、利用率高，还含有卵磷脂、卵黄素及多种维生素和矿物质，其中含有的脂肪易被吸收。有助于产妇恢复体力，维护神经系统的健康。

（3）小米：含较多的维生素 B_1 和维生素 B_2，纤维素含量也很高。可帮助产妇恢复体力，刺激肠蠕动，增进食欲。

（4）芝麻：富含蛋白质、脂肪、钙、铁、维生素 E，可提高和改善膳食营养质量，又有通便作用。

（5）鸡汤、鱼汤、肉骨汤：含有优质蛋白质、矿物质。味道鲜美可刺激胃液分泌，提高食欲，可促进泌乳。

（6）山参莲子汤：可增加食欲、补脾健胃，具有滋阴补肾效果。先将党参和削去外皮的淮山药，一起放入炖盅中，加水 4 杯，再放入电饭锅中，外锅加水半杯，煮至开关跳起，略冷后，滤去渣，留汁作汤。将鸡放入炖锅中，并加入淮山药，茯苓，莲子及汤汁，最好再加入适当的水，以淹盖鸡为度，加盖放入电饭锅中，外锅加水一杯，煮至开关跳起，略冷，即可上桌食用。上桌前加入枸杞子及豆苗，则为一道色香味俱全的补气上品。

点评：
饮用红糖水一般不能超过 10 天，时间过长会增加血性恶露，在夏天会使产妇出汗更多，而体内少盐。

点评：
鸡蛋每天吃 2～4 个已足够，过多会使蛋白质过剩，而诱发其他营养病。

点评：
小米粥不宜太稀薄，而且在产后也不能完全以小米为主食，以免缺乏其他营养。

点评：
选用黑芝麻要比白芝麻更好。

点评：
因产妇易出汗和分泌乳汁，需水量要高于一般人，因此大量喝汤十分有益。

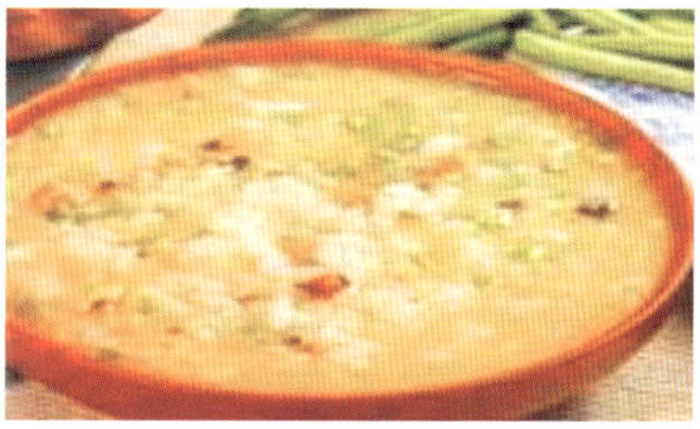

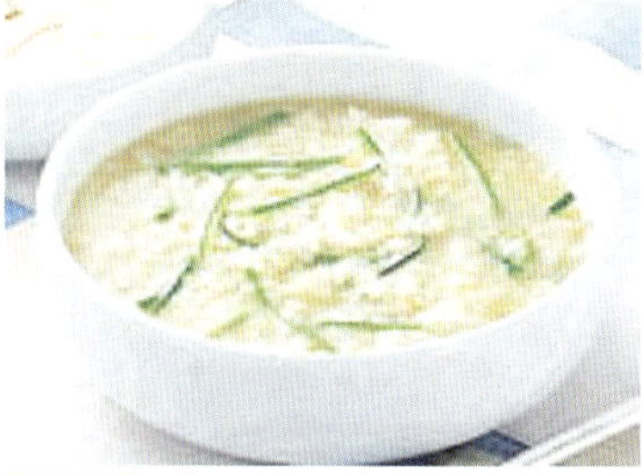

煮粥不要加碱

健康小卫士箴言：

由于生产失血等生理变化，产妇往往表现为脾虚、血气虚的征象，如体虚、多汗、消化能力差等，食疗以粥水为主，常常会带来较好的功效。

培育优质生命需关注：

◆ 煮粥时不要加碱，碱会破坏所含的水溶性维生素。

◆ 不要过分煎煮，以米烂为好，过煮可破坏营养成分。

◆ 可适当加入补血益气健脾的中药，即为中药粥。

月子滋养五粥一汤

（1）小米红糖大枣粥：小米100克、红糖适量、红枣5枚。将小米淘净，红枣切碎放入锅内，一次加足水，以旺火烧开后，转小火煮至粥黏稠。食用时，放入适量红糖搅匀，即可食用。营养成分：热量、蛋白质、脂肪分别为：396.9卡、9.1克、3.1克。

（2）木耳莲子粥：大米100克、黑木耳30克、莲子（去心）15枚，食盐和水等适量。大米洗净，用开水把木耳泡软后，洗净去蒂撕成小块。水烧开放入大米、去心莲子，用旺火煮开后，改小火煮30~40分钟至米粒涨开，下木耳，以小火继续熬煮5~10分钟，至米粒开花、汤汁黏稠即成。也可改用银耳，即为银耳粥。食用时可加适量糖。营养成分：热量、蛋白质、脂肪分别为：395.5卡、15.7克、2.0克。

（3）海带鱼片粥：食用油25克、食盐和葱花等适量。大米淘净；海带泡洗24小时后，切块，草鱼100克切片。放水烧开加入陈皮、海带，用旺火烧开后，煮沸约10分钟，再下大米和适量油，开锅后用小火继续熬煮40~50分钟，至米粒开花、海带软酥。另用油锅热爆适量葱花，再放鱼片爆炒加食盐适量，加入米粥中搅拌均匀即成。营养成分：热量、蛋白质、脂肪分别为：974.7卡、108.5克、25.4克。

（4）黑芝麻粥：大米200克、黑芝麻60克，白糖适量。将黑芝麻淘洗干净、晒干、放锅内炒熟，压成碎末。淘洗干净大米，放锅内，加适量清水，用大火烧开后，转微火熬至粥稠时(，加入黑芝麻末，待粥微滚，放入白糖，盛碗即成。营养成分：热量、蛋白质、脂肪分别为：1004.6卡、26.9克、28.9克。

（5）骨汤花生粥：大米100克、花生米100克、香菜50克。猪骨洗净敲断成块，花生米用开水浸泡15~20分钟；择洗香菜，切成小段。把猪骨块放入水煮约1小时，至汤变白捞出猪骨，下大米和花生米，用旺火烧开，改小火继续熬煮40分钟见米粒开花、花生米软酥时，放适量盐搅拌均匀即成。食时用淋上香油，撒胡椒粉、香菜段、拌匀。营养成分：热量、蛋白质、脂肪分别为：1121.9卡、32.9克、68.4克。

（6）豆腐皮鹑蛋汤。鹌鹑蛋70克、豆腐皮50克、火腿肉25克、水发冬菇20克。将豆腐皮撕碎，洒上少许温水润湿；把鹌鹑蛋磕入碗内，放少许盐，搅拌均匀；将火腿肉切成末，冬菇切成丝。把锅置火上，放入熟猪油烧热，下葱花和姜末炝锅，倒入蛋液翻炒至凝结时加水煮沸，放入冬菇丝、盐等，再煮约15分钟，放入豆腐皮，撒上火腿末即成。营养成分：热量、蛋白质、脂肪分别为：357.5卡、30.4克、28.2克。

第四节 产后便秘的防治

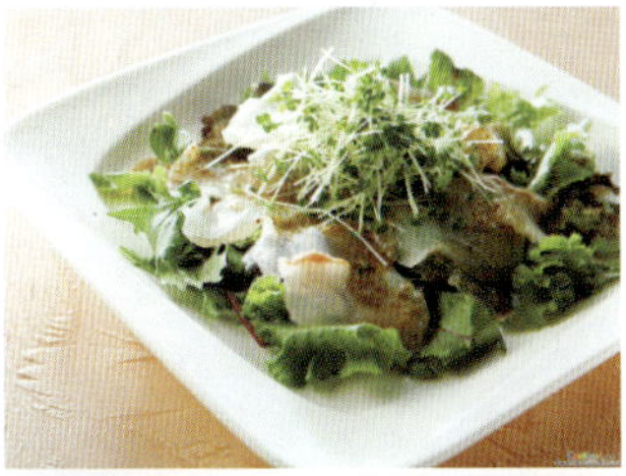

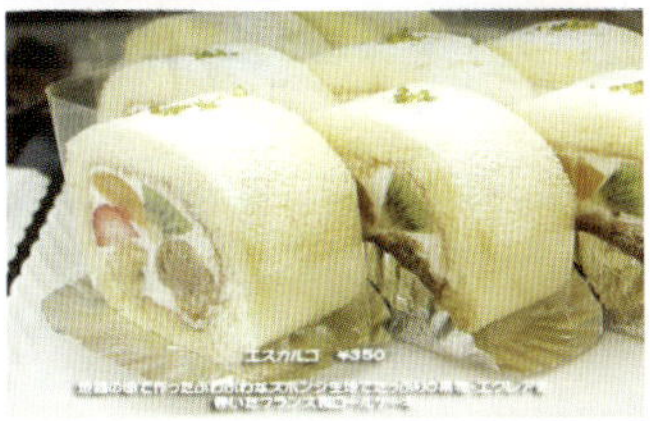

粗粮、纤维素可防止产后便秘

健康小卫士箴言：

产后便秘往往是困扰产妇的问题，不仅给产妇生活带来不便，还将造成细菌毒素吸收造成面部黄褐斑等早衰。长期便秘又是结直肠癌的高危因素，因此产褥期就应防治便秘。

培育优质生命需关注：

- 注意饮食，多吃富含纤维素的食物，多喝水。
- 注意运动，早期下床活动，及早做提肛运动。
- 配合中药调理。

产妇产后大便困难的常见原因有以下几点：

（1）由于妊娠晚期子宫长大，腹直肌和盆底肌被膨胀的子宫胀松，甚至部分肌纤维断裂，产后腹肌和盆底肌肉松弛，收缩无力，腹压减弱，加上产妇体质虚弱，不能依靠腹压来协助排便，解大便自然发生困难。

（2）产妇在产后几天内因卧床休息，活动减少，影响肠子蠕动，不易排便。

（3）产妇在产后几天内的饮食单调，往往缺乏纤维素食物，尤其缺少粗纤维的含量，这就减少了对消化道的刺激作用，使肠蠕动减弱，影响排便。

产妇在分娩后，一是应适当活动，不能长时间卧床。产后头两天应勤翻身，吃饭时应坐起来。6 小时后应下床活动。二是在饮食上，要多喝汤和水。每日进餐应适当配一定比例的杂粮，做到粗、细粮搭配，力求主食多样化。在吃肉、蛋食物的同时，还要吃一些含纤维素多的新鲜蔬菜和水果。三是平时应保持精神愉快、心情舒畅，避免不良的精神刺激，因为不良情绪可使胃酸分泌量下降，肠胃蠕动减慢。

润肠通便食疗方：

- 黑芝麻、核桃仁、蜂蜜各 60 克。先将芝麻、核桃仁捣碎，磨成糊，煮熟后冲入蜂蜜，分 2 次 1 日服完。
- 菠菜 300 克洗净，将猪油适量烧热爆炒菠菜即成。
- 番泻叶每次 6 克，加红糖适量，开水浸泡代茶频饮。
- 当归、熟地各 15 克，白芍 10 克、川芎 5 克，桃仁、杏仁、火麻仁、郁李仁、瓜蒌仁各 10 克，水煎二次分服。

点评：

便秘宜食用富含粗纤维的食物。如苋菜、胡萝卜、土豆等；黑面包、燕麦片等；梨、香蕉、李、柿、葡萄等。这些食物均可刺激肠壁、使肠蠕动加快，有利于通便。

点评：

分娩是生理现象，不要当疾病对待，只要你的体能恢复 6 小时后便可下床活动。

点评：

多吃产气食品，如洋葱、生蒜、蜂蜜、怡糖、乳糖等，利用它们在肠道中发酵作用，借以产气鼓肠，增加肠的蠕动，利于排便。

点评：

适当多吃油脂类食物。如黄油、豆油、橄榄油、芝麻油、多脂肪畜肉等。脂肪有缓和肠蠕动亢进和滑肠的作用。

第五节 产褥感染

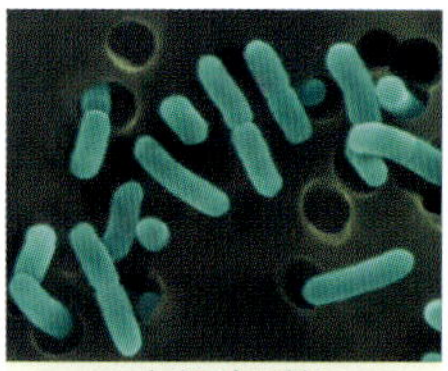
大肠杆菌

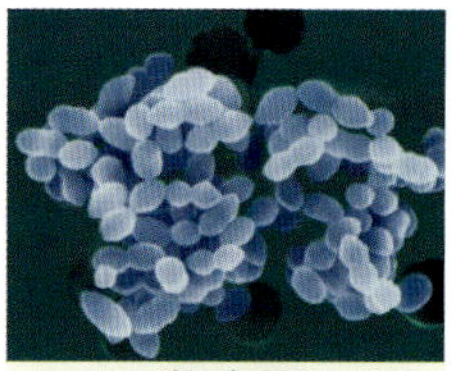
粪球菌

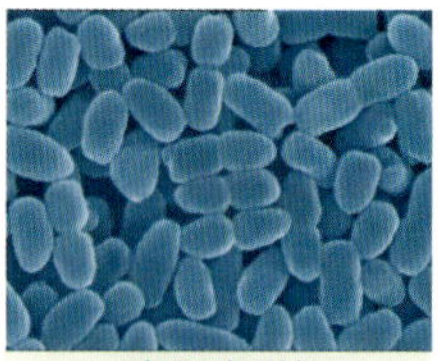
脆弱杆菌

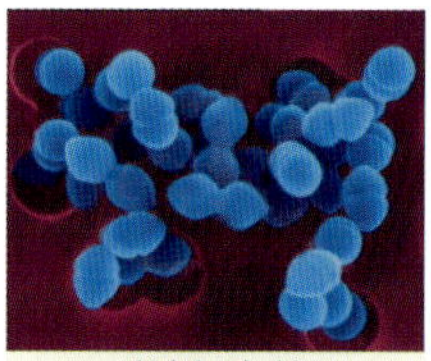
粪链球菌

上图为常见致病菌(这些美丽的细菌往往可置人于死命)。

健康小卫士箴言:

产褥期致病菌在分娩及产褥期由生殖道侵入，导致局部或全身炎症变化。出现发热持续不退，或突然高热、寒战等，称产褥感染。

培育优质生命需关注:

◆ 产褥感染发病率为1%~7.2%，是产妇死亡的4大原因之一。

◆ 产褥感染病因：指分娩24小时至10日内，体温有两次达到38°。

◆ 生殖道以外的感染，如乳腺、呼吸道等。

【案例医评】：产后缠绵的灾难

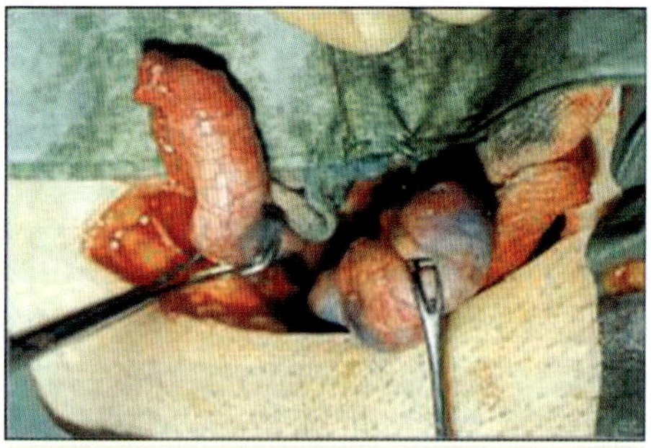
急性坏死性输卵管炎术中所见

23岁的她是一个乡村教师，他是一个边疆哨兵。她和他的结合完全是按照乡村的习俗，先是经人介绍定亲，后是等他3年探亲两人约见。她见他第一眼就爱上了他，然后就在枫叶落红时办了喜事。当又一次枫树叶染红时，她生产了，生了一个大胖小子。他将这一消息透漏给了班长，班长让他火速回家探亲。于是，他一路听着山泉水的叮咚声；一路看着火红的枫树，回到了她们母子身边。她刚刚产后两周看到朝思暮想的对方，他俩不顾一切，也没有卫生常识，当晚就缠绵在一起。第二天，她即感身体不适，次日恶寒高热，颜面潮红、全身疼痛，恶露减少伴小腹阵发性疼痛。他为她煮了一大碗姜汤，服后汗出体温稍降，晚间体温达40.6℃(腋下)，伴下腹绞痛。他急忙将她送到了乡卫生院。医生说：“产褥期包括妊娠晚期是绝对要节房事的，你太太产褥感染，急性坏死性输卵管炎，必须立即手术治疗。另外产程不顺，接生不慎，产创护理不洁；产后失血过多等也是感染的原因。像你太太属于严重的感染，如不及时手术将有生命危险。”他含着泪，在手术知情同意书上签了字。他愧疚，他欠她的太多……

点评:

产褥感染的诱因：①孕产期抵抗力低下；②分娩时留有创面；③并发症（贫血，早破水等）。

点评:

自体(内源性)细菌：①全身病灶细菌→血循→生殖道；②生殖道本身原有细菌；③邻近器官直接蔓延。

点评:

外来(外源性)细菌：①接生消毒不严；②过频的检查(肛查、阴道检查)；③孕晚期盆浴、性交；④产褥期清洁卫生不良、过早性生活。

点评:

产后性生活一般应安排在产后一个半月较合适。产褥期（6周）过早性生活，往往会带来灾难性的后果。当产妇出现发热恶寒、腹痛时，应及时就医。

第六节　产后出血

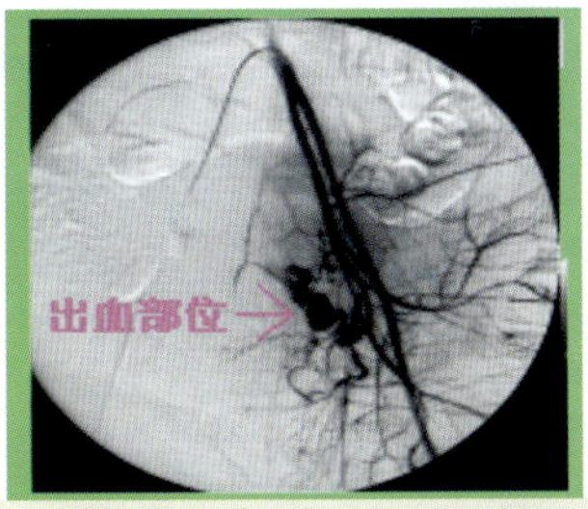

血管造影技术显示出血部位，以及出血部位的栓塞

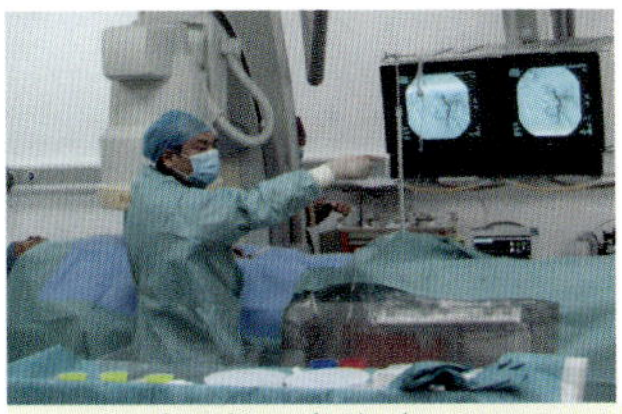
大型医疗设备 DSA

健康小卫士箴言：

胎儿娩出后 24 小时内，阴道流血量>500 毫升可诊断为产后出血；晚期出血，娩后 24 小时到产后 6 周内发生的子宫大量出血，是分娩期的严重并发症。

培育优质生命需关注：

◆ 产后出血的孕产妇死亡率为 34.1/10 万，是产妇死亡的首要原因。

◆ 宫缩乏力：约占 80%。

◆ 胎盘因素：占产后出血致死病例 1/3~1/2，包括胎盘滞留、粘连、植入、残留。

◆ 产道损伤及凝血障碍。

【案例医评】：只求她平安

她和他是大学的同学，他继续努力考上了某名牌大学的研究生，她伴随着他一起来到了某市。她虽是大学生，但一直没有找到合适的工作，奔波在民营企业，工资待遇低、劳动强度大、工作压力重，但为了他，她一个人默默承受着这一切。后来他研究生毕业，他们结了婚。婚后她很幸福。由于两人长期同居，她先后三次流产，该要宝宝的时候，他们等了两年还是没能怀上。后来她花费了很大的财力和精力终于怀孕了。他对她呵护有余……

她的宝宝降生时，胎盘迟迟剥离不全，阴道出血呈暗红色；医生用手法剥离胎盘后阴道仍流血较多，并伴血块。接着，她感到心慌、头晕、出冷汗……很快主任医生来了，助产士汇报她的病情：Bp90／60mmHg（8kPa），P110 次／分，R20 次／分，面色苍白，检查宫底脐上一指，子宫轮廓不清，阴道出血约 850 毫升，胎盘胎膜完整娩出。妇检：阴道及宫颈无裂伤……

主任医生分析：“该产妇人流史 3 次，婚后不孕史，可能是人流后子宫内膜过度损伤……治疗和预防产后出血，应尽早刺激乳头。据某医院 300 例产妇产后出血的前瞻性研究，结果证实，胎儿前肩娩出后，刺激乳头能减少产后出血发生率为 10.51%，无刺激组产后出血发生率为 20%……”

主任医生接着说：“对出血量大，出血凶猛，早期伴有休克的产妇，应积极输血抢救，同时采用 DSA 下子宫动脉栓塞术，可转危为安……”

“必须组织输血，你要在输血同意书上签字……”医生说：“但本市血源紧张，按照市有关规定，你是她的先生是吧？你应该到市指定地点进行献血，如果你不愿献血，应该到血库交 3 倍的输血互助金。”他毫不犹豫地在输血同意书上签了字，急急忙忙跑到献血处。她为他付出太多，只求她平安无事，既使割身上的肉，他都愿意……

点评：

世界上每年大约有 12.5 万名产妇因产后出血而死亡。我国 1983～1984 年的研究结果，产后出血的发生率为 12.8%；晚期产后（产后 2 周左右）出血的发生率：0.3%～0.7%。

点评：

产前预防：要做好孕前及孕期的保健工作。多次人流将造成子宫内膜的损伤，易造成不育不孕及胎盘和子宫的粘连。

点评：

产时预防：第二产程掌握侧切适应证，避免软产道裂伤；第三产程应用宫缩剂、按摩乳头。

点评：

产后预防：检查胎盘、胎膜、软产道，严密观察产妇生命体征、宫缩和阴道流血情况，产后在产房至少观察 2 个小时。

第五编

新生儿养育编

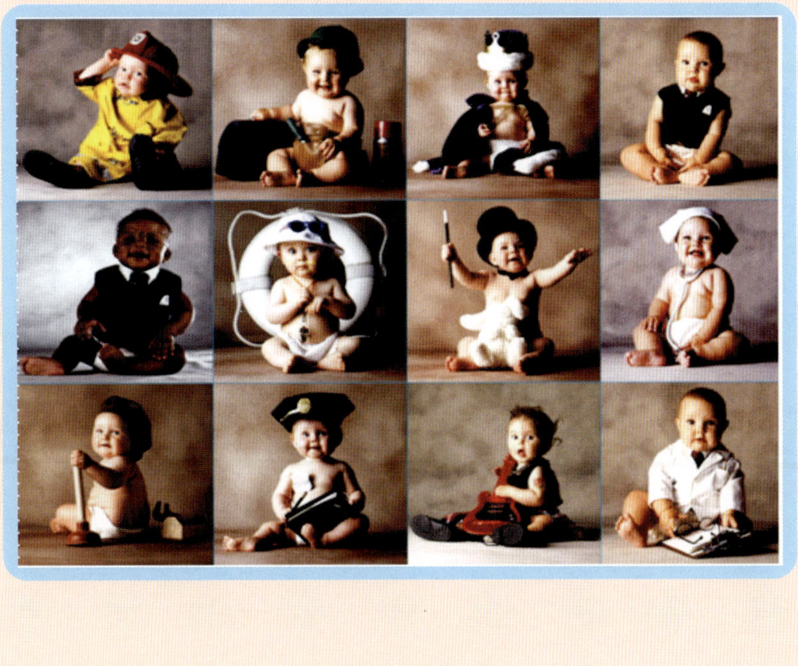

编前话语

地球上最宝贵的应该是生命，拥有生命才能拥有一切。生命是珍贵的，也是脆弱的，尤其是刚刚诞生的新生命，常常因为种种原因而蒙受不测。让我们用爱心和科学育儿的知识哺育好我们的下一代。

本编较详细地介绍了，新生儿的生理现象和自然生长过程；介绍了新生儿的科学养护方法和常见疾病的防治，以及能够及时发现可以救治的疾病知识。

第十六课　新生儿的呵护常识

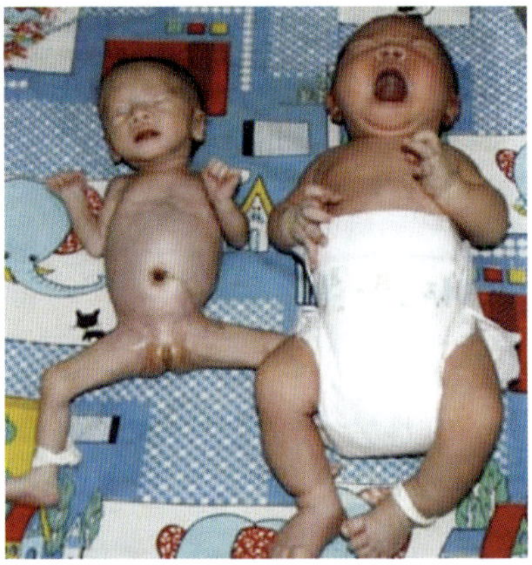

健康小卫士箴言：

新生儿期系指从婴儿娩出、脐带结扎到刚不满 28 天，此期间的活产婴儿称为新生儿。新生儿期非常重要，是人生重大转折时期，应特别注意精心养护。

培育优质生命需关注：

新生儿面临生活环境和生活方式的巨大变化：

- 从母体内到母体外；从寄生生活到独立生活。
- 随着脐带被结扎，独立的血液循环开始运转。
- 从温室到冷热多变。
- 从无菌到有菌。

第一节　新生儿的分类

了解以下新生儿的常见分类，可以让我们有针对性进行养护：

高危儿：指产前、产后遭到危害的异常儿，或伴有实际上产后确定的不健康儿，如唐氏综合征，白化病等。最常见的损伤有：窒息、产伤、早产、小于胎龄儿、过期产儿、溶血、糖尿病母亲的婴儿及有遗传烙印的婴儿。

足月儿：占绝大多数。指胎龄在 37~42 周之间；体重在 2 500~4 000 克之间；身长超过 45 厘米；各器官功能已达到相对成熟程度的正常新生儿。

早产儿：指胎龄未满 37 周（少于 259 天）；体重大多不足 2 500 克，也可超过 2 500 克；身长不足 45 厘米；各器官功能尚未成熟者。胎龄越小生活能力越差。

过期产儿：指胎龄超过 42 周者。如果胎盘功能正常，胎儿发育良好，体格常较巨大，易引起难产；如果胎盘功能减退，对胎儿产生损害，发生营养障碍，出现胎盘功能不全综合征。

胎龄小样儿：又称小于胎龄儿。指出生体重比该胎龄应有体重低 25%者；可以是足月儿、过期产儿或早产儿，但最常见的是足月小样儿；胎龄虽在 37~42 周之间，体重往往不足 2 500 克。由于胎儿本身疾病或母体不利因素，又称成熟不良儿。

巨大儿：体重大于 4 000 克。体重在同胎龄儿体重第 50 百分位以上，尚未超过第 90 百分位者，比正常儿稍大，多与遗传和母亲食量较大有关，为健康儿。

低出生体重儿：指出生体重小于 2 500 克者，或为早产儿；或为胎龄小样儿。

点评：

我国新生儿身高平均值：男婴为 50 厘米，体重约为 3 400 克；女婴约 49 厘米，体重 3 100 克。

足月儿生理特点：

①体温：出生后体温很快降至 35℃以下，产后 4～8 小时后，升至 37℃左右。

②呼吸：每分钟 30～50 次。

③脉搏：每分钟 120～180 次，睡觉时减少至约 100 次 / 分钟。

④血压：平均 60～80/40～50mmHg（8×10.6/5.3×6.6kPa），半个月后增至 100/50mmHg（13.3/6.6kPa）。

⑤乳头：会略显肿胀，甚至流出少量乳汁，几日后肿胀消退，乳汁不再渗出。

⑥生殖器：出生时的生殖器都略为肿大，属正常现象。

点评：

早产儿外表：哭声低、肌张力低、皮肤嫩、胎毛多、耳壳软、足纹少。胎龄评估小于 23 周；呼吸中枢不成熟，呼吸不规则、呼吸暂停，NRDS；易溢乳，吞咽反射弱；泌尿：肾浓缩差；体温：产热少，散热多；低血糖、低血钠。其中任何一项不正常，都会影响产程顺利进行。只有 4 个因素相互协调，才能顺利完成分娩过程。

第二节　正常新生儿护理要点

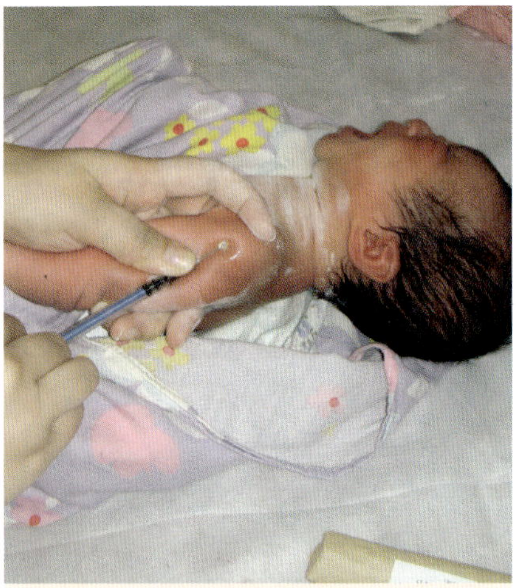

新生儿出生后即注射卡介苗
预防结核发生

健康小卫士箴言：

早产儿由于全身各个器官都未发育成熟，难以适应子宫内外环境的骤然变化，易发生各种疾病，甚至死亡。因此早产儿的呵护应在医生的协助下进行。

培育优质生命需关注：

早产儿出院后的护理：如有不良症状及时与医生联系。

① 体温下降，降至36℃以下要引起注意。

② 体温达38℃时应注意。

③ 呼吸急促时，在咳嗽或者嘴里吐白沫时应送往医院。

④ 脸色蜡黄、哭声很弱，吃奶量骤然减少，应立即通知医生。

⑤ 婴儿突然腹胀、痉挛等危险信号，应立即送往医院。

（1）房间：室温保持在24℃~26℃，相对湿度保持在40%~50%；注意房间消毒、无菌，护理人员要洗手。

（2）保暖：如体温不升，先置暖箱。

（3）皮肤护理：温水清洗，定期洗浴。

（4）脐带：结扎消毒，保持干燥。具体消毒护理方法见后面新生儿脐部护理。

（5）喂养：试喂糖水2次，生后4~6小时哺母乳，2~3小时一次。注意补充维生素A、维生素D、维生素K及铁剂。

（6）预防接种：卡介苗、乙肝疫苗。

（7）筛查：听力筛查、甲状腺功能低、半乳糖血症。

早产儿护理要点：除了要满足一般护理外，还应注意：

（1）环境：应特别注意消毒、无菌，护理人员要洗手。

（2）喂养：细心喂奶，必要时予鼻饲。

（3）保暖：暖箱温度、湿度、消毒。

（4）监护：呼吸、酸碱水电平衡、血糖、感染、、血压、小便。

	早产儿	足月儿
皮肤	发亮水肿毳毛多	肤色红润丰满毳毛少
头发	乱如绒线头	头发分条清楚
耳壳	软耳周不清楚	软骨发育良好耳周成形
指甲	未达指尖	达到或超过指尖
乳腺	无结节或＜4mm	结节平均7mm
跖纹	足底纹理少	足纹遍及整个足底
外生殖器	睾丸未降阴囊少皱裂 女大阴唇不发育	睾丸已降阴囊皱裂多 女大阴唇发育

点评：

早产儿免疫力低下，皮肤薄、通透性高，极易发生感染，所以在护理上应注意以下几点：

保暖。早产儿体温中枢发育不全，体温调节功能差，所以要置于暖箱内。箱内温度保持在32℃~34℃；相对湿度保持在55%~65%。

点评：

喂养。早产儿出生后6个小时以内，开始给母乳喂养，如果早产儿吸吮力差，可将乳汁挤出后，用奶瓶、小勺或滴管慢慢喂入，必要时以胃管鼻饲法喂养。

点评：

日常护理。每日一次在固定时间(哺乳前)测一次体重。起初每小时测腋下体温一次，在体温恒定后，每4~6个小时测一次体温，体温应为36℃~37℃。婴儿的一切护理工作如喂奶，测体温，换衣服、尿布均在暖箱内完成。

点评：

早产儿出生后测血糖值，如两次低于1.1mmol/L(20mg/dl)，即诊断为低血糖，并立即治疗。

第三节　婴儿抚触——影响孩子一生的“教育”（一）

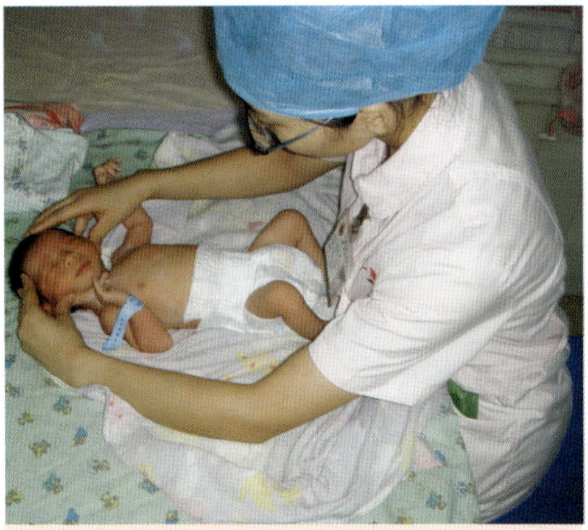
抚触，新生儿最佳的教育

健康小卫士箴言：

婴儿扶触是指对婴幼儿全身进行有次序、有规律、有手法技巧的科学按摩，通过按摩产生有效的良性神经电刺激，从而达到让婴幼儿健康生长的目的。

培育优质生命需关注：

- 改善睡眠、减少哭闹，稳定情绪。
- 增加免疫力。
- 增进食物的吸收和利用，增加体重。
- 促进宝宝的 EQ 发展。

目前，各大城市妇产科都开展了“婴儿抚触”的项目，全国已有 2 200 多家医院开展了“婴儿抚触”的实践。这项实践已经证实能够有效地促进宝宝健康地 生长，尤其是对宝宝 EQ 的提高有很好的帮助。

近日中华医学会儿科学分会和围产医学分会联合进行的调研表明，“婴儿抚触”已经与“母乳喂养”和“早教”，并列成为我国目前最重要和最具影响力的育儿理念。

“婴儿抚触”是通过抚触者的双手对婴儿的皮肤进行有次序的、有手法技巧的科学抚摸，让大量温和的良好刺激通过皮肤传到中枢神经系统，以产生积极的生理效应。每天给新生婴儿进行科学和系统的抚触，可以非常有效地促进婴儿的生理和情感发育，并改善婴儿睡眠状况，提高机体的免疫力。

临床常常观察到，一个哭闹不休、身体不舒服的宝宝，借着按摩可以让他很快安静下来。甚至接受按摩的婴儿往往可以安然入睡。另外，在这种充满爱的呵护下，通过按摩宝宝，刺激皮肤肌肉的神经，可以增加迷走神经活动，使人体产生更多的荷尔蒙及胰岛素，这有助于食物的消化和吸收。临床上我们经常可以观察到，通过按摩的宝宝体重增加较快。

另外，临床研究表明，按摩可以降低某些压力激素(ACTH)，并且增加宝宝的抵抗力。当宝宝哭闹时，身体会产生压力激素，这时免疫力会下降。通过按摩可以让宝宝的压力激素(ACTH)降低，免疫力恢复，放松情绪。

更有意义的是，按摩可以促进宝宝的 EQ 发展。纽约一家医院实行每天拥抱及抚触婴儿的规定后，1 岁以下婴儿的死亡率从 30%降至 10%。如果宝宝出生 3 个月中都没有被拥抱或抚摸，情绪发展会显得容易暴躁。

点评：

小时候，有没有尝试过来自母亲或者奶奶的“掂掂皮，长得快”的捏脊疗法？这恐怕是中国古老的抚触。

点评：

我国首届“婴儿抚触日”上，中华医学会围产医学分会主任委员叶鸿瑁教授表示：“抚触对宝宝的身心发展有很大的好处，非常值得提倡。”

点评：

婴儿抚触已经被越来越多医务工作者所临床实践，并总结了大量的方法和经验。

(二)

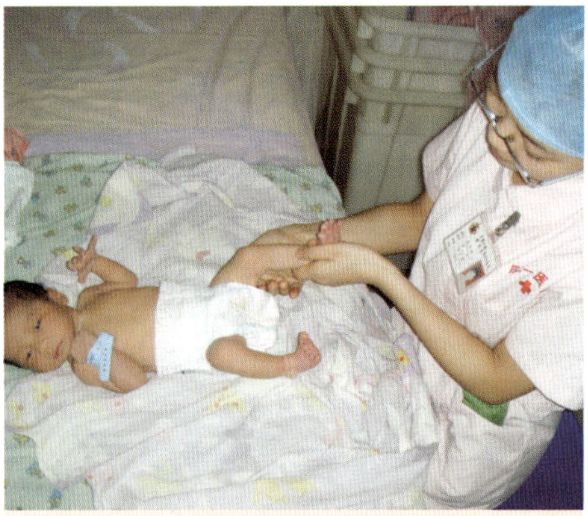
专业抚触图片

健康小卫士箴言：

良好系统的科学抚触，不但增进父母与婴儿之间的感情交流，更有利于婴儿的健康生长发育；更有利于促进婴儿心理健康成长。

培育优质生命需关注：

在为婴儿按摩时，应该注意以下几点：

- 环境宜人。
- 心情愉悦。
- 专业培训。
- 注意分寸和动作要领。

美国太平洋按摩与康复艺术学校的创办人谢丽尔·米杜尔有18年婴儿按摩培训经验。她认为，按摩活动了宝宝全身的肌肉，使肢体长得更健壮，身体更健康。按摩还能帮助宝宝睡眠，减少烦躁情绪。

一般从新生儿出生的第二天起，就可以进行按摩了，而母亲则是最理想的抚触者，但新妈妈往往没有这方面的知识和经验。下面我们从专业的角度介绍如何给婴儿抚触。

抚触是整个手掌和手指的指腹对婴儿身体进行轻柔地接触和平滑地触摸，其动作要领是轻柔而平滑，在美国有执照的婴儿按摩师是需要经过长期完整的训练，可以胜任这一工作的。

最佳的抚触时间是喂奶后1小时左右，这样可防止在抚触的过程中宝宝吐奶。每天应给宝宝按摩一次。室温一般保持在25℃~28℃之间，室内光线应柔和。另外按摩者不要留长指甲，双手应温暖光滑，最好是按摩前涂一些按摩乳油。

将宝宝放在一条准备好柔软的毯子，准备几条干净的毛巾，一瓶婴儿专用的护肤乳液，注意按摩时心情要平静，面带微笑，给宝宝传输愉悦的信息。抚触一定要充满爱心，同时还要观察宝宝是否享受，一旦宝宝表现出不喜欢的样子，就应该马上停止。一般做一套按摩只需要20分钟。

在给宝宝做按摩的时候，不妨放一些轻柔的音乐，边按摩便轻声细语地跟他说话，“妈妈给你捏捏小脚丫”，“这是你的大拇指……”，这样可刺激宝宝大脑的发育，促进其EQ的发展。

点评：

大多数父母都会自然而然地抚摸宝宝的后背，或者用手指轻揉宝宝的小脚丫。其实，这种父母与婴儿的皮肤接触就是一种按摩。系统的给婴儿按摩称为“抚触”。

点评：

在美国抚触已成为照顾婴儿的一项必不可少的程序。抚触师上岗一定要经过专业培训。

点评：

抚触时注意一些动作要领和具体细节。下面以图文并茂的形式向你展示这一具有深远意义的“教育”方法。

第四节　新生儿抚触教案

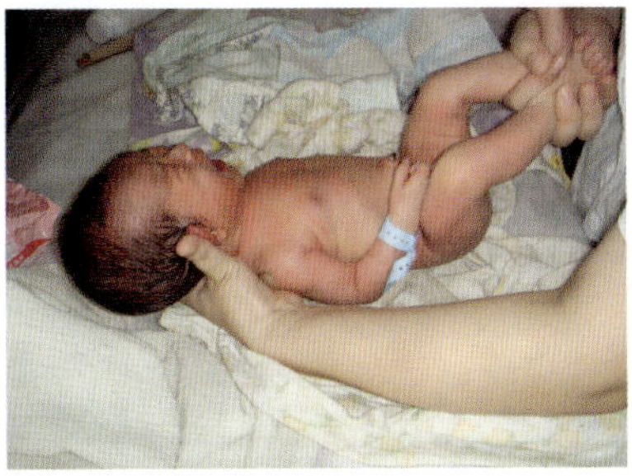

①宝宝洗浴完毕，用棉质毛巾吸干宝宝身上的水珠，将宝宝放置于柔软干净的毛毯上。移动放置宝宝的动作要领是：左手托起宝宝的头颈及背部，右手抓握宝宝的双足，切忌用双手托抱宝宝的胸背部，因为新生儿的头部比较重，而颈部又没有负重能力。

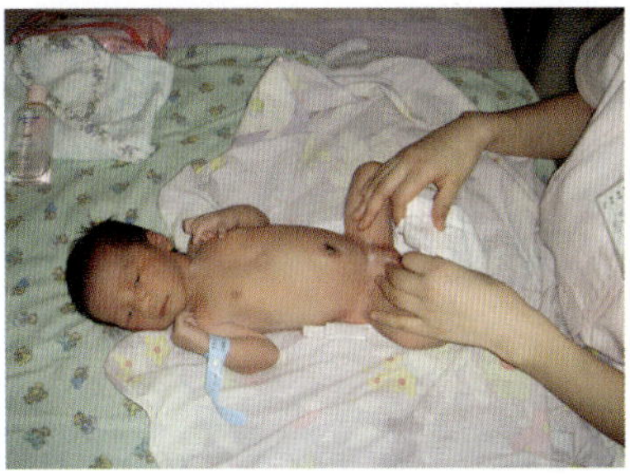

②给宝宝换上干净的纸尿裤，开始给宝宝做全身运动的热身。在胸前打开再合拢他的胳膊，这能可使宝宝放松背部，肺部得到更好的呼吸；然后上下移动宝宝的双腿，模拟走路的样子，这个动作使大脑的两侧都能得到刺激。

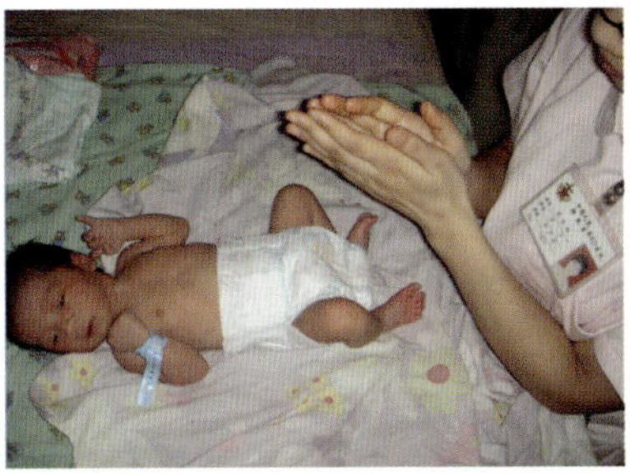

③首先，剪剪指甲，按摩者应洗净自己的双手，并用按摩乳油将自己的双手涂擦均匀。因为新生儿的皮肤娇嫩，这样不仅避免自己手上的细菌传染给宝宝娇嫩的肌肤，更能让您的宝宝享受到按摩的滑腻和舒服。

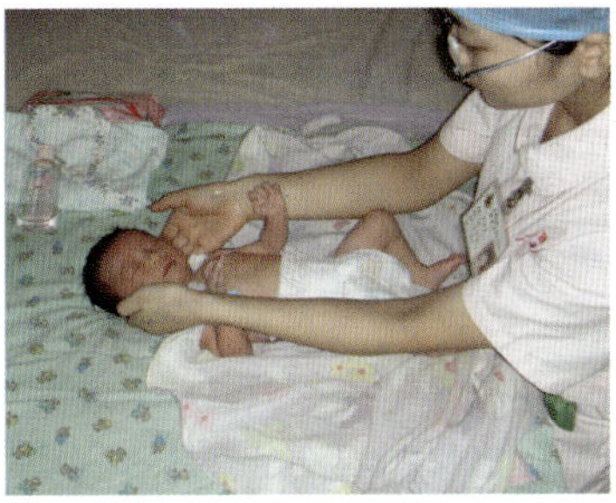

④如果头部不正，首先用双手掌轻轻把宝宝的头部放正，以免在热身和抚触的过程中，难以让宝宝的肌肉放松。

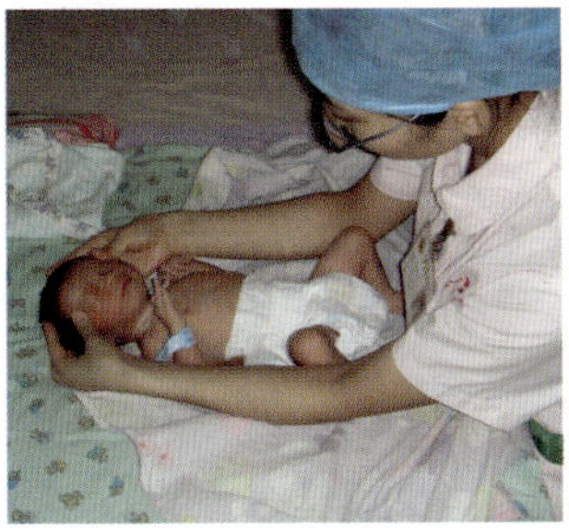

⑤按摩额部和面部。用两只拇指的指腹，抚摸宝宝的前额，由中心向两侧轻轻抚摸。然后顺着鼻梁向鼻尖滑行，从鼻尖滑向鼻子的两侧。

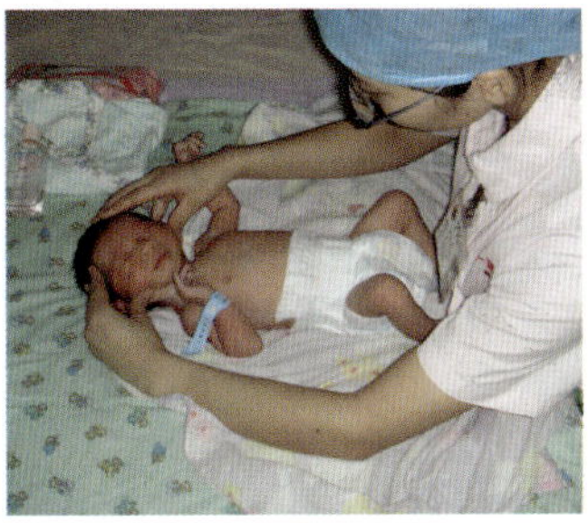

⑥按摩两颊和下颌部。用四指的指腹和拇指的指腹同时按摩宝宝的面颊部和下颌部，同时向下颌角部靠拢。注意，四指应保持过伸状态，充分利用指腹，避免指甲划伤宝宝。

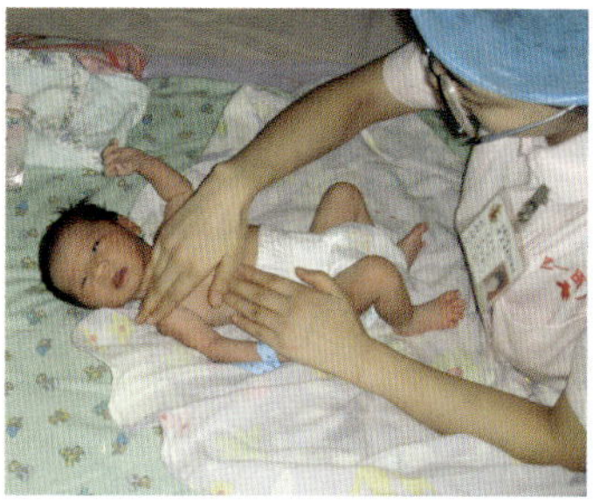

⑦按摩双肩，可促使宝宝肩背部健康发育、预防驼背。四指并拢，用双手的第二、三指腹交替按摩宝宝的双肩，自颈部沿肩峰向下滑动至三角肌部，左右交替进行。注意，指腹一定要充分接触宝宝的皮肤，食指和无名指向手背抬高，呈反勺状。

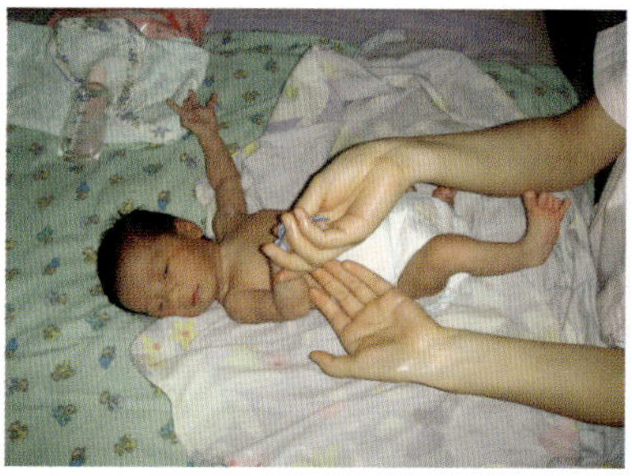

⑧按摩上肢，可增加肢体的灵活性。一手轻握宝宝的小手，另一手自腋部轻握宝宝的上肢向下轻轻滑动至手腕部。注意，抓握要适度，手部的按摩乳油应充分，手掌部接触皮肤。

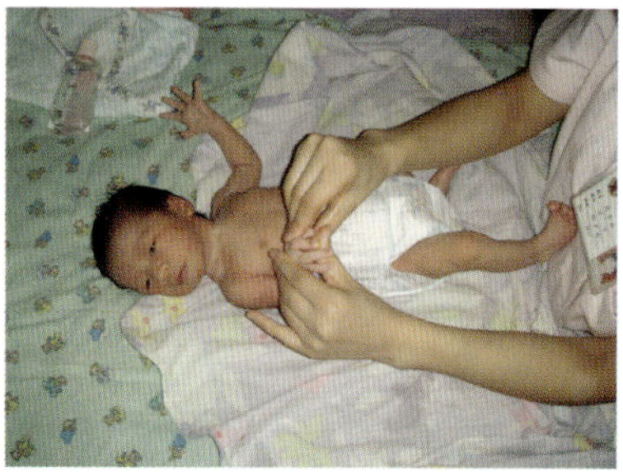

⑨按摩手部和手指，可增加宝宝手指的灵活性和灵敏性。动作要领是：用拇指的指腹按摩宝宝的手心。注意，按摩时自手心向手指方向滑动，让每一个手指都能够伸展为度。

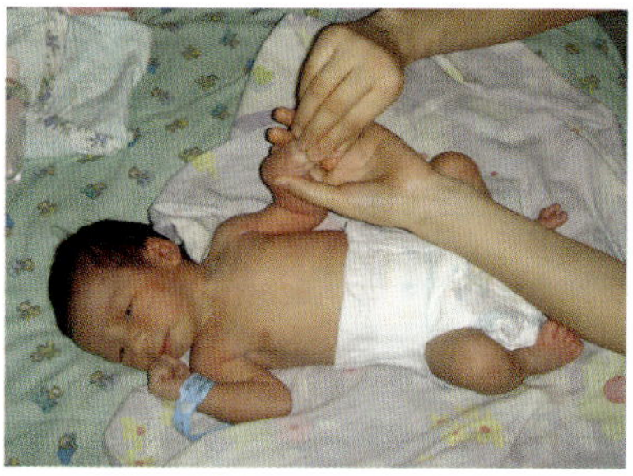

⑩用四指和拇指的指腹轻轻抓握宝宝的手背，自宝宝的手腕向手指尖滑动，让宝宝的小手伸展并拢在一起。

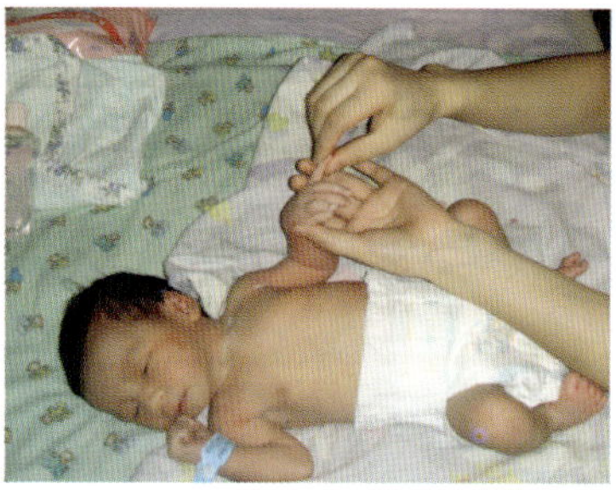

⑪用食指、中指和拇指的指腹逐一按摩宝宝的五个手指。注意，按摩时不要握持太紧，从手指的掌侧向指尖滑动，以让宝宝的小手指伸直为度。

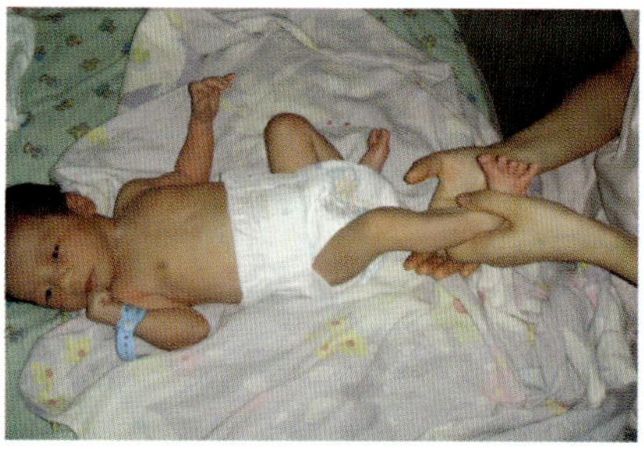

⑫按摩下肢，可保持下肢健壮。一手轻握宝宝的足踝部，另一手自大腿根部轻握宝宝的大腿向下轻轻滑动至足腕部。注意，抓握要适度，先后边再前边，手掌部应充分接触皮肤。

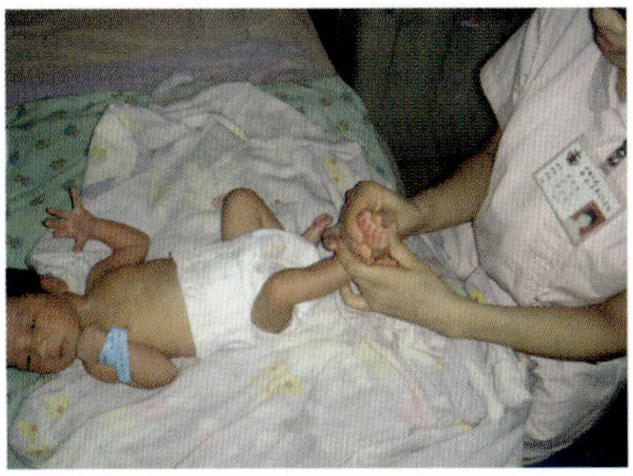

⑬按摩足底，可增加宝宝的食欲和睡眠，并可让宝宝早学步、走得稳。双手夹持宝宝的足踝部，用双手的拇指的指腹交替自宝宝的足跟部向前推按宝宝的足心至足趾部。注意，按摩时应保持整个足掌背曲。

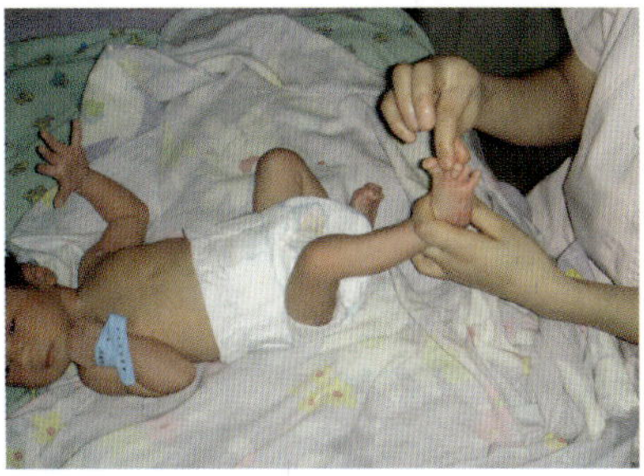

⑭按摩足指，增加宝宝脚趾的灵敏性。用食指、中指的指腹逐一按摩宝宝的五个足趾。注意，按摩时不要握持太紧，从手指的掌侧向指尖滑动，以让宝宝的小脚趾指伸直为度。

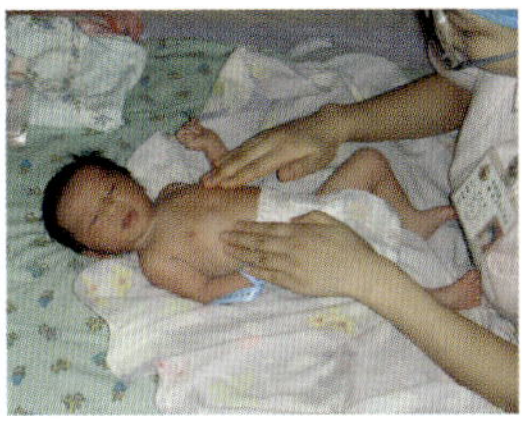

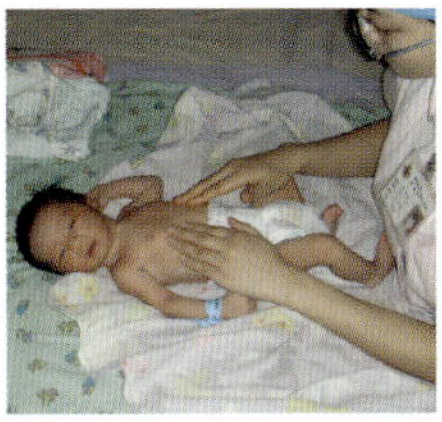

⑮按摩胸部，可使宝宝呼吸循环更顺畅。双手四指并拢，用四指的指腹自肩部向下滑动。注意不要用力按压，按摩主要是触摸肌肤接触。

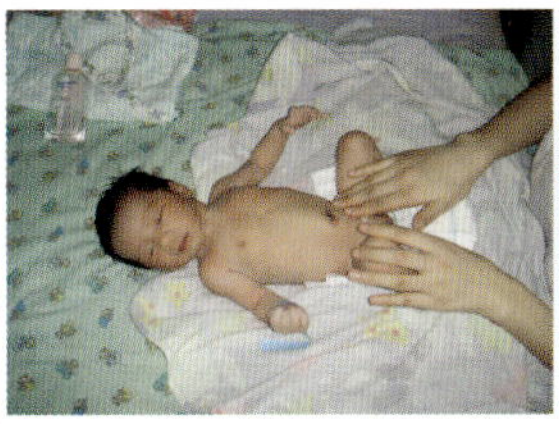

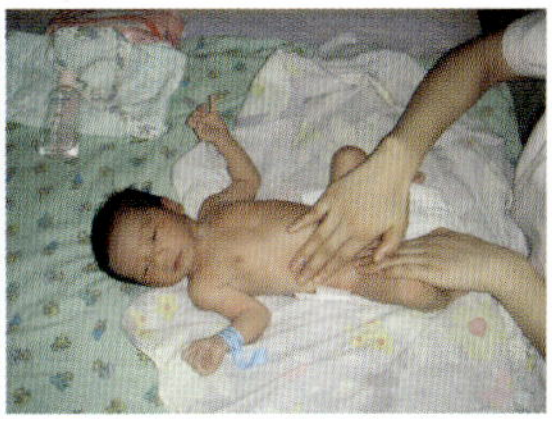

⑯按摩腹部，可帮助宝宝排气、缓解便秘。用四指的指腹自上而下触摸宝宝的腹部，至腹股沟部，如果宝宝腿部过度屈曲可用一只帮助让其下肢伸直，另一只手进行按摩。

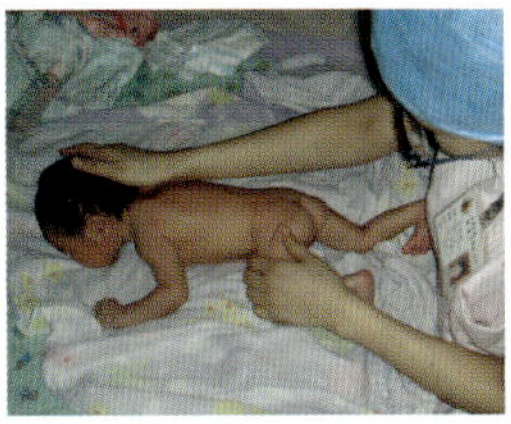

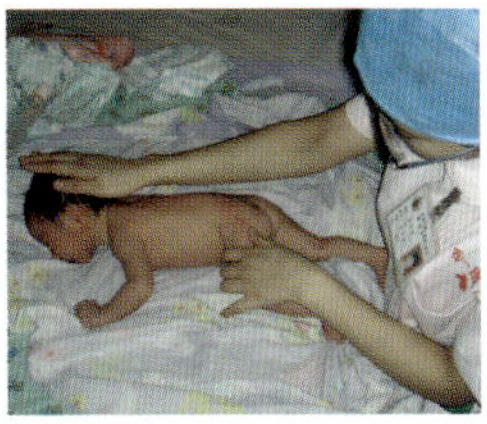

⑰按摩背部。背部按摩有助于增强免疫力和睡眠，同时也可增强食欲，改善大便性状。一般宝宝都喜欢背朝上，可以试着让他俯卧。动作要领是：用手掌从宝宝的枕部到臀部自上而下按摩。脊柱中央可用一只手按摩，但要注意宝宝的呼吸。

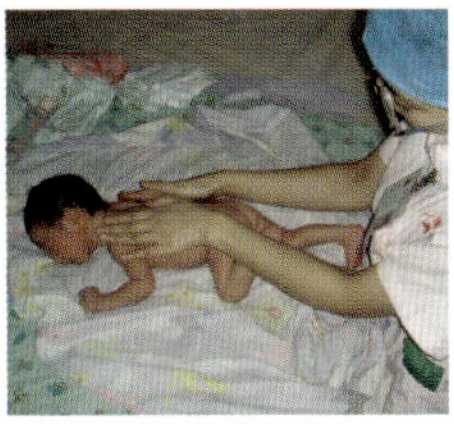

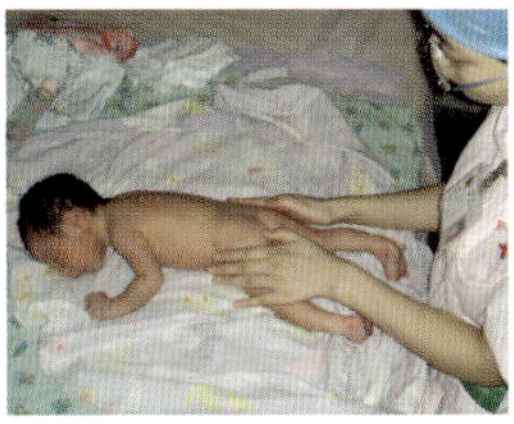

⑱脊柱两侧，可用双手进行按摩。自上而下至臀部及股外侧。注意，按摩时四指可同时自中央向两侧横向滑动按摩，按摩臀部时以横向按摩为主。

【案例医评】：是抚触让他成材吗？

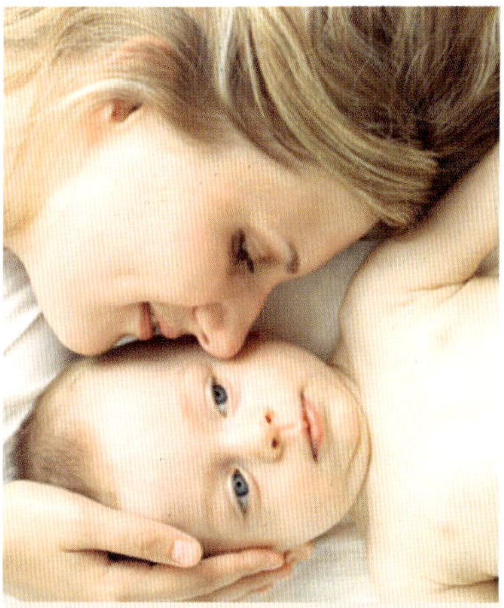
另一种抚触方式

健康小卫士箴言：

一个人能否事业有成，智商只有20%的决定作用，其余80%则来自其他因素——非智力因素，其中创造性心理素质，对事业的成功起着决定性的作用。

培育优质生命需关注：

创造性心理素质具备以下特征：

- 有完善的自我意识和觉察能力。
- 有高度的适应能力和百折不挠的意志。
- 有和谐的人际关系和自我推销的能力。
- 有十足的自信心和灵活的决断力。

"妈妈，您哭了？"电话里传出询问的声音。

母亲拿着电话筒手在颤抖着，声音有些哽咽："儿子，妈妈没哭，妈妈是在高兴，听到你当上了美国公司的总裁，妈妈在高兴呢。"

电话筒里又传出很多思念的话语，母亲的眼睛里闪着泪花，面颊有明显的泪痕。

此时，母亲的眼前浮现出30年前婴儿抚触的情景……其实，她清醒地知道儿子走向成功的秘密是"抚触"，是抚触造就了儿子的心理素质。

她是个苦命的人，13岁时，她父亲由于食管癌就病逝了。15岁时，她为了养家糊口，进城到一家医院里干起了又苦又累端屎端尿的护工。后来，她嫁给了一位货车司机，厄运再一次降临到她的身边，丈夫车祸死了。再后来，她又到一家妇产医院里做起了老本行——护工，所不同的是，这一次她是在新生儿科做的。她的命运就是从这里开始转变的。

一次，有个单身姑娘早恋生子，由于付不起接生费，悄悄地把自己的儿子丢在医院走了。那时医院正在为新生儿抚触师进行培训，就把孩子留下来了作为"教材"。说来也怪，每当孩子哭闹时，抚触师给他一按摩他就安静下来了。再后来，她抱养了这个孩子，并且坚持为孩子按摩。为了孩子的教育，她曾带着孩子来到了广州。边在医院打工、边供孩子读书。孩子一直和母亲相处很好，每当孩子看到母亲疲惫的身影，总是安慰母亲"妈妈，我会好好读书，将来赚很多的钱，再不让你吃苦……妈妈，我会好好努力，将来我会成为你的骄傲……"

儿子大学毕业后，能顺利应聘进了一家跨国公司，主要是因为在情商测试时，他以绝对的优势获得了第一名。后来，才有了本篇故事的开头。

点评：

故事中儿子的成功是否是抚触造就的呢？也请读者探讨。

点评：

按摩能降低沮丧焦虑的症状和感觉，让婴儿觉得舒适安全。一项研究显示，接受按摩的婴儿大部分能安然入睡，而且也比较少哭闹，不安情形大幅降低。

点评：

抚触贵在坚持。

第五节　请选择母乳喂养

健康小卫士箴言：

母乳是新生儿最佳天然食品；最易于消化吸收；可明显减少新生儿的腹泻和呼吸道感染。母乳喂养成功的关键环节是，既要创造一个舒适的哺乳环境，又要懂得正确怀抱新生儿。那么如何正确怀抱新生儿呢？（如图）

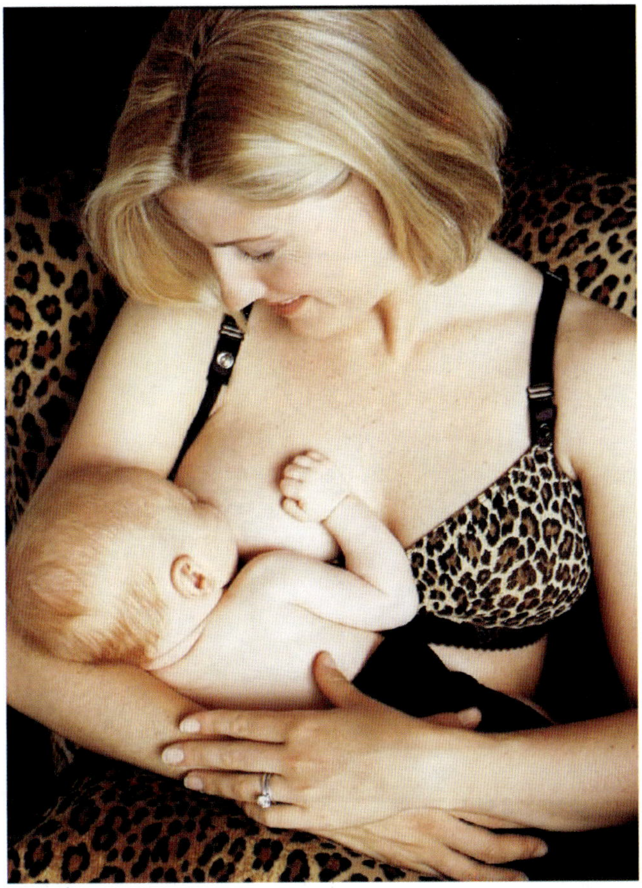

培育优质生命需关注：

- ◆ 哺乳时要选择一个安静的喂养环境；避免噪音嘈杂，温度湿度适宜。
- ◆ 妈妈应坐得舒适，身体稍稍向前向对侧倾斜。
- ◆ 让宝宝斜向上横躺在妈妈同侧的胳膊上，宝宝的头部刚好放在肘窝部，手平托宝宝的臀部。
- ◆ 对侧手可轻拍宝宝的背部。
- ◆ 如果奶水过多过快，还可以用对侧的食指和中指轻轻挤压乳头根部，避免奶水出得过快呛到宝宝。
- ◆ 宝宝的口应略高于妈妈的乳头，让宝宝向上的手放在妈妈的乳房上，培养他（她）的触觉。

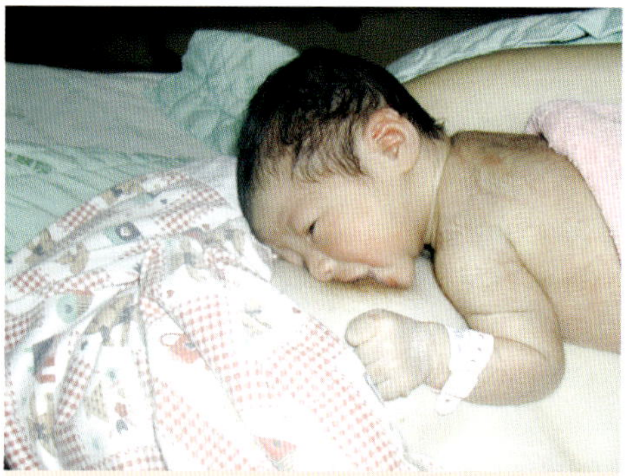
产后即刻母婴接触

健康小卫士箴言：

孕6周开始，每天洗完澡后要用硬一点的毛巾擦乳头，反复轻轻地擦几次，让乳头先适应一下，免得以后喂奶的时候很痛。

培育优质生命需关注：

◆ 以大拇指及食指轻按乳晕查看乳头凸出高度。

◆ 怀孕16周左右，乳晕明显变黑，皮脂线会分泌物质润滑及保护乳头，只需照一般身体清洁。要穿着合适并能支托的胸罩。

◆ 乳头扁平及凹陷者，怀孕7个月时，开始穿戴乳罩，并做乳头牵引。

1. 孕期如何进行哺乳前准备

孕期学堂教会我了很多有关分娩的知识，消除我以前对分娩的焦虑心理，其实分娩是很自然的事情，是人类得以生存的基础。现在我非常平静地对待这事，用平静的心态来迎接宝宝的降生。最后一节课，护士教我们如何护理乳房和正确的喂奶方式。怀孕6个月后，孕妇每天要用小毛巾擦洗奶头1次，擦洗时用力均匀、柔和，勿伤皮肤。孕期纠正乳头平坦或凹陷的方法以下：

（1）伸展乳头法：将两拇指相对地放在乳头左右两侧，缓缓下压并由乳头向两侧拉开，牵拉乳晕皮肤及皮下组织，使乳头向外突出，重复多次。随后将两拇指分别在乳头上下侧，由乳头向上下纵形拉开。每日2次，每次5分钟。

（2）牵拉乳头法：用一手托住乳房，另一手的拇指和中、食指轻提乳头向外牵拉，每日2次，每次重复10~20次。

（3）佩戴特殊乳罩：为一扁圆形，中间有孔的类似杯盖的小罩，直径5~6厘米，高约2厘米，扣在乳房上盖住乳晕，乳头从中乳露出，施以恒定柔和的压力使内陷的乳头外翻。

（4）护士半开玩笑地说，其实还有一个方法是让您的老公天天帮您吮吸同样可以纠正。

以前都以为宝宝含住乳头吃奶就可以了，结果才知道是错的。护士还告诉我们，我们的乳晕颜色变深，是为了让宝宝能够看得见，找得着。另外，护士还介绍哺乳的时候，妈妈应采取的姿势，可以坐在靠背椅上，但是脚下要垫个小板凳；可以半躺在床上；还可以侧躺在床上喂奶，双腿中间夹个枕头。喂了一阵之后，要把宝宝放在你的肩上到下抚摸他的背或者轻轻拍打小屁股，直到她打出一个嗝之后，在继续喂他。护士还说了，母乳喂养的好处。对宝宝好，对妈妈也好。母乳喂养对宝宝的身体健康非常有利，相信这个大家都知道。

点评：

孕期作好乳房护理是保证母乳喂养的关键。经常擦洗可使乳头皮肤坚韧，喂奶时不易破裂。注意勿用肥皂。

点评：

乳房按摩可改善局部血液循环，促进乳腺发育。

点评：

宝宝的嘴应该包住妈妈的整个乳晕。

点评：

喂完奶后，不要马上把宝宝放在床上，抱时不要挤压宝宝的腹部，以免宝宝溢奶。

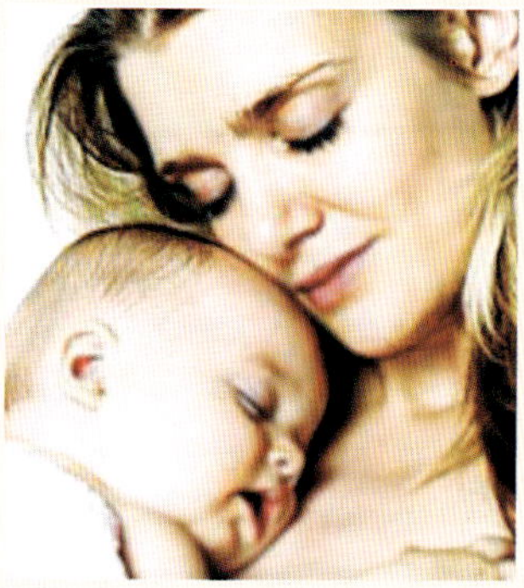

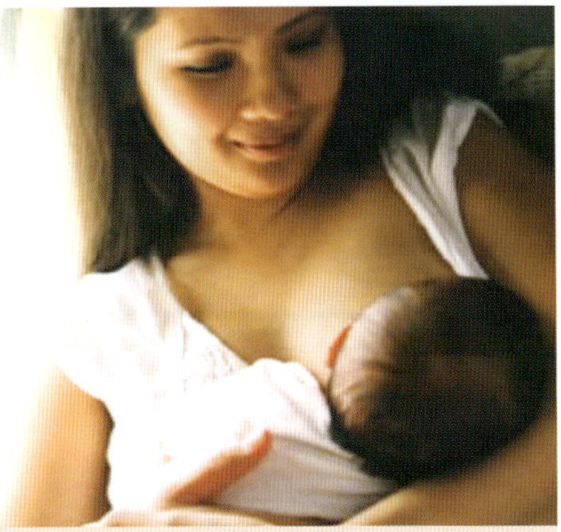
成功的母乳喂养

健康小卫士箴言：

给新生儿哺乳：次数不限，饿了就给他吸奶，一天以8~12次为足够。约每3小时哺乳一次。

培育优质生命需关注：

宝宝是否吃饱喝足的指标：

◆ 体重：第一周内体重会因生理性脱水有约10%的下降，而后逐渐增加。

◆ 若2周后体重仍持续下降未回到出生时体重，应考虑喂食不足。

◆ 小便次数、颜色：每天次数应在6~10次以上；颜色清澈淡黄色：若小便次数减少、颜色变浓，应考虑喂食不足。

◆ 皮肤黏膜是否干燥。

2. 新生儿的喂养常识

大多新生儿是在生后3~6小时开始喂乳，虽然这时母乳尚未下来，也应该让宝宝吸吮奶头。但别忘记喂食20～30毫升5%～10%的葡萄糖水；约每3小时吸吮乳头一次，然后喂食约30毫升牛奶补充，一昼夜则可喂7～8次；奶瓶的温度与大人手背、面颊的皮肤温度相当，用奶瓶喂时勿喂入空气，以减少溢乳、呛奶或喂奶后呕吐。2~3天后母奶汁充足，则下来的初乳一定别浪费，这是高质量的天然食品，擦洗干净乳头后，轻轻挤出少许乳汁入新生儿口中，则可开始喂母乳了。应是吸干一侧，再换另一侧。吸吮时间大多5～8分钟则可能饱了。两顿奶间应给少许温开水10～20毫升。

喂养新生儿一般每3小时喂奶一次；亦可不定时，即新生儿什么时候想吃，就什么时候喂，这样更符合新生儿的生理要求，在确实无母乳时才可以用婴儿配方奶粉喂养。婴儿配方奶粉：每3~4小时喂食一次，奶量因人而异——通常刚从医院返家的足月新生儿每餐可吃50～60毫升，随后逐渐增加奶是头几个月宝宝之主要水分来源；只要奶量喝得足够，不必额外再喂开水或葡萄糖水。

怎样才能知道新生儿吃饱了？①婴儿每24小时有6～8片湿尿布，2～5次肠蠕动。大便的颜色是黄色呈芥子稠状。尿应该是浅黄色或无色清亮。②在喂奶前你的乳房感到胀，喂后不胀，你的乳房可以在两次喂奶间漏奶，或者一侧在喂奶另一侧在漏奶。③你将感到婴儿有力地吸吮，并听到吞咽的声音，许多母亲感到喷奶时的挤压和麻痒感，当婴儿一边吃一边睡着了，这是吃饱了的表现。④你可以按需喂奶，也就是说婴儿什么时候需要吃奶，就什么时候喂奶。一般来说，大多数婴儿2～3小时吃奶一次，每侧吸5～15分钟。

点评：

提早哺乳不仅有益于新生儿的营养，同时能促进母亲乳汁的分泌。

点评：

早期给新生儿喂食葡萄糖水的目的是减少低血糖、脱水及黄疸的发生。

点评：

新生儿的喂养如果头两日母乳不足可用糖水补充，一般应在吃母乳后再喂糖水，而不要轻易用牛奶或糖水代替母乳。

点评：

新生儿喂食过多开水或葡萄糖水，虽然水分摄取足够了，但因热量不足，反而易使黄疸不易消退。

点评：

要鼓励用母乳喂养新生儿，尤其是产后第一次喂奶时的初乳，其中含有多种抗体，一定不要丢弃。

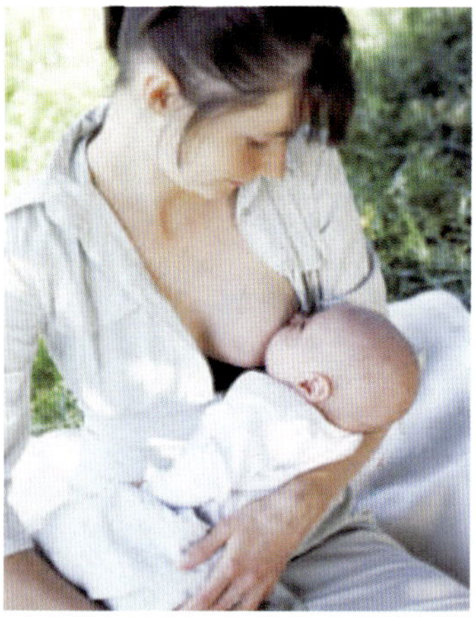

健康小卫士箴言：

一般新生儿多少都会有溢奶现象，尤其是打嗝之后。但应区别溢奶和呕吐的不同，溢奶是生理性的，往往不需要处理，呕吐则是病理性的，及时到医院检查。

培育优质生命需关注：

◆ 当新生儿出现喂奶后大量喷射状的呕吐，应从速就医——可能是先天性胃幽门狭窄。

◆ 若新生儿呕吐出的奶有胆汁的颜色(黄绿色)，应从考虑肠道阻塞，应速就医！

新生儿在吃奶后，很容易发生吐奶，这是因为宝宝吃奶时胃里吸进了不少空气，由于空气轻，所以会上升到胃的上部。由于新生儿胃贲门闭合能力较弱，气体就从胃的上出口冒出，把吃的奶带出来。以下的3种方法可以及时排出宝宝吸进胃里的空气。

（1）让宝宝趴在肩上：这是最常用的方法。在给宝宝喂完奶后，将宝宝轻轻抱起，小头伏在抱者肩上，宝宝的身体尽量竖起直抱，抱者一只手托住小宝宝的臀，另一只手轻轻拍宝宝的背部，当气泡排出时，会有打嗝的声音。如果拍了10分钟后仍不打嗝，可将婴儿放回床上。

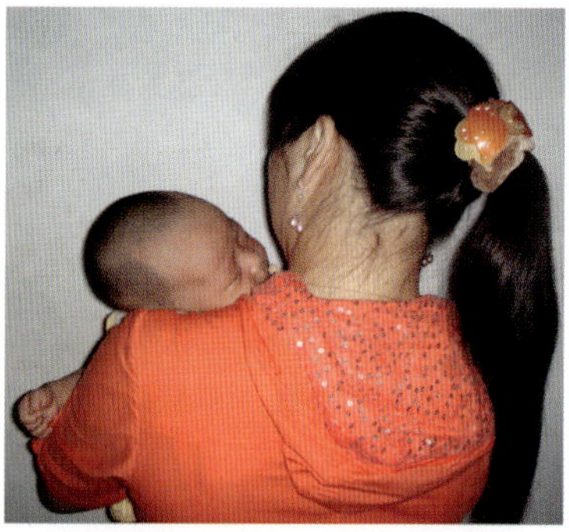

（2）让宝宝坐在大腿上：宝宝坐在抱者的腿上，用一只手撑住宝宝的胸脯，另一只手给宝宝的头部适当的支撑，让宝宝头稍向前倾。

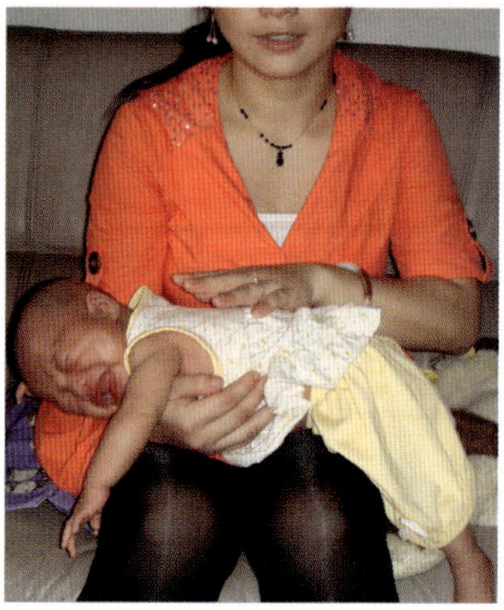

（3）让宝宝的头和肚子贴在大人的腿上：宝宝趴在抱者的腿上，用一只手扶好宝宝，另一只手轻拍宝宝背部。

注意区分生理性溢奶和病理性呕吐。病理性呕吐可能是某些凶险疾病(如脑膜炎、先天性幽门梗阻、肠扭转、肠闭锁）的临床表现，因此在没有完全明确诊断以前必须给予足够的重视。食后半小时内呕吐，呕吐物中有奶块但无胆汁，多见于胃或幽门部疾病；吃奶后数小时再吐，呕吐物含胆汁则多见于小肠疾病；呕吐物含鲜血，要注意是否因母亲乳头破裂或小儿口腔黏膜损伤所致，少数是出血性疾病所引起。若呕吐与吃奶无关，则多见于肠胃道外的疾病，如脑膜炎、各种中毒或急性传染病。

点评：

溢奶：一般新生儿多少都会有，尤其是打嗝之后；在早产儿会较为严重；溢奶的原因：轻微的生理性食道下括约肌闭锁不全，常在5~6个月后逐渐改善。

点评：

溢奶的改善方法：①改善喂食技巧，避免剧烈哭泣；以免吸入大量空气，造成腹胀。②喝奶后轻拍至打嗝；休息一下再平躺。③严重时药物治疗。

点评：

病理性呕吐的鉴别是：注意呕吐的程度和呕吐的性质，病理性呕吐往往呕吐频繁和剧烈；注意呕吐物的内容，病理性呕吐物往往合并有呕吐物的变化，如胆汁、出血、腐臭味等。

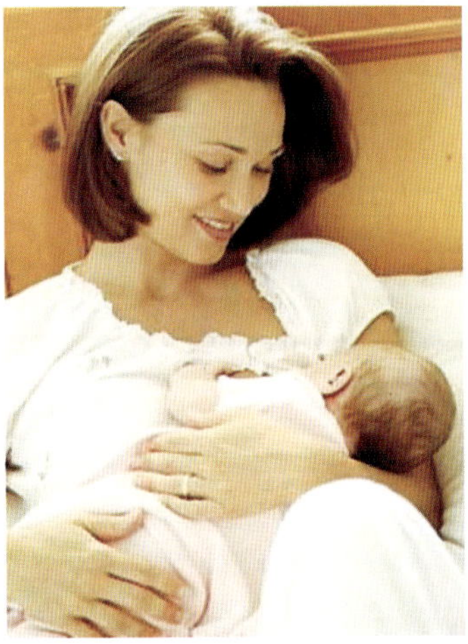

健康小卫士箴言：

孕期乳房准备是成功母乳喂养的基本，分娩后即刻让婴儿吸吮乳头、正确的吸吮方式是成功母乳喂养的几个环节。

培育优质生命需关注：

◆ 母乳中所含营养素如蛋白质、脂肪、碳水化合物、矿物质、维生素、水等，含量适中、比例适当、质地优良。

◆ 母乳含有多种抗感染因子，如：分泌型 IgA、乳铁蛋白、溶菌酶及各种细胞成分。

◆ 母乳最经济、简便、安全。

3. 如何进行乳房准备

乳汁的产生是泌乳激素和泌乳反射共同作用的结果。婴儿尽早吸吮母亲乳头，可使母亲体内产生泌乳素和催产素，两者同时诱发泌乳反射和喷乳反射，促使乳汁进一步的分泌及流出。

乳头周围深褐色部分是乳晕，乳晕内有丰富的神经末梢。当婴儿吸吮乳头时，刺激了这些神经末梢，使其产生感觉冲动并传导到大脑垂体产生催乳素。当这种激素经血液循环到达乳腺时，可促使泌乳细胞分泌乳汁。从乳汁分泌和排出的机制，可以看出婴儿吸吮有多么重要。

根据研究报告指出，母乳足以完全满足婴儿初生至 4~6 个月大的营养需求，是婴儿最安全、最完美、最容易被吸收的食物。而研究结果亦证实，哺喂母乳可以防止宝宝呼吸道感染、尿道感染、耳朵发炎及肠胃感染等症状，并且减低宝宝罹患过敏症、哮喘病、淋巴瘤和儿童胰岛素依赖型的糖尿病的风险。

要想母乳充足，要做到以下几点：

◆ 一是坚信每个母亲都有充足的乳汁哺喂自己的宝宝，自己也不例外。排乳反射与母亲的情感关系密切，多哺喂多搂抱孩子可提高做母亲的敏感性。

◆ 二是做到早开奶、早吸吮、早接触，是母乳喂养成功的关键。

◆ 三是要有正确的哺喂姿势和衔接姿势，还得勤吸吮，保证乳晕下的神经末梢能得到充分刺激。

◆ 四是母乳未下来前，不要采用糖水或其他奶作替代品，以免影响母乳分泌量和造成过敏的隐患。

◆ 五注意乳母的休息和营养，全家给她充分的支持，也是母乳喂养成功的保证。

点评：

通过喂奶可增进母子感情，肌肤接触刺激使婴儿获得满足感和安全感，有利于孩子心理发展。

点评：

吸吮乳房能反射性地促进催产素分泌，引起子宫收缩，有利于子宫恢复正常。同时可使您的身体更快复原，减低以后体重的过胖。

点评：

母乳喂养可推迟月经，利于避孕；哺喂的时间越长，可延迟更年期前乳癌或第二型糖尿病，更可减低患卵巢癌的病发率。

点评：

越早开始母乳哺喂越好！哺喂的次数越频繁，乳汁会越吸越多，因为乳汁分泌的量是依照宝寶吸吮的多寡来决定。不要担心宝宝吃不饱而添加配方奶，以免让宝宝减少对母乳的需求。直接哺喂不仅简单，也不用去计算奶量，当小宝宝醒了、或哭了，就可以喂食。

4. 母乳喂养成功的相关技巧

“三早”是母乳充足的重要保证——在母亲分娩后要做到早吸吮、早接触、早开奶，这是保证母乳喂养成功的关键。

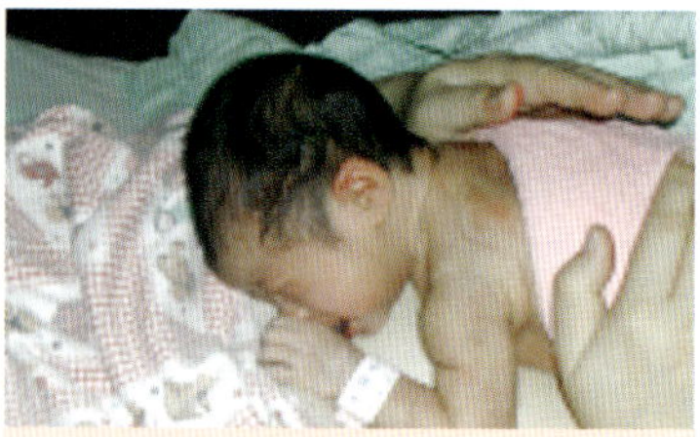
产后即刻进行肌肤接触

产后半小时内，让孩子吸吮母亲乳头是早吸吮。早接触是指母婴之间的皮肤接触。当母亲怀抱婴儿时，便会把深厚的爱带给孩子，从而母婴都会在精神上感到愉快和满足。由于及早做了早吸吮、早接触，及早地建立了母婴之间的感情，使母亲在愉快的心情下喂养婴儿，从而达到早开奶的目的。

母婴同室：母婴同室有利于母乳喂养，有利于增进母子感情。妈妈随时可以了解婴儿的情况，减少不必要的担心；婴儿得到母亲无微不至的关怀，得到心理满足。这样做有利于母婴保健，可减少常见新生儿疾病，如：尿布疹、鹅口疮等。

按需哺乳：按需哺乳指哺乳时不要限定间隔时间，婴儿哭闹、母亲感到奶胀、母亲认为孩子需要时均可哺喂。新生儿胃容量小，胃排空时间短，频繁的哺乳可刺激母亲泌乳，使婴儿获得充足的乳汁。

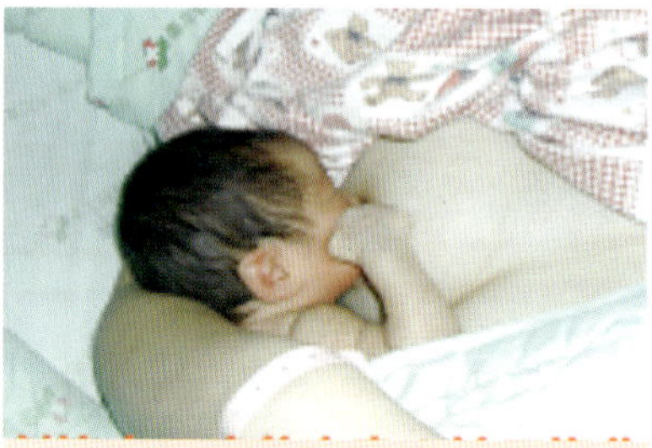
剖宫产正确的含乳方法和姿势

母亲正确的哺乳姿势：喂新生儿最好采用坐姿。每次哺乳时先将乳头触及婴儿口唇，诱发觅食反射，使其能大口地把乳晕也吸入口内。这样婴儿在吸吮时能充分挤压乳晕下的乳窦，使乳汁排出，又能刺激乳头的神经末梢，促进泌乳和排乳反射。

乳房保健：哺乳前柔和地按摩乳房有利于排乳反射的建立。一般用温水和毛巾清洗乳头和乳晕。

母乳喂养时间：生后前6个月可用纯母乳喂养，之后母乳喂养可持续到2岁。在婴儿出生后前6个月，母乳能够满足婴儿生长发育所需的全部营养和水分。从6个月~12个月，除母乳外每日哺喂其他食物3~5次。从12个月~24个月，除母乳外每日哺喂其他食物5次。从24个月以后，每日除乳类以外，可按3餐两点进食。

点评：

产后立即肌肤接触：帮助产妇在生产半小时内，开始哺育母乳及肌肤接触至少20分钟。肌肤接触好处：满足婴儿对温暖、安全及爱的需求。使母亲产后情绪稳定。婴儿体温较稳定。减少婴儿哭闹。尽早建立亲子关系。

点评：

尽早哺喂的好处：促进乳汁分泌；有利宝宝肠胃蠕动；促进子宫收缩减少产后出血。

点评：

母乳喂养的条件：新生儿无呼吸窘迫征象；体重足够；产妇意识清醒；产妇无异常之产后合并症。

点评：

那些母亲不能哺育母乳?艾滋病患者；开放性肺结核；正在使用抗癌药物；药物滥用的如吸毒等。

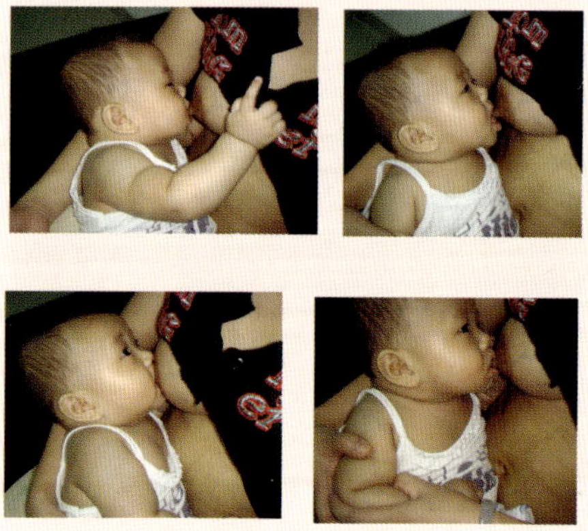

哺乳时，应把整个乳头尽可能深地放进婴儿的口里。

婴儿含接的正确姿势：用乳头触婴儿上唇中间部位，当婴儿的嘴张大时，顺势把乳头和大部分乳晕都送入他的小嘴。只有这样，才能有效吸吮，母亲的乳头也不会总感到疼痛和破损。

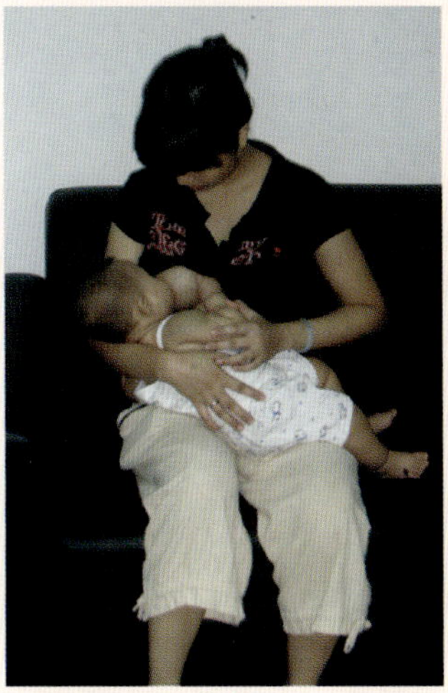
座位

母亲在哺乳婴儿时，可以不停地抚摸、轻拍婴儿，给婴儿说一些相关的简单的语言，锻炼婴儿的感官能力。用奶瓶喂奶不利于对婴儿进行抚摩和视觉细胞的锻炼，减少婴儿全身触觉学习的机会。

母亲在喂奶时的抚摩、言语、微笑等，有利于增加婴儿的安全感、依赖感，进而促进亲子交流。母乳头的结构和质地与人工奶嘴不一样。它能提供丰富的口腔刺激，是婴儿进行口腔学习、触觉学习的重要途径。如乳晕的深色可刺激婴幼儿的视觉。

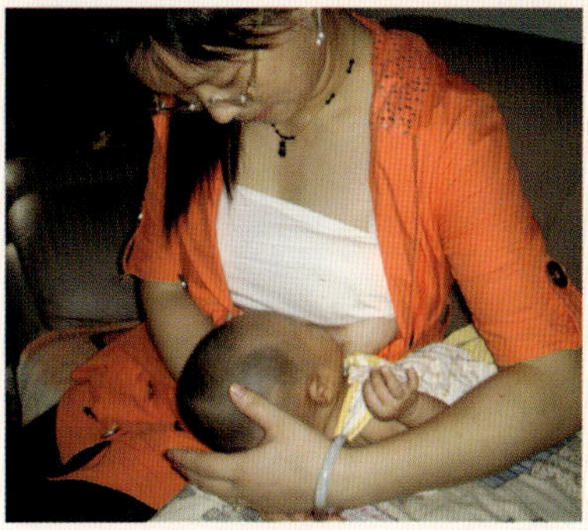
环抱位

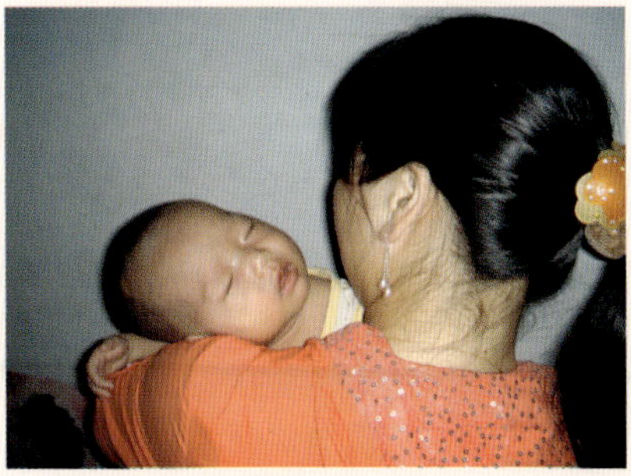
轻拍背部

怎样预防婴儿吐奶和呛噎：因为新生儿胃容量小，呈水平位、入口处（贲门括约肌）松弛而幽门括约肌发育良好、食管较松弛，而导致新生儿易溢乳。因此喂奶后，最好轻轻拍婴儿背部，帮助婴儿排出吸入胃部的气体。如图所示。拍背时应注意防止堵塞婴儿鼻孔。

母亲劳累了一天，夜间给孩子喂食，母乳喂养有明显的优势。

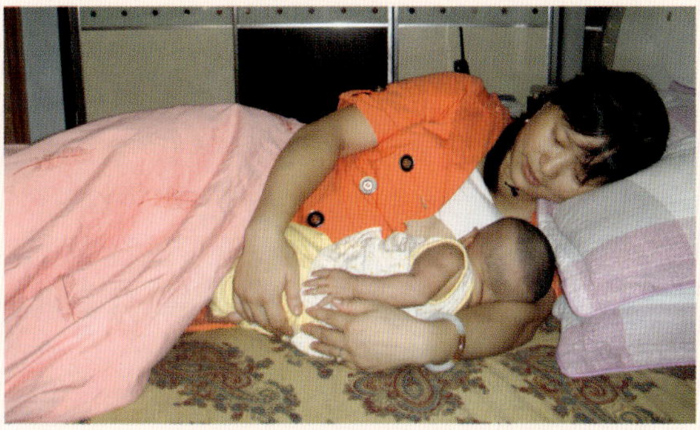
卧位

第六节　人工喂养常识

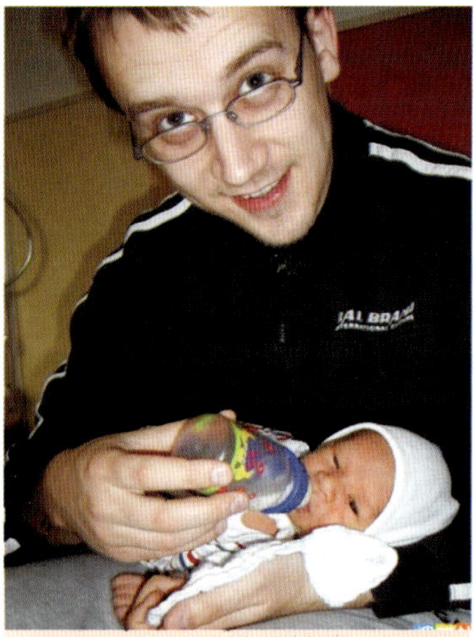
人工喂养需精心

健康小卫士箴言：

指4个月内小儿缺乏母乳或因种种原因不能哺乳时，完全采用配方奶或牛、羊乳等喂哺婴儿，称为人工喂养。

培育优质生命需关注：

乳品的种类：

◆ 牛乳：加热，加糖，加水。

◆ 羊乳：叶酸含量少。

◆ 配方乳：营养成分接近母乳，是人工喂养的最佳选择。按年龄段选用4.4克奶粉专用小勺加温。

如何调制奶水：依照制造商、医生或医护人员指示，注入适当容量煮沸过的暖水，倒于瓶内(约70℃)，用罐内的量匙盛满奶粉，然后用刀刮平匙面勿用力压实。量度所需要奶粉的分量并倒进瓶内，摇匀后便可喂饲。注意：应采用“婴儿配方奶粉”；不宜三心二意；调奶必须注意卫生，一切用具必须消毒。调制方法可按照奶粉制造商说明书的指示或请教医生、护士。不可随意胡乱加减奶粉或水。两次饲喂时间之间可以喂水，但切勿加过多的水在奶粉中，以致奶太稀而令婴儿不获得足够营养。

如何喂食：用钳子拑好奶嘴，绝对不能用手碰触奶嘴。抹干奶瓶外面。测试奶的速度及温度(可用手背测试奶的温度)可用围巾包裹婴儿；放置奶嘴于婴儿口中，确保放于舌上，方可吮食。确保奶面盖过奶嘴，避免婴儿吞下大量空气。喂哺中途让婴儿休息，停止喂哺并替婴儿扫风。喂哺完及扫风后，将婴儿摆放为右侧身位置。将吃剩的奶倒出并用水冲洗奶瓶及奶嘴，留待消毒。

喂食器具的消毒：用奶瓶饲喂必须注意清洁消毒，以免婴儿患上肠胃炎。把奶瓶消毒前，必须把奶瓶放入热肥皂水中刷净，并用清水彻底冲洗。洗净双手。用食盐刷净奶嘴，先刷净外面，然后把奶嘴反转，再刷净里面，跟着便可采用下列其中之一个方法去消毒。①沸水消毒法：把奶瓶彻底清洁后，放进锅里，用清水淹盖过，水煮至沸点，再放进奶嘴及瓶盖煮沸至少达25分钟。把奶嘴倒转套上，然后盖紧奶瓶。奶瓶一经用后或放置太久，都要重新煮沸消毒。②蒸气消毒法：蒸气消毒器有两类：微波蒸锅和电蒸锅；把物品放在消毒器内，确保奶瓶、橡皮奶嘴等上面的任何流质能够出。遵照制造商的指示去使用消毒器。用干净的手把物品取出。需要经常洗净用来消毒的用具。

点评：

全脂奶粉经改变成分使之接近人乳，减少酪蛋白，增加白蛋白、乳糖，强化各种维生素、微量元素，锌、铜、铁、碘等，以植物油替代牛乳脂肪（增加不饱和脂肪酸易于小儿吸收）。

点评：

人工喂养应注意：温度适宜，浓度合适、量要适当；时间分配合理，间隔3~4小时，夜间少喂一次；奶瓶、奶嘴清洗煮沸消毒25分钟；喂奶时嘴要掩盖奶头以免吸入气体，哺喂后竖抱拍背、排气。

点评：

若喂食量不足不当，将导致婴儿营养不良症；若消毒不严将造成新生儿腹泻。

第七节　催乳食疗及安全用药

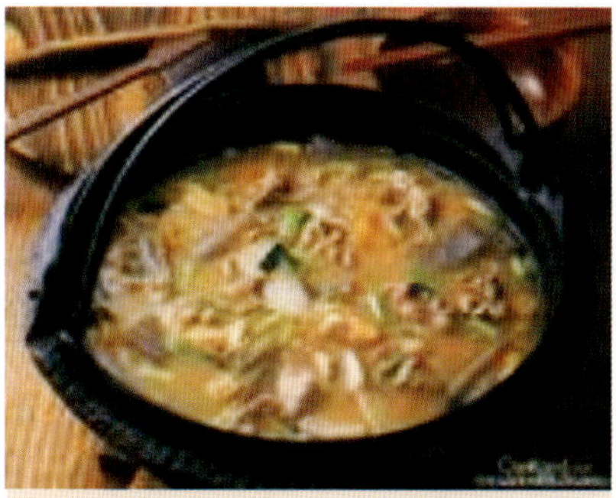

催乳可用食疗粥解决

健康小卫士箴言：

人乳是婴儿的理想食品，乳汁不足可用食疗法。母亲有病需药物治疗时不要过多担忧，其实除了少部分药品须小心监测外，大部分的药品都可以在哺喂母乳的情况下使用。

培育优质生命需关注：

◆ 药品是否影响婴儿，主要决定因素在于进入婴儿体内药品剂量的多寡、婴儿的年龄，及该药品对于婴儿是否安全。

◆ 大多数的药品会通过乳汁进入婴儿体内，但其剂量通常很小。

◆ 药品本身的特性会决定是否经由乳汁而影响到婴儿。

（1）猪蹄粥：猪蹄 1 ~ 2 只、通草 3~5 克、漏芦 10 ~ 15 克、粳米 100 克、葱白 2 根。先把猪蹄煎取浓汤，再煎通草、漏芦取汁，然后，用猪蹄汤和药汁同粳米煮粥，待粥将熟时，放入葱白稍煮即可。每日 2 次，温热食用。

（2）黑芝麻粥：黑芝麻 25 克、大米适量。将黑芝麻捣碎、大米淘净，加水适量煮粥。每日 2 ~ 3 次，或经常佐餐食用。

（3）莴苣子粥：莴苣子 10 ~ 15 克、生甘草 3 ~ 5 克、糯米或粳米 100 克。先将莴苣子捣碎，与甘草同煎取汁，去渣，大米煮成稀粥。每日吃 3 次，3 ~ 5 天为一疗程。

（4）鲢鱼小米粥：活鲢鱼 1 条、丝瓜仁 10 克、小米 100 克。先煮小米，待水沸开时，将鱼及丝瓜仁放入锅内再煮，至熟。空腹吃鱼喝粥。

（5）豌豆粥：豌豆 50 克。以水煮熟豌豆。空腹食用，每日 2 次。

（6）芪归猪蹄汤：党参、当归、黄芪各 30 克，通草 9 克、猪蹄 2 只、虾米 30 克。将党参、当归、黄芪、通草装入纱布袋中，与猪蹄、虾米同炖，文火煨至肉烂，去药袋。食用时可加少许食盐调味，吃肉喝汤。

（7）黄酒鲜虾汤：新鲜大虾 100 克、黄酒 20 克。将大虾剪去须足，煮汤，加黄酒；或将虾炒一下，拌黄酒。每日 2 次。吃虾喝汤或炒虾拌黄酒。

（8）玉露饮：人参 3 克、茯苓 10 克、甘草 3 克、芍药 6 克、川芎 3 克、当归 6 克、枳壳 6 克、桔梗 4.5 克。水煎服，每日 1 剂，日服 2 次。

点评：

猪蹄粥功效：通乳汁，利血脉。适用于产后无奶、乳汁不通。

点评：

黑芝麻粥功效：补肝肾、润五脏，兼顾产后便秘。适用于产后乳汁不足。

点评：

莴苣子粥功效：补脾胃，通乳汁。适用于妇女产后体虚乳少或乳汁不通。

点评：

鲢鱼小米粥功效：通络健脾下乳。适用于产后乳少。

点评：

豌豆粥功效：活络下乳。治产后乳少。

点评：

芪归猪蹄汤功效：补气益血，通经下乳。适用于产后气血亏虚、乳汁不行。

点评：

黄酒鲜虾汤功效：活血下乳。适用于产后体虚乳汁不下。

点评：

玉露饮功效：补气活血，通络下乳。

第八节　特殊情况下的母乳喂养常识

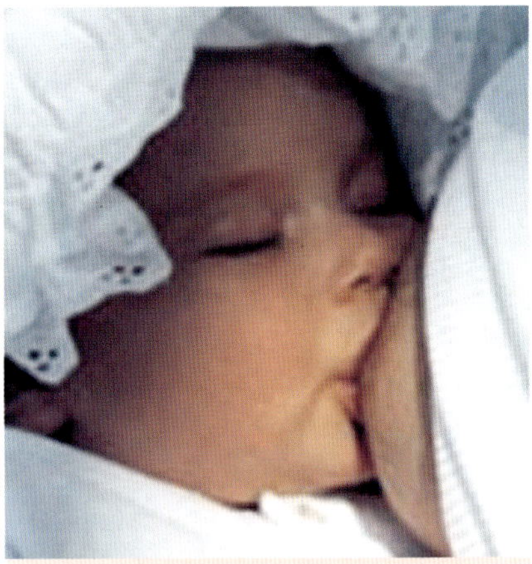
不应随意停哺乳

健康小卫士箴言：

哺乳期的妈妈在生病服药时，虽然大多数的药物会出现在奶水中，但通常含量极微。虽然，个别药物即使是微量也会给宝宝带来副作用，但大多并非如此。最好的解决方法是寻找药物的替代品。

培育优质生命需关注：

下列药物可能会对婴儿有影响：

- 抗甲状腺药：如甲（丙）硫氧嘧啶、碘化物、甲硫咪唑。
- 中枢抑制药：溴化物、巴比妥和苯巴比妥、吗啡、安定。
- 抗生素：氯霉素、磺胺、呋喃类、灭滴灵。
- 其他：麦角、双香豆素、避孕药、利血平和所有抗肿瘤的药物。

这几年来，许多哺乳期生病服药的妈妈在被错误的告知必须停止哺乳。当妈妈服用药物时是否可以继续哺喂母乳，我们要考虑的不仅是宝宝是否会吃到奶水中的药物外，还要考虑不喂母乳对宝宝、妈妈、家庭的危险性。关键是：母乳中少量的药物会使哺喂母乳比哺喂配方奶危险吗?答案是：几乎绝对不会。即使母乳中有一些药物，哺喂母乳几乎永远比喂配方奶安全，也就是说，要持续哺乳，不要停。妈妈和宝宝生病的时候也一样。当宝宝不吃奶时，最后妈妈可能乳房非常肿胀疼痛。

妈妈生病可以哺喂母乳吗？妈妈感冒、腹泻可继续哺喂母乳；当妈妈遇到外界的各种细菌或病毒时，体内会针对这些病菌产生特异性的分泌型免疫球蛋白A到奶水中。因此持续哺喂母乳反而更能保护婴幼儿。哺喂母乳不仅提供了宝宝必要的营养，更是最好的预防针及药物。持续地哺喂母乳可以增加婴幼儿对所在环境中病菌的抵抗力。

下列情况处理后仍可持续哺喂母乳：

A型肝炎、B型肝炎、C型肝炎：若妈妈HbsAg阳性(+)，e抗原亦为阳性(+)，属高传染性，宝宝出生后24小时内必须打免疫球蛋白。之后出生后3~5天、一个月及6个月各注射一剂B型肝宝宝炎疫苗。做好预防后，宝宝出生即可哺喂母乳。

急性传染性疾病：呼吸道、肠胃道感染，在症状出现前即传染给宝宝，持续哺喂母乳可将母体内抗体传给宝宝，减轻症状。

传染性结核病：抗结核菌治疗两周以上，即可继续哺喂母乳。

疱疹病毒：除非乳房上有病兆，否则仍可持续哺喂母乳。

水痘：只要传染性消失(水泡皆结痂)后，即可持续哺喂母乳。

抽烟：抽烟可使奶水减少，处在二手烟环境下的宝宝哺喂母乳比吃配方奶的宝宝健康。建议妈妈不要在宝宝面前抽烟，在喂奶前不要抽烟。

酒精：美国药物协会建议饮酒量不要超过每天每公斤体重0.5克。

点评：

妈妈服药要暂停哺乳的建议不仅错误，也不实际。记住，停止哺乳一周可能造成永久的离乳，因为婴儿可能因此就不再吸吮乳房了。

点评：

对于服用了某些药物而被告知要停喂母乳的妈妈，应要求医生查询可靠的资料确认此建议。并应要求医生开立哺乳期可使用的替代药物。目前很少无法找到较安全的替代药物。如果开药的医生无法接受这样的做法，妈妈应寻求其他医生的意见，但不要急于停喂母乳。

点评：

应尽可能避免不良事件，如烟酒等。

健康小卫士箴言：

围产期是我国乙肝主要的传播途径之一，在我国人群中约 35%~40％乙肝表面抗原携带者是由母婴围产期传播引起的。

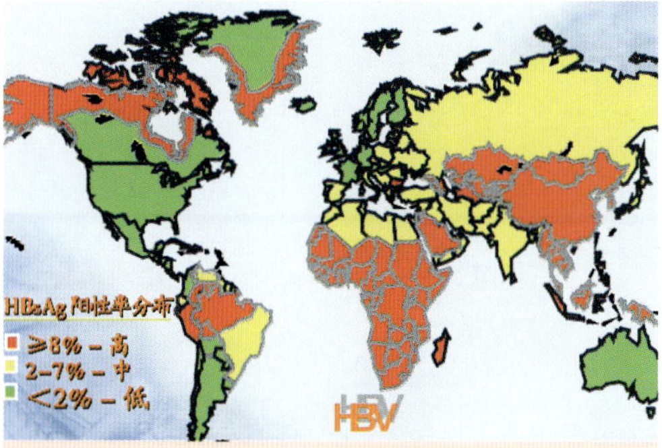

全球乙肝分布图

培育优质生命需关注：

◆ 产时和产后是 HBV 母婴传播的主要途径。

◆ 新生儿 HBV 宫内感染率为 9.1%~36.7%。

◆ HBsAg 阳性的产妇一年后，婴儿感染率约为 17%；如果 HBeAg 阳性，则婴儿感染率为 73%。

◆ 孕妇大三阳初乳乙肝感染率最高为 84.85%，HBsAg 阳性感染率最低 9.52%。

◆ HBeAg 阳性孕妇母乳、唾液中 HBV–DNA 阳性率均高达 77.77%。

携带乙肝病毒的妇女能怀孕哺乳吗

乙肝健康携带者、“小三阳”据国内一些专家观察，这类带毒者虽可终身携带，却不影响正常生活，可以怀孕。如果是“大三阳”，加上 HBV—DNA 阳性，说明有明显传染性，也可能伴有肝细胞损伤。经研究证实，孕妇 HBsAg、“乙肝”e 抗原同时阳性，几乎 100%可传染新生儿，且大多成为慢性携带者。这时，最好待“乙肝”病毒 e 抗原、HBV—DNA 转阴后再怀孕为好。此外，肝炎的急性期和肝炎后肝硬化不能怀孕生育，慢性乙型肝炎也不宜怀孕，这是为了母亲健康，同时也避免怀孕后将病毒传染给胎儿。采取什么措施才能阻断乙肝病毒的母婴传播呢？

（1）孕妇肌注乙肝免疫球蛋白：我国自 20 世纪 80 年代起，临床上已应用乙肝免疫球蛋白，为乙肝母亲生育解决了后顾之忧。据临床研究，对乙肝表面抗原阳性孕妇从怀孕 20 周起，多次肌注乙肝免疫球蛋白，新生儿出生时乙肝表面抗原均未检出阳性，其机理是怀孕 20 周起，胎盘有主动从母体传输 IgG 抗体给胎儿的功能。所以，携带乙肝病毒的妇女如怀孕，可从怀孕 3 个月起，每月注射 1 支乙肝免疫球蛋白，可使胎儿受到有效保护。

（2）新生儿注射乙肝疫苗：对于已经怀孕接近临产的妇女，如果发现是带乙肝病毒携带者，则新生儿在诞生 24 小时内立即注射乙肝疫苗，剂量加倍，再于 1 个月后和 6 个月后作加强注射，对新生儿的保护率可达 86.65%。如果在出生后立即及生后 1 个月在注射乙肝疫苗的同时注射 1 支乙肝免疫球蛋白，则保护率可高达 97.13%。再加上母亲又从怀孕 3 个月起，每月注射乙肝免疫球蛋白，则对子女的保护效果更好。

（3）是否可以哺乳：只要新生儿在出生 12 小时内注射 HBIG 和乙型肝炎疫苗后，应可接受 HBsAg 阳性母亲的哺乳。

点评：

“乙肝”病毒大多是通过胎盘造成胎儿感染；e 抗原阳性孕妇的新生儿在出生后 24 小时内，注射“乙肝”疫苗或高效价“乙肝”免疫球蛋白，阻断传播。

点评：

高效价“乙肝”免疫球蛋白与一般免疫球蛋白不同，它是专门针对“乙肝”病毒的保护性抗体，可以在血液及细胞中、或在黏膜表面与侵入胎儿体内的“乙肝”病毒起中和作用，并逐渐清除，使其无法进入肝细胞内生长繁殖，保护率达 90%~95%。

点评：

接种乙型肝炎疫苗是预防乙型肝炎的唯一有效方法。

第九节　新生儿日常小护理指南

培育优质生命需关注：

常因尿布不透气或臀部太潮湿，受排泄物的刺激而产生局部发红、浸润、出现广泛性红疹，俗称尿布疹。可有皮炎和霉菌感染二种情况。

新生儿日常护理应注意以下几点：

◆ 保持臀部干燥，应勤换尿布，并选择大小适中，且透气性佳的尿布。

◆ 如有发红或浸润时，可在更换尿布时，将会阴部暴露于空气中5~10分钟，以促进臀部干燥。

◆ 可用温水清洗臀部，避免皮肤破损或感染。

◆ 可请医生诊视后，开外用药膏使用。

健康小卫士箴言：

新生儿日常护理看似小事，但和宝宝的身体健康息息相关。如换洗尿布不当可导致尿布性皮炎，保暖不当可造成新生儿硬肿症等。

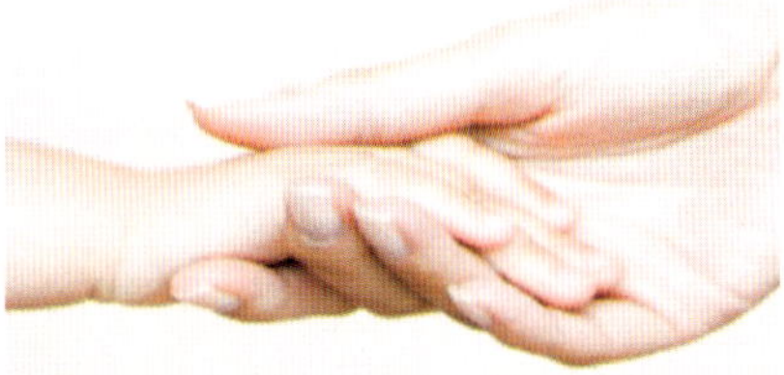

日常关爱新生命

（1）怎样包裹新生儿？包裹新生儿要考虑保持其自然体位，保证其活动和正常发育。切忌包裹过紧。一般主张给新生儿穿上一个棉质的小上衣，可用睡袋来代替包裹。睡袋要求：内层用医用的脱脂棉，外用棉布套，这样不仅保暖、宽松、而且吸汗，十分舒适。新生儿四肢能自由活动，这样有利于新生儿的健康发育成长。

（2）怎样为新生儿换尿布？

1）准备：先将洁净的尿布准备好，如果婴儿大便了，备温水和小毛巾以清洗臀部。

2）换尿布最好在吃奶前。更换时，先掀开尿布的前片，然后抬起臀部，把尿布撤出。

3）如有粪便，要将粪便折到尿布里，取下后包好放在一边，尔后用柔软的卫生纸将臀部上的污物擦干净，再用准备好的毛巾沾上温水后抹洗臀部。

4）清洗时应从前向后冲洗，并要将皮肤皱褶处的污物清洗干净。

5）最后将干净的尿布放在臀下，把尿布的前片拉在两腿之间，兜于臀部。然后用带子或松紧带固定尿布。

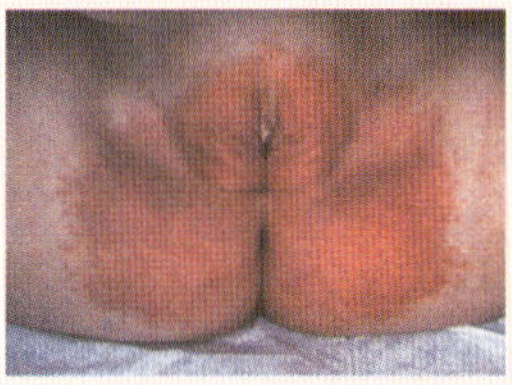

霉菌性皮炎：外涂抗霉菌膏、达克宁膏，每日1~2次。

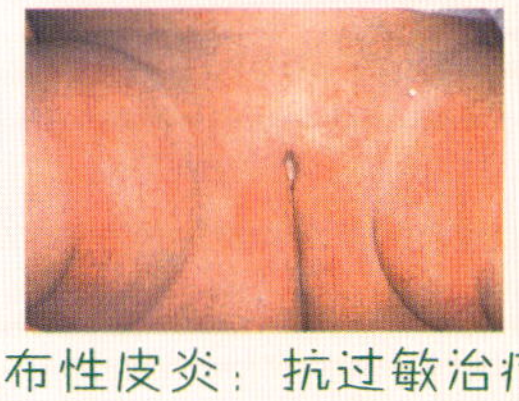

尿布性皮炎：抗过敏治疗，如无极膏、氧化锌软膏等，每日1~2次外用。

（3）如何清洗尿布？清洗尿布一定要用清水多洗几遍，最好用温热水来清洗尿布。不能因为尿液少而重复使用尿布。

1）每次更换下的尿布不要随地乱扔，应放在固定的盆里，并立即清洗，不要存放太久。

2）若尿布上有尿液，要用热水烫泡后用清水漂洗干净；若有大便，可将尿布上的粪便清除后，放入清水中用碱性小的肥皂揉搓，洗净后一定要用清水多冲洗几遍。

3）所有尿布洗净后，均要用开水烫一烫，在阳光下暴晒，以达到杀菌消毒的目的。晒干叠好，以便更换时使用方便。

（4）如何为新生儿保暖？由于新生儿的体温调节功能尚不稳定，皮下脂肪较薄，很容易散失热量。所以在新生儿时期进行保暖是非常重要的。首先要注意环境湿度。特别在寒冷的冬季，居室温度应维持在18℃~22℃。新生儿的衣服、包被最好选用新棉花和柔软舒适的棉布制作，以保证良好的保暖性。在包裹前最好在暖气或炉火上预暖。必要时可以使用热水袋。注意袋内水温应在40℃~60℃。

第十节　如何给新生儿洗浴

健康小卫士箴言：

注意婴儿的个人卫生，应做到每天洗脸；每5~7天洗一次头；每7~10天洗一次澡。因为婴幼儿皮肤娇嫩，皮脂腺分泌不旺盛，因此不要洗浴太勤太频。

培育优质生命需关注：

◆ 选择婴儿专用洗浴露、洗发露。

◆ 注意洗脸时最好用温的清水，不要用香皂、洗面奶等。

◆ 在喂奶前半小时或喂奶后1小时洗澡，以防止吐奶、溢奶。

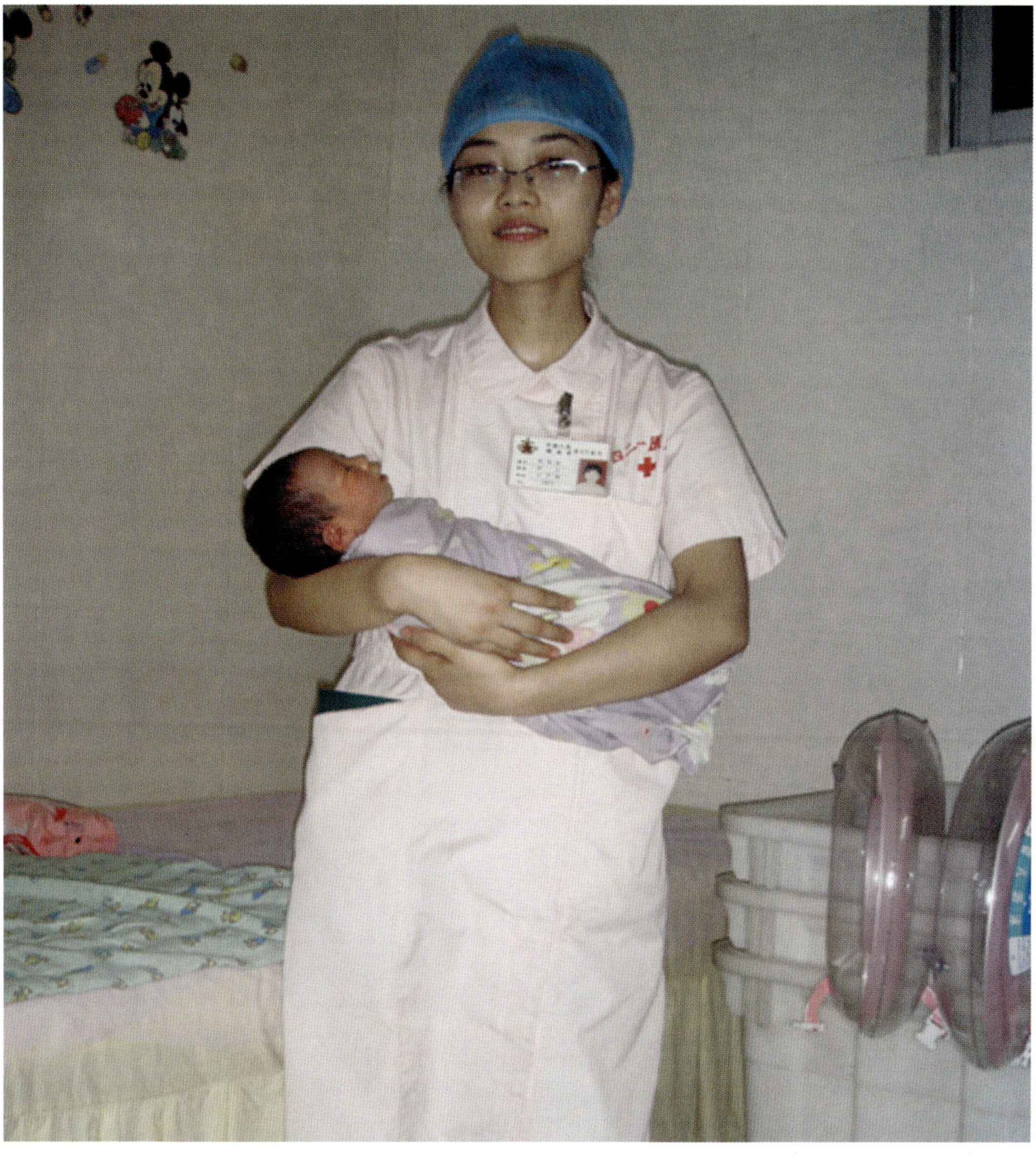

1. 洗浴前的准备

健康小卫士箴言：

在给新生儿洗浴前，不仅要准备好相关的物品衣物，还应注意水温、保温适宜，并避免吹风，同时还应该关注新生儿的身体状况，如是否发热，腹泻等。

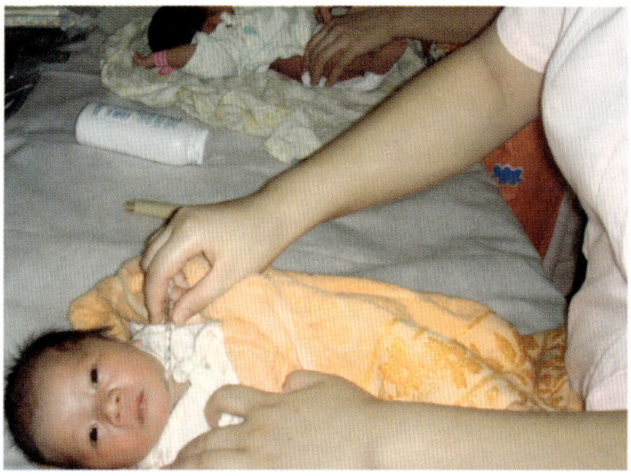

①测体温，如果温度超过37.5℃，暂时不要给新生儿洗浴，应查明体温增高的原因。

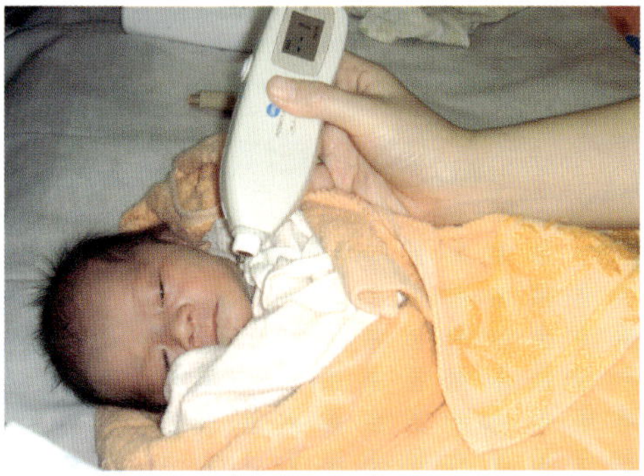

②测黄疸，黄疸一般不影响新生儿洗浴，若黄疸明显增高，应及时告诉医生。

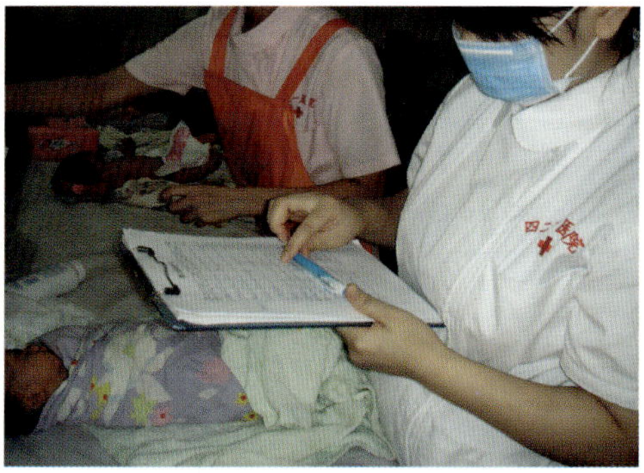

③将观察到的情况记录在本子上。

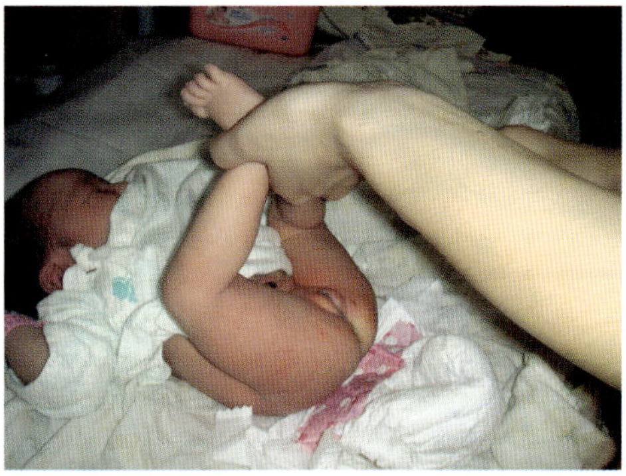

④擦拭大便时应由前向后擦拭，特别是女孩。避免会阴部感染。

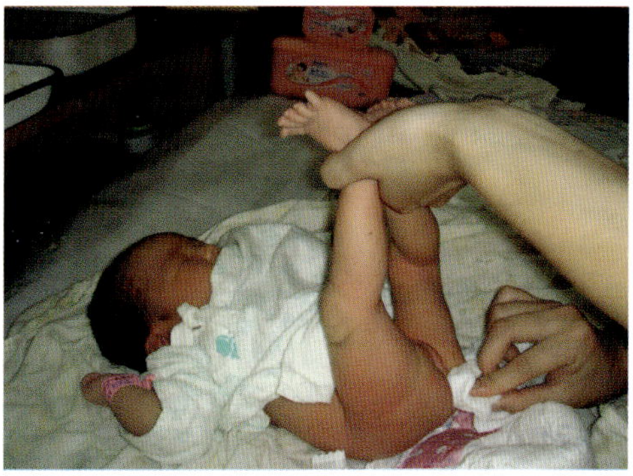

⑤更换纸尿裤，更换纸尿裤时，应观察大便的颜色和性状是否正常。

2. 帮新生儿洗脸、洗头

健康小卫士箴言：

①洗脸时，以半干的棉质毛巾擦拭，不要用肥皂及其他刺激的洗浴剂。

顺序：眼→鼻孔→耳朵→脸。

②洗头时，不要使沐浴露进入婴儿眼睛和耳朵里，注意保护。

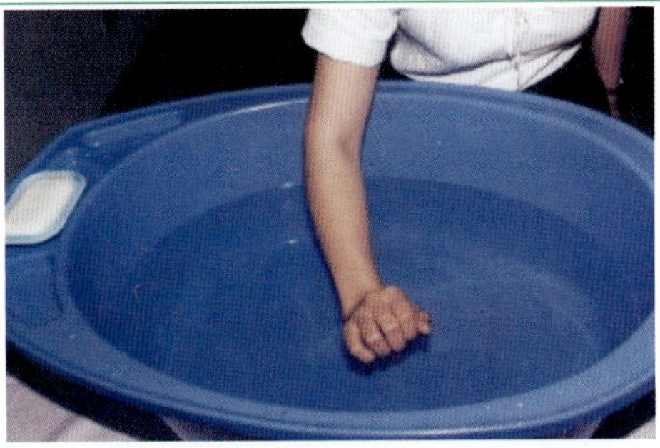

①备水时先放冷水再加热水以防止烫伤，并以手臂内侧，测试水温，感觉温暖即可。婴儿皮肤娇嫩，水温不可太高，如果你用温度计测温，以38.5℃~41.5℃最佳，同时注意室内温度。

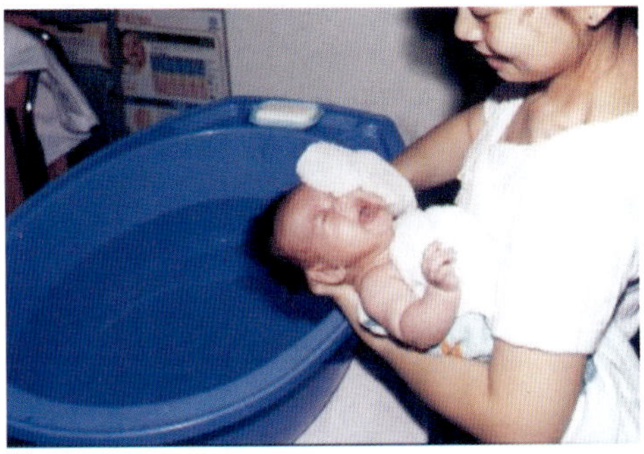

②洗脸时婴儿的姿势：将宝宝身体夹在妈妈的腰侧处，然后一手支托宝宝的头部及背部如同抱橄榄球的方式。

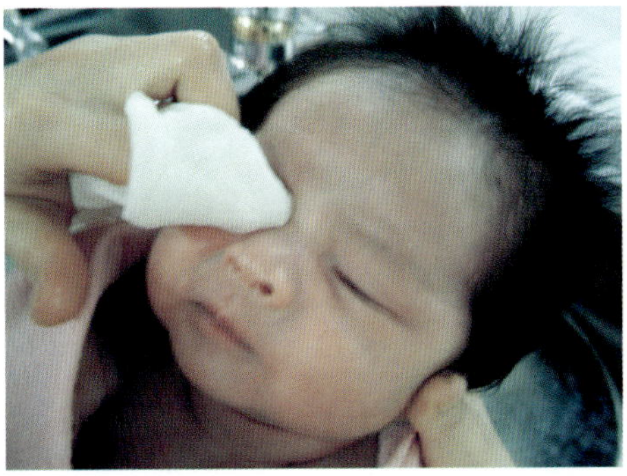

③洗浴婴儿的眼睛时，先用干净的棉质毛巾蘸取清水，再用力拧干，自上眼睑至下眼睑擦拭，将眼屎轻轻沾出。不可从下向上擦拭，不可用力过重。洗浴鼻孔时应将头部抬高，避免宝宝哭啼时将水吸进鼻孔。

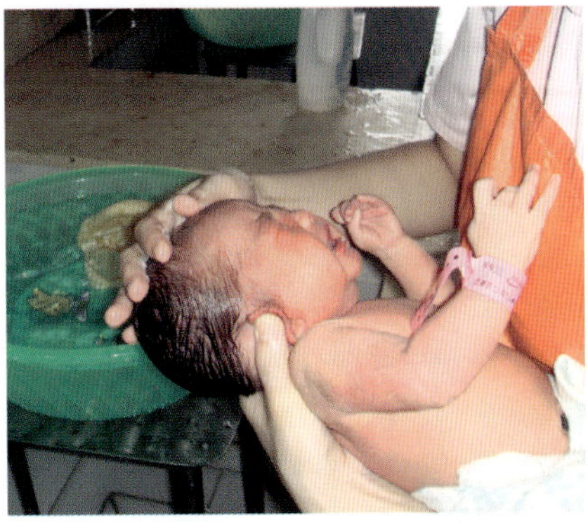

④洗头时以大拇指、中指压在耳朵上，以防水倒灌入耳内。用手抹婴儿洗浴膏，轻搓宝宝头发，婴儿头皮娇嫩不可用手指甲抓挠。

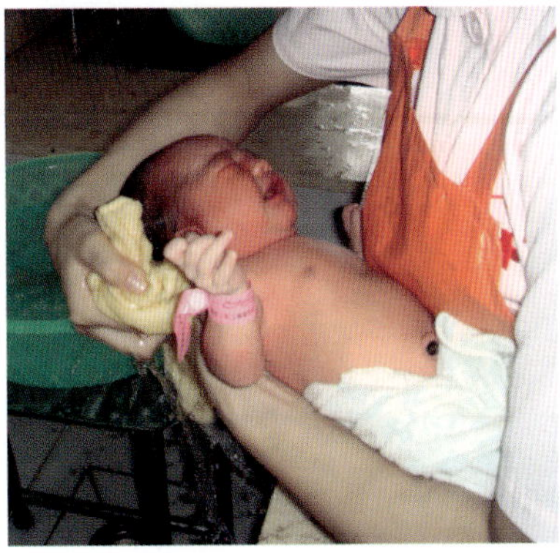

⑤洗净后用清水冲洗干净，用棉质半干毛巾将水擦干，然后用干毛巾擦干头部或包紧头。

3. 帮新生儿洗浴

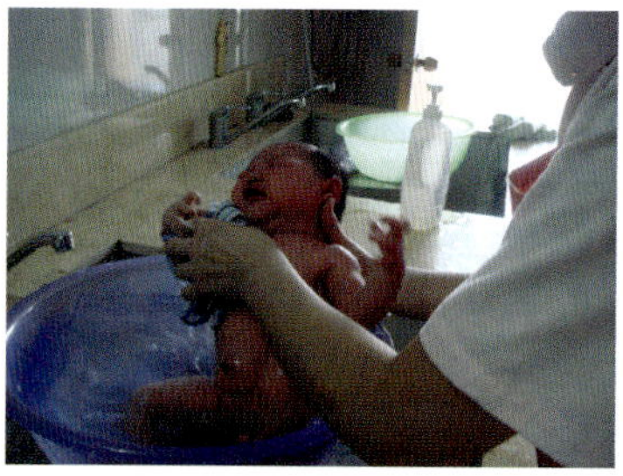

①宝宝姿势：将宝宝抱入澡盆内，然后一手抓稳宝宝近端手臂，洗时由前胸自下而上洗浴(脐带未脱落者，洗澡方法相同)。避免用力揉搓，因为新生儿的皮肤娇嫩。

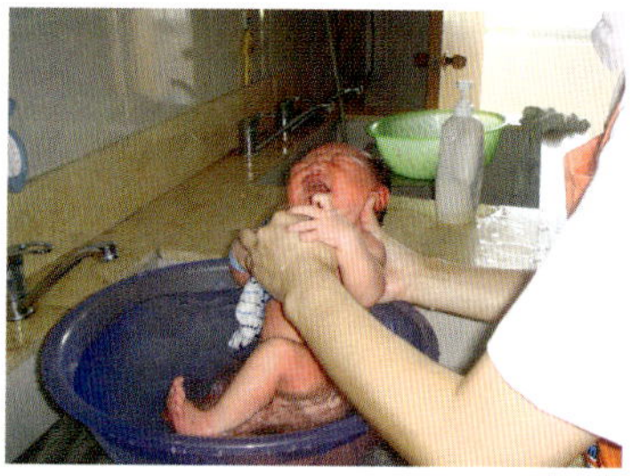

②洗浴前半身体姿势：先以手掌沾水，轻拍前胸，让宝宝先适应水温，一手横过肩后固定于宝宝腋下，用沐浴露清洗颈部、前胸、上肢、腹部、下肢、生殖器等部位。

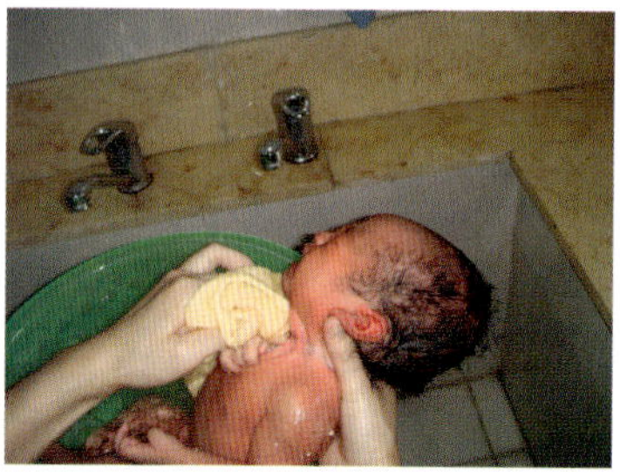

③注意清洗皮肤皱褶处，如腹股沟、腋窝、腘窝等，并注意检查有无湿疹样病变。清洗时用棉质毛巾，动作要轻柔，不要反复用手揉搓。

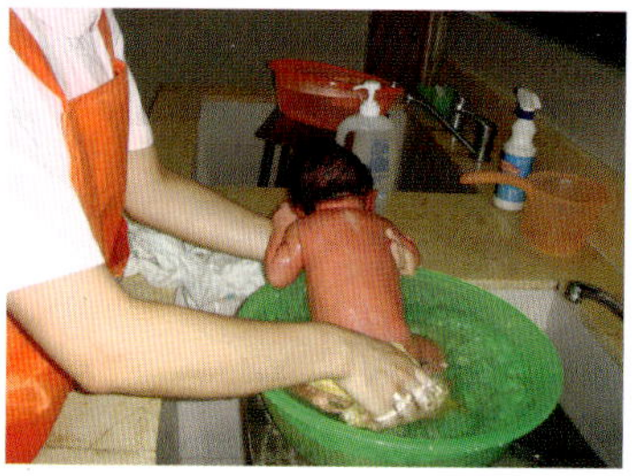

④洗浴背部姿势：将宝宝下巴趴在妈妈的前臂上，然后一手抓宝宝近端的手臂，让宝宝稍稍前倾斜。

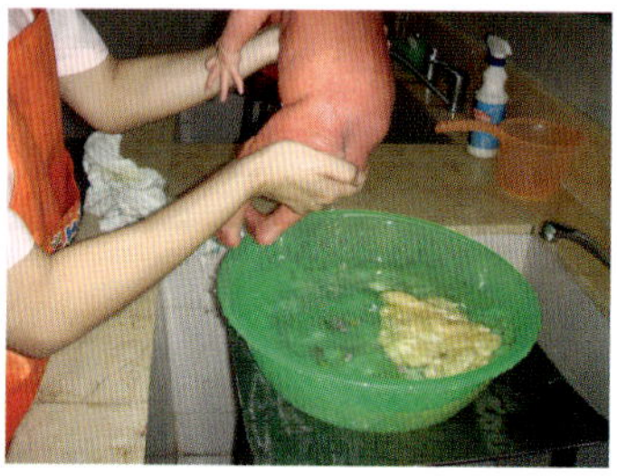

⑤清洗后身体姿势：将宝宝翻转过来，一手横过胸前，用手固定于宝宝腋下，让宝宝趴在手掌上，依序清洗背部→臀→下肢等部位。清洗颈后部皮肤皱褶处时，注意检查有无潮红等湿疹样变。

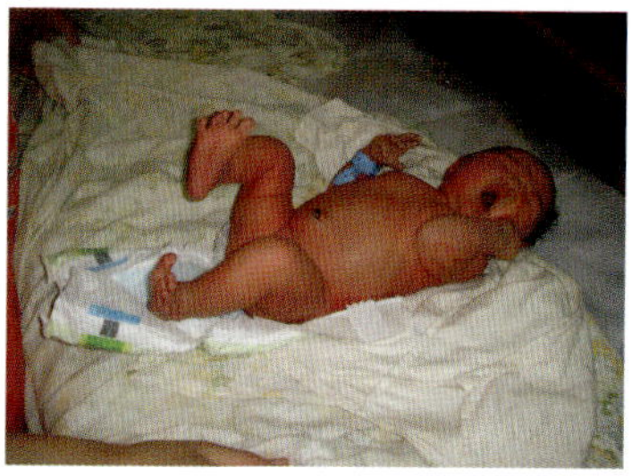

⑥擦干身体：洗净后将宝宝抱出浴盆，立即以大浴巾擦干，尤其耳后，关节及皮肤皱褶处都要擦干。如果皮肤皱褶处有潮红等湿疹样病变，应在这些部位搽一些婴儿爽身粉等，并立即穿上衣物，注意保暖，以防宝宝感冒。

第十一节 脐带护理

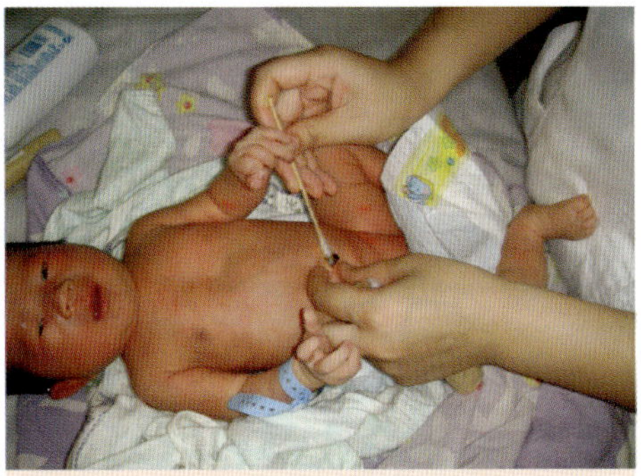

新生儿脐带护理需认真

健康小卫士箴言：

脐带在正常情况下，约 10 天会脱落，在未脱落前均需执行脐带护理，以免脐带感染。

培育优质生命需关注：

◆ 脐部护理目的：预防脐部感染，促进早日干燥及脱落（一般在出生后 7~10 天脱落）。

◆ 方法：以棉棒蘸取安儿碘，将脐带周围皮肤上下绷紧由脐根部以旋转方式消毒，直至断面擦洗消毒。反复消毒两次。最后用 95%的酒精沾湿棉棒涂抹脐根部。

◆ 护理：保持脐部干燥，勿任意涂抹药物。若脐部有异味或渗出物、周围红肿时需到医院求诊。

新生儿脐带护理注意事项

◆ 新生儿在出生后，7~10 天脐带会干硬脱落。

◆ 脐带若有潮湿、或沾上粪便，则需随时更换。

◆ 脐带脱落前后 2~3 天会出现少量淡黄色、或淡咖啡色分泌物，予勤加以消毒即可。

◆ 若有出现分泌物或接近脱落时，可用纱布覆盖脐带，并以胶带固定。

◆ 随时观察脐带有无出血及感染之征象，如分泌物呈现绿色、黑色或产生臭味、脐部发红、发烧时，则需立即就医，让医生帮助处理。

新生儿沐浴后必须做一次脐带护理。以 95%酒精沾湿无菌棉棒 2 支，一次用 1 支棉棒于脐根，目的是保持脐部的干燥（见图）。

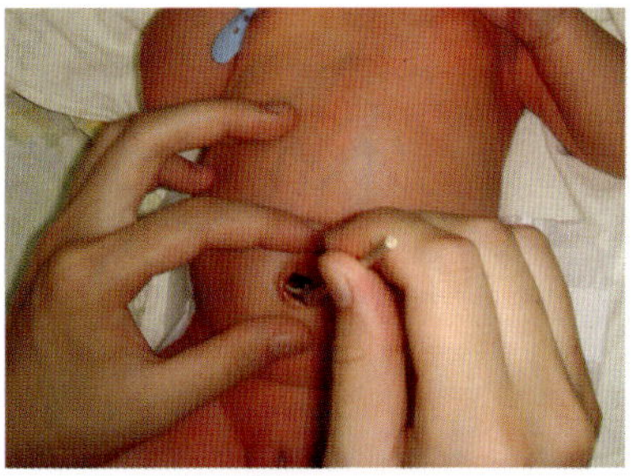

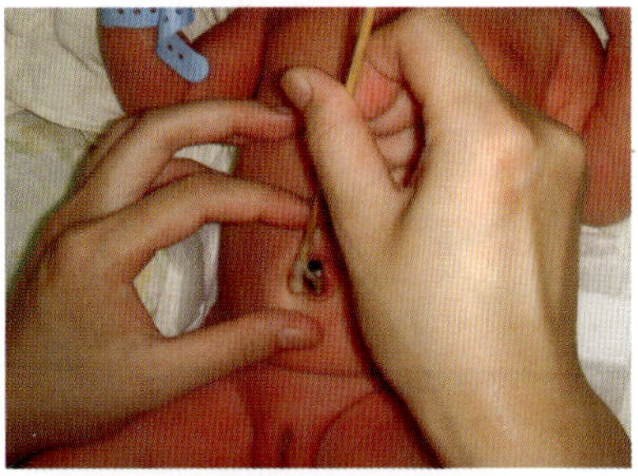

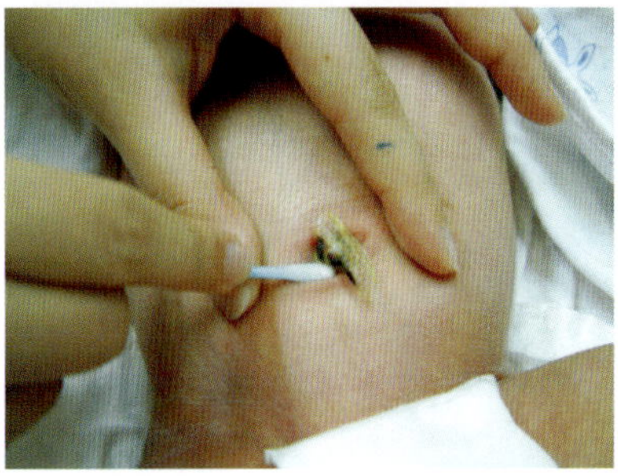

具体操作方法

◆ 新生儿脐带脱落前，沐浴后必须做一次脐带护理。

◆ 以安尔碘沾湿无菌棉棒 2 支，一次用 1 支棉棒于脐根部，由内向外做环形消毒即可。

◆ 消毒范围约直径 3 厘米，注意脐带和正常皮肤交会的地方，往往是感染的好发部位。

◆ 新生儿出院时，医院一般都会为您备妥脐带护理包。

◆ 如受感染，患儿会出现发烧、脐部发红、有分泌物或产生臭味，严重时可能造成败血症。

◆ 新生儿脐带如感染应及时就医。医生一般会作分泌物培养及给予抗生素治疗。

第十二节　如何给宝宝上爽身粉、穿衣服

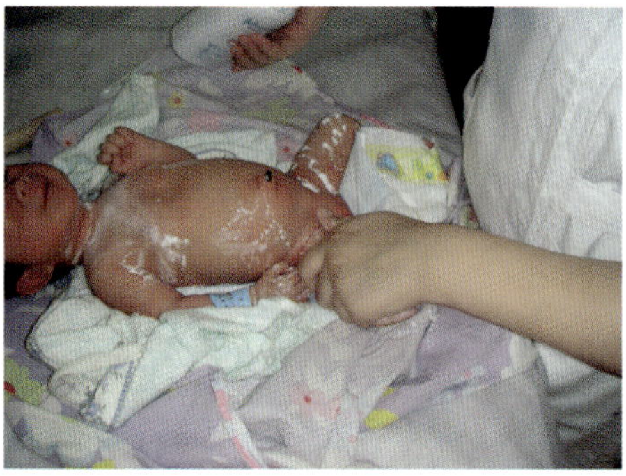

看是简单的生活护理，还是有很多注意要点。下面以图文并茂的形式，为你展示这一方法和注意事项。

健康小卫士箴言：

婴幼儿皮肤娇嫩，除了皮肤要保持清洁外，还应该知道皮肤有三喜，即喜燥、喜阳、喜通风，但应注意方法。

培育优质生命需关注：

- 定时给宝宝洗浴，保持皮肤清洁。
- 可用爽身粉保持宝宝的皮肤干燥。
- 适当让宝宝的皮肤见见阳光，但不要在阳光下曝晒。
- 穿棉质衣服，保持皮肤通风。

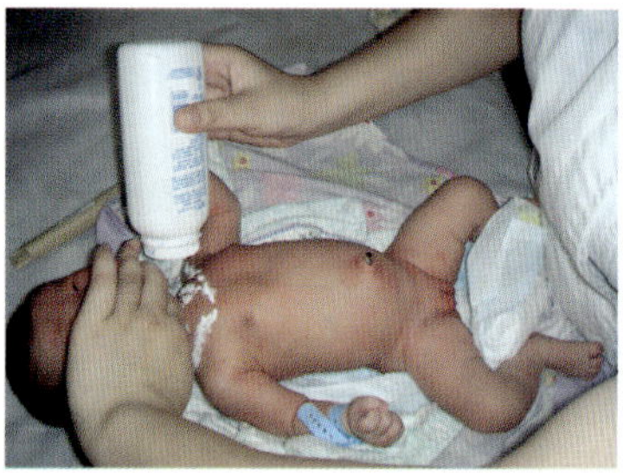

①颈部是婴幼儿皮肤皱褶最明显的地方，因此应注意适当多撒一些爽身粉。动作要领是：用左手的拇指和食指将宝宝的下颌轻轻托起，其他3个指头并拢保护好宝宝的口鼻，以免宝宝误吸爽身粉，造成不良影响。

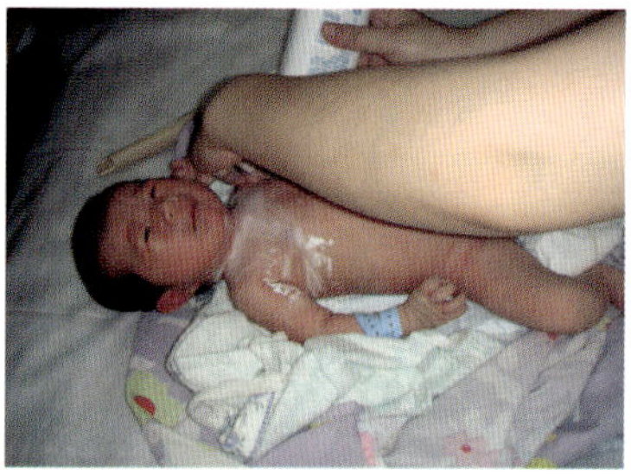

②然后是腋窝部位，也应该多撒一些爽身粉。动作要领是：一手将宝宝的上肢保持外展状态，另一手挤捏爽身粉瓶向腋窝底部喷洒爽身粉，喷洒完毕后用手指的指腹涂抹均匀。

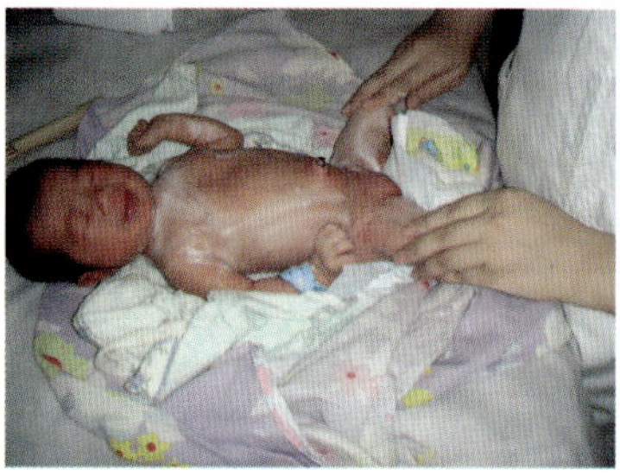

③胸腹部皮肤没有皱褶的地方，可用颈部及腋窝多余的爽身粉涂抹均匀。腹股沟处应适当多撒一些爽身粉，这些地方也容易造成婴幼儿娇嫩的皮肤受“腌”。

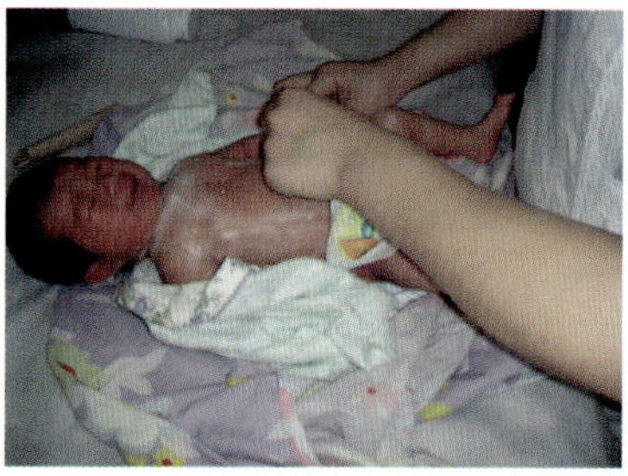

④及时更换新的纸尿裤。纸尿裤应根据婴幼儿的体重选择合适的型号，粘贴腰围时应松紧适度。

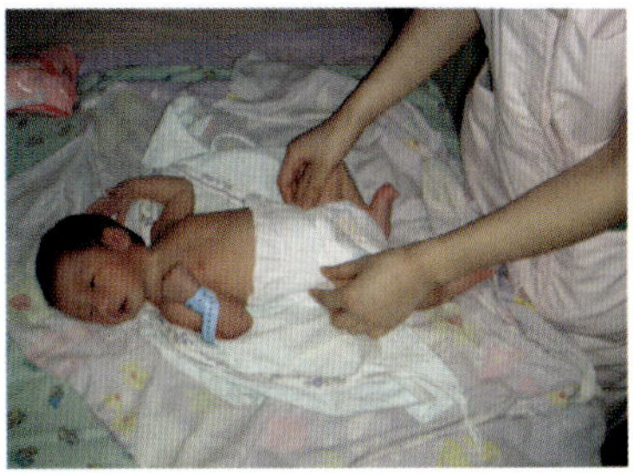

⑤新生儿的衣服必须宽松，前面开口，穿起来就方便多了。将宝宝的包被平铺在床上，并将宝宝的纯棉上衣展开平铺在包被上面，然后将宝宝放置在包被和上衣上面，粘贴整理好纸尿裤。注意宝宝的内衣和包被应清洁、干燥、棉质。

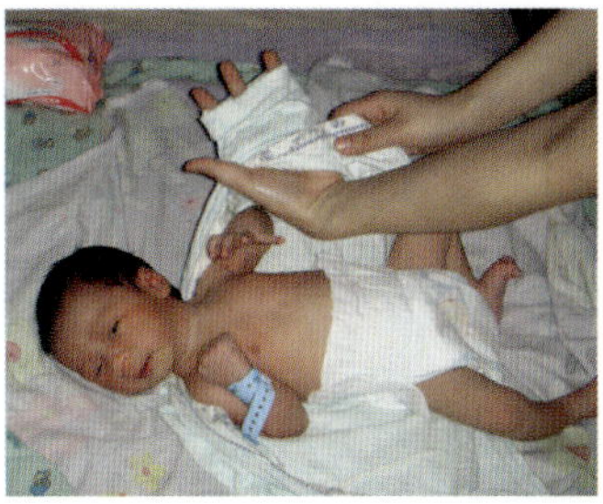

⑥先穿左手，用左手的4个手指如图所示自内向外伸进小衣服的衣袖内，感觉检查洗衣后有无衣线脱落，影响宝宝娇嫩的肌肤。

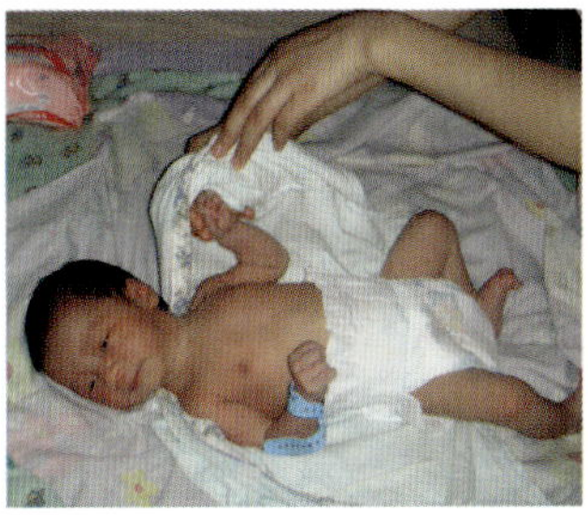

⑦用右手自外向内伸进衣袖，握持宝宝的左手，握持时应将宝宝的5个手指并拢，整把握持，注意不要遗漏宝宝的任何手指，以免扭伤宝宝的手指。

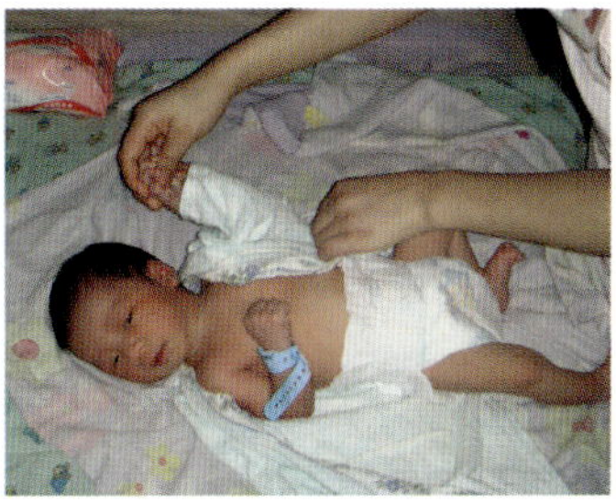

⑧将宝宝的衣袖用左手轻轻拉下拉展，顺手将宝宝上衣的衣襟拉平。给新生儿穿衣服时动作要轻柔，要顺应其肢体的弯曲和活动方向，不能硬拉硬拽。

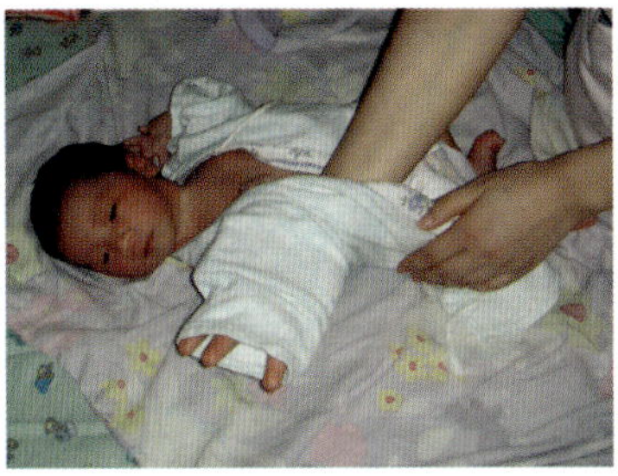

⑨穿右手时，先用右手的4指自内向外伸出，体会检查衣袖内有无脱落的衣线。

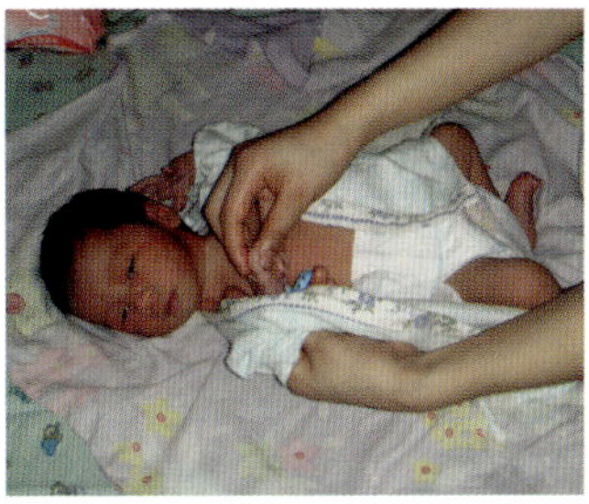

⑩左手接右手自外向内伸出握持宝宝的右手，要点同前所述。

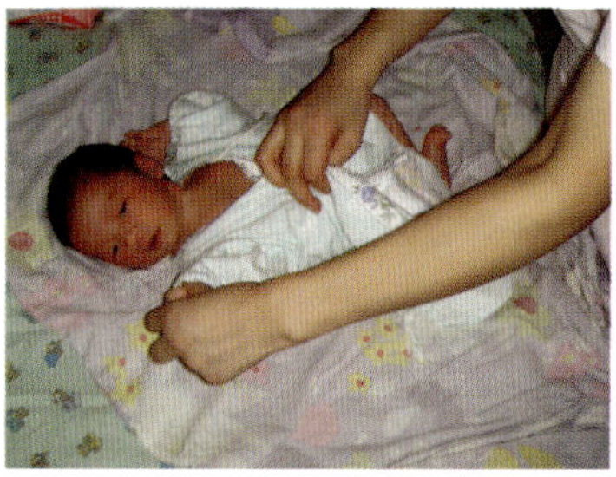

⑪左手握持宝宝的右手将衣袖向下拉，顺便将衣襟拉平，和对侧的衣襟系好。斜襟衣衫两旁带子不宜过高，不宜绑得太紧，以防损伤腋部皮肤。

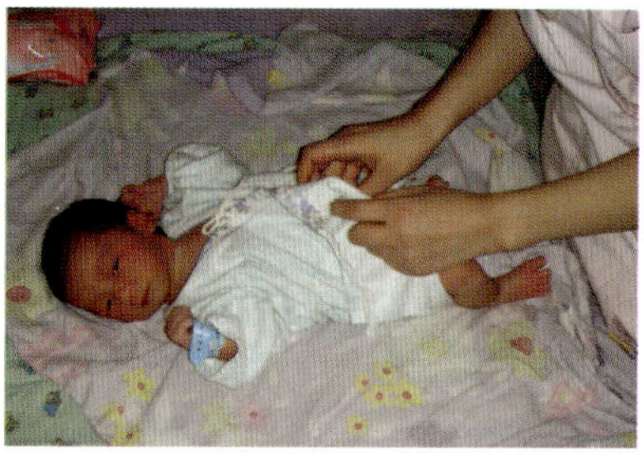

⑫将宝宝身上的上衣整理平展，衣襟的各个带子系好。

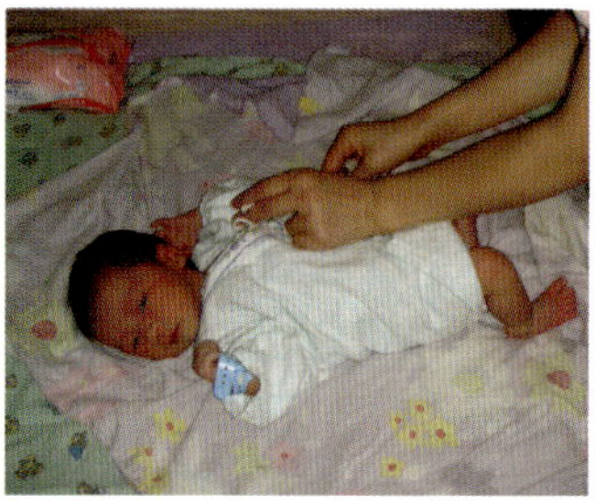

⑬如果衣服偏大，衣襟过膝的话，应将过长的衣襟向上反折。这是因为宝宝的双腿经常屈伸，以免衣襟挂伤脚趾。

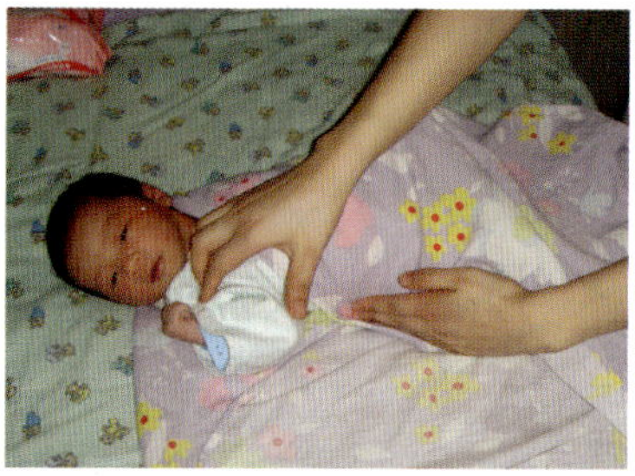

⑭将宝宝的包布自肩部斜拉反折展平。注意将宝宝的上肢放向下面。

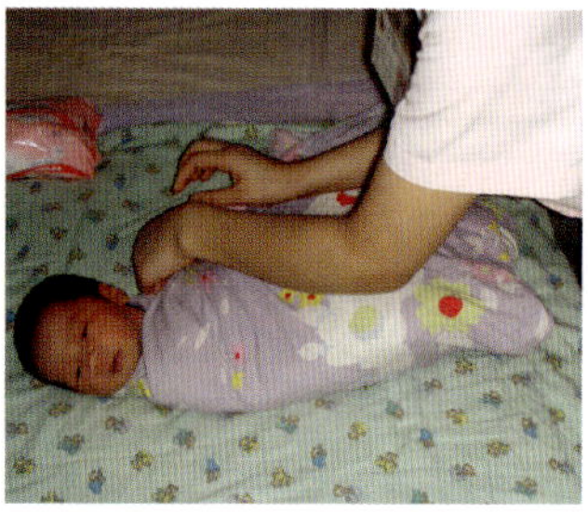

⑮将下面的包被向上反折，将另外一侧的包被折向对侧。注意松紧适度。

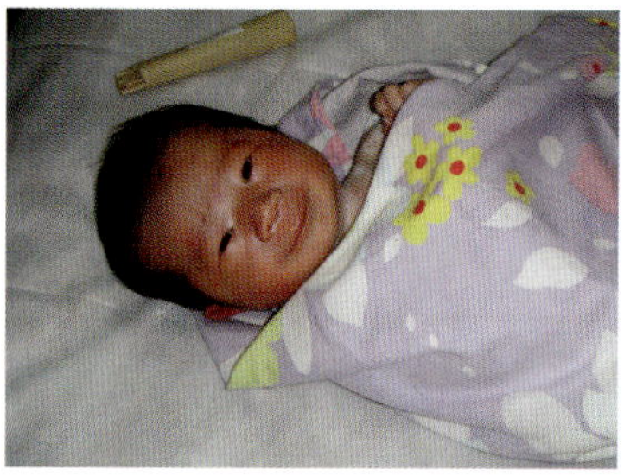

⑯看宝宝冲你笑呢。

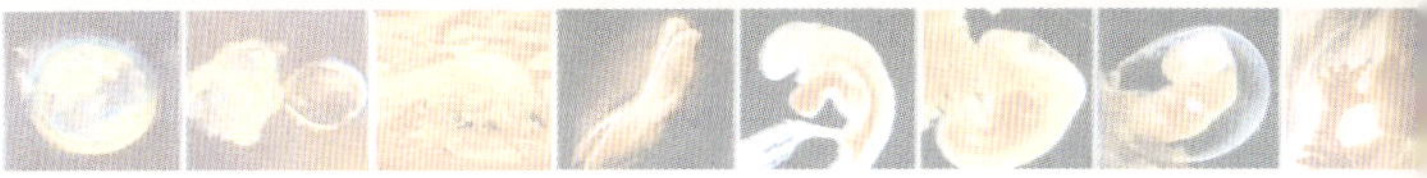

第十三节　新生儿大便常识

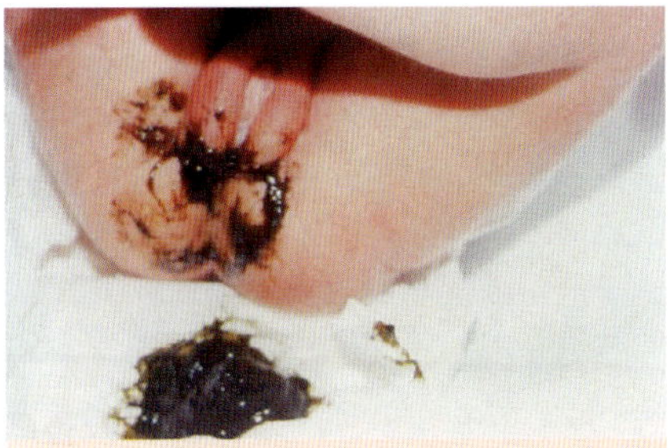

新生儿当天正常大便图片

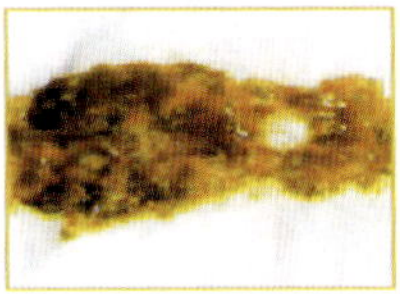

人工喂养婴儿的大便

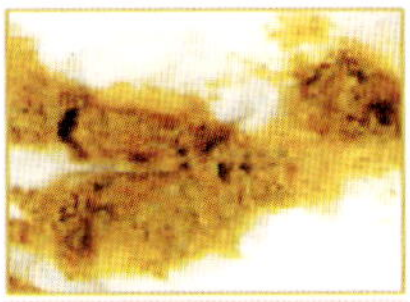

母乳喂养婴儿的大便

健康小卫士箴言：

新生儿大便的性状、次数和喂食种类有关：哺母乳婴儿的大便次数可能比喝婴儿配方奶的宝宝为多，可能边吃奶边解便。

培育优质生命需关注：

◆ 人奶喂养儿的大便，呈黄色或金黄色，软膏样，味酸不臭。

◆ 牛奶喂养儿的大便，色淡黄，均匀较硬，有臭味。

◆ 一般吃母乳的新生儿，比牛奶喂养的大便次数要多，每天 4～6 次。

新生儿的大便性状：头 3 天为墨绿色黏稠之胎便。胎粪是由脱落的肠黏膜上皮细胞，咽下的羊水、胎毛和红细胞中血红蛋白的分解产物胆绿素等物构成。如果是母乳喂养，胎粪之后转为黄糊带水，可能有一点黏液、一点酸味，这是正常的大便，并非腹泻。大便次数的多以新生儿的特质而定，而母乳本身有轻泻作用；如果是喂食配方奶，其大便常常是黄色、绿色、黄绿色。其原因主要和喂食的奶制品的不同而不同。牛乳喂养儿的粪便为淡黄色或土灰色、硬膏样，常混有灰白色的"奶瓣"，并带有难闻的粪臭味。如果母亲乳头有裂伤出血，大便可能像柏油一样，这都属于正常大便。

如果母亲乳头正常而新生儿大便是柏油便，就不是正常大便了；如果大便带鲜血，要看新生儿有没有尿布疹、假月经、外伤、肛门裂；如果大便稀水样、蛋花汤样、绿色发酸，可能因喂养不当、饥饿所致。

新生儿胎粪一般生后两三天排清。有的新生儿胎粪排出迟缓，会使黄疸加重。如果新生儿出生后 24 小时内无胎粪排出，应考虑是否因消化道畸形所致。大便灰白可能有胆管闭锁，患儿往往合并有皮肤和眼睛的明显的重度黄染。

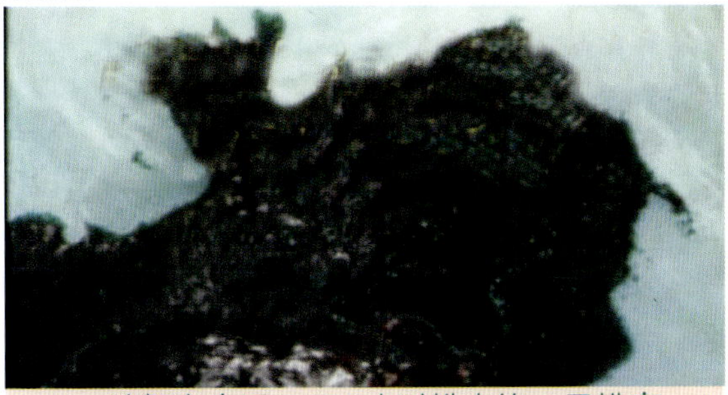

胎便出生后 8~24 小时排出约 4 天排完

点评：

新生儿在出生后第一天排出黑绿色胎便，哺乳后渐变黄色糊状，每天 3～4 次，小便每天 10 数次。

点评：

新生儿如果在出生后第一天没有排便，应特别注意检查新生儿有无先天性肛门闭锁。如新生儿同时腹胀、烦躁不安，腹部检查不柔软，应及时到医院进一步检查。

点评：

每次哺乳新生儿前应换尿布。注意大小便次数、性质，发生异常应即时处理。

点评：

新生儿每次大便后应洗净臀部，并抹上 10%鞣酸软膏，以保护臀部皮肤。

第十四节　新生儿黄疸

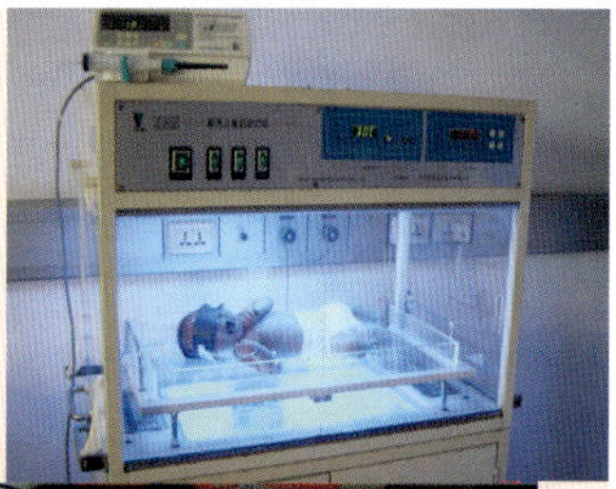

光疗中

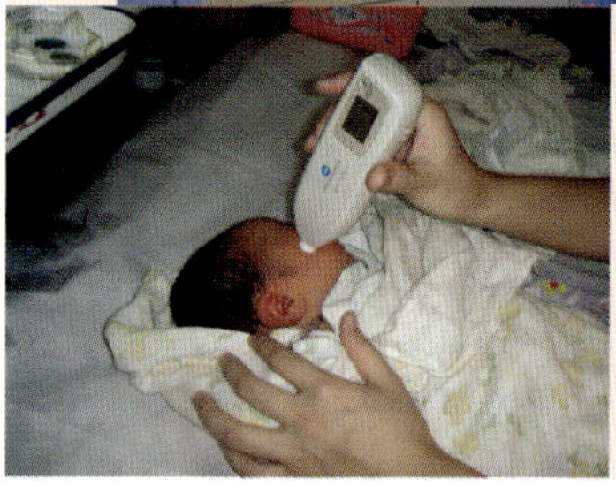

检测新生儿黄疸指标

健康小卫士箴言：

有的新生儿因血清胆红素浓度增高，而引起的皮肤、巩膜及黏膜等黄染的症状，分生理性黄疸和病理性黄疸。生理性黄疸一般可自行消退，应警惕病理性黄疸。及时发现及早治疗，以防黄疸造成的大脑损害。

培育优质生命需关注：

◆ 胆红素值较高时应先照光治疗(蓝光或绿光)；

◆ 胆红素值过高时需要换血治疗，以防发生核黄疸，造成神经异常；

◆ 若黄疸和感染有关，应予积极治疗；

◆ 若出现浅黄色大便或灰白便表示新生儿有肝胆疾病。

为什么新生儿容易产生黄疸？有以下几种原因，及其诊断标准：

◆ 新生儿红血球寿命较短；新生儿红血球代谢较快。

◆ 肝脏代谢胆红素的一种重要“酵素”，在新生儿相对缺乏或其功能低下。

生理性黄疸的特点及诊断标准：

◆ 生后 2~3 天出现，4~6 天高峰，足月儿 10~14 天消退，早产儿 2~4 周消退。

胆红素最高值：足月儿 <21.9μ mol/L，早产儿 < 25.7μ mol/L。

◆ 每日胆红素升高 <8.6μ mol/L。

◆ 无其他症状，不影响生长发育。

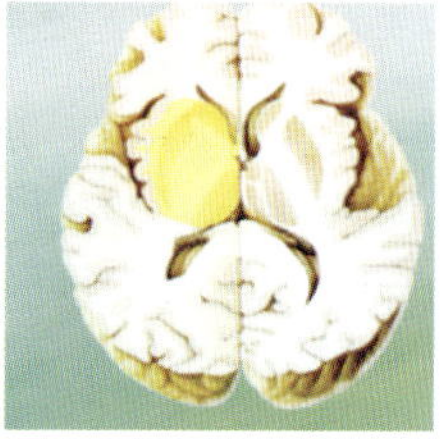

脑水平切面

病理性黄疸的诊断标准；

◆ 24 小时内出现；进展快；时间长。

◆ 黄疸重：超过生理性黄疸正常值，直胆 31.4μ mol/L

◆ 黄疸退后复现，或进行性加重。

自行检查新生儿黄疸的方法：

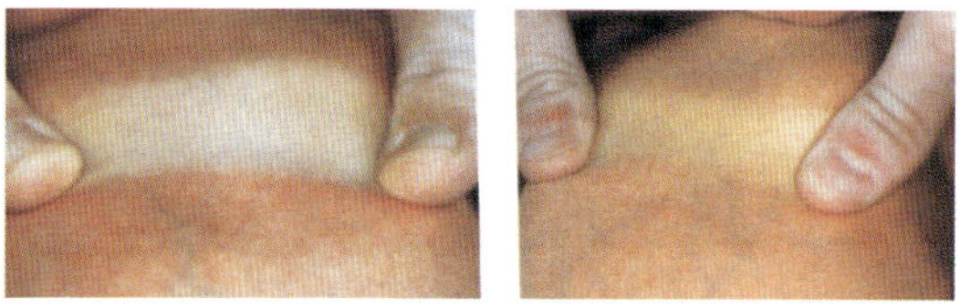

（左图正常，右图为病理性黄疸）

病理性黄疸的常见原因：

◆ 胆红素生成过多。如红细胞增多症、头颅血肿、溶血、感染、胎粪排出延迟、母乳性黄疸。

◆ 肝功能不成熟、胆汁排泄障碍。如新生儿肝炎、先天性胆管闭锁、先天性胆总管囊肿。正常菌群未建立。

◆ 新生儿黄疸加重因素：饥饿；缺氧；失水；酸中毒。

点评：

新生儿生理性黄疸为间接型黄疸。多无需治疗可自行消退。

点评：

新生儿病理性黄疸：第一天就出现黄疸，通常表示有溶血性疾病；母乳性黄疸：3~8 天出现，1~3 周达高峰，6~12 周消退无疾病表现，生长发育良好停母乳后，3 天见下降，5~7 天消退。

点评：

新生儿头皮血肿可通过穿刺抽出后加压包扎，如血肿较小时则多可自行吸收。

点评：

新生儿胆管闭锁、胆总管囊肿特点：黄疸出现时间晚，2 周左右。直胆升高为主，呈阴黄。肝脾肿大，肝硬化；大便白陶土样；需与 TORCH 感染鉴别。早期诊断，争取在 60 天内手术。

第十七课　新生儿疾病及防护

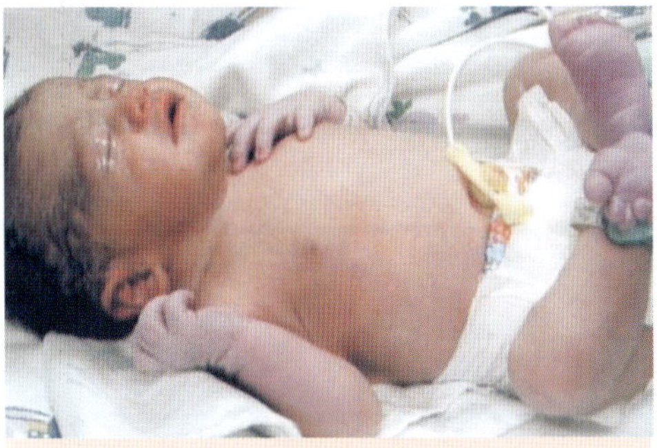
"六不征"是新生儿患病的特点

健康小卫士箴言：

新生儿各脏器功能发育尚未完全成熟，机体免疫功能还比较差，特别是人工喂养的新生儿因无法从母乳中得到应有的抗体，其发病率高。

培育优质生命需关注：

新生儿患病时，其症状不够典型，不易发现，因此父母或护理人员应细心观察，及时发现不良情况。

◆ 二快征：心率快、呼吸快。

◆ 三多征：呃逆、喷嚏、惊厥。

◆ 六不征：不哭、不吃、反应不好、脸色不好、体重不增、体温不升。

第一节　怎样辨别新生儿病了

新生儿各脏器发育尚未成熟，免疫力差，易患病。患病后症状不够典型，父母应仔细观察，及时发现问题。要特别注意以下症状：

（1）全身症状：

1）不吃，即不肯吃奶，勉强吃下后容易呕吐。

2）不响，正常新生儿哭声响亮，病重时哭声轻弱或不哭，睡眠时间比正常新生儿长。

3）体重不增或下降。但有的新生儿得病并不表现为"三不"，相反却表现为烦躁不安、多哭多闹，不肯入睡。体温升高或不升。

（2）各系统疾病的特殊表现：呼吸系统疾病时有鼻塞和咳嗽，吮乳时常哭闹不安。消化系统疾病时出现呕吐、腹泻、腹胀或便秘。中枢神经系统疾病时出现眼睛定视和抽动等。

（3）面色和皮肤颜色的改变：

1）黄疸，如果黄疸比较深，或突然加重，或超过生后10~14天仍持续不退，就可能是疾病的表现，需要就诊。

2）口唇黏膜、指趾甲呈青灰色，常因动脉血氧浓度低或由于休克血流缓慢引起，多见于败血症和硬肿症等严重疾病，常伴有神萎、食欲差等症状。单纯黏膜和皮肤青紫多为青紫型先天性心脏病。

3）某些病毒感染性疾病时皮肤可出现麻疹样皮疹，分布在前胸、腹部、背部和面部。

4）败血症或出血性疾病时，四肢、胸颈部可见出血点或淤斑。

5）皮肤和黏膜苍白表示贫血，多由溶血或出血性疾病引起。此外皮肤和皮下组织水肿或硬肿也是疾病的表现。

总之，新生儿疾病症状不典型，父母应多注意小儿的吃、睡、哭声、大小便、呼吸等生活情况；喂奶、换尿布和洗澡换衣服时注意有无特殊征象，就不难早期发现新生儿患病了。

点评：

新生儿生病时往往显得安静，表现为不吃、不哭、不动、无反应、体温不升。刺激其耳朵、鼻子、足底，新生儿不动、不哭、对刺激无反应。喂奶不肯吃，长时间不喂也不会因饥饿而啼哭、吵闹，其手足较为冰凉。

点评：

新生儿如出现以下情况应注意：

①出生后48小时内无尿，36小时无大便；有腹泻、呕吐。

②黄疸超过半个月。

③心跳快慢不齐。

④下肢呈屈曲，拉直时哭闹。

⑤哭声发直发尖；小儿眼神发直；前囟凸起。体温正常却时常惊颤。

⑥安静状态下呼吸急促等等。

第二节　新生儿窒息

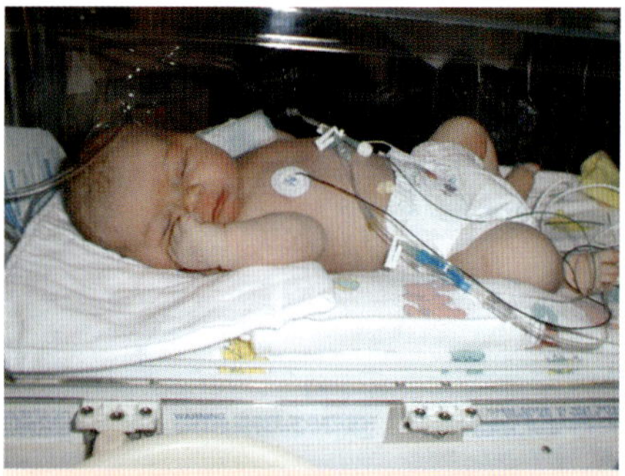

0~3分重度窒息儿，应进行深切关怀

健康小卫士箴言：

新生儿窒息：指新生儿出生时呼吸抑制，呼吸功能障碍，造成氧及二氧化碳交换功能丧失，血氧浓度降低，二氧化碳蓄积及酸毒，从而对全身多器官造成影响和损害。

培育优质生命需关注：

◆ 新生儿窒息是导致新生儿死亡，脑瘫和智力障碍的主要原因之一。

◆ 引起神经系统后遗症的窒息四标准：

①脐动脉血 pH<7.0。

②阿氏评分0~3分持续生后5分钟以后。

③生后出现惊厥、肌张力低、昏迷等。

④多器官功能损害表现。

新生儿的Apgar评分总共10分：0~3分重度窒息；4~7分轻度窒息；大于或等于8分视为正常。窒息将造成新生儿各器官受损表现为：①心血管系统：心源性休克、心衰等。②呼吸系统：羊水和胎粪吸入综合征，低体重儿肺透明膜病等。③肾脏损害：急性肾衰，肾静脉栓塞可见肉眼血尿。④中枢神经系统：缺氧缺血性脑病、颅内出血。⑤代谢方面：低血糖、低钠、低钙。⑥胃肠道：应激性溃疡、坏死性小肠结肠炎、黄疸加重。其中中枢神经的损害可影响智力，值得重视。

Apgar评分法：	生后1分钟评分(即刻评分)		
	0	1	2
心率	无	<100	>100
皮肤颜色	青紫或苍白	躯干红　四肢紫	全身红
弹脚底或插鼻反应	无	皱眉	哭、喷嚏
肌张力	松弛	四肢略屈曲	四肢活动
呼吸	无	浅、不规则	正常

青紫窒息较苍白窒息预后好，造成新生儿窒息的原因是：

（1）母亲因素：①全身疾病：糖尿病，心、肾疾病，贫血。②产科疾病：妊高征，前置胎盘，胎盘早剥。③母吸毒，吸烟。④母>35岁或<16岁，多胎妊娠。

（2）分娩因素：①脐带手压、大结、绕颈。②高位产钳、臀位、胎头吸引。③麻醉、镇痛剂和催产药使用不当。

（3）胎儿因素：①早产儿、小于胎龄儿、巨大儿。②畸形：后鼻孔闭锁、先天性心脏病等。③羊水或胎粪吸入。④宫内感染等。

注意：产房1分钟阿氏评分影响因素多，5分钟评分重要，出生后5分钟评分可提示婴儿恢复的程度和复苏的效果，并且与婴儿预后，神经系统和其他系统并发症的发生率密切相关。

点评：

产前窒息（宫内窘迫）：影响母体和胎儿间血液循环、气体交换的因素。如：妊高症、子痫、哮喘发作、贫血（Hb<10克/L）、前置胎盘、胎膜早破、过期产等，均可造成胎儿缺氧，导致产前窒息。

点评：

产时窒息：在分娩过程中出现母婴气体交换障碍。如：剖宫产、产程延长、急产、宫缩异常、使用催产素、产钳、吸引器分娩、臀位产、脐带异常、早产、双胎等等，均可造成胎儿产时窒息。

点评：

出生后窒息：常为宫内窒息的继续。

点评：

发现窒息应争分夺秒进行复苏，如耽误1分钟可能影响孩子一辈子。医生应肩负其责任。

第三节 新生儿缺氧性脑病

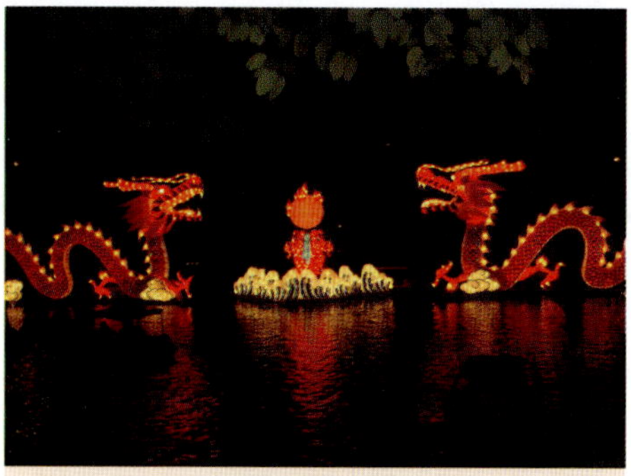

美丽的圣诞夜

健康小卫士箴言：

新生儿缺氧性脑病，指新生儿在围产期缺氧、缺血导致的脑损伤，出生后出现一系列脑病的表现。

培育优质生命需关注：

◆ 新生儿缺氧、缺血越严重，脑病症状持续时间越长，越容易发生后遗症，且后遗症越重。

◆ 新生儿缺氧性脑病，其后遗症常见的有发育迟缓、智力低下、痉挛性瘫痪、癫痫等。

◆ 预防：产前检查；提高产科技术；胎儿监测；清理呼吸道，防止窒息。

【案例医评】：他让女儿重获新生

4 年前的那一天，他的女儿刚刚降生 36 小时，那天对他来说是永远的灰色，他的太太因难产大出血刚刚摆脱了死神，他还没有来得及将自己悬着的心放一放，突然接到护士的通知，他的女儿病情加重。他清楚地记得新生儿科主任会诊时的话语："患儿，女，36 小时。因'少吃少哭一天余，反复抽搐半天'，孕 39 周，体重 3 900 克，Apgar 评分 4~7 分，羊水Ⅱ度污染，血糖 5.0mmol/L。患儿有明显窒息史，羊水污染，难产均是新生儿窒息的因素，而新生儿窒息带来的直接后果是新生儿缺血性、缺氧性脑病，该患儿重度脑病诊断明确，常于 1 周内死亡或症状持续数周，应高度警惕，存活后后遗症发生率高"……他再也听不下去了，泪水沿着他坚强的面颊留到了口里，苦涩苦涩的泪水一下子让他清醒了。不，他不能让女儿死去，只要有一丝的希望，不管付出多么大的努力和代价……

后来，每当节假日，他都带着宝贝女儿到外面最热闹，最繁华的地方，让她感受生活的美丽，感知生活的多变，好让她的智力得到进一步的恢复。并且他从不放过任何有利于她智力恢复的任何方法，如高压氧、功能训练、语言训练，甚至中医中药。女儿的每一个进步他都会感动……

他用深沉的父爱让患脑病的女儿重获新生。

点评：

胎儿、新生儿缺氧早期：CO_2↑，脑血扩张→CBF↑。缺氧晚期（胎儿抑制状态）：自动调节机能丧失。长时间缺氧→毛细血管周围星形细胞肿胀、血管内皮细胞水肿、变性坏死、脱落→微血管管腔变细或闭塞→区域性脑梗塞。

点评：

新生儿重度窒息时，无氧酵解作用增大，脑细胞膜功能破坏，脑细胞凋亡、死亡。

点评：

新生儿缺血、缺氧性脑病，早期治疗，早期高压氧，持续不断的功能训练是减轻该病后遗症的有效手段。

第四节　需外科手术的呕吐

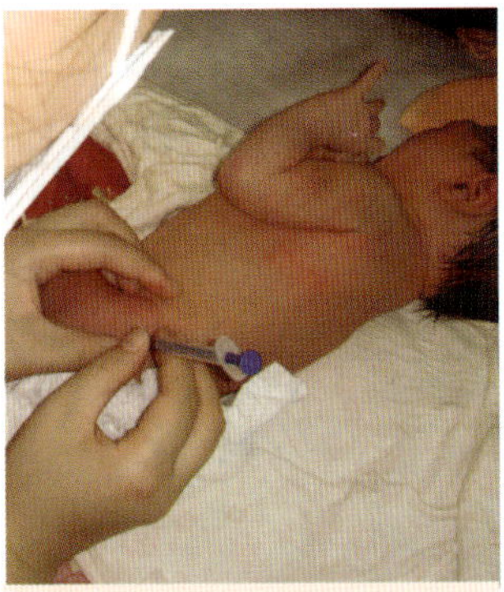

新生儿出生后应注射维生素K，以防止新生儿维生素K缺乏性脑出血

健康小卫士箴言：

新生儿喝下的奶水由胃倒流到口，如量不多称为“溢奶”；如量多且速度快，甚至喷射状呕吐时，则称为“吐奶”。由于口腔与鼻腔相通，当新生儿呕吐时奶水常会由鼻腔喷出，因此，应避免被呛着了。

培育优质生命需关注：

哺乳时注意如下事项：

① 适量喂食、切勿过多(母乳则依宝宝需求)。

② 奶嘴洞大小应适当，勿让新生儿吸食太快。

③ 勿平躺喂食，以避免新生儿胃容物流出被呛着了。

④ 新生儿发生呕吐的紧急处理：先将头侧一边，以免呕吐物流入咽喉或气管。

⑤ 如出现脸色发紫、或憋气不呼吸时，可能呕吐物已进入气管了，请立即将新生儿头朝下拍打其背部4~5次，使其能咳出。若以上处理仍无改善，请尽快就医。

肠闭锁或狭窄所致的肠梗阻的呕吐有什么特点?

新生儿的肠狭窄与肠闭锁引起的肠梗阻性疾病。早期诊断和早期治疗是治愈本病的关键，应及时发现尽早治疗。患儿肠道在胎儿发育过程中由于某些因素，引起肠腔发育不良。狭窄多发生在十二指肠，而闭锁多发生在回肠。肠狭窄的新生儿在出生后、或出生后一天就开始出现呕吐，而且是越吐越剧烈，并会吐出唾液、奶块、黄绿色胆汁、肠液，甚至是大便样的东西。小儿的全身情况恶化，没有胎粪排出，或仅有很少胎粪，或有青灰色的黏液样物排出。如肠子的畸形位置高，腹部可以不胀，反之会出现腹胀。诊断明确后，必须及时做手术把肠子接通，患儿就有康复的机会。

肠旋转不良，即不全性肠梗阻所致的呕吐有什么特点?

肠旋转不良的患儿和正常新生儿一样，在24小时内就排出墨绿色的胎粪，吃奶也很好。但到出生后的3～5天，便开始呕吐，次数多少不一，时轻时重，有些患儿呕吐可自行缓解几天。但有一个共同的特点，即吐出物内都含有胆汁。这是由于小肠部位的不全性梗阻，使胆汁返流至胃部，故有黄绿色的呕吐物。可通过X线钡剂灌肠或钡餐确诊，而手术是唯一有效的治疗方法。虽然手术可能会出现的并发症，但效果很好，手术后患儿会很快恢复健康。

幽门肥大性狭窄所致的呕吐有什么特点?

幽门是胃的出口，幽门可定时开闭。由于幽门肌肉畸形增厚、肥大、水肿，通往肠子的食物不能顺利进入肠道。胃壁肌肉强烈收缩，既然奶块进入肠子的阻力很大，于是就从嘴里返流出来。这样，患儿处于“饥饿”状态，势必日益消瘦。这种疾病要到外科诊治，确诊后通过一次简单的手术，解除幽门狭窄，患儿吃下去的奶就能顺利进入肠道，身体得到了足够的营养，也就很快恢复了健康。

点评：

持续剧烈的呕吐或呕吐物含有胆汁常是外科性呕吐，如肠闭锁、狭窄、肠扭转不良、幽门梗阻等，均应及时到医院进一步检查。

点评：

幽门痉挛与幽门肥大性狭窄鉴别是，前者虽有呕吐但不严重，不必手术，吃一点解痉药会慢慢自愈。

点评：

幽门肥大性狭窄是较常见的先天性疾病。患儿出生后表现正常，偶在吃奶后吐。约10天，呕吐次数逐日增多，剧烈。呕吐物多为奶凝块，并带有酸味，吐出量比吃入的一顿奶要多，吐过之后又哭又吃，但吃后不久又呕吐。患儿越来越瘦，成了满额皱纹的“小老头”。因此应及时发现及时手术。

第五节　新生儿破伤风

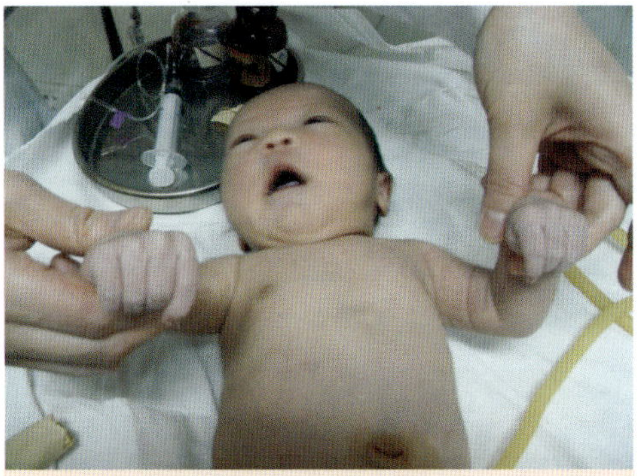
新生儿破伤风发作时肌张力增高

健康小卫士箴言：

新生儿破伤风是指破伤风梭状杆菌经脐部伤口侵入血液，产生毒素引起牙关紧闭和全身肌肉强直性痉挛为特征的急性感染性疾病。又称“四六风”、“脐风”、“七日风”。

培育优质生命需关注：

◆ 新生儿破伤风，是由于接生时用未经严格消毒的剪刀剪断脐带，或接生者双手不洁。

◆ 不注意新生儿脐部的清洁消毒，致使破伤风病菌侵入体内。

◆ 通常是在新生儿断脐时，引起破伤风杆菌的侵入。

【案例医评】：早恋的恶果

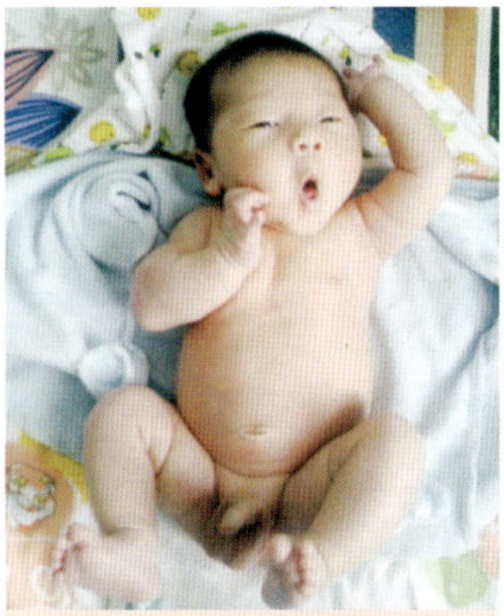
我困了，想睡觉

健康小卫士箴言：

谁来承担关爱青少年成长教育的责任？如何对青少年进行性知识教育？这是一个值得深思的话题。

培育优质生命需关注：

◆ 十六七岁，正是花一样的年龄，正是得到社会灌溉教育的年龄，她却经历了太多的不幸和沧桑……

17 岁，有着天使般面孔的她，显得憔悴，显得焦虑，显得无可奈何。随着一阵阵宫缩的加强，她多么迫切需要他的关爱呀，或者说，多么需要爱人的帮助呀，可是这对她来说简直是一种奢望。在这不足 8 平方米的出租屋里，除了一张简易的“双人床”（那是用工地的碎木板架起来的），一个小矮柜、两个小矮凳，再也没有什么家当了。她无助地呻吟着，低声地呼唤他的名字，默默地承受着宫缩之痛……

16 岁时，在老师惊异的目光下；在母亲的吼声中；还有父亲无可奈

点评：

早恋生子时常有媒体曝光，其实，这一些问题青少年很少得到社会的帮助和关爱。

点评：

青春期，常常会做出叛

何的叹息声中，任性、倔强的她跟随着比她大五岁的他，来到了N市，住入了这间小租屋。

后来，她怀孕了，由于没有钱，她无法到医院流产。后来他凑足了钱去医院，医生告诉她，太晚了很危险，错过了流产的最佳时机，如果不想要这个孩子，还是等月份大一点做引产吧。她无可奈何地回到了小租屋。再后来，她拿着钱，到医院做引产，医生说钱不够，无奈她只得又悻悻地返回小租屋。她只能默默地等待着……

又一阵宫缩过后，她似乎听到了母亲的吼声和父亲的叹息声，透过眼角一颗晶莹的泪花，她似乎看到了她曾经喂养的一只小母兔正在痛苦的顺利的产着一只只还没有睁眼的小兔崽……她用力地摇摇头，将身体斜靠在墙角，她的下身已经湿湿的，染红了她破旧的床单，她知道这将意味着什么，于是她干脆扒光了下身的衣服。她必须努力，她不能恐惧，她要让暴跳如雷的父母看看，她不能连一只小母兔都不如……

几个小时过后，一声婴儿的啼哭，赶走了小租屋的寂静，赶走了她心头的落寞。她多么想闭上眼睛，好好休息一下，哪怕就一分钟也行，可是她却不能，她必须赶走精疲力竭，她的孩子的脐带还没有割断。她深深地吸了口气，重新振作起来，努力地向床边移动了一下身躯，想找一把小刀，或者剪刀，可是她忘了，这些东西放在哪里了。

她疲惫的目光在小屋里搜寻着，突然，她眼睛一亮，他的剃须刀搁在窗台上，她用一个手臂努力地支撑着疲惫的身体，另一只手努力的一点一点地向剃须刀伸展移动，终于，她顺利地拿到了，她长长地舒了口气。这次她很感谢他的粗心……

新生命的诞生，并没有给这个“小家庭”带来快乐和幸福，相反，他常常蹙着眉头，抱怨命运的不公，没有钱，又多了一张嘴，以后的日子怎么过呀？他多么想留在家里，照顾她们母子俩呀，可是为了生计，他没法放弃每月800元的饭店跑堂工。

一周后，她的宝宝常常哭闹，嘴巴也张不大，她把奶头放在他的嘴里，他不像以前一样含着奶吃，她用手指压宝宝的下巴，可是他的嘴巴怎么也张不大，她越用力，宝宝好像和她过不去一样，嘴巴闭得越紧。后来，她发现宝宝越来越不对劲，便急急忙忙抱到医院，医生说，宝宝患了新生儿破伤风，该病死亡率高，治疗需要闯三关，必需住院治疗，而且费用也很高。她默默地用她引产没用上的钱办理了入院手续……

后来，他和她无可奈何地离开了她们的小租屋，孩子是活了下来，但留在了医院。他们无力偿还高额的住院费用，他们也不想让孩子成为他们的后腿……

逆的行为，应该受到学校、家庭、甚至全社会的重视和教育。

点评：

关爱妇女、关爱儿童是全人类的事情，不应该把责任和罪过强加于医院。

点评：

分娩是人类繁衍生息的自然环节，本篇的女主角靠自己一个人顺利地完成了分娩，恐怕不是一般人所能想象的。

点评：

孕妇若遇急产，身边没有消毒接生包，可将剪刀在火上烧红后使用，并把脐带残端多留4~5厘米，并在24小时之内按严格消毒操作，将脐带远端再剪去一段，重新消毒结扎。其近端用1∶4 000高锰酸钾溶液或3%过氧化氢溶液清洗，再涂以2.5%碘酒。同时，给新生儿注射破伤风抗毒素和青霉素，以预防感染。

点评：

新生儿破伤风病死率很高，必须做好预防。预防方法如下：

①孕妇应接受破伤风免疫注射。

②分娩时应采用新法科学接生。

③注意脐部护理。

第六节　感染性腹泻

【案例医评】：宝宝生病的祸根

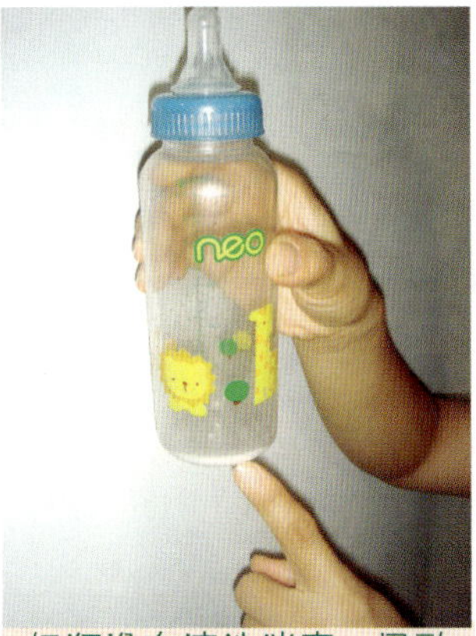

奶瓶没有清洗消毒，导致奶渍沉淀、细菌繁殖

健康小卫士箴言：

新生儿感染性腹泻是由于大肠杆菌等细菌或病毒等，引起的新生儿以腹泻为主要表现的症候群。

培育优质生命需关注：

- 加强围产期保健，减少母婴垂直传播。
- 鼓励母婴同室，提倡母乳喂养；母乳喂养可减少感染性腹泻的发生。
- 护理和喂养婴儿时洗手清洁，减少病从口入。
- 注意婴儿食用器具的清洗和消毒等。

她是一个追求时尚和完美的漂亮女人，他见她的第一眼就被她华美的气质迷倒了。她怀孕了，为了她依然美丽，他鼓励她剖宫产。当小家伙呱呱落地时，他深深地亲吻着她的脸，说："辛苦了，老婆。喂养孩子的事我来。"这让同室的姐妹羡慕得不得了。不用说，孩子由他全权负责，人工喂养……

后来，不知什么原因，她的宝宝出生 20 天后，就厌倦了他的照料，不吃不喝，精神萎靡。她抱着宝宝急急忙忙来到医院，医生说，"孩子脱水需住院治疗。"

小儿科主任查房时说："该患儿诊断为新生儿感染性腹泻。由于新生儿消化道黏膜血管丰富、通透性高、天然防御能力较差，容易遭受细菌和病毒感染。人工喂养时新生儿不能得到母乳中的 SigA 的保护，肠道中的益生菌，如乳酸杆菌、双歧杆菌等不能占优势，使致病菌在肠道中过度繁殖。如果缺乏母乳中的胃肠激素，如胃泌素的保护，胃肠黏膜的发育缓慢，更易导致新生儿腹泻。典型临床表现是：大便次数多，呈黄色蛋花汤样稀便，或混有较多的黏液。有时可有血丝、脓血，有腥臭味。轻度患儿可有低热，吃奶差、精神不安或萎靡，大便一日数次至 10 几次。可有轻度脱水、酸中毒等。重症患儿起病急，病情重，可伴有明显精神差、嗜睡，甚或昏迷。患儿不吃、或呕吐，尿少，眼窝塌陷，囟门凹陷，甚至休克等。治疗纠正脱水，针对原发性细菌或病毒治疗，注意水电平衡。"

随后，主任拿起喂养宝宝的奶瓶说："罪魁祸首在这里，大家看，该奶瓶内底部有一层黄白色的沉淀，这是良好的细菌培养基。因此人工喂养时应特别注意饮食卫生，奶瓶要每天消毒，喂奶前要注意清洁洗手。有的父母在冲好奶后习惯用嘴巴尝尝热凉，这是非常不卫生的。因为人嘴巴里的细菌和肛门的细菌是一样的……"

点评：

不要为了保持美丽、保持苗条身材，而轻易选择剖宫产。更不要放弃母乳喂养。母乳喂养是你的责任和义务，不要剥夺你孩子享受母乳的权利。

点评：

护理新生儿时，要注意卫生，在每次护理前均应洗手，以防手上的细菌感染上新生儿。

点评：

①加强奶瓶与奶嘴消毒。每天消毒一次，每次至少煮沸 20 分钟以上。

②喂食新生儿前请先洗净双手。

③两餐间可喂食少量开水，防止奶液残留在嘴巴内，造成细菌繁殖(纯母乳喂养则不需要)。

第七节　新生儿颅内出血

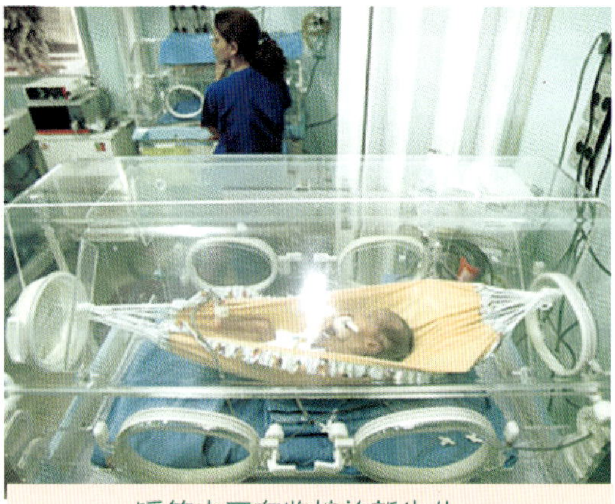
暖箱中正在监护的新生儿

健康小卫士箴言：

新生儿颅内出血，是由于缺氧和产伤引起的；是新生儿早期死亡的重要原因，存活者易遗留神经系统后遗症。

培育优质生命需关注：

◆ 产伤性：胎头过大、头盆不称、臀位产、胎头吸引，多见于足月儿。

◆ 缺氧性：产前、产程中、产后缺氧、缺血所致，多见于早产儿。

◆ 医原性：快速输注高渗液体、频繁吸引、机械通气不当。

◆ 预防：新生儿出生后立即肌注VitK1 1～2mg。

【案例医评】：早产儿的尖叫

早产儿，男，生后1天，有窒息史，出生后阿氏评分6分。患儿突然高声尖叫后烦躁不安，拒乳，呕吐，呈喷射状，肢体痉挛屈曲，前囟紧张饱满，36小时后变为嗜睡、肌肉松弛，体温与血象正常。这是典型的因产后缺氧造成的颅内出血的临床表现，后经头颅CT检查的确诊。造成新生儿颅内出血有3大原因，应高度重视，积极预防。

（1）产伤性：胎头受压力过大、变形过速。

①硬脑膜下出血——大脑镰、小脑幕撕裂。

②蛛网膜下腔出血——脑表面静脉撕裂。

（2）缺氧缺血性：

①缺氧和酸中毒——毛细血管通透性增加或破裂出血。

②缺血和酸中毒——损伤脑血管调节功能，血管破裂或坏死出血。

③≤32周早产儿大脑侧脑室和第四脑室内及其周围白质出血。

（3）医原性：血压急剧上升致颅内血管扩张破裂出血。

①过多搬动。

②输高渗液或输液过快。

③频繁吸引。

其典型的临床表现是：

①意识形态改变：激动、过度兴奋、淡漠、嗜睡、昏迷。

②眼症状：凝视、斜视、眼球上转困难、眼球震颤。

③颅内压增高表现：脑型尖叫、前囟隆起、惊厥、角弓反张。

④呼吸改变：增快或缓慢、不规则或暂停。

⑤肌张力：早期增高，以后减低。

点评：

新生儿颅内出血，带来两个严重的不良后果，一是造成新生儿死亡，二是带来严重的后遗症，如脑瘫等。

点评：

孕妇难产时，由于颅内压升高和突然骤减，致使颅内血管破裂出血，出血部位脑细胞血液循环受阻碍，使细胞变性坏死，从而造成新生儿死亡，或智力损害。

点评：

随着影像学的日益完善，新生儿颅内血肿的诊断已不是问题。问题是如何减少颅内血肿的发生，如何减少后遗症。最重要的是预防难产的发生，做到围产期的保健；预防胎儿呼吸窘迫和新生儿缺氧；康复期高压氧的应用可减少后遗症的发生。

第八节　新生儿发热

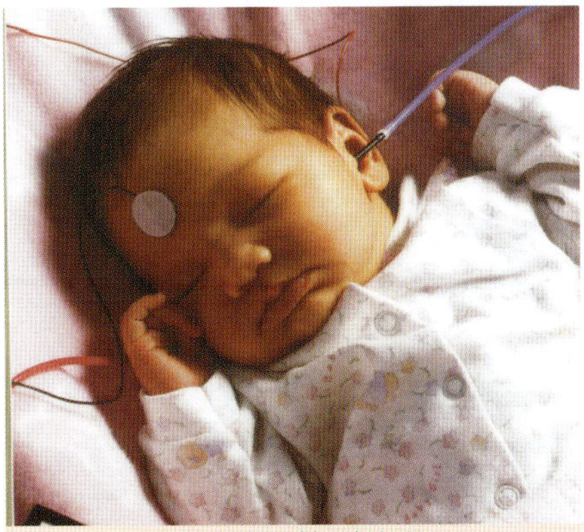
可经耳孔检测体温

健康小卫士箴言：

因新生儿体温调节中枢机能不全，如新生儿若处于不良的环境和温度下，极易发生体温不升或脱水热，同时，由于其抵抗力差，易遭受感染而引起发热。

培育优质生命需关注：

◆ 新生儿发热的原因：常和感染有关。

◆ 常见的合并症状：活力变差，喝奶量减少，呕吐、腹泻、腹胀，黄疸加重，皮肤血液循环差；也可能没有其他症状，仅表现为发热。

◆ 常见的新生儿感染：泌尿道感染、败血症、脑膜炎、脐部发炎、肺炎、骨髓炎，及化脓性关节炎。

新生儿发热的原因是比较复杂的，大致可分以下几类：

（1）感染性：

包括由病毒、细菌、立克次体、原虫、螺旋体、霉菌等所引起的急性感染，还有对上呼吸道感染、支气管炎、肺炎、败血症和各种急性传染病等，都是引起发热的常见原因。

（2）非感染性：

1）无菌组织被破坏或坏死：如白血病、血管内栓塞、烧伤、骨折、血肿、腹腔或胸腔内血液的吸收等。

2）大量失血或失水：可使有效血循环量减少而致散热障碍，因而体温升高，但如发生循环衰竭，则正常代谢停滞，而产热过少，反而体温不升。

3）产热、散热异常：如惊厥及癫痫持续状态所致的产热过多；由于广泛性鱼鳞病、广泛性皮炎、无汗腺症或包盖太严过厚所致的散热障碍等。

4）生物制剂或药物反应：如血清、菌苗、异体蛋白或某些药物（如磺胺类、巴比妥类等）过敏。

5）中枢调节失调：如某些功能性低热及体温中枢调节失调，夏天室内温度过高，新生儿汗腺发育相对不足，散热差，易导致发热。

6）其他原因引起的小儿发热：如脱水热，发病率较高，多在出生后4～5天发生，主要是奶和水喂的不够，又加上从呼吸道、皮肤、大小便丢失不少水分，使患儿严重缺水。一般多为低热或中等度发热，严重时温度可高达39℃～40℃，患儿啼哭或倦睡、前囟下陷、皮肤弹性差、口腔粘膜干燥、尿量减少等轻度脱水现象，大多持续数小时后逐渐退热，也可以1天内数次发热，但很少有连续发热数十天以上者。另外，如患儿出现核黄疸（黄疸过重引起的脑病）、颅内出血（产伤）后遗症，均可引起发热。

点评：

新生儿发热，并非都是感染性疾病，并非一定要用消炎药（抗生素），如新生儿脱水热，可及时补充水分，脱水纠正后体温自然而然下降。

点评：

预防感染性发热的主要手段是由于新生儿防御能力较差，因此应特别注意清洁卫生，如房间注意消毒通风，护理人员及父母抱孩子以前应先清洁。

点评：

因新生儿体温调节中枢易失调，因此容易造成新生儿体温过高或体温不升。尤其是体温不升，不易被父母发现，且往往是疾病严重的信号。因此应警惕其他一些不良信号，如反应差、不吃、惊厥等。

第九节　新生儿硬肿症

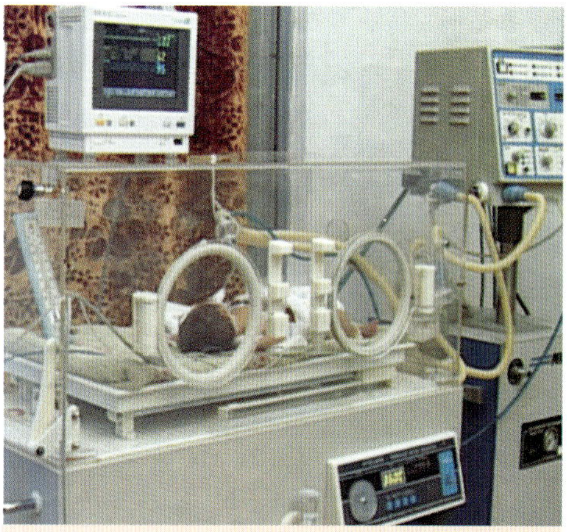

新生儿硬肿症应放在暖箱中治疗

健康小卫士箴言：

新生儿硬肿症是由于寒冷损伤、感染或早产引起，以皮下脂肪硬化和水肿为特征的综合征，其中以寒冷损伤为最多见，称寒冷损伤综合征。

培育优质生命需关注：

新生儿硬肿症常见原因及诱因：

- 寒冷环境，保温不够。
- 早产儿多见，体温调节中枢不够成熟。
- 低体重儿，皮下脂肪较少，血管丰富。
- 有窒息缺氧病史。
- 伴有感染等情况发生。

新生儿硬肿症病常发生在寒冷季节，以出生后不久或 1 周内的婴儿多见，多因环境温度偏低、保暖不够，由于早产、感染等因素引起者常见于夏季。患儿体温降至 31℃~35℃，甚至 26℃左右。哭声低弱或不哭，不能吸吮，肢体自发动作少，皮肤先为深红色，后转为暗红色，严重者呈苍白或青紫。四肢和躯干冰冷，脉微弱不易扪及。皮肤和皮下组织先有水肿，以后变硬，严重者似硬橡皮样。硬肿先发生在小腿、面颊和肩部，以后大腿外侧、臀部、上肢也受累，甚至累及全身。有因胸腹硬肿而发生呼吸困难，还有因面颊硬肿而不能张嘴。患儿心音低钝、心率减慢、反应低下、尿少甚至无尿，以后口鼻流出血性液体，发生肺出血而死亡。

复温是治疗的首要措施。①轻症患儿在温水浴后用预暖的棉被包裹，置 24℃ ~ 26℃的暖室中，外加热水袋。温水浴时，水温从 40℃渐增至 60℃，体温可较快上升至正常。②中度和重度患儿可先安放在远红外线开放型保暖床上，将温度调节到高于小儿体温 1.5℃ ~ 2℃处，约每 30 分钟能使体温升高 1℃，随患儿体温的上升继续提高保暖床的温度，当体温达 34℃时可移至封闭式保暖箱中，保持箱温在 35℃左右。为减少辐射失热，在稍离小儿身体的周围罩一透明塑料布。将头面部露出塑料布外，头上戴一小帽保暖。③复温除上述方法外，还可采用温水浴、温盐水灌肠各种方法。④如正在用静脉补充液体或高营养液时，可在瓶的周围用热毛巾包裹，使进入体内的液体有一定温度。⑤供给的氧也要预热。

预防重于治疗：①做好围产期保健工作，加强产前检查，减少早产儿的发生。②寒冷季节和地区应为产房装配保暖设备。③新生儿一旦娩出即用预暖的毛巾包裹，移至保暖床上处理。④对高危儿做好体温监护。⑤积极早期治疗新生儿感染性疾病，以防止发生硬肿症。

点评：

皮肤硬肿特点是：早期皮肤较紧，不易捏起，以后感到僵硬，触之如橡皮样。出现部位：下肢、臀、面、上肢、躯干。

点评：

硬肿症患儿一般症状：不吃、不哭、不动、低体温；体温调节中枢不成熟；体表面积相对大，皮下脂肪少；血管丰富，散热易，保温难。

点评：

硬肿症的皮下脂肪特点：饱和脂肪酸多，熔点高，低体温时易于凝结。

点评：

硬肿症的预防：及时治疗诱发冷伤的各种疾病；尽早喂养，保证充足热量供应；注意保暖。

不同体重新生儿的中性温度

体重（kg）	暖箱（睡袋） 温度（℃）			
	35	34	33	32
1.0	<10 天	≥10 天	3 周后	5 周后
1.5		<10 天	≥10 天	4 周后
2.0		<2 天	≥2 天	3 周后
>2.5			2 天内	≥2 天

第十节　远离新生儿肺炎

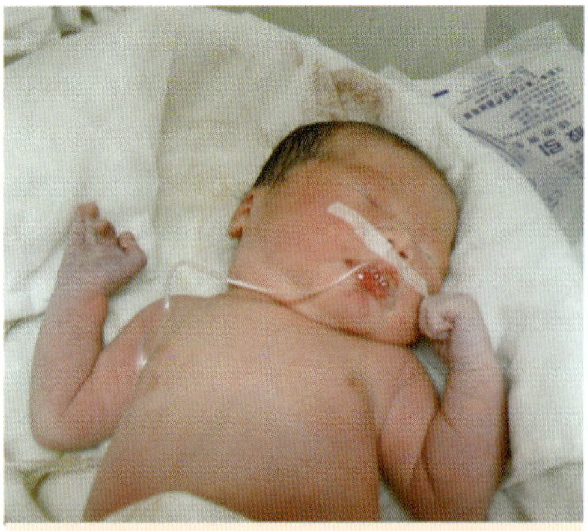

鼻导管吸氧是最简便有效地吸氧方法

健康小卫士箴言：

新生儿肺炎是新生儿期最常见疾病，可分为感染性肺炎和吸入性肺炎。注意区别对待，避免肺炎的发生。

培育优质生命需关注：

感染性肺炎的原因：

- ◆ 产前感染性肺炎(宫内感染性肺炎)。
- ◆ 产时感染性肺炎（分娩时消毒灭菌不当）。
- ◆ 产后感染性肺炎（护理不当）。

非感染性肺炎的常见原因：

- ◆ 产前或产时羊水、胎粪吸入。
- ◆ 喂奶时奶汁吸入。

新生儿呼吸系统生理：

妊娠后期胎儿呼吸运动会引起羊水在其气道内的涌动，利于胎儿经羊水的气体、体液的交换。娩出时其肺内所含液体（30毫升/千克）有50%~70%被挤压出呼吸道。若保留过多，则引起湿肺病。如果产前胎儿宫内窘迫，胎粪污染羊水，胎儿吸入后造成胎粪吸入综合征。

正常足月儿呼吸停止时间<15秒，无心率、肌张力改变，无紫绀，呼吸40~50次/分。若呼吸停止>20秒，心率减慢(<100次/分)、伴紫绀、重症时肌张力降低，可导致严重低氧血症危及生命。

早产儿低氧血症是导致早产儿死亡、致残的常见病因，与下列因素有关：①肺成熟度差，肺泡表面活性物质生成不足，肺泡数量少，呼吸中枢功能不全，对CO_2敏感性低。②气道狭小通气不良，呼吸肌力不足，无咳嗽反射，肺顺应性差。③尤其是孕期<35周，体重<1 500克的早产儿，低氧血症更常见、更严重。④可导致低氧血症的常见病：呼吸暂停、RDS、肺出血，慢性肺疾病。

过期产儿呼吸系统疾病特点：由于胎盘功能不全，宫内缺氧易导致：吸入性肺炎、红细胞增多症、低血糖、低血钙。

感染性肺炎临床表现：

由于肺部感染的原因，新生儿出现气急、呼吸费力、发绀、吐沫、呻吟等；体征：吸气三凹征、肺部听诊可有干湿性啰音；合并心力衰竭时心率增快、心音低钝、肝脏肿大。

胎粪吸入综合征：

胎粪污染羊水、污染患儿体表和气道；胎儿出生后便出现呼吸困难，其症状出现早、程度重、进展快；伴有肺动脉高压症，导致血液右向左分流；同时易出现并发症如气胸、脑损伤、电解质紊乱、多脏器功能障碍等，因此容易导致新生儿死亡。

点评：

注意产前保健，防止胎儿宫内呼吸窘迫，是减少新生儿肺炎等严重疾病发生的关键。产前感染（在母体内）常由大肠杆菌、厌氧菌、溶血性链球菌及病毒，如巨细胞病毒引起。

点评：

产妇分娩时避免窒息，防止吸入羊水。若产妇合并有严重的阴道感染性疾病，建议剖宫产。分娩时感染常由葡萄球菌、大肠杆菌、溶血性链球菌等引起。

点评：

加强新生儿保健，居室空气流通、新鲜，定期紫外线消毒，并避免与有呼吸道感染人群接触。

点评：

吸入三凹征是由于气道梗阻造成的特有体征。表现在患儿吸气时锁骨上窝、肋间隙凹陷。

第十一节　如何为宝宝预防接种

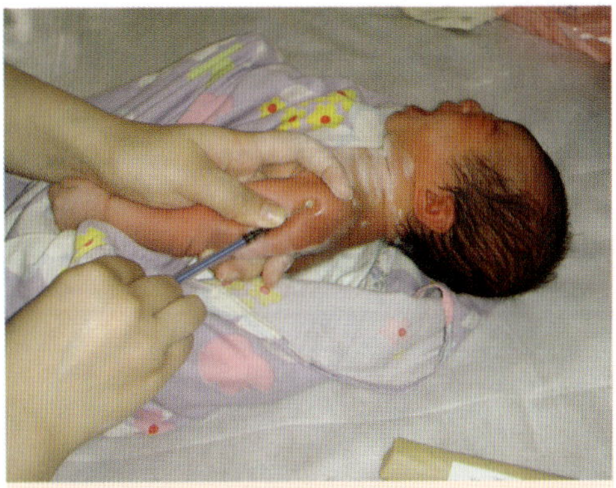

皮下接种疫苗

健康小卫士箴言：

预防接种是预防传染病发生的有效手段，是现代医学的卓越成就。预防接种时，应注意如下几个方面。

培育优质生命需关注：

◆ 按时按计划接种。

◆ 如遇宝宝发热等应暂缓预防接种，但应及时补上。

◆ 预防接种时，如遇宝宝出现过敏反应，应立即终止。

预防接种的原理是：通过接种病菌的灭活或半灭活疫苗，刺激机体产生针对该致病菌的抗体，从而达到预防该疾病的目的。我们推荐给你的宝宝预防接种时间表，主要根据是国家免疫规划程序和结合宝宝身体、生理变化，以及医务工作者实际工作中的经验。供你参考（下页接种表中备注说明）。

（1）出生第一针是卡介苗和乙肝疫苗，如果你是在医院分娩，请不必担心，医务工作者会为你的宝宝主动打上这一针。

（2）乙肝国家规定就是初免 3 针（0、1、6 月），但所产生的抗体不足以保持到宝宝成年，推荐宝宝在小学一年级、初中一年级、大学一年级各加强一针。

（3）麻疹 1 岁半加强可以由麻—风—腮三联代替，也就是这两种用一个就可以，推荐使用三联，能保护 3 种疾病，效果还好，宝宝还能少扎针。

（4）流脑在宝宝初种是要间隔 3 个月注射两针，这是 2006 年新修改的程序，2 岁、5 岁时的加强可以使用流脑 A+C 进行。

（5）乙脑疫苗有两种，减毒初免是一针，灭活初免是间隔 7~10 天两针，但灭活的反应比减毒的小。

（6）水痘和甲肝疫苗列在 2 岁是出于现在的宝宝大部分都在 2~3 岁的时候上幼儿园，推荐在宝宝上幼儿园前把这两种疫苗扎上。

（7）HIB 出生 2 个月开始接种，当婴儿接种 2 次或 3 次，即可以对 HIB 多糖产生高水平抗体，抗体在 6~12 个月以后逐渐减少，必须在 12~18 个月时加强接种，对 5 岁以后儿童，尤其是 1 岁以下的婴儿保护效力达 93%~100%，效果非常显著。

（8）肺炎疫苗疫苗应用于 2 岁以上儿童和肺炎高危因素的儿童，对 10 岁以下的高危儿童每 3~5 岁复种一次，其保护效力达 80%~95%，对婴幼儿安全，并具有显著的免疫原性。

（9）流感疫苗（防感灵）：因为流感病毒的抗原型常常变化，流感疫苗的抗原成分每年也相应改变，以获得下年冬春季的最佳预防效果。6 个月 ~8 岁以前未接种过的儿童，应接种两次疫苗，间隔 4 周。

点评：

接种疫苗应注意下列 4 项：

①儿童经过一种疫苗接种后，如果出现严重的各种不良反应，例如：虚脱或休克、无热痉挛、脑炎或脑病、重度的过敏反应，则不应该给予第二次或加强剂量的疫苗接种。

②伴有神经系统疾病的儿童，例如未经控制的癫痫或者进行性脑病，不应该给予含有全细胞的百日咳疫苗。

③伴有免疫缺陷的儿童或由于药物治疗结果造成免疫抑制者，不应给予接种活的疫苗。

④伴有免疫缺陷病毒感染症状的儿童，不应给予接种卡介苗或黄热病疫苗。但是，麻疹疫苗及口服脊髓灰质炎疫苗对具有免疫缺陷病毒、艾滋病儿童皆可给予接种。

点评：

1 岁以后，周岁内的宝宝没有用流感疫苗的必要。

预防接种时间表

	出生时	1月龄	2月龄	3月龄	4月龄	5月龄	6月龄	8月龄	1岁	1岁半	2岁	4岁	5~6岁	11~12岁	备注
卡介苗	※														参考（1）
乙肝	※	※					※						※	※	参考（2）
糖丸			※	※	※							※			
百白破				※	※	※				※					
麻疹								※		※					参考（3）
流脑									※	※	※		※		参考（4）
乙脑									※		※		※		参考（5）
麻风腮										※			※		参考（3）
水痘											※				参考（6）
甲肝											※				参考（6）
HIB									※						参考（7）
肺炎											※				参考（8）
流感							※	※							参考（9）

第十二节　婴幼儿生长发育的特点

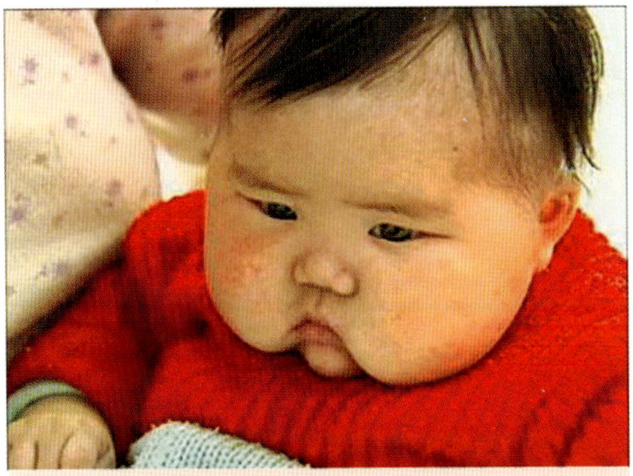
大头儿，关注人工喂养

健康小卫士箴言：

生长发育从根本上说是由遗传决定的，但生长发育潜力的发挥程度主要决定于营养、疾病、消化因素、体格锻炼，生活环境等。

培育优质生命需关注：

◆ 遗传无从把握，但我们完全可以把握非遗传的其他因素。

◆ 本篇增加一些相关的医学知识对你的育儿会有帮助。

小儿生长发育是人生的初始与早期阶段，儿童是成人的前躯，但又不是成人的简单缩影；儿童是完整 的人，却又在经历着一个从组织结构到机制功能、从生物学、心理学到社会适应能力均趋于日臻成熟完善的过程。

一般婴幼儿时期的生长发育受遗传影响较小，而更易受营养、疾病等环境因素的影响，随着年龄的增长，即 4 ~ 5 岁以后，遗传的作用会逐渐增强，到青春期才最大限度地表现出来。

环境因素包括：营养、疾病、自然环境、生活制度与体格锻炼、社会因素、理化因素。值得注意的是，外界因素对生长发育潜力的影响，在不同的生长发育阶段强度也不同，即敏感期（神经系统在 3 岁以内，生殖系统在青春期）。骨的发育受环境因素影响较大。

前囟：出生时大小约 1.5~2 厘米，6 厘米后逐渐骨化而变小，1~1.5 岁时闭合，前囟检查在儿科临床很重要。

头围：出生时约 34.6 厘米（男），34.1 厘米（女）。6 个月增加 44 厘米（前半年增加 8~10 厘米）；1 岁时增至 46 厘米（后半年增加 2~4 厘米）；2 岁时增至 48 厘米 (2 岁以内最有价值)。

骨化中心的发育：骨化中心出现时间、数目和接合时间、可判断骨骼发育年龄。腕骨化中心的数目约为 2 岁时 3 个，3 岁时 4 个，6 岁时 7 个，8 岁时 9 个，10 岁时出全共 10 个，故 1~9 腕部骨化中心的数目约为其岁数加 1。

牙齿的发育：约自 6 个月起（4~10 个月）乳牙开始萌出，12 个月尚未出牙可视为异常，最晚 2.5 岁出齐。2 岁以内乳牙的数目约为月龄减 4~6。6 岁时左右开始出第一颗恒牙，即第一磨牙，7~8 岁开始乳牙按萌出先后逐个脱落代之以恒牙，12 岁左右出第二磨牙，18 岁以后出第三磨牙。

体重：体重是衡量一个婴幼儿营养发育的金指标，其计算公式如下：

◆ 前半年体重 = 出身体重 + 月龄 × 0.7 千克。

◆ 7~12 月体重 =6 千克 + 月龄 × 0.25 千克。

◆ 2 岁至青春前期体重 = 年龄 × 2+7 （8） 千克。

点评：

生长发育的一般规律 由上而下、由近到远、由粗到细、由低级到高级、由简单到复杂。

点评：

人的嗅觉不如犬；人的奔跑速度不如豹，这些都是遗传因素决定的。

点评：

很多父母很关心孩子的头围，其实只要孩子的前囟正常，按时闭合大脑的发育一般没有问题。如果孩子的前囟饱满甚或膨出，囟门晚闭或不闭，可能患有先天性脑积水。可查头颅 MRI 明确诊断。

点评：

鸡胸、X 型腿、O 型腿是由于钙营养不良造成的骨发育不良。

婴儿期婴儿生长发育一览表

婴幼儿的生长发育不仅反映了婴幼儿的健康状况，也反映了你的育儿的方法是否科学合理。体重和身长是最敏感的。因此在婴儿出生后每月常规进行身高、体重的检测，每半年到医院体检看是否有贫血等。这里有个歌诀供你参考哦。

一哭二笑会抬头，三月咿呀四哈哈，五月取物辨人声，还可扶站发单音，
六月独坐识陌生，七月翻身懂己名，并能无意发复音，八月会爬识物体，
九月试站懂再见，十月独站能模仿，十二独走叫物名，指手指眼爱憎明。
十五能道姓和名，同意与否自表明，活泼可爱小 Baby，十八就能懂命名。

	体重(kg) 身高(cm)				动作发育	精神发育	
	男		女				
1 月	3.6~5.0	52.1~57.0	3.4~4.5	51.2~55.8	注视	1 月	两眼能随物转动，头能转向有声音的方向
2 月	4.3~6.0	55.5~60.7	4.0~5.4	54.4~59.2	抬头	2~3 月	逗引能笑，可握住摇铃
3 月	5.0~6.9	58.5~63.7	4.7~6.2	57.1~59.5	支撑	4 月	可发哈哈笑声，能自己拿着饼干吃
4 月	5.7~7.6	61.0~66.4	5.3~6.9	59.4~64.5	扶坐	5 月	可听音辨人声，咿呀学语发单声
5 月	6.3~8.2	63.2~68.6	5.8~7.5	61.5~66.7	扶坐	6~7 月	无意识地说“爸爸”、“妈妈”，会将玩具互相敲击
6 月	6.9~8.8	65.1~70.5	6.3~8.1	63.3~68.6	独坐		
7 月	7.4~9.2	66.7~71.1	6.7~8.6	64.8~70.2	翻身	8~9 月	对简单语言做回答性动作，如说“再见”会挥手，说“谢谢”会点头等
8 月	7.8~9.8	68.3~73.6	7.2~9.1	66.4~71.8	爬行	11 月	认识常见的人和物，能指出身体某些部分
9 月	8.2~10.2	69.8~76.0	7.54~9.5	67.7~73.1	扶站	12~18 月	会主动叫“爸爸”、“妈妈”，能叠稳 2 块方木
10 月	8.6~10.6	71.0~76.3	7.9~9.9	69.0~74.5	独站	18~24 月	会说两个或各多词表示有意义的短语，能叠稳 4 块方木
12 月	9.1~11.3	73.4~78.8	8.5~10.6	71.5~77.1	独走		
14~15 月	9.6~12.0	76.4~82.3	8.9~11.3	74.2~80.7	牵手跑	24~30 月	能说出图片中的日常用品或常见动物中的任意一个名字，会脱外衣、鞋
18 月	10.3~12.7	79.4~85.4	9.7~12.0	77.9~84.0	爬梯、跑、跳	30~36 月	会说出自己的名字，会洗手并擦干，能叠稳 8 块方木

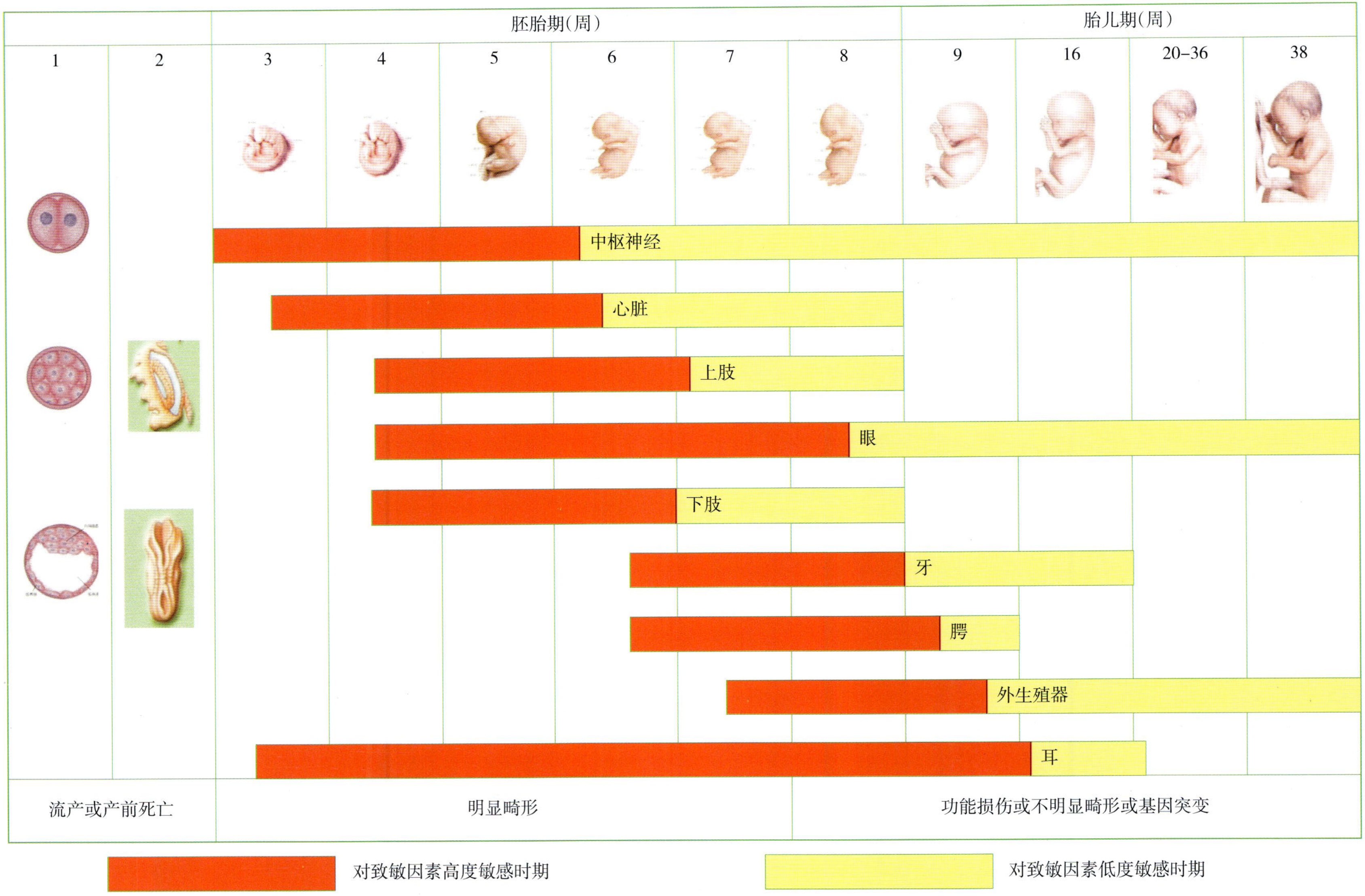

人体主要器官的致畸易敏期